医院分级管理参考用书
医学院校师生参考用书
医学继续教育参考用书

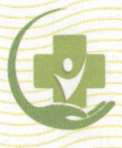

医学临床"三基"训练试题集

护士分册

第三版

主　　编：吴钟琪

副 主 编：陈　嘉　李映兰　丁四清　安如俊

主编助理：黄佩刚

编委名单：（按姓氏笔画为序）

丁四清　王平宝　王曙红　文冬生　刘　敏

刘绍辉　安如俊　李现红　李映兰　李海平

吴　松　吴钟琪　陈　嘉　易军晖　易琦峰

贺连香　高红梅　唐红英　黄　辉　黄佩刚

秘　　书：欧　艳　彭　媛

湖南科学技术出版社

医学临床"三基"训练试题集
护士分册
第三版

作者名单：（按姓氏笔画为序）

丁四清	卜平元	卜艳	于平平	万亚军	王佳
王平宝	王红红	王曙红	文冬生	邓云龙	石柯
朱双罗	向亚平	刘飞	刘敏	刘清	刘玉媛
刘绍辉	安如俊	阳萍	严谨	李丽	李君
李玲	李现红	李映兰	李海平	李雪兵	李晨玲
杨驰	杨明施	肖岚	肖平田	肖际东	吴松
吴莹	吴尉	吴泓光	吴钟琪	吴致德	张翼
张毕奎	陈伟	陈嘉	陈北方	易军晖	易宜芳
易琦峰	岳丽青	段丽萍	姚欣	贺连香	贺爱兰
夏妙娟	倪虹	徐德宝	高红梅	唐红英	唐湘波
陶子荣	黄健	黄辉	黄蓉	黄兆民	黄佩刚
龚玲芝	盛晓原	康丽阳	彭浩	彭斌	彭争荣
彭慧平	喻晃	虞玲丽	谭玉	谭国林	霍刚
魏晓婕					

主编简介

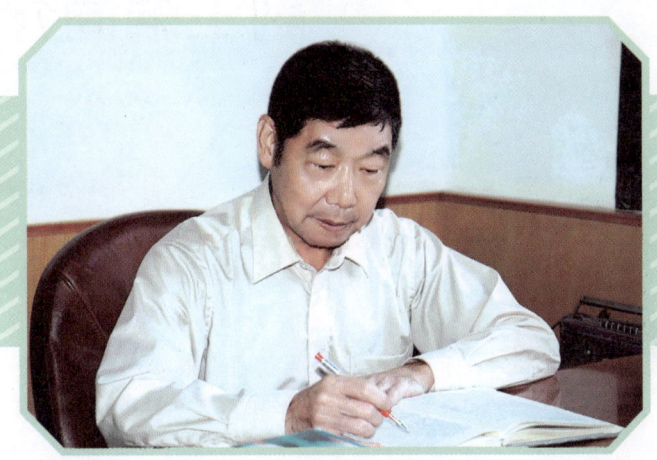

　　吴钟琪，教授，硕士生导师。1938年生，河北人，中国共产党党员。1962年毕业于湖南医学院（现中南大学湘雅医学院），曾任湘雅医院高压氧科主任、湘雅医院医务科科长、湘雅三医院副院长等，1988年赴澳大利亚弗灵顿大学考察医院管理及高压氧医学，1992～1999年任湖南医科大学副校长，享受国务院政府特殊津贴。

　　吴钟琪为我国高压氧医学学术带头人之一，历任中华医学会高压氧医学分会副主任委员、卫生部医政司医用高压氧岗位培训中心主任、湖南省医学会高压氧专业委员会主任委员。1992年起先后担任湖南省医院管理协会副会长、湖南省医院分级管理委员会副主任、湖南省卫生事业管理学会副主任委员、湖南省老年卫生工作者协会副主任委员等。

　　吴钟琪主编了《医学临床"三基"训练系列丛书》，畅销近30年，受到全国医学界的好评；此外，还主编了《现代诊疗新技术》《医学精粹丛书》《中国农村医师全书》《高压氧医学》《高压氧临床医学》《高压氧在儿科及产科的应用》《中国高压氧医学论文集》《全科医师临床药物学》《国家执业医师资格考试系列丛书》《临床医学试题精集》《临床症状鉴别及诊疗》等著作，共5000万字以上。此外还参编和翻译了《腹部外科手术学》《医院感染学》《实用内科学》等多部著作，并担任《现代医学》杂志常务编委及《当代护士》《中国航海医学与高压氧医学》等杂志的编委。

　　吴钟琪教授先后入选《中国当代医药界名人录》《中国科技名人录》《中华科技精英大典》及《当代中国科学家学术思想精粹》等。

副主编简介

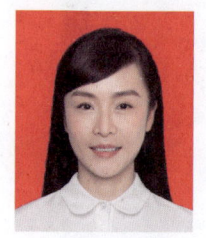

陈嘉，护理学博士，教授，硕士生导师，中南大学湘雅护理学院副院长。担任全国高等学校护理学专业数字教材评审委员会委员，中国生命关怀协会人文护理专业委员会跨学科学组副组长，湖南省护理学会男护士委员会副主任委员，湖南省健康管理协会营养与健康委员会副主任委员，湖南省心理卫生协会医患沟通专业委员会副主任委员，《湘雅护理杂志》常务编委。主编、副主编及参编医学、护理学相关教材10余种；作为课题负责人，主持国家社会科学基金项目1项、湖南省自然科学基金项目1项，主持其他省级、校级项目20余项。2020年获湖南省自然科学奖1项，第九届湖南省优秀科普作品二等奖1项，其他奖项10余项。指导研究生40余名。

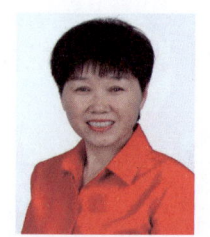

李映兰，主任护师，博士生导师，中组部第九批援疆干部，中南大学湘雅护理学院副院长。致力于病人安全管理及护士职业安全防护研究，并担任中华护理学会副理事长、国家卫生健康标准委员会护理标准委员会委员、亚洲急危重症医学协会护理分会副会长、美国护理科学院院士、中华护理杂志编委等。主持国家及省部级项目21项；发表论文183篇；主编及参编全国高等学校"十三五"规划教材、国家精品课程教材等34种。荣获湖南省护理学会科技奖一等奖、湖南省医学科技奖二等奖、中华护理学会科技奖三等奖、全国优秀科技工作者、全国杰出护理工作者等荣誉。

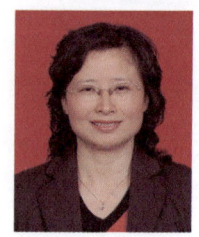

丁四清，中南大学湘雅三医院护理学教授，硕士生导师，中南大学临床护理安全管理研究中心主任。国家健康科普专家库首批专家；中华护理学会第27届理事会理事，中华护理学会心血管专业委员会副主任委员；全国护理学专业临床学术专家指导委员会常委；湖南省护理学会副理事长，科普工作委员会主任委员、心血管护理专业委员会主任委员；湖南省医院协会护理管理专业委员会副主任委员；湖南省基础护理质量控制中心委员。担任《中华护理杂志》《护理学杂志》等编委。获"全国优秀护理部主任"、中华护理学会"杰出护理工作者"。主持课题6项；出版专著12本；发表科研论文80余篇；获省部级成果奖4项；培养硕士研究生40人。

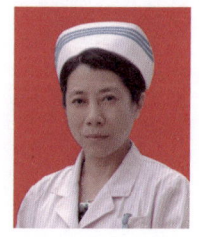

安如俊，主任护师，教授，硕士生导师。现任泰和医院护理副院长，曾任中南大学湘雅三医院护理部主任、护理教研室主任，长沙康乃馨老年病医院护理副院长，任全国灾害委员会护理组长、湖南省护理学会常务理事、湖南省护理学会血液净化专业委员会副主任委员、湖南省专科护理质量控制中心副主任委员、湖南省基础护理质量控制中心副主任委员等学术兼职。主编著作10部，参编著作6部。发表专业论文共50余篇，其中第一作者16篇，CSCD期刊9篇。主持省厅级科研课题6项，获国家专利7项。获中南大学医疗成果二等奖2项，三等奖1项。

序

　　"三基""三严"，即临床医学的基本理论、基本知识、基本技术和严格要求、严谨态度、严肃作风，是为医之道、治院之本，是具有中国文化底蕴和特色的医院管理经验的总结、提炼与升华。它起源于中国医学最高学府之一的北京协和医院，哺育着一代代良医踏着这条路径走向成功，济世为民；它又以我国自20世纪80年代末以来创立的中国医院分级管理和医院评审制度为载体走向全国医疗界，因为将"三基""三严"的训练、考核列入了医院分级管理的标准，并纳入了评审。中南大学（当时的湖南医科大学）的学者、专家，在吴钟琪教授的组织下编写了《医学临床"三基"训练》这部教材，为"三基""三严"迅速普及全国起到了助推加速的作用，使全国的医院、医务工作者受益匪浅。同时，这部教材作为中国医院分级管理和医院评审工作及其实效的目睹者也就理所当然了。

　　已故卫生部老部长陈敏章很赞成将"三基""三严"纳入医院分级管理和医院评审标准系列。为此，他曾精辟地指出，医院分级管理是一种机制，可以依据形势的发展和实际需要，将对医院的新要求纳入标准，就可引导医院不断地发展、提高。吴钟琪教授带领一班人实践了老部长的理念，特别是现在推出的《医学临床"三基"训练试题集》，更是以实际行动在继承和发扬老部长的治院思想和遗愿。

　　虽然现代科学技术的进步，已将人类历史推进到电子、生物学和信息化的时代，医学临床的诊断和治疗技术与既往不可同日而语，但是医务人员的临床基本功还是绝对不可忽视的。如此强调绝非像吃腻了奶油、面包、牛排而想粗茶淡饭的那种简单地回归，而应该说是被千千万万实践所证明了的铁律。《医学临床"三基"训练试题集》的问世，为医务人员带来更新、更深刻的启迪。为此，我作为有着40年临床和医院管理经历的一名医师和医政管理者，有超过12条的理由向全国的同道们推荐这部书。

　　我还提议：谨以此书献给已故老部长陈敏章！

中华医院管理学会原副会长

于宗河

于北京

第三版前言

作为《医学临床"三基"训练》丛书的配套资料，《医学临床"三基"训练试题集》（含医师分册、护士分册、医技分册3个分册）2003年出版发行以来，受到广大医务人员和医学生的欢迎和支持，在此作者谨致谢忱。

随着国内外医学事业的不断发展和进步，许多新理论、新知识、新技术不断涌现，我们又于2009年对《医学临床"三基"训练》丛书进行了修订（第四版）和再版（第五版）。第五版的《医学临床"三基"训练》丛书增加了许多新的内容，作为配套试题的《医学临床"三基"训练试题集》势必需要随之修订。在《医学临床"三基"训练试题集》的修订过程中，我们适当加强了医学基础理论知识的比重，增加了医学人文知识和医疗卫生政策法规方面的内容，同时对专业知识内容进行了较大篇幅的增删，并根据最新版全国高等医学院校规划教材对部分专业内容进行了重组，此外，我们对整体结构也进行了调整，如每套试卷中配有概述，以便读者更加了解该章节的内容和重要性；选择题的答案采用了表格形式，使读者更为便捷地查找A型、B型、C型和X型题各种选择题的正确答案；名词解释和简答题配有适当的图片或表格，目的是帮助读者更好地理解和记忆；对判断题的答案增加了"解析"。通过上述增删、重组和使《医学临床"三基"训练试题集》的内容更为全面、更趋合理，以适应我国医学事业发展和卫生工作改革的需要。

本丛书修订的指导思想是：

1. 紧跟医学科技新进展，更新知识内容。

2. 坚持以实用性为主，兼顾提高基本理论知识水平。

3. 以人为本，重视人文医学和卫生政策法规，推动医学模式的转变。

由于本丛书各章节的内容不同，故各试卷的题型、题量亦有所不同，至于各试卷所附的计分办法仅供读者参考。现就本丛书医师分册、护士分册、医技分册3个分册修订中的有关具体问题做如下说明。

（一）医师分册

1. 为加强医师基础医学知识的学习和训练，本次修订增编了"基础医学分科试卷"，如增加了"临床常用药物知识试卷"和"临床药学试卷"。

2. 增编了"医学心理学试卷""预防与控制医院感染试卷""饮食、营养、健康与医院饮食试卷"。

3. 根据诊断学的发展，全面修订为诊断试卷，增编了"诊断学概述与病史采集试卷""病历写作试卷""体格检查试卷""实验诊断试卷"和"基因诊断试卷"。

4. 为了更好地研究人体疾病发生原因、发生机制、病理变化、结局和转归的医学基础学科，增编了两套"临床病理学试卷"。

5. 增编了新发现疾病如"新型冠状病毒肺炎试卷"。

6. 对外科总论试卷中的"休克试卷"和"加强监护病房（ICU）试卷"具体内容进行了调整、重组和修改。

（二）护士分册

护士分册初版之时，我国医学护理教育尚处于以中等职业教育为主的阶段，当时全国还没有系统的护理学规划教材。目前，我国医学护理教育已进入以专科教育、本科教育为主的新阶段，而且出版发行了较为系统的护理学规划教材。因此，在此次修订中护士分册的内容有较大范围的增删。

1. 为加强基础医学理论知识的学习，新增了"临床药学试卷"和"人体寄生虫学试卷"。

2. 将原"微生物学和免疫学试卷"拆分为"免疫学试卷"和"医学微生物学试卷"两个试卷。

3. "以人为本"的医学理念日益受到国内外医学界的广泛重视，特此增编了"护理学概述试卷"。

4. 鉴于临床上对病人的生理、心理、社会文化和精神诸方面的表现以及对危重病人生命体征的监测日益重视，增编了"医院护理试卷""护理礼仪试卷""护理文件书写规范试卷""心理护理试卷"和"护理管理与护理质量管理基本知识试卷"。

5. 根据高等护理学规划教材，增编了"基础护理学试卷"，包括"预防与控制医院感染试卷""无菌技术与手卫生试卷""生命体征测量试卷""生活护理试卷""饮食、营养、健康与医院饮食试卷""给药试卷""静脉输血试卷"和"静脉输液试卷"。

6. 增编了"急症护理（学）试卷"，包括"常见急症护理试卷""创伤急救试卷""心肺复苏（CPR）护理试卷""加强监护病房（ICU）准入护士试卷""骨科疾病护理试卷"和"烧伤科试卷"。

7. 增编了"临床医学基本知识试卷"，包括"电子病历系统和医院信息系统试卷""医学影像诊断试卷""肿瘤学试卷"和"加强监护病房（ICU）试卷"。

8. 为了帮助读者更好地理解儿科护理学和妇产科护理学相关知识，新增了"产科护理学试卷""妇科护理学试卷"和"新生儿护理试卷"。

9. 增编了"预防医学知识试卷"，包括"手卫生试卷""清洁、消毒与灭菌知识试卷"和"医学隔离技术试卷"。

10. 除上述修订内容外，对其他有关章节还进行了必要的调整和补充。例如，加强了外科护理学的内容，增加了"新型冠状病毒肺炎试卷"等新发现疾病的专题试卷等。

（三）医技分册

由于医技科室十分广泛而又各自性质不同，医技科室的工作人员对医学临床"三基"知识的需求存在较大差异。因此，读者在使用本书时，应对其内容有所侧重，编者也尽量考虑适应各医技科室的不同需求。

1. 由于不同的医技科室对基础医学知识的要求有很大差异，为适应这一情况，我们增编了"预防医学试卷"和"全科医学试卷"。

2. 为了防止临床上抗维生素的滥用及外环境变化的影响，致病性和条件致病性微生物正在发生变异，导致新发病种或复发性感染，增编了"预防与控制医院感染试卷"。

3. 随着医技科室的发展与进步，其工作范围不断扩大，对临床诊疗技术的要求也日益增加，故此增编了"临床诊疗器械检查试卷"和"临床药学试卷"。

4. 增编了"放射治疗学试卷""高压氧医学试卷"和"康复医学试卷"。

5. 对于新发现的某些疾病如新型冠状病毒肺炎等的诊断，医技科室有着举足轻重的作用，因此我们增编了这方面知识的专题试卷。

我们编写《医学临床"三基"训练试题集》的目的是帮助读者提高医学基本理论、基本知识和基本技能，通过做题复习和巩固已有的"三基"知识，训练和提高读者的应试能力。希望通过本丛书的修订能更好地适应读者的需要，从而为读者参加"三基"考试等各种医学考试提供帮助。

由于编者的水平有限，加之编写时间较为仓促，错漏之处在所难免，望广大读者不吝赐正。

吴钟琪
于长沙

前言

应读者要求和湖南科学技术出版社的委托，我们特组织《医学临床"三基"训练》丛书的原班作者编写了《医学临床"三基"训练试题集》。为与《医学临床"三基"训练》相配套，本试题集也分为3个分册，即医师分册、护士分册和医技分册。

医学临床"三基"训练是提高医务人员整体业务素质的重要途径和方法，是提高医院医疗、护理水平的重要保证。"三基"训练在全国各级医院已广泛开展。编写本试题集的目的就是为了帮助广大医务人员在医学临床"三基"训练过程中更好地巩固已学得的知识，并对学习成果进行测试；同时也是为了帮助学习者掌握包括选择题在内的多种题型，做好应试准备。本试题集亦可作为各级医院在"三基"训练考核中命题的参考。本试题集可供各级医院医师、护士和医技人员使用，亦可作为各级医学院校和护理学校师生的参考用书。

本试题集各分册均包括了多种题型的试题和多种类型的组卷，依据医学临床"三基"内容的不同，分别组织了单科试卷、多科试卷及综合试卷等。本试题集的题型包括选择题（A型、B型、C型和X型）、填空题、判断题、名词解释和问答题。本试题集的试题中70％以上是直接或间接取自《医学临床"三基"训练》各个分册的内容，少量其他试题也不超出最新版的医学教材范围。为防治传染性非典型肺炎（SARS）的需要，各分册中均增编了有关传染性非典型肺炎知识的试卷。

本试题集在每一份试卷之后附有该试卷的参考答案。希望读者在使用本书的过程中首先自行答题，不要依赖参考答案。参考答案仅供读者自测评分使用，这样才能达到较好的学习效果。

在《医学临床"三基"训练·医技分册》中，原来未编入基础医学知识（包括人体解剖学、生理学、医学微生物学和免疫学、病理生理学、药理学、卫生学等）的内容。为适应临床医技各科"三基"训练和考核的需要，在本试题集的医技分册中我们增编了12套有关基础医学知识的综合试卷，以作为基础医学知识内容的补充。

为使读者更好地掌握选择题的各种题型特点，兹简要介绍如下：

（一）A型题（单个最佳选择题）

A型题每道试题由1个题干和A、B、C、D、E 5个备选答案组成。备选答案中只有1个是最佳选择，称为正确答案，其余4个均为干扰答案。干扰答案或是完全不正确或是部分正确，相互排斥的答案可同时提供。这类试题常常具有比较意义。在答题时，应当找出最佳的或最恰当的备选答案，排除似乎有道理而实际上是不恰当的选择。

例如：

预防风湿热复发的最有效药物是

A. 阿司匹林

B. 对氨基苯甲酸

C. ACTH

D. 青霉素

E. 可的松

答案：D

（二）B 型题（配伍选择题）

B 型题的基本结构是先列出 5 个用英文字母标明的备选答案，接着是 2 道以上用数字标明的试题，要求学生从备选答案中为每道试题配 1 个最合适的答案。B 型题和 A 型题的区别是：A 型题 1 道题配 1 组答案，B 型题则是若干道题共用 1 组备选答案。例如：

问题 1～3

A. 风疹

B. 艾滋病

C. 血友病

D. 红斑狼疮

E. 支气管哮喘

1. 属自身免疫性疾病的是

2. 属免疫缺陷性疾病的是

3. 属遗传性疾病的是

答案：1. D　　2. B　　3. C

B 型题可用于考查基础、临床各学科的知识和技能，特别是可有效地测试知识的相关性，如考查应试者对关系密切的几种药物作用的了解，鉴别几种类似疾病的症状和体征等。

（三）C 型题

C 型题的使用已日趋减少，本试题集中仅选用了少量 C 型题，以便读者了解这种题型。C 型题与 B 型题的区别是：C 型题有 4 个备选答案，要求应试者对 2 种药物、2 个症状、2 个体征或 2 个化验结果等加以比较，选择最适合的答案。例如：

问题 1～2

A. 缩窄性心包炎

B. 门脉性肝硬化

C. 两者均是

D. 两者均否

1. 大量腹水伴肝功能损害

2. 颈静脉怒张

答案：1. C　　2. A

（四）X 型题（任意选择题）

X 型题是任意选择题，有别于 A 型题，在备选答案中应选出 2～5 个正确答案。例如：

下列哪些是听神经瘤脑干听觉诱发电位的表现

A. Ⅴ波波峰幅度变小
B. Ⅰ波波峰幅度变小
C. Ⅴ波潜伏期延长或消失
D. Ⅰ波潜伏期延长或消失
E. Ⅲ波波峰幅度变小

答案：AC

由于编写时间比较仓促，本书如有组卷和选题不当之处，诚望读者指正。

编　者
于中南大学

目录

§1

基础医学基本知识试卷

§1.1 基础医学分科试卷

> 人体解剖学是研究正常人体形态结构的科学，属生物科学中形态学范畴，包括系统解剖学、局部解剖学和断层解剖学，是重要的基础课程，在临床诊断、治疗和护理工作中具有重要意义。由于解剖学属于人体形态学，本试卷配有较多数量的图片，目的是帮助读者的理解和记忆，而并非要求读者做试卷时绘制图片。本试卷内容涉及人体神经系统、运动系统、消化系统、呼吸系统、泌尿系统、生殖系统、脉管系统、感觉系统等。

§1.1.1 人体解剖学试卷

一、选择题

【A 型题】

1. 胸骨角两侧平对 （　）
   A. 第 5 肋　　B. 第 4 肋　　C. 第 3 肋　　D. 第 2 肋　　E. 第 1 肋

2. 关于髋关节的叙述，正确的是 （　）
   A. 由髋臼与股骨头构成　　B. 关节囊薄弱，韧带较少　　C. 股骨颈骨折只发生在关节囊外　　D. 关节囊无韧带　　E. 运动幅度较肩关节大

3. 输尿管的 3 个狭窄，由起始端至末端依次为 （　）
   A. 出肾门处、与髂血管交叉处、壁内段　　B. 与肾盂移行处、与髂血管交叉处、壁内段　　C. 出肾门处、越小骨盆入口处、壁内段　　D. 与肾盂移行处、越小骨盆入口处、膀胱后部　　E. 与肾盂移行处、与髂血管交叉处、膀胱后部

4. 膀胱三角位于 （　）
   A. 膀胱体的内面　　B. 尿道内口与膀胱尖之间　　C. 两输尿管口与膀胱尖之间　　D. 两输尿管口与尿道内口之间　　E. 膀胱颈的内面

5. 呼吸道最狭窄处是 （　）
   A. 鼻前孔　　B. 鼻后孔　　C. 前庭裂　　D. 声门裂　　E. 喉口

6. 股动脉 （　）
   A. 在股三角内，由髂外动脉发出　　B. 行于股静脉内侧　　C. 行于股静脉外侧　　D. 行于股神经外侧　　E. 行于股深动脉内侧

7. 肺动脉 （　　）

    A. 含动脉血　　　B. 含静脉血　　　C. 与主动脉相通　　　D. 开口于左心房　　　E. 引血回心脏

8. 臀大肌深面 （　　）

    A. 无重要神经血管　　　B. 坐骨大孔有股神经穿出　　　C. 坐骨小孔有坐骨神经穿出
    D. 外下 2/4 象限有闭孔神经　　　E. 外上 1/4 象限无重要神经血管

9. 在肘窝处 （　　）

    A. 肱二头肌腱内侧有肱动脉　　　B. 肱二头肌腱外侧有肱动脉　　　C. 肱二头肌腱内侧有正中神经　　　D. 肱二头肌腱浅面无血管　　　E. 肱二头肌腱深面有肘正中静脉

10. 胆总管由 （　　）

    A. 左肝管与右肝管汇合而成　　　B. 肝总管与胆囊管汇合而成　　　C. 左肝管与胆囊管汇合而成　　　D. 右肝管与胆囊管汇合而成　　　E. 右肝管与肝总管汇合而成

11. 不受迷走神经支配的器官为 （　　）

    A. 横结肠　　　B. 乙状结肠　　　C. 胃　　　D. 肝　　　E. 空肠

12. 哪个神经损伤后会出现"爪形手" （　　）

    A. 正中神经　　　B. 尺神经　　　C. 桡神经　　　D. 腋神经　　　E. 肌皮神经

【B 型题】

问题 13～14

    A. 桡动脉

    B. 大隐静脉

    C. 颞浅动脉

    D. 颈外静脉

    E. 肘正中静脉

13. 胸锁乳突肌表面为 （　　）

14. 桡骨下端前面为 （　　）

【C 型题】

问题 15～18

    A. 交感神经支配

    B. 副交感神经支配

    C. 二者均支配

    D. 二者均不支配

15. 心脏由 （　　）

16. 汗腺由 （　　）

17. 瞳孔由 （　　）

18. 唾液腺由 （　　）

【X 型题】

19. 躯干骨包括 （　　）

A. 髋骨　　B. 锁骨　　C. 肋骨　　D. 胸骨　　E. 跟骨

20. 下呼吸道包括 （　　）

A. 咽　　B. 喉　　C. 气管　　D. 支气管　　E. 支气管肺内分支（叶支气管、肺泡管、肺泡囊及肺泡）

21. 骨的基本结构包括 （　　）

A. 骨质　　B. 骨膜　　C. 骨髓　　D. 神经　　E. 血管

22. 按骨的形态分类，可分为 （　　）

A. 长骨　　B. 短骨　　C. 圆骨　　D. 扁骨　　E. 不规则骨

23. 骨的结构包括以下哪些部分 （　　）

A. 骨膜　　B. 骨松质　　C. 骨密质　　D. 骨髓腔　　E. 骨髓

24. 下肢骨包括 （　　）

A. 髋骨　　B. 股骨　　C. 胫腓骨　　D. 髌骨　　E. 足骨

25. 下述腺体中，哪些是消化腺 （　　）

A. 腮腺　　B. 甲状腺　　C. 前列腺　　D. 下颌下腺　　E. 胸腺

26. 上消化道包括 （　　）

A. 口腔　　B. 咽　　C. 食管　　D. 胃　　E. 十二指肠

27. 胃由以下哪几部分组成 （　　）

A. 贲门部　　B. 幽门部　　C. 十二指肠球部　　D. 胃体　　E. 胃底

28. 上呼吸道包括 （　　）

A. 鼻　　B. 咽　　C. 喉　　D. 气管　　E. 第一级支气管

29. 属于淋巴器官的结构包括 （　　）

A. 脑垂体　　B. 淋巴结　　C. 扁桃体　　D. 脾脏　　E. 胸腺

30. 下列哪些属于淋巴系统的疾病 （　　）

A. 淋巴管炎　　B. 淋巴瘤　　C. 淋巴水肿　　D. 淋巴结核　　E. 霍奇金病

31. 支配心脏的神经包括 （　　）

A. 交感神经　　B. 心脏神经　　C. 膈神经　　D. 副交感神经　　E. 胸腔神经

32. 小脑损伤的典型体征包括 （　　）

A. 眼球震颤　　B. 共济失调　　C. 随意运动丧失　　D. 语言障碍　　E. 意向性震颤

33. 结肠包括 （　　）

A. 升结肠　　B. 降结肠　　C. 横结肠　　D. 乙状结肠　　E. 直肠

二、填空题

1. 按前后方向将人体纵切为左、右两部分的所有断面均称为_____。其中将人体分为左，右对等两半的断面称作_____。

2. 人体器官按功能分为9大系统，即_____、_____、_____、_____、_____、

_____、_____、_____、_____。

3. 人体按外形可分为10个局部，即_____、_____、_____、_____、_____、
_____、_____、_____、_____。

4. 肌根据构造不同可分为平滑肌、心肌和骨骼肌，心肌和平滑肌属于_____，骨骼肌为
_____。

5. 运动系统由_____、_____和_____组成，起着_____、_____和_____
的作用。

6. 关节的基本结构是_____、_____、_____。

7. 膝关节由_____、_____和_____构成，关节周围有韧带加强。

8. 小肠包括_____、_____和_____，总长度_____，是食物进行_____和
_____的重要器官。

9. 肾单位由_____和_____两部分构成。

10. 血液在心泵的作用下，循一定方向顺序在心脏和_____中周而复始地流动称
为_____。血液循环包括_____和_____，并互相联接，构成完整的循环系统。

11. 淋巴系统是由_____、_____和_____三部分组成。

12. 淋巴管道包括_____、_____、_____、_____。

13. 输卵管由内侧向外侧分为4部，即_____、_____、_____、_____。

14. 男性尿道的2个弯曲为_____和_____。3个狭窄为_____、_____
和_____。

15. 脑干由_____、_____和_____3部分组成。

16. 大脑皮质躯体运动中枢位于_____和_____，躯体感觉中枢位于_____
和_____，视区位于_____，听区位于_____。

17. 肝外胆道包括_____、_____、_____和_____。

18. 迷走神经为混合神经，含有_____、_____、_____、_____4种神经纤维。

三、判断题

1. 平滑肌是随意肌。 （   ）
2. 大肠的主要功能是食物的消化与吸收。 （   ）
3. 肺动脉中流动的是动脉血，肺静脉中流动的是静脉血。 （   ）
4. 胸骨属于躯干骨。 （   ）
5. 锁骨、肩胛骨、髋骨均属于四肢骨。 （   ）
6. 小肠内出血属于上消化道出血。 （   ）
7. 在各段结肠中，只有乙状结肠可能发生肠扭转。 （   ）
8. 迷走神经的内脏运动纤维分布于胸腔和腹腔脏器，可调节全部胸腔和腹腔脏器的活动。
 （   ）
9. 眼角膜不属于眼球屈光系统的一部分。 （   ）

10. 骨髓分黄骨髓和红骨髓，黄骨髓没有造血功能。　　　　　　　　（　　）

四、名词解释

1. 体循环
2. 肺循环
3. 胸骨角
4. 股骨颈
5. 椎间盘
6. 硬膜外隙
7. 膀胱三角
8. 股三角
9. 局部淋巴结
10. 面部危险三角
11. 腱鞘
12. 肺门
13. 输尿管
14. 肾单位
15. 内囊
16. 三叉神经
17. 内分泌腺
18. 外分泌腺
19. 三偏征

五、简答题

1. 试述运动系统的结构与功能。
2. 试述消化系统的结构与功能。
3. 试述呼吸系统的结构与功能。
4. 试述泌尿系统的结构与功能。
5. 试述心血管系统的构成及其主要功能。
6. 试述淋巴系统的构成与功能。
7. 试述免疫系统的构成与功能。
8. 试述内分泌系统的构成与功能。
9. 试述交感神经与副交感神经的解剖与生理特点。
10. 试述迷走神经的解剖和生理特点。
11. 试述胸骨角的位置及临床意义。
12. 简述关节的基本结构。

13. 试述阴道穹的解剖部位及其临床意义。

参考答案

一、选择题

【A 型题】

题序	1	2	3	4	5	6	7	8	9	10	11	12
答案	D	A	B	D	D	C	B	E	A	B	B	B

【B 型题】

题序	13	14
答案	D	A

【C 型题】

题序	15	16	17	18
答案	C	A	C	C

【X 型题】

题序	19	20	21	22	23	24	25	26	27
答案	CD	ABCDE	ABC	ABDE	ABCDE	ABCDE	AD	ABCDE	ABDE

题序	28	29	30	31	32	33			
答案	ABC	BCDE	ABCDE	AD	ABE	ABCD			

二、填空题

1. 矢状面　　正中矢状面
2. 运动系统　　消化系统　　呼吸系统　　泌尿系统　　生殖系统　　脉管系统　　感觉系统　　神经系统　　内分泌系统
3. 头部　　颈部　　背部　　胸部　　腹部　　盆会阴部　　上肢　　下肢
4. 不随意肌　　随意肌
5. 骨　　关节　　骨骼肌　　保护　　支持　　运动
6. 关节面　　关节囊　　关节腔
7. 胫骨的上端　　髌骨
8. 十二指肠　　空肠　　回肠　　5～7 m　　消化　　吸收
9. 肾小体（含肾小球和肾小囊）　　肾小管
10. 血管系统　　血液循环　　体循环　　肺循环
11. 淋巴管道　　淋巴器官　　淋巴组织

12. 毛细淋巴管　　淋巴管　　淋巴干　　淋巴导管
13. 子宫部　　峡部　　壶腹部　　漏斗部
14. 耻骨下弯　　耻骨前弯　　尿道内口　　尿道膜部　　尿道外口
15. 中脑　　脑桥　　延髓
16. 中央前回　　中央旁小叶前部　　中央后回　　中央旁小叶后部　　距状裂浅层皮质　　颞横回
17. 左右肝管　　肝总管　　胆囊　　胆囊管　　胆总管
18. 躯体运动　　内脏运动　　内脏感觉　　躯体感觉

三、判断题

题序	答案	解析
1	×	平滑肌不直接受人的意志支配，主要分布于内脏的中空性器官及血管壁，胃壁与肠壁的肌肉都是平滑肌，胃肠运动不受意志支配。
2	×	大肠的主要功能为吸收水分、维生素和无机盐。
3	×	肺动脉中流动的是来自右心房的静脉血，通过肺循环进行气体交换后形成肺静脉，肺静脉中流动的是动脉血。
4	√	人体的躯干骨，包括24块椎骨、1块骶骨、1块尾骨、1块胸骨和12对肋骨，共51块，借骨连结构成脊柱和胸廓。
5	√	四肢骨包括上肢骨和下肢骨，由与躯干相连的肢带骨和自由活动的游离肢骨组成。锁骨和肩胛骨是上肢的肢带骨，髋骨是下肢的肢带骨，故均属于四肢骨。
6	×	十二指肠以下的肠道属于下消化道，因此小肠出血属于下消化道出血，而非上消化道出血。
7	√	结肠分升结肠、横结肠、降结肠和乙状结肠4部，大部分固定于腹后壁，活动度较小，不会发生肠扭转；但结肠末段的乙状结肠长度达20～70 cm，乙状结肠系膜多较长，活动度大，有时可发生肠扭转。
8	×	迷走神经内脏运动纤维不负责支配横结肠以下的消化道功能活动。
9	×	眼球的屈光和调节是由眼的屈光系统包括角膜、房水、晶状体和玻璃体等完成的，其中以角膜和晶状体的屈光作用更大。
10	√	长骨骨髓腔和扁平骨（如髂骨、肋骨、胸骨、脊椎骨等）的松质骨间网眼中的一种海绵状的组织，能产生血细胞的骨髓略呈红色，称为红骨髓。成人的一些骨髓腔中的骨髓含有很多脂肪细胞，呈黄色，且不能产生血细胞，称为黄骨髓。

四、名词解释

1. **体循环**：又称大循环，是指当心室收缩时，含有较多的氧及营养物质的鲜红色的血液（动脉血）自左心室输出，经主动脉及其各级分支，到达全身各部的毛细血管，进行组织内物质交换和气体交换，血液变成了含有组织代谢产物及较多二氧化碳的略呈紫色的血液（静脉血），再经各级静脉，最后汇入上、下腔静脉流回右心房。体循环的主要特点是路程长，流经范围广，动脉血将营养物质和氧气送至全身各部，而将代谢产物和二氧化碳运回心脏。

2. 肺循环：又称小循环。体循环返回心脏的静脉血从右心房流入右心室，右心室收缩时，血液从右心室进入肺动脉，再经其分支达肺毛细血管进行气体交换，静脉血变成动脉血，最后经肺静脉流入左心房。

3. 胸骨角：胸骨体和胸骨柄相交接处形成一突向前方的横行隆起，称为胸骨角。胸骨角解剖位置平第2肋间隙，是肋骨体表定位的常用标志。

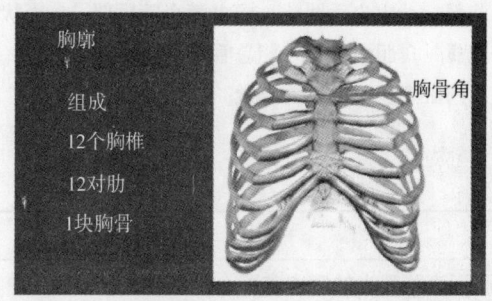

4. 股骨颈：股骨头、股骨颈与髋臼共同构成髋关节，是躯干与下肢的重要连接装置及承重机构。股骨颈是较易发生骨折的部位之一，股骨颈骨折占成人骨折的3.6%，多数发生在中、老年人，与骨质疏松导致的骨质量下降有关，当遭受轻微扭转暴力则可发生骨折。

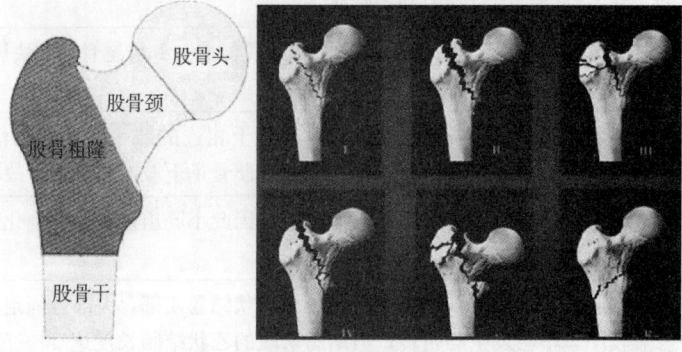

股骨颈与股骨颈骨折

5. 椎间盘：是连结相邻两个椎体的纤维软骨盘，中央部是柔软而富有弹性的髓核，周围部是由多层纤维软骨按同心圆排列组成的纤维环，富于坚韧性，限制髓核向周围膨出。椎间盘的主要功能是承受和转移压力，缓冲震荡和协调脊柱的运动。如椎间盘的纤维环破裂，髓核膨出，临床上称椎间盘脱出症。

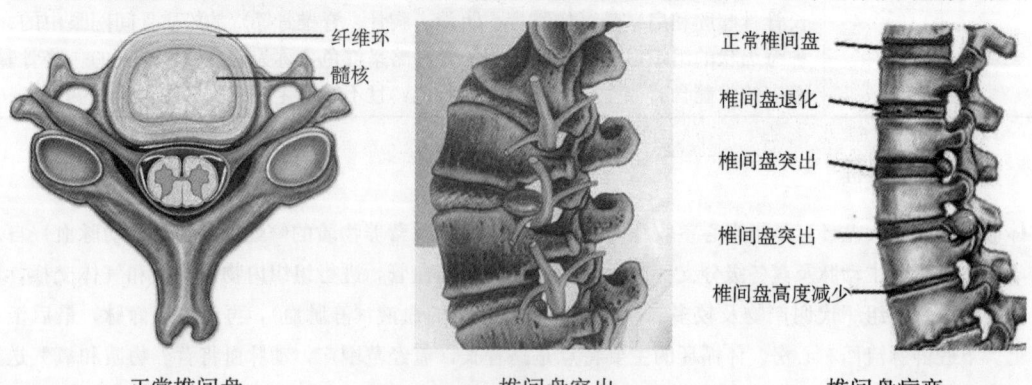

正常椎间盘　　　　　　椎间盘突出　　　　　　椎间盘病变

6. **硬膜外隙**：硬脊膜与椎管内面的骨膜之间的腔隙称为硬膜外隙，又称硬膜外腔，其内有脊神经根通行，临床上进行硬膜外阻滞时，就是将药物注入此腔内，以阻滞脊神经的传导作用。

7. **膀胱三角**：膀胱底内面的左、右输尿管口和尿道口之间成三角形区域，此区域缺乏黏膜下层，直接与肌层紧密相结合，无论膀胱充盈或空虚，黏膜均保持平滑状态，该部位易患结核、肿瘤。

8. **股三角**：位于股前内侧部上 1/3，为底在上、尖朝下的三角形凹陷。由腹股沟韧带、缝匠肌和长收肌围成。从外向内有股神经、股动脉和股静脉及其分支，还有股管（空隙）等结构。

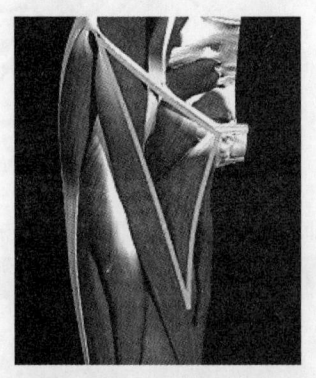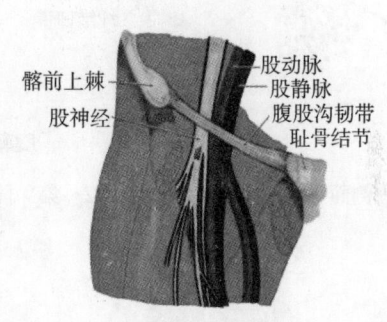

髂前上棘 —— 股动脉
股神经 —— 股静脉
—— 腹股沟韧带
—— 耻骨结节

股三角

9. **局部淋巴结**：人体某区域或某器官的淋巴引流至一定的淋巴结，该淋巴结则被称为这个区域或这个器官的局部淋巴结。局部淋巴结的肿大可反映其引流区的病变，对诊治某些疾病有重要意义。

10. **面部危险三角**：是指鼻根至两侧口角的三角区。因面静脉缺乏静脉瓣，并与颅内的海绵窦交通，故面部发生化脓性感染时，若处理不当，可导致颅内感染。

危险三角　　　　　颜面部静脉　　　　海绵窦

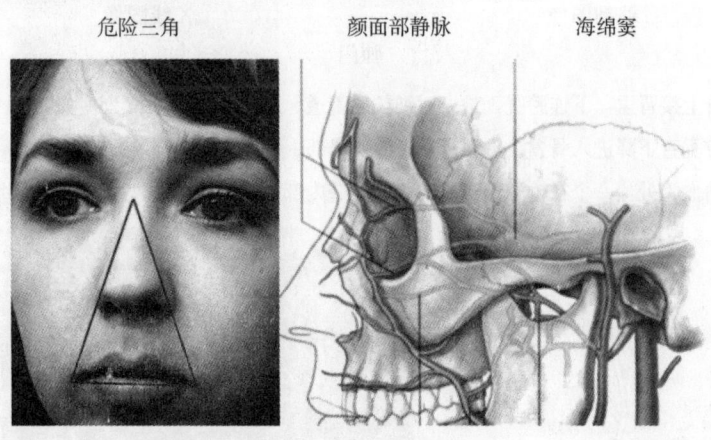

面部危险三角

11. **腱鞘**：套在长腱四周的鞘管，多位于手足摩擦较大的部位，如腕部、踝部、手指掌侧、和足趾跖侧。有约束肌腱、减少摩擦作用。腱鞘损伤后，局部疼痛，临床上成为腱鞘炎。

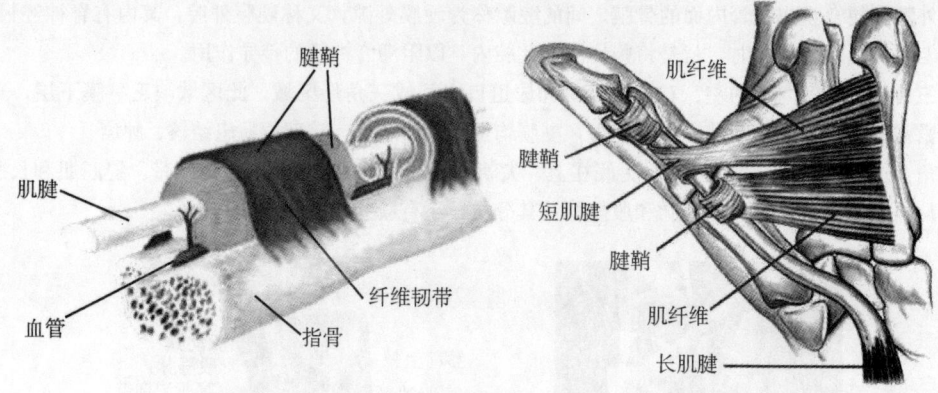

腱鞘

12. **肺门**：指肺内侧面中心凹陷处，相当于第2～第4前肋之间，为支气管、血管、神经、淋巴管的出入口。

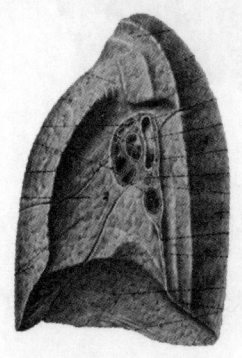

解剖图像

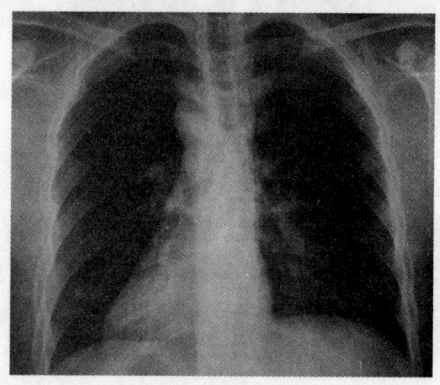

X线图像

肺门

13. **输尿管**：输尿管上接肾盂，下连膀胱，是一对细长的管道，成人输尿管全长25～35 cm，位于腹膜后，沿腰大肌内侧的前方垂直下降进入骨盆。输尿管有3个狭窄部，一个在肾盂与输尿管移行处，一个位于小骨盆入口输尿管跨过髂血管处，一个在输尿管穿过膀胱壁的壁内部。输尿管结石常易嵌顿在这些狭窄部位。

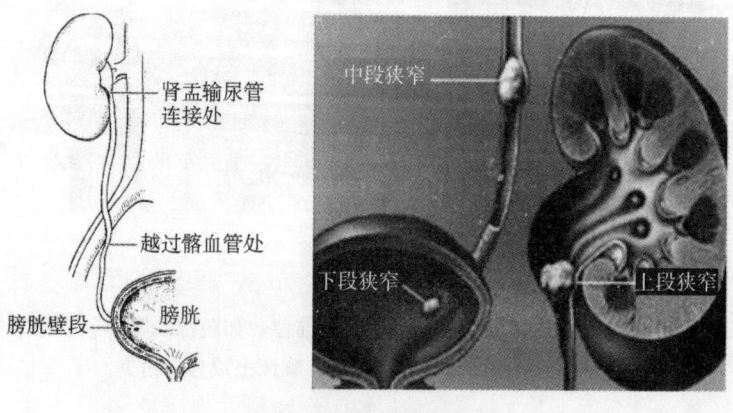

输尿管及其生理狭窄部位

14. **肾单位**：指肾的功能单位，是肾结构与功能的基本单位，与集合管共同完成泌尿功能。人体有强大的肾单位储备，可以允许单侧肾脏移植。但如果功能性肾单位数量减少至30％以下，将发生肾衰竭；降至10％以下，将有生命危险。

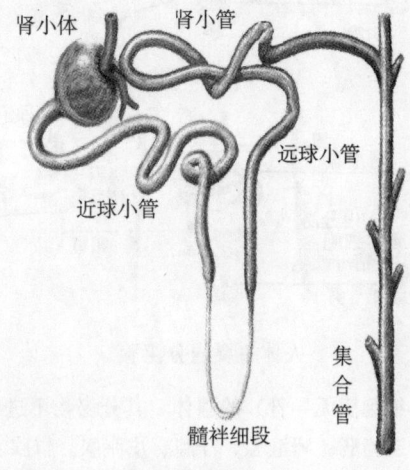

肾单位

15. **内囊**：是大脑皮质与脑干、脊髓联系的神经纤维通过的一个部位的名称，位于基底核与丘脑之间。通往大脑皮质的运动神经纤维和感觉神经纤维，均经内囊向上呈扇形放射状分布。内囊的血液供应来自豆纹动脉，而豆纹动脉从大脑中动脉垂直分出，管腔纤细，管腔压力较高，极易形成微动脉瘤。当血压突然升高时，就会破裂出血，称为内囊出血。内囊出血是脑出血最多见的类型。典型表现为"三偏征"，即出血灶对侧偏瘫，对侧偏身感觉障碍，双眼对侧同向性偏盲。

16. **三叉神经**：为12对脑神经之中的第5对脑神经，是混合性脑神经之一。三叉神经有三大分支眼神经、上颌神经、下颌神经。三叉神经损伤、三叉神经痛、面神经炎等均为常见疾病，它们的症状累及相关的神经分布区域。

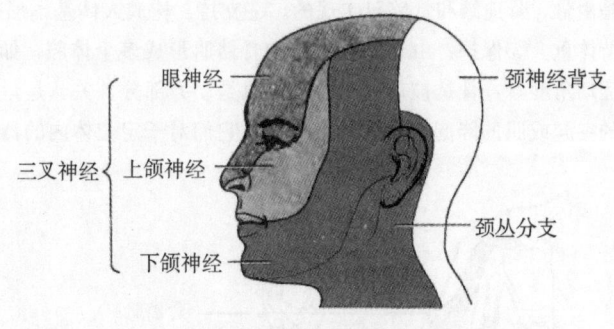

三叉神经分布图

17. **内分泌腺**：是没有分泌管的腺体，它们所分泌的物质称为激素，直接进入周围的血管和淋巴管中，由血液和淋巴液将激素输送到全身。内分泌腺所分泌的各种激素对机体各器官的生长发育、功能活动、新陈代谢起着十分复杂且十分重要的调节作用。

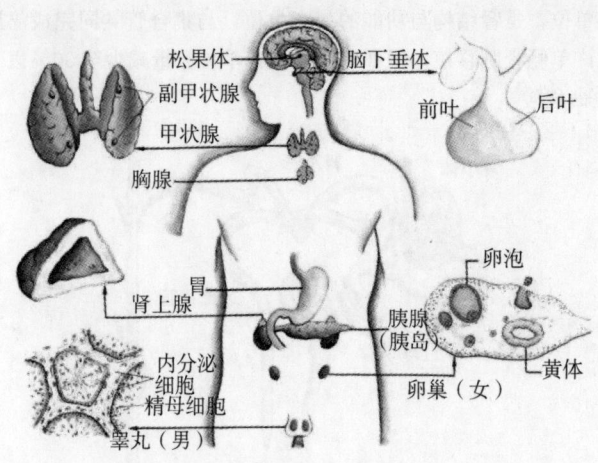

人体主要内分泌腺

18. **外分泌腺**：是一类有导管（单细胞腺无导管）的腺体，其分泌物不进入血液，且由导管流出。如肝脏产生胆汁，通过总胆管流到十二指肠。唾液腺、汗腺、皮脂腺、胃腺、肠腺、肝等均属于外分泌腺。

19. **三偏征**：是指偏瘫、偏身感觉障碍、偏盲，又称三偏综合征。发病急骤，以突然晕倒、不省人事，伴口角歪斜、语言不利、半身不遂，或不经昏仆仅以口歪、半身不遂为临床主症的疾病。

五、简答题

1. 运动系统的结构与功能如下：运动系统由骨、骨连结和骨骼肌三者以不同形式连结在一起构成骨骼，形成人体的基本形态，并为肌肉提供附着；在神经支配下，肌肉收缩，牵拉其所附着的骨，以可动的骨连结为枢纽，产生杠杆运动。运动系统主要的功能是运动、支持和保护。

   (1) 运动系统的结构：运动系统由 206 块骨、143 个关节和 600 多块骨骼肌共同组成。

   (2) 运动系统的功能：运动系统的功能包括运动、支持与保护。①运动：包括简单的移位和高级活动如语言、书写等，都是由骨、骨连结和骨骼肌实现的。②支持：构成人体基本形态，头、颈、胸、腹、四肢，维持体姿，支持体重。③保护：由骨、骨连结和骨骼肌形成多个体腔，如颅腔、胸腔、腹腔和盆腔，保护脏器。从运动角度看，骨是被动部分，骨骼肌是动力部分，关节是运动的枢纽。能在体表看到或摸到的一些骨的突起或肌的隆起，称为体表标志。它们对于定位体内的器官、结构等具有标志性意义。

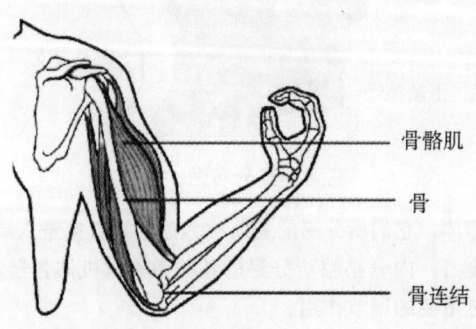

运动系统的结构

2. **消化系统的结构与功能如下**：消化系统由消化管（道）与消化腺两大部分组成，其功能为食物的摄取、消化、吸收和排泄。

（1）**消化道**：口腔、咽、食管、胃和十二指肠称为上消化道，小肠、大肠称为下消化道。

（2）**消化腺**：腮腺、颌下腺、肝、胰等可分泌唾液、胆汁、胰液等消化液。分别含有淀粉酶、脂肪酶、蛋白酶等负责食物的消化。

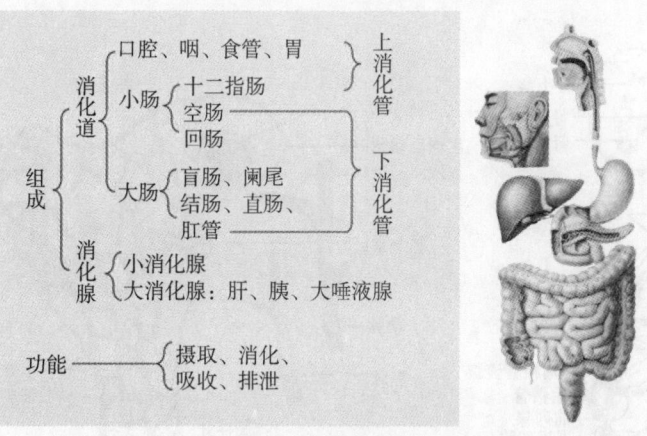

消化系统结构与功能

3. **呼吸系统的结构与功能如下**：呼吸系统由呼吸道与肺组成，其主要功能为气体交换，即吸进氧气和排出二氧化碳。

（1）**上呼吸道**：鼻、咽、喉构成上呼吸道，其功能包括发音、嗅觉和通气等。

（2）**下呼吸道**：气管和各级支气管构成下呼吸道，其主要功能为通气。

（3）**肺**：肺由肺实质和肺间质组成，前者包括支气管树和肺泡，后者包括结缔组织、血管、淋巴管、淋巴结和神经等，其主要功能为气体交换。

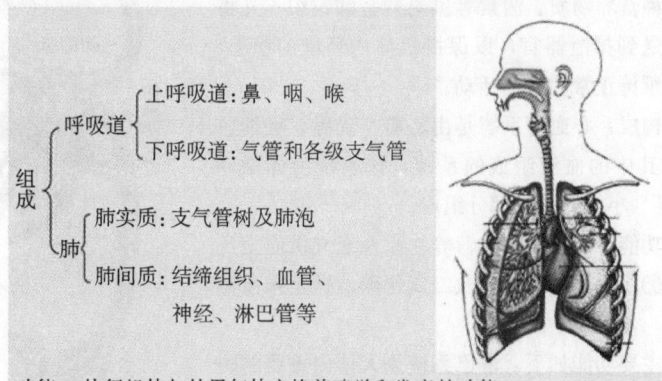

功能：执行机体与外界气体交换兼嗅觉和发音的功能

呼吸系统结构与功能

4. **泌尿系统的结构与功能如下**：

（1）**泌尿系统的结构**：泌尿系统由1对肾、两条输尿管、1个膀胱和1条尿道组成。由肾产生的尿液经输尿管流入膀胱暂时储存，当尿液达到一定数量后，经尿道排出体外。所以也可以说泌尿系统是造尿、输尿、储尿、排尿器官的总称。

（2）尿液的生成：尿液的生成由肾单位完成，尿生成基本过程包括肾小球滤过、肾小管和集合管重吸收、肾小管和集合管分泌与排泄 3 个基本步骤。

（3）泌尿系统的功能：泌尿系统的主要功能是排出机体新陈代谢过程中产生的废物和多余的水，保持机体内环境的平衡和稳定。肾生成尿液，输尿管将尿液输送至膀胱，膀胱为储存尿液的器官，尿道将尿液排出体外。

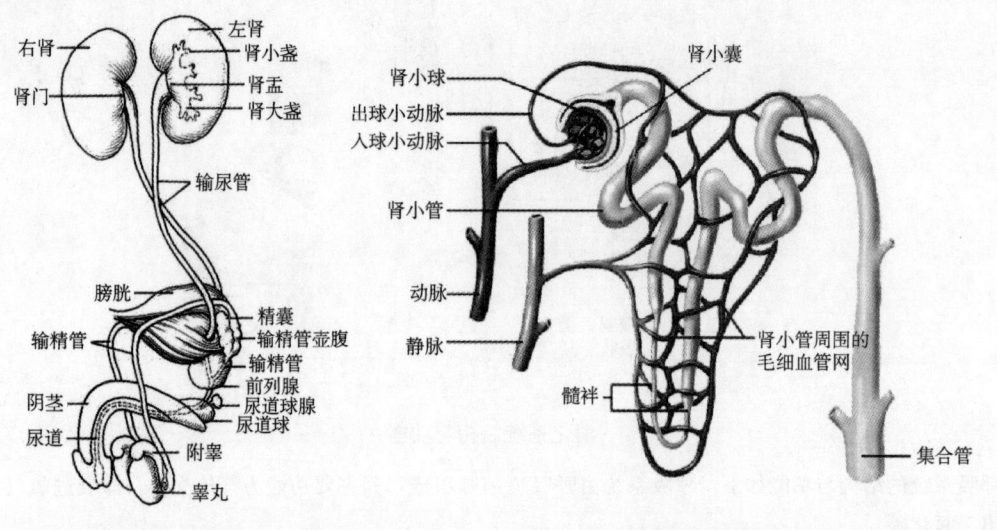

泌尿系统结构　　　　　　　　　　　　肾单位

5. 心血管系统的构成及其主要功能如下：心血管系统又称血液循环系统，是由心脏、动脉、毛细血管、静脉和流动于其中的血液组成的系统。心血管系统是一个密闭的循环管道，血液在其中流动，将氧、各种营养物质、激素等供给器官和组织，又将组织代谢的废物运送到排泄器官，以保持机体内环境的稳态、新陈代谢的进行和维持正常的生命活动。

（1）心血管系统的构成：心血管系统是由心脏、动脉、毛细血管、静脉和流动于其中的血液组成的系统，该系统由体循环（大循环）和肺循环（小循环）两部分组成。

（2）心血管系统的功能：①运送各类营养物质及氧气供应全身组织器官的需要。②将各类代谢产物及二氧化碳运送至排泄器官，排出体外。

6. 淋巴系统的构成与主要功能如下：淋巴系统是人体内重要的防御功能系统，它遍布全身各处，由淋巴管（分为毛细淋巴管、淋巴管、淋巴干与淋巴导管）、淋巴组织（分为弥散淋巴组织与淋巴小结）、淋巴器官（如胸腺、骨髓、脾、扁桃体等）构成。淋巴系统一方面引流淋巴液，清除机体内的异物、细菌等，另一方面淋巴系统是身体防御的前哨，分散于身体各部分的淋巴结似一滤过装置，可有效阻止经淋巴管进入的微生物。

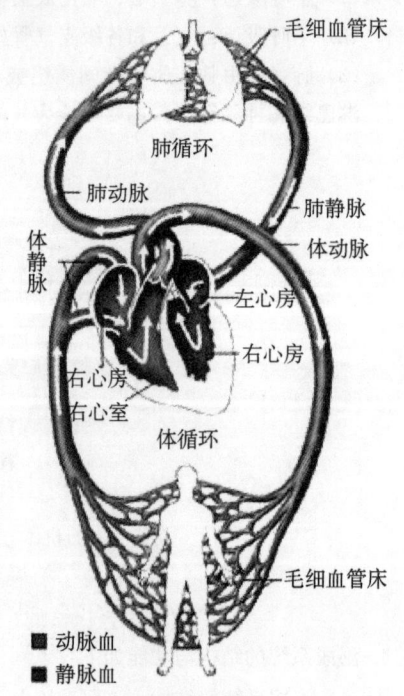

■ 动脉血
■ 静脉血

血液循环系统

淋巴存在于人体的各个部位，对于人体的免疫系统有着至关重要的作用。当身体某一部分遭受病毒侵入发生感染时，该部位附近的淋巴结内的淋巴球便会运用免疫功能，对抗外来的病菌以保护身体。比如像喉咙发炎时，会在下巴颏下摸到两个肿块，那就是淋巴结。炎症消失后淋巴肿块也会自然缩小。

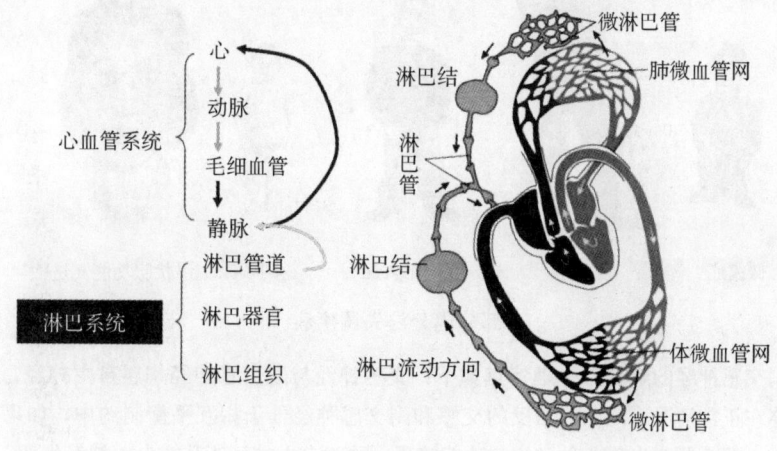

淋巴系统

7. 免疫系统的构成与功能如下：免疫系统是机体执行免疫应答及免疫功能的重要系统，免疫系统分为固有免疫（又称非特异性免疫）和适应免疫（又称特异性免疫），其中适应免疫又分为体液免疫和细胞免疫。

   （1）免疫系统的构成：免疫系统由免疫器官、免疫细胞和免疫分子组成。免疫器官包括骨髓、脾脏、淋巴结、扁桃体、小肠集合淋巴结、阑尾、胸腺等，免疫细胞包括淋巴细胞、单核吞噬细胞系统、中性粒细胞、嗜碱性粒细胞、嗜酸性粒细胞、肥大细胞、血小板等，免疫活性物质包括抗体、溶菌酶、补体、免疫球蛋白、干扰素、白细胞介素、肿瘤坏死因子等。

   （2）免疫系统的功能：免疫系统具有免疫监视、防御、调控的作用，是机体执行免疫应答及免疫功能的重要系统，具有识别和排除抗原性异物、与机体其他系统相互协调、共同维持机体内环境稳定和生理平衡的功能。免疫系统分为固有免疫（非特异性免疫）和适应免疫（特异性免疫），其中适应免疫又分为体液免疫和细胞免疫。

8. 人体内分泌系统的构成与功能如下：内分泌系统是全身内分泌腺的总称，是神经系统以外的另一重要功能调节系统。

   （1）内分泌系统的构成：内分泌系统的构成可分为以下两大类。一是在形态结构上独立存在的肉眼可见器官，即内分泌器官，如垂体、松果体、甲状腺、甲状旁腺、胸腺及肾上腺等；二为分散存在于其他器官组织中的内分泌细胞团，即内分泌组织，如胰腺内的胰岛、睾丸内的间质细胞、卵巢内的卵泡细胞及黄体细胞。

   （2）内分泌系统的功能：内分泌腺的内分泌细胞分泌激素和类固醇激素两大类物质。为了保持机体内主要激素间的平衡，在中枢神经系统的作用下，有一套复杂的调节系统。激素一般以相对恒定速度（如甲状腺素）或一定节律（如皮质醇、性激素）释放，生理或病理因素可影响激素的基础性分泌，甚至可造成如糖尿病、甲状腺功能亢进症、巨人症、呆小病等多种疾病，并可对生殖系统功能和免疫功能等造成不同程度的影响。

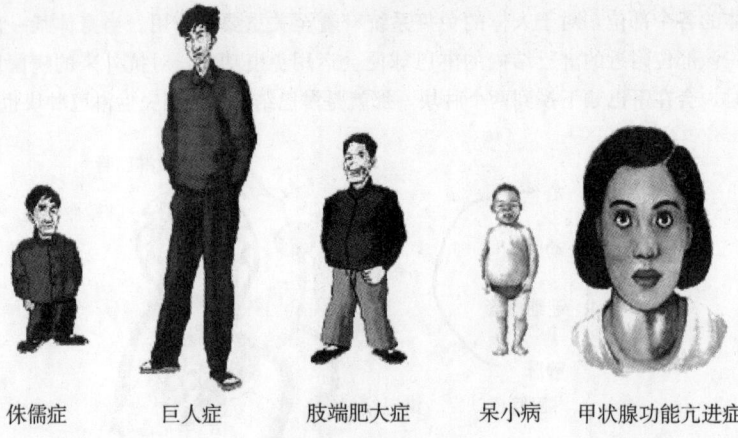

侏儒症　　巨人症　　肢端肥大症　　呆小病　　甲状腺功能亢进症

部分内分泌失调疾病

9. 交感神经与副交感神经的解剖与生理特点如下：交感神经与副交感神经均属自主神经，功能不受意识的支配。人体在正常情况下，功能相反的交感和副交感神经处于相互平衡制约中，如果自主神经系统的平衡被打破，那么便会出现各种各样的功能障碍，称为自主神经紊乱或自主神经失调。

(1) 交感神经：是自主神经的一部分。由中枢部、交感干、神经节、神经和神经丛组成。中枢部位于脊髓胸段全长及腰髓 1～3 节段的灰质侧角。交感干位于脊柱两侧，由交感干神经节和节间支连接而成，可分颈、胸、腰、骶和尾 5 部分。调节心脏及其他内脏器官的活动。交感神经系统的活动比较广泛，刺激交感神经能引起腹腔内脏及皮肤末梢血管收缩、心搏加强和加速、瞳孔散大、疲乏的肌肉工作能力增加等。交感神经的活动主要保证人体紧张状态时的生理需要。人体在正常情况下，功能相反的交感和副交感神经处于相互平衡制约中。

(2) 副交感神经：是自主神经的一部分，其神经纤维来自不同节段的脊髓和部分迷走神经。副交感神经系统可保持身体在安静状态下的生理平衡，其作用有以下 3 个方面：①增进胃肠的活动，消化腺的分泌，促进大小便的排出，保持身体的能量。②瞳孔缩小以减少刺激，促进肝糖原的生成，以储蓄能源。③心跳减慢，血压降低，支气管缩小，以节省不必要的消耗，协助生殖活动，如使生殖血管扩张，性器官分泌液增加。

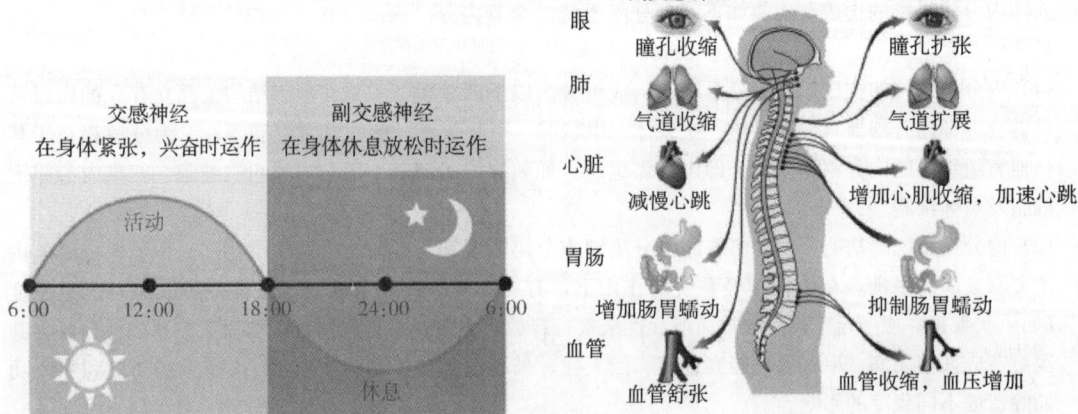

交感与副交感神经

10. 迷走神经的解剖与生理特点如下：迷走神经是体内最长的脑神经，发自脑干，是含有躯体运动、内脏运动、内脏感觉、躯体感觉4种纤维的混合神经。在颈、胸、腹均发出多个分支，支配颈部、胸腔内器官及腹腔内大部分脏器，通过传导器官和脏器的感觉冲动及控制心肌、平滑肌和腺体活动来调节循环、呼吸、消化3个系统。

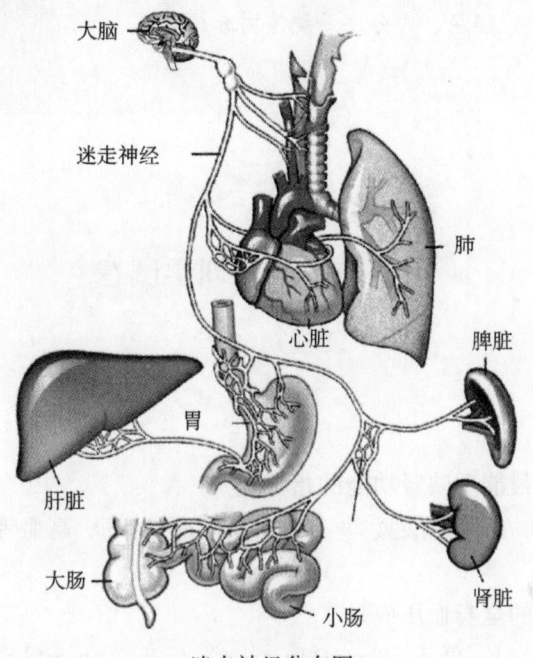

迷走神经分布图

11. 胸骨角为胸骨柄与胸骨体连结处微向前突的横嵴。其两侧平对第2胸肋关节，是计数肋骨的重要标志。胸骨角平面通过第4胸椎体下缘水平，可作为纵隔分部和一些胸腔内器官分段的体表标志。

12. 关节的基本构造包括关节面、关节囊和关节腔。

(1) 关节面：为两骨互相接触的骨面，覆盖有关节软骨，多为一凸一凹相互适配的面，凸者为关节头，凹者为关节窝。关节软骨具有弹性，能承受压力和吸收震荡。关节软骨表面光滑，覆以少量滑液，有利于活动。关节软骨无血管、无神经，其营养由滑液和关节囊滑膜层的血管供应。

(2) 关节囊：呈袋状，附着于关节面周缘的骨面，并与骨膜相续连。关节囊分内、外两层。外层为纤维层，由致密的纤维结缔组织构成，富有血管、神经、淋巴管。在某些部位，纤维层的表面增厚形成韧带，可加强连结，其厚薄、松紧程度与关节的作用相适应。内层为滑膜层，由平滑光亮、薄而柔润的疏松结缔组织膜构成。其边缘附着于关节软骨的周缘，除关节软骨、关节唇和关节盘外，滑膜覆盖关节内的一切结构。滑膜富含血管网，能产生滑液，并对关节软骨提供部分营养。

(3) 关节腔：是由关节软骨和关节囊滑膜层共同围成的密闭的腔，在正常状态下腔内含少量的滑液。关节腔内为负压，对维持关节的稳固性有一定的作用。

13. 阴道穹解剖部位及其临床意义如下：阴道的上端包绕子宫颈的阴道部，两者之间形成环状凹陷，称为阴道穹。阴道穹可分为互相连通的前部、后部和两侧部，其中以后穹最深，并与直肠子宫陷凹紧密相邻，二者间只隔以阴道后壁和一层腹膜。直肠子宫陷凹是腹膜腔的最低部位，腹腔内的炎性渗出液、脓液等易积存于此，因此可经后穹行穿刺或引流进行诊断和治疗。

生理学是生物学的一个主要分支，是研究生物机体的各种生命现象，特别是机体各组成部分的功能及实现其功能的内在机制的一门学科。本试卷内容涉及人体神经系统、呼吸、循环、淋巴、消化、泌尿、内分泌系统等内容。

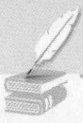

§1.1.2　生理学试卷

一、选择题

【A 型题】

1. 慢性肾功能不全时，最能反映肾功能的指标是　　　　　　　　　　　（　　）

　　A. 血浆尿素氮　　　B. 血浆尿酸氮　　　C. 血浆肌酐　　　D. 高血钾程度　　　E. 内生肌酐清除率

2. 使肾动脉灌注压下降的全身血压应是　　　　　　　　　　　　　　　（　　）

　　A. 低于 40 mmHg　　　B. 低于 50 mmHg　　　C. 低于 70 mmHg　　　D. 低于 80 mmHg　　　E. 低于 90 mmHg

3. 急性肾功能不全少尿期最严重的并发症是　　　　　　　　　　　　　（　　）

　　A. 代谢性酸中毒　　　B. 水中毒　　　C. 氮质血症　　　D. 高镁血症　　　E. 高钾血症

4. 肝性脑病常见的诱因是　　　　　　　　　　　　　　　　　　　　　（　　）

　　A. 胃肠内含氮物质增多　　　B. 糖类摄入增多　　　C. 脂肪摄入增多　　　D. 上消化道大出血　　　E. 肠道内细菌活动增多

5. 过量的胰岛素引起低血钾的机制是　　　　　　　　　　　　　　　　（　　）

　　A. 醛固酮分泌过多，促进肾排钾增多　　　B. 肾小管远端流速增多，使肾重吸收钾减少　　　C. 细胞外钾向细胞内转移　　　D. 钾摄入不足　　　E. 腹泻导致失钾过多

6. 某病人术后禁食 3 天，仅从静脉输入大量的 5% 的葡萄糖液维持机体需要，此病人最容易发生　　　　　　　　　　　　　　　　　　　　　　　　　　　　　（　　）

　　A. 高血钾　　　B. 低血钾　　　C. 高血钠　　　D. 低血钠　　　E. 低血钙

7. 有关发热的概念下列哪项正确　　　　　　　　　　　　　　　　　　（　　）

　　A. 体温超过正常值　　　B. 由体温调节中枢调定点上移引起　　　C. 是临床常见疾病　　　D. 由体温调节中枢功能障碍导致　　　E. 发热和过热意思相同

8. 下列哪项因素参与了应激性溃疡的发病　　　　　　　　　　　　　　（　　）

　　A. 高容量性高钠血症　　　B. 水中毒　　　C. 代谢性酸中毒　　　D. 代谢性碱中毒

E. 以上都不是

9. 血液中缓冲挥发酸最强的缓冲系统是 （　　）

A. HCO_3^-/H_2CO_3　　　B. Pr^-/HPr　　　C. $HPO_4^{2-}/H_2PO_4^-$　　　D. Hb^-/HHb 和 $HbO_2^-/HHbO_2$　　　E. 有机磷酸盐

10. 肾衰竭病人发生代谢性酸中毒时机体最主要的代偿方式是 （　　）

A. 细胞外液缓冲　　B. 呼吸代偿　　C. 细胞内液缓冲　　D. 肾脏代偿　　E. 骨骼代偿

11. 受体异常参与了下列哪种疾病的发生 （　　）

A. 肢端肥大症　　B. 重症肌无力　　C. 霍乱　　D. 巨人症　　E. 假性甲状旁腺功能减退症

12. 某溃疡病并发幽门梗阻病人，因反复呕吐入院，血气分析结果如下：pH 7.49，$PaCO_2$ 48 mmHg，HCO_3^- 36 mmol/L。该病人酸碱失衡的类型是 （　　）

A. 代谢性酸中毒　　B. 代谢性碱中毒　　C. 呼吸性酸中毒　　D. 呼吸性碱中毒　　E. 混合性碱中毒

13. 发生 MODS 时，机体最早受累的器官是 （　　）

A. 肺脏　　B. 肝脏　　C. 肾脏　　D. 心脏　　E. 脾脏

14. DIC 最主要的病理生理学特征是 （　　）

A. 大量微血栓形成　　B. 凝血物质大量被消耗　　C. 纤溶过程增加　　D. 溶血性贫血　　E. 凝血功能失常

15. 心力衰竭最特征性的血流动力学变化是 （　　）

A. 肺动脉循环充血　　B. 动脉血压下降　　C. 心输出量降低　　D. 毛细血管前阻力增大　　E. 体循环静脉淤血

16. 下列哪种疾病可引起左室后负荷增大 （　　）

A. 甲亢　　B. 严重贫血　　C. 心肌炎　　D. 心肌梗死　　E. 原发性高血压

17. 下列哪种疾病引起的心衰不属于低输出性心衰 （　　）

A. 冠心病　　B. 心肌炎　　C. 二尖瓣狭窄　　D. 甲亢　　E. 主动脉瓣狭窄

18. 下列哪项与心衰时心肌舒张功能障碍有关 （　　）

A. 肌钙蛋白与 Ca^{2+} 结合障碍　　B. 心肌细胞凋亡、坏死　　C. 胞外钙内流障碍　　D. 钙离子复位延缓　　E. 肌浆网 Ca^{2+} 释放量下降

19. 呼吸衰竭发生肾功能不全的最重要机制是 （　　）

A. 缺氧直接损伤肾脏功能　　B. 反射性肾血管收缩　　C. 并发心功能不全　　D. DIC　　E. 休克

20. 肺源性心脏病的主要发生机制是 （　　）

A. 用力呼气使胸内压升高，影响心脏舒张功能　　B. 用力吸气使胸内压降低，使心脏外负压增加，影响心脏收缩功能　　C. 缺氧、酸中毒导致肺小动脉收缩　　D. 血液黏度增加　　E. 肺毛细血管床大量破坏

问题 21～23

A. P 波

B. QRS 波群

C. T 波

D. PR 间期

E. ST 段

21. 可反映左右心房除极过程的是 （　　）

22. 可反映左右心室除极过程的是 （　　）

23. 可反映左右心室复极过程的是 （　　）

【X 型题】

24. 胃次全切除的病人引起贫血与下列哪些因素有关 （　　）

A. Fe^{2+}　　B. 维生素 B_2　　C. 维生素 B_{12}　　D. 维生素 E　　E. 内因子

25. 糖皮质激素的生理作用 （　　）

A. 促进蛋白质分解　　B. 使淋巴细胞减少　　C. 升高血糖　　D. 使胃酸和胃蛋白酶增加　　E. 刺激Ⅱ型肺泡细胞产生二软脂酰卵磷脂

26. 内脏痛觉的特点包括 （　　）

A. 定位精确　　B. 有牵涉痛　　C. 对烧伤敏感　　D. 对炎症、切割敏感　　E. 对缺血敏感

27. 感受器有哪些共同生理特征 （　　）

A. 需适宜刺激　　B. 有感觉阈值　　C. 容易疲劳　　D. 有适应现象　　E. 有换能作用

28. 使瞳孔缩小的因素包括 （　　）

A. 肾上腺素　　B. 视近物　　C. 副交感神经兴奋　　D. 阿托品　　E. 有机磷农药

29. 肾脏的内分泌功能包括 （　　）

A. 分泌肾素　　B. 分泌前列腺素　　C. 分泌活性维生素 D_3　　D. 分泌肾上腺素　　E. 分泌促红细胞生成素

30. 瞳孔反射 （　　）

A. 强光时瞳孔缩小，弱光时瞳孔变化不大　　B. 光照一侧瞳孔时，两侧瞳孔都缩小　　C. 看近物时，瞳孔扩大　　D. 看近物时，晶状体前凸　　E. 看近物时，副交感神经兴奋

31. 增强神经-肌肉接头传递的因素 （　　）

A. Ca^{2+}　　B. 新斯的明　　C. K^+　　D. 胆碱酯酶　　E. 筒箭毒碱

二、填空题

1. 缺氧可分为＿＿＿＿、＿＿＿＿、＿＿＿＿、＿＿＿＿4 类。

2. 按缺氧程度缺氧可分为_____、_____和_____3级。治疗时，轻度者可吸入浓度 40% 以下的氧气、中度者可吸入浓度 40%～60% 的氧气、重度者可吸入浓度 60% 以上的氧气。

3. 成人正常心率为_____～_____次/min。

4. 心脏中传导速度最快的是_____。

5. _____和_____是慢反应心肌细胞。

三、判断题

1. 窦房结是正常心脏兴奋的发源地，故又把窦房结称为心脏的正常起搏点。　　　（　　）

2. 中心静脉压（CVP）可作为临床上补液速度和补液量的指标。　　　　　　　（　　）

3. 血气分析中二氧化碳分压（$PaCO_2$）增高表示肺通气过度，为呼吸性碱中毒或代谢性酸中毒。　　　　　　　　　　　　　　　　　　　　　　　　　　　　　　　　（　　）

4. 当外周阻力增加时，动脉血压升高，脉压减小。　　　　　　　　　　　　　（　　）

5. 关于胸内压，吸气时比呼气时低。　　　　　　　　　　　　　　　　　　　（　　）

四、名词解释

1. 尿毒症
2. 钠代谢障碍
3. 钾代谢障碍
4. 休克
5. 多器官功能障碍综合征
6. 高输出量性心力衰竭
7. 急性呼吸窘迫综合征
8. 中心静脉压
9. 微循环
10. 外周阻力

五、简答题

1. 试述缺氧的分类。
2. 试述各种类型缺氧的治疗方法。
3. 试述心力衰竭病人的护理要点。
4. 试述孕妇患急性肝炎时特别易并发 DIC 的原因。
5. 何谓血浆晶体渗透压和胶体渗透压？简述其生理意义。

参考答案

一、选择题

【A 型题】

题序	1	2	3	4	5	6	7	8	9	10	11	12	13	14	15	16	17	18	19	20
答案	E	D	E	D	C	B	B	C	D	B	B	B	A	E	C	E	D	D	B	C

【B 型题】

题序	21	22	23
答案	A	B	C

【X 型题】

题序	24	25	26	27	28	29	30	31
答案	CE	ABCDE	BE	ABDE	BCE	ABCE	BDE	AB

二、填空题

1. 低张性缺氧　血液性缺氧　循环性缺氧　组织性缺氧
2. 轻度　中度　重度
3. 60　100
4. 浦肯野纤维
5. 窦房结　房室交界处的心肌细胞

三、判断题

题　序	答　案	解　析
1	√	窦房结是正常心脏兴奋的发源地，心的节律性活动是受自律性最高的窦房结所控制，故把窦房结称作心脏的正常起搏点。
2	√	容量负荷试验可作为对 CVP 较高，但仍有心排出量不足临床表现的病人的治疗参考。如果在 20 分钟内快速输入 500 mL 液体，CVP 升高不明显，甚至有所下降，同时血压有所上升、心率下降，即表明病人有绝对或相对的容量不足，并且心脏有继续接受大量输液的潜力；反之，输液必须慎重。
3	×	血气分析中二氧化碳分压（$PaCO_2$）增高表示肺通气不足，为呼吸性酸中毒或代谢性碱中毒；降低为换气过度，为呼吸性碱中毒，或代谢性酸中毒。

题 序	答 案	解 析
4	√	外周血管阻力增高，即血管收缩，外周血流量减少，血压升高；血管阻力降低，即血管扩张，外周血流增加，血压降低。脉压是收缩压与舒张压的差值，在上述情况下脉压必然减小。
5	√	胸膜腔内压指的是胸膜腔内的压力，经测定，无论吸气或呼气，胸膜腔内压均低于大气压，为负压，吸气时负压增大，呼气时负压减小。胸膜腔负压可以维持肺的扩张状态，保证肺通气正常进行；胸膜腔负压可降低中心静脉压，有利于静脉血和淋巴液的回流。

四、名词解释

1. 尿毒症：是指急性和慢性肾衰竭发展到最严重的阶段，代谢终末产物和内源性毒性物质在体内潴留，水、电解质和酸碱平衡发生紊乱以及某些内分泌功能失调，从而引起一系列的自体中毒症状。

2. 钠代谢障碍：慢性肾衰竭的肾为"失盐性肾"，尿钠含量很高。正常人肾排钠量和尿量完全无关，而在肾炎病人肾排钠与尿量密切相关。所有慢性肾衰竭病人均有不同程度的丢钠，往往形成恶性循环而威胁病人生命。

3. 钾代谢障碍：慢性肾功能不全的病人，只要尿量不减少，血钾可以长期维持正常。大约半数慢性肾衰竭病人，直到终末少尿期血钾浓度仍保持正常。值得注意的是，慢性肾衰竭时尿中排钾量固定，和摄入量无关，因此如摄入量超过排泄速度可很快出现致命的高钾血症。反之，如病人进食甚少或兼有腹泻则可出现严重的低钾血症。

4. 休克：是机体在严重的致病因素作用下，有效循环血量急剧减少、组织血液灌流严重不足，以致各重要生命器官和细胞功能代谢障碍及结构损害的全身性病理过程。

5. 多器官功能障碍综合征：多器官功能障碍综合征（multiple organ dysfunction syndrome, MODS）是指机体在遭受严重创伤、休克、感染及外科大手术等急性疾病过程中，有两个或两个以上的器官或系统同时或序贯发生功能障碍，以至不能维持内环境稳定的临床综合征。

6. 高输出量性心力衰竭：心力衰竭时心输出量较发病前有所下降，但其值仍属正常，甚或高于正常，故称为高输出量性心力衰竭。

7. 急性呼吸窘迫综合征（ARDS）：由于化学、物理、生物因素及全身性病理过程等引起的急性肺泡-毛细血管膜损伤，致使肺泡通透性增加，常可出现低氧血症型呼吸衰竭。

8. 中心静脉压：是指右心房和胸腔内大静脉（例如肺动脉）的血压。

9. 微循环：指微动脉、微静脉之间的血液循环。

10. 外周阻力：小动脉、微动脉是形成血流阻力的重要部分，称为外周阻力。

五、简答题

1. 氧气是生命所必须的物质，但由于各种原因，如果组织得不到足够的氧或不能利用氧，组织的代谢、功能都可能发生异常改变，这一过程就称为缺氧。缺氧根据病理原因可以分为以下几种类型：

缺氧的病理类型

缺氧类型	PaO_2	SaO_2	A-V 氧压差	原　因	适应证
低张性缺氧	下降	下降	下降或正常	慢性呼吸衰竭、先天性心脏病、吸入气中氧浓度低	吸氧后能提高 PaO_2、SaO_2，使组织供氧增加，因而疗效最好
血液性缺氧	正常	正常	下降	贫血、CO 中毒、高铁血红蛋白症、输入大量库存血液	对于心功能不全、大量失血、心输出量明显下降、一氧化碳中毒等原因造成的缺氧，在缺氧的同时应对病因进行治疗，否则氧疗在效果很难提高
循环型缺氧	正常	正常	上升	休克、心力衰竭、心肌梗死、脑血管意外	
组织性缺氧	正常	正常	上升或下降	氰化物、硫化物、磷等引起的中毒	

注：PaO_2，血氧分压；SaO_2，血氧饱和度。

2. 根据以上几种缺氧的分类，即可将氧疗分为低浓度氧疗、中等浓度氧疗、高浓度氧疗和长程家庭氧疗 4 类，现分述如下：

(1) 低浓度氧疗：又称控制性氧疗，吸氧浓度低于 40％。应用于低氧血症伴二氧化碳潴留的病人，如慢性阻塞性肺疾病和慢性呼吸衰竭，呼吸中枢对二氧化碳增高的反应很弱，呼吸的维持主要依靠缺氧刺激外周化学感受器。

(2) 中等浓度氧疗：吸氧浓度为 40％～60％。主要用于有明显通气/灌注比例失调或显著弥散障碍的病人，特别是血红蛋白浓度很低或心输出量不足者，如肺水肿、心肌梗死、休克等。

(3) 高浓度氧疗：吸氧浓度在 60％以上。应用于单纯缺氧而无二氧化碳潴留的病人，如成人型呼吸窘迫综合征、心肺复苏后的生命支持阶段。

(4) 长程家庭氧疗法：指一昼夜持续吸氧 15 小时以上，吸入氧浓度在 24％～28％，使动脉血氧分压上升到 8.0 kPa（60 mmHg）以上的一种疗法。适用于明显低氧血症的慢性阻塞性肺疾病、睡眠性低氧血症的护理对象。

3. 心力衰竭病人的护理要点如下：

(1) 一般病人应采取高枕位睡眠，较重者采取半卧位或坐位。

(2) 限制体力活动，心力衰竭较重的病人以卧床休息为主；心功能改善后，应适当下床活动，以免下肢血栓形成和肺部感染。

(3) 一定要戒烟、戒酒，保持心态平衡，同时还要保证充足的睡眠。

（4）少量多餐，低盐饮食，每天食盐不宜超过 5 g。

（5）按医嘱服药；预防呼吸道感染；育龄妇女要做好避孕。

4. 出血是重症肝炎病人常见而严重的并发症，是导致病人死亡的主要原因之一。同时弥散性血管内凝血（DIC）也是重症肝病，尤其是暴发性肝衰竭的严重并发症，如不及时处理常导致死亡。但 DIC 是一种非常复杂的病理过程，尤其是一些重症肝炎可能因凝血因子合成减少引起出血。重症肝炎时，由于肝细胞大量坏死释放出组织因子，凝血因子Ⅲ或组织凝血活酶样物质进入血循环，启动外源性凝血途径引起 DIC，急性重型肝炎可发生内毒素血症，内毒素可损伤血管内皮细胞，使凝血因子Ⅻ被激活，启动内源性凝血系统。因此，孕妇患急性肝炎时特别易并发 DIC。

5. 渗透压是指溶液中溶质分子通过半透膜的吸水能力。渗透压可分为晶体渗透压与胶体渗透压，现分述如下：

（1）晶体渗透压：是指由晶体等小分子物质所形成的渗透压，对维持红细胞内外水的分布以及红细胞的正常形态和功能起着重要作用。

（2）胶体渗透压：是指由蛋白质等大分子物质所形成的渗透压，可吸引组织液中的水分进入血管，以调节血管内外的水平衡和维持血容量。

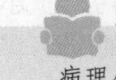

　　病理生理学是基础医学理论学科之一，肩负着基础医学课程到临床课程之间的桥梁作用。病理生理学的任务是研究疾病发生的原因和条件，研究整个疾病过程中的患病机体的功能、代谢的动态变化及其发生机制，从而揭示疾病发生、发展和转归的规律，阐明疾病的本质，为疾病的防治提供理论基础。

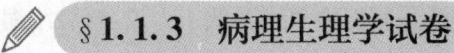

§1.1.3　病理生理学试卷

一、选择题

【A 型题】

1. 哪一类水、电解质紊乱最容易发生低血容量性休克　　　　　　　　　　　（　　）

A. 低渗性脱水　　　B. 高渗性脱水　　　C. 等渗性脱水　　　D. 水中毒　　　E. 低钾血症

2. 急性肾小球肾炎产生全身性水肿的主要机制是　　　　　　　　　　　　　（　　）

A. 醛固酮分泌增加　　　B. 抗利尿素释放增多　　　C. 肾小球钠水滤过下降　　　D. 肾小球毛细血管通透性升高　　　E. 血浆胶体渗透压减低

3. 某溃疡病并发幽门梗阻病人，因反复呕吐入院，血气分析结果为：pH 7.49，$PaCO_2$ 48 mmHg，HCO_3^- 36 mmol/L。该病人应诊断为　　　　　　　　　　　（　　）

A. 呼吸性碱中毒　　B. 呼吸性酸中毒　　C. 代谢性酸中毒　　D. 代谢性碱中毒
E. 混合性酸碱中毒

4. 氧疗对哪型缺氧效果最好　　　　　　　　　　　　　　　　　　　　（　　）
   A. 血液性缺氧　　B. 低张性缺氧　　C. 循环性缺氧　　D. 组织性缺氧　　E. 混合性
   缺氧

5. 机体发热时常出现　　　　　　　　　　　　　　　　　　　　　　　　（　　）
   A. 低渗性脱水　　B. 等渗性脱水　　C. 高渗性脱水　　D. 水中毒　　E. 水肿

6. DIC 最主要的病理特征是　　　　　　　　　　　　　　　　　　　　　（　　）
   A. 大量微血栓形成　　B. 凝血功能失常　　C. 纤溶过程亢进　　D. 凝血物质大量消
   耗　　E. 溶血性贫血

7. 休克早期组织微循环灌流的特点是　　　　　　　　　　　　　　　　　（　　）
   A. 少灌少流，灌少于流　　　　B. 少灌多流，灌少于流　　　　C. 少灌少流，灌多于流
   D. 多灌少流，灌多于流　　　　E. 多灌多流，灌少于流

8. 下列哪项最符合心力衰竭的概念　　　　　　　　　　　　　　　　　（　　）
   A. 心脏每搏输出量降低　　B. 静脉回流量超过心输血量　　C. 心功能障碍引起大小循
   环充血　　D. 心脏负荷过度引起心功能障碍　　E. 心输血量不能满足机体的需要

9. 肝性脑病的正确概念应是　　　　　　　　　　　　　　　　　　　　（　　）
   A. 肝脏疾病并发脑部疾病　　B. 肝衰竭并发脑水肿　　C. 肝衰竭所致的昏迷
   D. 肝衰竭所致的精神紊乱性疾病　　E. 严重肝病所致的神经精神综合征

10. 阻塞性黄疸（早期）临床生化测定的特点是　　　　　　　　　　　　（　　）
    A. 血清中酯型胆红素含量升高　　B. 尿中无尿胆红素　　C. 粪中粪胆素原升高
    D. 尿中尿胆素原升高　　E. 尿中尿胆素升高

11. 下述哪项最符合急性肾衰竭的概念　　　　　　　　　　　　　　　　（　　）
    A. 肾脏内分泌功能急剧障碍　　B. 肾脏泌尿功能急剧障碍　　C. 肾脏排泄废物能力
    急剧降低　　D. 肾脏排酸保碱能力急剧降低　　E. 肾脏浓缩稀释功能降低

12. 慢性肾衰竭病人尿量的变化特点是　　　　　　　　　　　　　　　　（　　）
    A. 早期多尿，晚期夜尿　　B. 早期少尿，晚期多尿　　C. 早期多尿、夜尿，晚期少
    尿　　D. 早期夜尿，晚期多尿　　E. 早期多尿、血尿，晚期少尿

13. 输入大量库存过久的血液易导致　　　　　　　　　　　　　　　　　（　　）
    A. 高钠血症　　B. 低钠血症　　C. 低钾血症　　D. 高钾血症　　E. 低镁血症

14. 有关肝细胞性黄疸的描述下列哪项是错误的　　　　　　　　　　　　（　　）
    A. 血清中酯型胆红素增多　　B. 血清中非酯型胆红素增多　　C. 肠内粪胆原形成减
    少　　D. 尿中尿胆原排出减少　　E. 尿中出现胆红素

15. 血液缓冲系统中最重要的是　　　　　　　　　　　　　　　　　　　（　　）
    A. 血浆蛋白缓冲系统　　B. 磷酸盐缓冲系统　　C. 碳酸氢盐缓冲系统　　D. 血红蛋
    白缓冲系统　　E. 氧合血红蛋白缓冲系统

16. 某肾疾患病人，血气分析结果：pH 7.32，$PaCO_2$ 30 mmHg，HCO_3^- 15 mmol/L。该病人应诊断为 （　　）

A. 呼吸性碱中毒　　B. 呼吸性酸中毒　　C. 代谢性碱中毒　　D. 代谢性酸中毒

E. 混合性酸碱紊乱

17. 某病人血气分析测定 AG>30，说明该病人有 （　　）

A. 代谢性碱中毒　　B. 代谢性酸中毒　　C. 呼吸性碱中毒　　D. 高氯血症

E. 高钾血症

18. 急性肾衰竭少尿期病人最危险的变化是 （　　）

A. 水中毒　　B. 高钾血症　　C. 少尿　　D. 代谢性酸中毒　　E. 氮质血症

19. 短期内大量丢失小肠液常首先出现 （　　）

A. 高渗性脱水　　B. 低渗性脱水　　C. 等渗性脱水　　D. 低钠血症　　E. 高钾血症

20. 肾性水肿首先出现的问题是 （　　）

A. 上肢　　B. 下肢　　C. 腹腔　　D. 眼睑　　E. 下垂部位

【X 型题】

21. 高渗性脱水易出现 （　　）

A. 口渴　　B. 休克　　C. 尿少　　D. 脱水热　　E. 皮肤弹性降低

22. 低钾血症可引起 （　　）

A. 骨骼肌兴奋性降低　　B. 心肌兴奋性降低　　C. 心肌传导性升高　　D. 心肌自律性升高　　E. 平滑肌兴奋性降低

23. 低钾时心电图的变化包括 （　　）

A. T 波低平　　B. 出现 u 波　　C. QRS 波群增宽　　D. PR 间期缩短　　E. QT 间期缩短

24. 对血清钾浓度过高者可采取的措施包括 （　　）

A. 葡萄糖和胰岛素同时静脉注射　　B. 腹膜透析　　C. 阳离子交换树脂灌肠或口服

D. 补充钙剂使细胞外液 Ca^{2+} 增多　　E. 补充钠盐使细胞外液 Na^+ 增多

25. 导致有效胶体渗透压下降的因素有 （　　）

A. 血浆清蛋白浓度下降　　B. 微血管通透性降低　　C. 毛细血管血压增高

D. 淋巴回流受阻　　E. 组织间液胶渗压降低

26. 导致血管内外液体失平衡而形成水肿的基本因素包括 （　　）

A. 毛细血管有效流体静压升高　　B. 有效胶体渗透压降低　　C. 淋巴回流受阻

D. 血浆清蛋白含量升高　　E. 微血管通透性降低

27. 肾病综合征产生全身性水肿的主要机制包括 （　　）

A. 血浆胶体渗透压下降　　B. 醛固酮分泌增多　　C. 肝脏合成清蛋白减少

D. 抗利尿激素分泌增多　　E. 肾小球滤过率增加

28. 下述哪些物质属内生致热原 （　　）

A. 白细胞介素-1　　 B. 前列腺素 E　　 C. 干扰素　　 D. 肿瘤坏死因子　　 E. 巨噬细胞炎症蛋白-1

29. AG 正常型的代谢性酸中毒可见于 　　　　　　　　　　　　　　　　　（　　）

A. 严重心力衰竭　　 B. 饥饿　　 C. 肾小管酸中毒　　 D. 过量使用乙酰唑胺

E. 摄入大量阿司匹林

30. 缺氧初期心排血量增加的机制是 　　　　　　　　　　　　　　　　　（　　）

A. 心率加快　　 B. 心肌收缩力增强　　 C. 静脉回流增加　　 D. 呼吸运动增强

E. 心肌耗氧量增加

二、填空题

1. 血清钾浓度低于_____mmol/L 称为低钾血症。其产生原因为：_____、_____、_____。

2. 肝硬化产生腹水的机制为：_____、_____、_____、_____。

3. 代谢性酸中毒的基本特征是血浆_____浓度原发性减少，血浆 SB、AB、BB 均_____，BE_____，PaCO$_2$_____。

4. 碱中毒时血浆游离 Ca^{2+} 浓度_____，神经肌肉兴奋性_____，病人可出现_____。

5. 根据缺氧的原因和血氧的变化，一般将缺氧分为_____缺氧、_____缺氧、_____缺氧和_____缺氧 4 种类型。低张性缺氧的动脉血氧分压_____，血氧饱和度_____，血氧容量_____，血氧含量_____。

6. 根据发热的病因不同，发热可分_____和_____两大类。前者是由_____引起，后者由_____引起。

7. 弥散性血管内凝血即 DIC，是指在某些致病因子作用下，_____或_____被激活，大量可溶性促凝物质入血，从而引起一个以_____为主要特征的病理过程。主要临床表现为_____、_____、_____和_____。

8. 尽管引起休克的原因很多，但休克发生的始动环节是_____、_____、_____ 3 个方面。

9. 在休克期出现微循环_____，其组织灌流特点是_____、_____。

10. 肝性脑病时，引起血氨升高的原因是_____、_____。

11. 肝细胞性黄疸血清中酯型胆红素_____，非酯型胆红素_____，尿中尿胆原_____，尿胆红素_____，粪色_____。

12. 急性肾衰竭少尿期的主要功能代谢变化有_____、_____、_____、_____、_____。该期病人死亡率高，最常见的死因是_____。

13. 引起慢性肾衰竭的疾病中以_____最常见。除此以外，还有许多其他疾病也可引起慢性肾衰竭，它们共同的发病环节是_____。

14. 成人 24 小时尿量少于_____mL 称为少尿，24 小时尿量超过_____mL 称为多尿。

15. _____是反映呼吸性酸碱平衡紊乱的重要指标。

三、判断题

1. 死亡的概念是指呼吸和心跳停止。 （   ）
2. 等渗性脱水是外科病人最常见的一种脱水类型。 （   ）
3. 小儿失钾最常见的原因是经肾失钾。 （   ）
4. 急性高钾血症可能导致心搏骤停。 （   ）
5. 新生儿黄疸属生理性黄疸。 （   ）

四、名词解释

1. 疾病
2. 亚健康
3. 病理过程
4. 病理状态
5. 炎症
6. 缺氧
7. 脱水热

五、问答题

1. 试述引起炎症的主要原因。
2. 试述炎症防御作用的机制。
3. 试述亚健康的主要临床表现。
4. 试述缺血-再灌注损伤的发病机制与常见原因。
5. 试述心力衰竭的常见诱因。
6. 试述新生儿生理性黄疸的发病机制。
7. 试述急性肾小球肾炎产生全身性水肿的机制。
8. 试述急性肺水肿的常见病因。

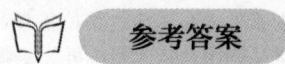 参考答案

一、选择题

【A 型题】

题序	1	2	3	4	5	6	7	8	9	10	11	12	13	14	15	16	17	18	19	20
答案	A	C	D	B	C	B	A	E	E	A	B	C	D	D	C	D	B	B	C	D

题序	21	22	23	24	25	26	27	28	29	30
答案	ACD	ADE	ABC	ABCDE	AD	ABC	ABD	ACDE	CD	ABCD

二、填空题

1. 3.5　　钾摄入减少　　钾排出增多　　细胞外钾向细胞内转移
2. 肝静脉回流受阻　　门静脉高压　　继发性钠水潴留　　清蛋白合成减少
3. HCO_3^-　　降低　　负值增大　　代偿性降低
4. 降低　　升高　　手足搐搦
5. 低张性　　血液性　　循环性　　组织性　　下降　　下降　　正常　　下降
6. 感染性发热　　非感染性发热　　各种生物病原体　　生物性病原体以外的因素
7. 凝血因子　　血小板　　凝血功能失常　　出血　　休克　　脏器功能障碍　　溶血性贫血
8. 血容量减少　　心排血量急剧减少　　外周血管容量扩大
9. 淤血　　灌而少流　　灌多于流
10. 氨清除不足　　氨生成过多
11. 增多　　增多　　增多　　阳性　　变浅
12. 少尿或无尿　　水中毒　　高钾血症与高镁血症　　代谢性酸中毒　　氮质血症　　高钾血症
13. 慢性肾小球肾炎　　大量肾单位被破坏
14. 400　　2000
15. $PaCO_2$

三、判断题

题　序	答　案	解　析
1	×	心脏停搏和呼吸停止是"临床死亡"的标志。根据近代死亡概念，整体死亡的标志是脑死亡，即全脑功能的永久性消失，此时脑电活动完全消失。
2	√	等渗性脱水是外科病人最易发生的一种脱水类型，水和钠成比例地丧失，因而血清钠在正常范围，细胞外液渗透压也维持正常，但可造成细胞外液量（包括循环血量）迅速减少。常见病因包括大量呕吐、肠瘘、腹腔感染、肠梗阻、烧伤等。
3	×	经胃肠道失钾这是小儿失钾最重要的原因，常见于严重腹泻、呕吐等伴有大量消化液丧失的病人。
4	√	血钾高于 5.5 mmol/L 称为高钾血症，＞7.0 mmol/L 则为严重高钾血症。高钾使心肌受抑，心肌张力减低，故有心动徐缓和心脏扩大，心音减弱，易发生心律失常，但不发生心力衰竭。严重高钾血症可致心肌兴奋性消失、自律性和收缩性下降、传导性降低，从而引起心搏骤停。

题 序	答 案	解 析
5	√	新生儿黄疸属生理性黄疸，与新生儿胆红素代谢特点有关，包括胆红素生成相对较多、肝细胞对胆红素的摄取能力不足、血浆白蛋白联结胆红素的能力差、胆红素排泄能力缺陷和肠肝循环增加等因素，因此大部分新生儿在生后第1周可出现肉眼可见的黄疸。

四、名词解释

1. 疾病：是机体在一定的条件下受病因损害作用后，因机体自稳调节紊乱而发生的异常生命活动过程。在多数疾病中，机体会对致病因素所引起的损害发生一系列防御性抗损害反应，从而表现出功能、代谢、形态上的改变，临床上出现各种症状、体征和社会行为的异常。

2. 亚健康：机体除了健康状态和疾病状态之外，还存在着一种非健康、非疾病的中间状态，即亚健康状态，又称慢性疲劳综合征，是近年来医学研究的热点之一。亚健康的检出率在不同性别、年龄、职业上有一定差异，与出生地、民族无关。一般女性的检出率高于男性，40～50岁年龄段较其他年龄段高发，教师、公务员高发。导致亚健康的主要原因有：饮食不合理、缺乏运动、作息不规律、睡眠不足、精神紧张、心理压力大、长期不良情绪等。

3. 病理过程：是指存在于多种疾病中共同的功能、代谢和形态结构的病理性变化，如水、电解质和酸碱平衡紊乱、缺氧、发热、炎症、弥散性血管内凝血、休克等。例如，链球菌性肺炎时有炎症、发热、缺氧甚至休克等病理过程。

4. 病理状态：是指发展极慢的病理过程或病理过程的后果。病理状态可以在很长时间内（几年、几十年内）无明显变化。例如皮肤烧伤治愈后形成的瘢痕即为病理状态。

5. 炎症：是机体对于刺激的一种防御反应，可由多种病因所致，表现为红、肿、热、痛和功能障碍。炎症是以防御为主的天然的局部反应，如果没有炎症反应，细菌感染就无法控制，损伤永远也不能愈合，对机体可以造成严重的危害；但是炎症又是多种疾病的发病基础，可导致全身多种炎症性疾病，严重者可危及生命，如严重的超敏反应、脑炎、心肌炎、流感等，均可造成对人体的严重后果。

6. 缺氧：当组织得不到充足的氧，或不能充分利用氧时，组织的代谢、功能，甚至形态结构都可发生异常变化，这一病理过程称为缺氧。根据缺氧的原因和血氧的变化，一般将缺氧分为低张性缺氧、血液性缺氧、循环性缺氧和组织性缺氧4种类型。

7. 脱水热：高渗性脱水病人因细胞内液明显减少，使汗腺分泌减少、皮肤蒸发的水分也减少，散热功能受到影响，可出现体温升高，称为脱水热。

五、问答题

1. 任何能够引起组织损伤的因素都可成为炎症的原因，即致炎因子，可归纳为以下几类：

（1）生物性因子：包括细菌、病毒、立克次体、支原体、真菌、螺旋体和寄生虫等为炎症最常见的原因。由生物病原体引起的炎症又称感染（infection）。

（2）物理性因子：包括高温、低温、放射性物质及紫外线等和机械损伤等均属此类。

（3）化学性因子：包括外源性化学物质如强酸、强碱及松节油、芥子气，内源性毒性物质、坏死组织的分解产物、尿素等均属于此。

（4）炎症异物：通过各种途径进入人体的异物，由于其抗原性不同，可引起不同程度的炎症反应。

（5）坏死组织：缺血或缺氧等原因可引起组织坏死，组织坏死是潜在的致炎因子。在新鲜梗死灶边缘所出现的充血、出血带和炎性细胞的浸润都是炎症的表现。

（6）变态反应：当机体免疫反应状态异常时，可引起不适当或过度的免疫反应，造成组织和细胞损伤而导致炎症，包括各种类型的超敏反应、Ⅰ型变态反应（如变应性鼻炎、荨麻疹）、Ⅱ型变态反应（如抗基底膜性肾小球肾炎）等。另外，还有许多自身免疫性疾病如淋巴细胞性甲状腺炎、溃疡性结肠炎等。

2. 炎症防御作用的机制为：在炎症过程中，以血管系统为中心的一系列局部反应局限并消除损伤因子，同时也促进受损组织的愈合。液体的渗出可稀释毒素，吞噬搬运坏死组织以利于再生和修复，使致病因子局限在炎症部位而不蔓延全身。因此，炎症是以防御为主的天然的局部反应，一般而论，是对机体有利的。可以设想，如果没有炎症反应，细菌感染就无法控制，损伤永远也不能愈合，对机体可以造成严重的危害。

3. 亚健康的表现错综复杂，较常见的有下述几种表现形式：

（1）躯体性亚健康状态：主要表现为疲乏无力，精神不振。

（2）心理性亚健康状态：主要表现为焦虑、烦躁、易怒、睡眠不佳等，严重时可伴有胃痛、心悸等表现。这些表现持续存在可诱发心血管疾病及肿瘤等。

（3）人际交往亚健康状态：主要表现为与社会成员的关系不稳定状态，心理距离变大，产生被社会抛弃和遗忘的孤独感。

4. 缺血-再灌注损伤的发病机制与常见原因为：

（1）缺血-再灌注损伤的发病机制：大量证据说明仅仅缺血并不足以导致组织损伤，而是在缺血一段时间后又突然恢复供血（即再灌注）时才出现损伤。在创伤性休克、外科手术、器官移植、烧伤、冻伤和血管栓塞等血液循环障碍时，都会出现缺血后再灌注损伤。缺血组织再灌注时造成的微血管和实质器官的损伤主要是由活性氧自由基引起的，这已在多种器官中得到了证明。在缺血组织中具有清除自由基的抗氧化酶类合成能力发生障碍，从而加剧了自由基对缺血后再灌注组织的损伤。使用超氧化物歧化酶（SOD）清除自由基对缺血再灌流组织损伤有保护作用。

（2）缺血-再灌注损伤的常见原因：①全身循环障碍后恢复血液供应：如休克微血管痉挛解除后、心搏骤停后心脑肺复苏等。②组织器官缺血血流恢复后，如器官移植及断肢再植术后。③血管再通后，如冠状动脉旁路移植术（冠状动脉搭桥术）、经皮冠状动脉腔内成形术、溶栓治疗等，以及冠状动脉痉挛缓解后。

5. 心力衰竭的常见诱因包括：感染，心律失常，水电解质及酸碱平衡紊乱，妊娠和分娩，过多过快的输液、洋地黄中毒，情绪激动，过度体力活动，气候的急剧变化等。

6. 新生儿（特别是早产儿）出生后多在最初几天内发生轻度的非酯型高胆红素血症和一时性黄疸，1～2周后逐渐消退，这种黄疸称为新生儿生理性黄疸。其发病机制如下：

（1）新生儿肝细胞合成胆红素葡萄糖醛酸基转移酶的功能不成熟，以致肝脏不能充分酯化胆红素。

（2）在新生儿期，肝细胞合成 Y 蛋白相对不足，使肝细胞对胆红素的摄取、运载过程减慢。

（3）新生儿期都有一时性红细胞急速破坏，使肝细胞的胆红素负荷增加。

7. 急性肾小球肾炎时，由于肾小球毛细血管内皮细胞和系膜细胞发生肿胀和增生、炎性细胞渗出和纤维蛋白的堆积和充塞囊腔，使管腔变窄，造成肾小球钠水滤过量显著下降，导致钠水潴留而出现全身性水肿。

8. 急性肺水肿是指短时间内由多种病因引起肺组织液体量过度增多甚至渗入肺泡，严重影响气体交换的一种病理状态。此病多发生于下列情况：

（1）心肌急性弥漫性损害：可导致心肌收缩力减弱，如急性广泛性心肌梗死、急性心肌炎等。

（2）心脏压力负荷过重：可造成心脏排血受阻，如严重高血压、主动脉瓣狭窄或二尖瓣狭窄等。

（3）急性心脏容量负荷过重：见于急性心肌梗死或感染性心内膜炎、心脏外伤、室间隔穿孔等。此外，静脉输血、输液过多、过快时也可导致急性肺水肿发生。

（4）急性心室舒张受限：如急性大量心包积液所致的急性心脏压塞可导致心排血量减低和体循环淤血等。

（5）组织代谢增加和循环加速：如甲状腺功能亢进症、严重贫血等。

　　药理学是研究药物与机体间相互作用规律及其药物作用机制的一门科学，主要包括药效动力学和药代动力学两个方面。前者是阐明药物对机体的作用和作用原理，后者阐明药物在体内吸收、分布、生物转化和排泄等过程，及药物效应和血药浓度随时间消长的规律。本试卷内容涉及上述两方面的内容。

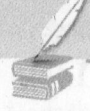

§1.1.4　药理学试卷

一、选择题

【A 型题】

1. 药物的血浆半衰期是指　　　　　　　　　　　　　　　　　　　　　　（　　）

A. 50％药物从体内排出所需的时间　　B. 50％药物生物转化所需的时间　　C. 药物从血浆中消失所需时间的一半　　D. 血药浓度下降一半所需的时间　　E. 药物作用强度减弱一半所需的时间

2. 服用某些磺胺药时同服碳酸氢钠的目的是　　　　　　　　　　　　　　（　　）

A. 预防过敏反应　　B. 避免影响血液酸碱度　　C. 增加药物疗效　　D. 增加尿中药物溶解度避免析出结晶　　E. 减少消化道反应

3. 下列糖皮质激素药物中，抗炎作用最强的是　　　　　　　　　　　　　（　　）

A. 氢化可的松　　B. 泼尼松　　C. 曲安西龙　　D. 氟氢可的松　　E. 地塞米松

4. 药液漏出血管外，可引起局部缺血坏死的药物是　　　　　　　　　　　（　　）

A. 普萘洛尔　　B. 肾上腺素　　C. 去甲肾上腺素　　D. 异丙肾上腺素　　E. 麻黄碱

5. 硫喷妥钠维持时间短主要是由于　　　　　　　　　　　　　　　　　　（　　）

A. 在肝脏代谢快　　B. 由肾脏排泄快　　C. 无肝肠循环　　D. 与血浆蛋白结合率低

E. 重新分布于肌肉、脂肪

6. 可诱发变异型心绞痛的药物是　　　　　　　　　　　　　　　　　　（　　）

　　A. 维拉帕米　　B. 普萘洛尔　　C. 硝苯地平　　D. 哌唑嗪　　E. 利血平

7. 治疗沙眼衣原体感染应选用　　　　　　　　　　　　　　　　　　　（　　）

　　A. 四环素　　B. 青霉素　　C. 链霉素　　D. 庆大霉素　　E. 磺胺类药

8. 氯丙嗪治疗精神病时最常见的不良反应是　　　　　　　　　　　　　（　　）

　　A. 体位性低血压　　B. 过敏反应　　C. 内分泌障碍　　D. 消化系统症状　　E. 锥体外系反应

9. 抗肿瘤药最常见的严重不良反应是　　　　　　　　　　　　　　　　（　　）

　　A. 肝脏损害　　B. 神经毒性　　C. 胃肠道反应　　D. 抑制骨髓　　E. 脱发

10. 阿托品不具有的作用是　　　　　　　　　　　　　　　　　　　　　（　　）

　　A. 扩瞳　　B. 抑制腺体分泌　　C. 解除胃肠平滑肌痉挛　　D. 便秘　　E. 减慢心率

11. 下列哪种药物可诱发支气管哮喘　　　　　　　　　　　　　　　　　（　　）

　　A. 肾上腺素　　B. 普萘洛尔　　C. 酚妥拉明　　D. 酚苄明　　E. 硝普钠

【B 型题】

问题 12～13

　　A. 青霉素

　　B. 制霉菌素

　　C. 庆大霉素

　　D. 利福平

　　E. 新霉素

12. 治疗钩端螺旋体病用　　　　　　　　　　　　　　　　　　　　　　（　　）

13. 治疗肺结核用　　　　　　　　　　　　　　　　　　　　　　　　　（　　）

【C 型题】

问题 14～15

　　A. 心源性哮喘

　　B. 支气管哮喘

　　C. 两者皆可

　　D. 两者皆不可

14. 吗啡可用于治疗　　　　　　　　　　　　　　　　　　　　　　　　（　　）

15. 氨茶碱可用于治疗　　　　　　　　　　　　　　　　　　　　　　　（　　）

【X 型题】

16. 肝素和双香豆素作用的主要区别是　　　　　　　　　　　　　　　　（　　）

　　A. 肝素静脉注射，双香豆素口服　　　　B. 肝素体内、外均抗凝，双香豆素仅体内抗凝

C. 肝素起效快，双香豆素起效慢　　　D. 肝素维持时间短，双香豆素维持时间长

E. 肝素过量用鱼精蛋白对抗，双香豆素过量用大剂量维生素 K 对抗

17. 对晕动病所致呕吐有效的药物是　　　　　　　　　　　　　　　　　（　　）

A. 苯海拉明　　　B. 异丙嗪　　　C. 氯丙嗪　　　D. 东莨菪碱　　　E. 美克洛嗪

18. 过敏性休克首选肾上腺素，主要与其下述作用有关　　　　　　　　　（　　）

A. 兴奋心脏 β_1 受体，使心排血量增加　　　B. 兴奋支气管 β_2 受体，使支气管平滑肌松弛　　　C. 兴奋瞳孔开大肌 α 受体，使瞳孔散大　　　D. 兴奋血管 α 受体，使外周血管收缩，血压升高　　　E. 抑制肥大细胞释放过敏性物质

二、填空题

1. 有机磷农药中毒时，常选用_____和_____来解救。

2. 阿司匹林的基本作用有_____、_____、_____和_____。

3. 氨基苷类的耳毒性包括_____和_____两类。

4. 毛果芸香碱直接激动眼虹膜括约肌的_____受体，使瞳孔_____。

5. 卡托普利主要通过抑制_____酶，使血管扩张而发挥降压作用。

6. 冬眠合剂 I 的主要成分是_____、_____和_____。

三、判断题

1. 强心苷既能用于治疗慢性心功能不全，也可用于治疗心房颤动和心房扑动。（　　）

2. 磺胺嘧啶和甲氧苄啶通过不同环节干扰叶酸代谢，两者合用可提高疗效。（　　）

3. 阿司匹林抗血小板聚集作用宜用大剂量。（　　）

4. 吗啡和阿司匹林均可镇痛，但前者作用部位在中枢，后者作用部位主要在外周。（　　）

5. 硝酸甘油治疗心绞痛的主要机制是直接扩张冠状动脉。（　　）

四、名词解释

1. 药物半衰期

2. 首关消除

3. 安慰剂

4. 双盲法

5. 化疗

6. 扩瞳药

五、简答题

1. 试述地西泮的临床用途。

2. 试述毛果芸香碱滴眼缩瞳药的主要临床应用。

3. 试述药物不良反应的表现形式。

4. 试述抗菌药物联合用药的目的。

5. 试述糖皮质激素的适应证。

参考答案

一、选择题

【A 型题】

题序	1	2	3	4	5	6	7	8	9	10	11
答案	D	D	E	C	E	B	A	E	D	E	B

【B 型题】

题序	12	13
答案	A	D

【C 型题】

题序	14	15
答案	A	C

【X 型题】

题序	16	17	18
答案	ABCDE	ABDE	ABDE

二、填空题

1. 阿托品　　碘解磷定（或氯解磷定）

2. 解热　　镇痛　　抗炎抗风湿　　抗血小板聚集

3. 前庭功能损害　　耳蜗神经损害

4. M　　缩小

5. 血管紧张素 I 转化

6. 哌替啶（度冷丁）　　氯丙嗪（可乐静）　　异丙嗪（非那根）

三、判断题

题 序	答案	解 析
1	√	强心苷用于治疗慢性心功能不全、心房颤动、心房扑动和阵发性室上性心动过速。

题序	答案	解析
2	√	本品与磺胺类药合用可使细菌的叶酸合成代谢遭到双重阻断，有协同作用，使磺胺类药抗菌活性增强，并可使抑菌作用转为杀菌作用，减少耐药菌株产生。
3	×	阿司匹林是一种非甾体抗炎药，有解热、镇痛、抗风湿等作用。临床用于治疗发热、牙痛、头痛、偏头痛、肌肉痛、月经痛、风湿性关节炎、类风湿关节炎。阿司匹林还有抗血小板聚集、预防血栓形成的作用，所以还可于治疗心肌梗死、不稳定性心绞痛、脑梗死、短暂性脑缺血发作等治疗。
4	√	吗啡属于一种阿片类止痛药，主要用于中重度疼痛的止痛，作用部位在中枢；阿司匹林［Aspirin，2-（乙酰氧基）苯甲酸，又称乙酰水杨酸］是一种白色结晶或结晶性粉末，无臭或微带醋酸臭，微溶于水，易溶于乙醇，可溶于乙醚、氯仿，水溶液呈酸性。本品为水杨酸的衍生物，经近百年的临床应用，证明对缓解轻度或中度疼痛，如牙痛、头痛、神经痛、肌肉酸痛及痛经效果较好，亦用于感冒、流行性感冒等发热疾病的退热，治疗风湿痛等，其作用部位主要在外周神经末梢。近年来发现阿司匹林对血小板聚集有抑制作用，能阻止血栓形成，临床上用于预防短暂脑缺血发作、心肌梗死、术后血栓的形成等。
5	×	硝酸甘油抗心绞痛的主要机制是扩张动脉和静脉，降低心肌耗氧量；扩张冠状动脉和侧支血管，改善局部供血。

四、名词解释

1. **药物半衰期**：是指血浆药物浓度下降一半所需要的时间，用 $t_{1/2}$ 表示。不少药物根据血浆半衰期确定给药次数，如磺胺类药 SMZ 和 SIZ 的血浆半衰期分别为 10～12 小时和 5～7 小时，故前者每天给药 2 次，后者每天给药 4 次。

2. **首关消除**：是某些药物从胃肠道吸收入门脉系统在通过肠黏膜及肝脏时先经受灭活代谢，使其进入体循环的药量减少，该过程称为首关消除，即首关效应，又称第一关卡效应。普萘洛尔口服剂量比注射剂量大约高 10 倍，其主要原因是由于该制剂首关消除较强。口腔黏膜给药及直肠给药能避开首关消除。

3. **安慰剂**：是一种在外形、颜色、味道等方面都与被测试药物一样，而实际并无药理活性的物质（如淀粉）。在科学地评价一个新的临床药物疗效时，有必要设立一组只给安慰剂的对照组。只有当所试药物的疗效明显超过安慰剂的疗效时方可认为有价值。有时安慰剂亦可表现出临床疗效或产生不良反应，因而要正确评价药物疗效，必须排除病人心理、精神和环境等因素的干扰作用。

4. **双盲法**：是在使用安慰剂的基础上设计的一种试验方法，是指被试者（病人）和试验者（医师）双方都不知道使用的是什么药，试验结果的资料由第三者进行处理、评定，故称双盲。因为任何一种治疗方法的效果不仅取决于药物本身，还与病人对药物的信任、医师与病人的关系、医师对治疗方法的暗示或宣传，以及病人对治疗的反应性有关。这些因素都会影响对疗效的评价。采用双盲法可避免或减少上述因素的影响和试验者在判断结果时的主观推测，取得真实准确的结论。

5. **化疗**：对各种微生物、寄生虫及恶性肿瘤所致疾病的化学药物治疗，统称为化学治疗，简称"化疗"。

6. **扩瞳药**：扩瞳的药物根据药物作用持续时间的不同，可以分为以下两种。第一种为短效扩瞳药物，包括复方托吡卡胺滴眼液等，药物持续的时间一般为 6～8 小时；第二种为长效扩瞳药物包括硫酸阿托品眼用凝胶，阿托品滴眼液等。这些药物主要用于扩瞳验光、治疗葡萄膜炎、假性近视等眼科疾病。

五、简答题

1. 地西泮的临床用途包括：焦虑症，麻醉前给药，失眠症，用于各种原因引起的惊厥（抽搐），如破伤风、子痫等；是治疗癫痫持续状态的首选药，用于中枢病变引起的肌强直及腰肌劳损引起的肌痉挛，加强全身麻醉药的肌肉松弛作用。

2. 1%～2%毛果芸香碱滴眼缩瞳药的主要临床应用包括：低浓度（1%～2%）的毛果芸香碱滴眼可用于治疗闭角型青光眼（angle-closure glaucoma，充血性青光眼），用药后可使病人瞳孔缩小、前房角间隙扩大，眼压下降。

3. 药物的不良反应表现形式如下：

（1）副作用：是指药物固有的、在治疗剂量下出现与治疗无关的作用，多为可以恢复的功能性变化，常因药物作用的选择性较低之故，如阿托品解除胃肠平滑肌痉挛时，其抑制腺体分泌作用可表现口干的副作用。副作用常可设法纠正或消除。例如用氢氯噻嗪利尿时，由于具有排钾作用，长期用药可致低钾血症的副作用，同时服用氯化钾即可纠正之。

（2）毒性反应：是指用药剂量过大或药物在体内蓄积过多时发生的危害性反应。毒性反应可立即发生，也可长期蓄积后逐渐产生。前者称为急性毒性，后者称为慢性毒性。此外，还有些药物具有致畸胎、致癌、致突变等特殊形式的药物毒性。

（3）后遗效应：是指停药后，血浆药物浓度降至阈浓度以下时所残存的药理效应。后遗效应可能非常短暂，如服用巴比妥类催眠药后次晨仍可出现嗜睡、乏力等宿醉现象。后遗效应也可能比较持久，如链霉素停药后造成的神经性耳聋便是永久性的后遗效应。

（4）停药反应：是指突然停药后原有疾病加剧的反应。

（5）变态反应：又称过敏反应，症状有皮疹、发热、造血系统抑制、肝肾功能损害、休克等。

（6）特异质反应：为先天遗传异常所致的反应，有的病人对某些药物反应特别敏感，如缺乏 G-6-PD 的病人极容易发生溶血、发绀。

4. 抗菌药物联合用药的目的如下：

（1）发挥药物的协同抗菌作用以提高疗效。

（2）延缓或减少耐药菌的出现。

（3）对混合感染或不能作细菌学诊断的病例，联合用药可扩大抗菌范围。

（4）可减少个别药物剂量，从而减少毒副反应。

5. 糖皮质激素的适应证如下：

（1）替代疗法：用于急、慢性肾上腺皮质功能减退症（包括肾上腺危象）；用于腺垂体功能减退及肾上腺次全切除术后作替代疗法。

（2）严重急性感染：如中毒性细菌性痢疾、暴发型流脑、中毒性肺炎、急性粟粒性肺结核、猩红热及败血症等。在使用有效的、足量的抗生素的同时，可辅以糖皮质激素治疗。原则是先用抗生素，后用激素；先停激素，后停抗生素。病毒性感染一般不宜用激素，因激素可减低机体的防御功能，反使感染扩散加剧。

（3）防止某些炎症后遗症：如用于结核性脑膜炎、脑炎、心包炎、风湿性心瓣膜炎、关节炎、睾丸炎及烧伤后瘢痕挛缩等。对虹膜炎、角膜炎、视网膜炎和视神经炎等非特异性眼炎，激素能消炎止痛，防止角膜混浊，预防瘢痕粘连的发生。

（4）自身免疫性疾病和过敏性疾病：自身免疫性疾病，如风湿热、风湿性心肌炎、风湿性及类风湿关节炎、全身性红斑狼疮、皮肌炎、自身免疫性贫血及肾病综合征等，用激素后多可缓解症状。对过敏性疾病，如荨麻疹、花粉症、血清病、血管神经性水肿、变应性鼻炎、支气管哮喘和过敏性休克等，激素有良好的辅助治疗作用。

（5）抗休克治疗：对感染中毒性休克、变应性休克、心源性休克、低血容量性休克有辅助治疗作用。

（6）血液病：用于急性淋巴细胞白血病、再生障碍性贫血、粒细胞减少症、血小板减少症和过敏性紫癜等。

（7）异体脏器或皮肤移植术后，糖皮质激素可抑制排异反应。

（8）局部应用：糖皮质激素对接触性皮炎、湿疹、肛门瘙痒、牛皮癣等有一定疗效，宜用氟轻松、氢化可的松及泼尼松龙。

　　临床药学以病人为对象，以提高临床用药质量为目的，以药物与机体相互作用为核心，研究和实践药物临床合理应用方法的综合性应用技术学科，本试卷内容涉及临床药学的建立与发展、临床药学专业的培养目标、临床药师制的建立与工作内容等。

§1.1.5　临床药学试卷

一、选择题

【A 型题】

1. 用链霉素治疗结核病引起耳中毒症状，应采取下列哪项措施　　　　　　　　（　　）

　A. 换用卡那霉素　　　B. 换用耳毒性小的核糖霉素　　　C. 换用阿米卡因　　　D. 停用链霉素　　　E. 减低剂量

2. 下列哪种抗生素较适用于治疗支原体肺炎　　　　　　　　　　　　　　　（　　）

　A. 庆大霉素　　　B. 两性霉素 B　　　C. 氨苄西林　　　D. 红霉素　　　E. 多西环素

3. 下列有关维生素 K 临床应用的叙述中，哪一条是错误的　　　　　　　　　（　　）

　A. 任何一种维生素 K 都可以用于防治由于维生素 K 缺乏而引起的出血症　　　B. 中国药典只收载了维生素 K_1，但维生素 K_3 和维生素 K_4 也是临床常用止血药　　　C. 维生素 K_1 可用于肌内注射或缓慢静脉滴注　　　D. 本类药物是止血药，凡与此目的不符的应用认为是不合理用药　　　E. 肌内注射维生素 K 比口服效果好

4. 下列止喘药中，哪一种对心脏影响最轻　　　　　　　　　　　　　　　　（　　）

　A. 肾上腺素　　　B. 异丙肾上腺素　　　C. 麻黄碱　　　D. 沙丁胺醇（舒喘灵）　　　E. 氨

茶碱

5. 胃溃疡病人宜选用下列哪种解热镇痛药 （　　）

    A. 水杨酸钠　　　B. 阿司匹林　　　C. 吲哚美辛　　　D. 吡罗昔康　　　E. 保泰松

6. 药物首过效应常发生于哪种给药方式之后 （　　）

    A. 口服　　　B. 舌下给药　　　C. 静脉注射　　　D. 透皮吸收　　　E. 吸入

    【B 型题】

    问题 7～8

    A. 氯丙嗪

    B. 维生素 C

    C. 庆大霉素

    D. 氯霉素

    E. 维生素 K_3

7. 哪种药物易引起新生儿高胆红素症 （　　）

8. 哪种药物易引起灰婴综合征 （　　）

    【C 型题】

    问题 9～10

    A. 无氨基有羧基

    B. 无羧基有氨基

    C. 两者均有

    D. 两者均无

9. 用甲醛处理后的肠溶胶囊不能在胃中溶解是由于甲醛明胶分子中 （　　）

10. 肠溶胶囊能在肠液中溶解释放是由于其分子中 （　　）

    【X 型题】

11. 临床药师的岗位职责包括 （　　）

    A. 药学查房和病例讨论　　　B. 药例书写　　　C. 处方点评　　　D. 药物不良反应
（ADR）上报与分析　　　E. 药物咨询和用药教育

12. 药学查房的内容主要包括 （　　）

    A. 用药监护　　　B. 用药教育　　　C. 药品管理　　　D. 新药应用　　　E. 用药咨询

13. 药历书写的基本内容包括 （　　）

    A. 病人基本情况　　　B. 病史摘要　　　C. 用药记录　　　D. 药物治疗干预措施
E. 结果评价

14. 在用药错误防范工作中，药师提供药学服务的工作包括 （　　）

    A. 开展药物使用评价工作　　　B. 查阅文献，参与病人治疗计划的制订　　　C. 给医师
与护士提供正确使用药物的信息及建议　　　D. 重复检查可能的相互作用和评价相关临
床与实验数据　　　E. 参与药物治疗监控，包括治疗和药物使用的正确性评价

15. 对有质量缺陷问题的药品的处理方式有 （　　）

A. 反向追踪　　B. 药品召回　　C. 申请撤市　　D. 对可疑药品进行封存
E. 对同批同种药品就地封存

二、填空题

1. 美国在＿＿＿＿＿世纪＿＿＿＿＿年代中后期提出"临床药学概念"，＿＿＿＿＿年代初在高等学校设置了"临床药学专业"，在医院建立了"临床药师制"，药师直接参与临床用药，提高临床药物治疗水平，保护患者用药安全。

2. 我国于＿＿＿＿＿年首次提出"建立临床药师制"后，教育部于＿＿＿＿＿年决定在高等学校药学院系设置"临床药学专业"。

3. 处方点评结果分为＿＿＿＿＿和＿＿＿＿＿，不合理处方包括＿＿＿＿＿、用药＿＿＿＿＿及＿＿＿＿＿。

4. 我国高血压指南推荐的 5 类主要降压药是：＿＿＿＿＿、＿＿＿＿＿、＿＿＿＿＿、＿＿＿＿＿及＿＿＿＿＿。

5. 急性缺血性脑血管病的溶栓治疗最好在发病后＿＿＿＿＿内进行。

三、判断题

1. 普萘洛尔不能用于哮喘病人。　　　　　　　　　　　　　　　　　　（　　）
2. 医师开具处方时，书写的药品名称应该使用中文通用名或英文通用名。（　　）
3. 特殊情况可以超剂量使用药品，但需要医师再次签字。　　　　　　　（　　）
4. 清洁手术在手术野无污染的情况下通常需要预防用抗菌药物。　　　　（　　）
5. 药物的首过效应又称第一关卡效应。　　　　　　　　　　　　　　　（　　）

四、名词解释

1. 临床药学
2. 临床药师
3. 处方点评
4. 肝肠循环
5. 治疗药物监测（TDM）

五、简答题

1. 简述临床药学的建立与发展概况。
2. 简述临床药学专业的培养目标。
3. 简述临床药师的工作内容。
4. 试述临床药师参与临床工作的制度与好评指标。
5. 试述存在哪些缺陷的处方应判定为不规范处方。
6. 试述临床药学服务的对象和重点人群。

7. 试述药物警戒的概念、目的和主要工作内容。

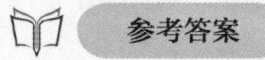 参考答案

一、选择题

【A 型题】

题序	1	2	3	4	5	6
答案	D	D	A	D	D	A

【B 型题】

题序	7	8
答案	E	D

【C 型题】

题序	9	10
答案	A	A

【X 型题】

题序	11	12	13	14	15
答案	ABCDE	ABE	ABCDE	ABCDE	ABDE

二、填空题

1. 20　　50　　60

2. 2002　　2006

3. 合理处方　　不合理处方　　不规范处方　　不适宜处方　　超常处方

4. 利尿药　　β受体阻滞药　　血管紧张素转化酶抑制药　　血管紧张素受体阻滞药　　钙拮抗药

5. 3 小时

三、判断题

题序	答案	解析
1	√	普萘洛尔是β受体阻滞药，能够导致支气管痉挛，有诱发和加重哮喘的作用，所以哮喘病人不能应用。
2	√	医师开具处方时，书写的药品名称应该使用中文通用名或英文通用名。
3	√	特殊情况下，医师开具的药品需要超剂量使用，则在处方上必须注明原因并再次签名。

题 序	答 案	解 析
4	×	手术野为人体无菌部位，局部无炎症、无损伤，也不涉及呼吸道、消化道、泌尿生殖等人体与外界相通的器官。手术野无污染，通常不需预防用抗菌药物。
5	√	首过效应，指某些药物经胃肠道给药，在尚未吸收进入血循环之前，在肠黏膜和肝脏被代谢，而使进入血循环的原形药量减少的现象，又称第一关卡效应。

四、名词解释

1. 临床药学：以病人为对象，研究药物及其剂型与病体相互作用和应用规律的综合性学科，旨在用客观科学指标来研究具体病人的合理用药。其核心问题是最大限度地发挥药物的临床疗效，确保病人的用药安全与合理。

2. 临床药师：是依托临床药学的一种职业，是医药结合、探讨药物临床应用规律、实施合理用药的一种职业，起源于美国，在中国算一种新兴职业。

3. 处方点评：是根据相关法规、技术规范，对处方书写的规范性及药物临床使用的适宜性（用药适应证、药物选择、给药途径、用法用量、药物相互作用、配伍禁忌等）进行评价，发现存在或潜在的问题，制订并实施干预和改进措施，促进临床药物合理应用的过程。处方点评一般由临床药师实施。

4. 肝肠循环：肝肠循环（enterohepaticcirculation）指经胆汁或部分经胆汁排入肠道的药物，在肠道中又重新被吸收，经门静脉又返回肝脏的现象。此现象主要发生在经胆汁排泄的药物中，有些由胆汁排入肠道的原型药物如毒毛旋花子苷 G，极性高，很少能再从肠道吸收，而大部分从粪便排出。

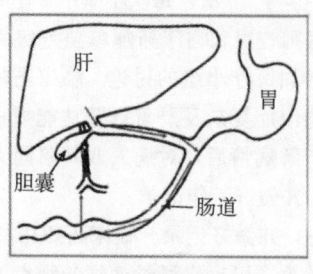

肝肠循环

5. 治疗药物监测（TDM）：以药理学、药剂学、药代动力学等理论为基础，运用现代分析手段测定血液或其他体液中的治疗药物浓度，从而制订合理的给药方案，以达到提高疗效，避免或减少毒性，发挥最佳治疗效果的目的。

五、简答题

1. 临床药学的建立与发展概况如下：临床药学是在 20 世纪 50 年代中后期首先由美国提出并创建，当时美国新药大量开发生产，伴随临床使用药品的增加，不合理用药情况日趋加重，药物毒副作用和过敏反应不断发生。当时医药学界对药品不良反应（ADR）认识还很肤浅，患者常受到 ADR 损害，这引起卫生行政部门和医药卫生界的重视，纷纷提出要求让药学专业技术人员加强处方审核、参与临床用药，促进合理用药，预防 ADR，提高药物治疗质量。临床药学就是在这样的背景下创建与发展起来的。医药发达的国家临床药学专业教育和临床实践于 20 世纪 60 年代初起步，现已发展成熟，临床药师制已普遍建立，并发挥了巨大作用；在我国，教育部于 2006 年 6 月决定在高等学校药学院系设置"临床药学专业"，为医院培养临床药师，现已有数十所医药学院校开设了临床药学本科和研究生教育，学制为 5～7 年，并已培养出一批高层次临床药师，在临床医学中发挥了重要作用。

2. 临床药学专业的培养目标如下：本专业学生主要学习药学及临床医学的基础知识及实践技能，接受临床药学实践、临床药学研究方法和技能的基本培训，掌握承担临床药学技术工作、药物评价（新药评价及药品再评价）、药学信息与咨询服务、参与临床药物治疗方案的设计与实践、实施合理用药的基础知识及技能。培养从事临床药学教育、临床药学研究以及药物开发工作的高级科学技术人才——临床药师。

3. 临床药师的工作内容包括：

（1）深入临床科室了解药物应用动态，对药物临床应用提出改进意见。

（2）参与查房和会诊，参加危重病人的救治和病案讨论，对药物治疗提出建议。

（3）进行治疗药物监测，设计个体化给药方案。

（4）指导护士做好药品请领、保管和正确使用工作。

（5）协助临床医师做好新药上市后临床观察，收集、整理、分析、反馈药物安全信息。

（6）提供有关药物咨询服务，宣传合理用药知识。

（7）结合临床用药，开展药物评价和药物利用研究。

4. 临床药师参与临床工作的制度与评价指标包括：我国二级、三级医院正逐步建立临床药师参与临床工作的制度和考评指标，虽然各省、市、自治区的规定不尽相同，但以下介绍的内容均可作为重要参考。

（1）根据临床药师工作职责，临床药师应定期深入临床病房，参加临床药物治疗查房、会诊、急救及病例讨论。

（2）临床药师每月深入临床查房应不少于 10 次，每次不少于 2 小时。

（3）临床药师查房可分为跟随临床医师查房和临床药师单独查房两种。跟随临床医师查房可重点了解病人病情和治疗难点，查房结束应参加医疗小组的讨论。临床药师单独查房主要针对有特殊情况（如发生药物不良反应、危重病人、药物治疗复杂及严重肝肾功能损害者等）的重点病人进行查房，临床药师可结合查阅病历、与医师交流了解病情后，对病人或其陪同人员进行询问。每周至少进行 1 次单独药学查房，对重点病人建立药历，并做好工作记录。

（4）参与危重病人的抢救和病案讨论，并做好记录。临床药师在参加会诊前，应事先查阅病历、问诊，了解病情，进行必要的资料查阅和计算，以提出科学谨慎的观点，协助临床医师提高救治效果。临床药师应积极参加和旁听所在临床科室的其他相关会诊。

（5）每周进行工作小结，每月举行 1 次工作例会，交流心得、沟通信息、讨论疑难药历。

（6）临床药师应积极进行药学情报咨询，对医生、护士和患者提出的问题都应积极给予答复，若当时不能给予解答，应及时记录，事后咨询有关专家或查阅资料尽量给予满意答复。对重点咨询或典型问题应有详细记录，年终有总结。

（7）收集、整理、分析、反馈药物安全信息，做好药物不良反应监测工作，应主动关心和指导发生不良反应的病人，帮助他们提高用药依从性。不漏报严重的药物不良反应。

（8）根据临床需要和药物特点协助医护人员做好治疗药物监测工作的设计、申请、采样、结果解释及用药调整，应积极做好检测病人状况及监测结果记录，积累群体药物动力学资料。

（9）结合临床用药，积极开展病历、处方分析等药物评价和药物利用研究，每年确立 1 个重点用药调研课题，写出调研分析报告；积极与医护人员进行多方面的交流，从中发现临床所急需的药学科研课题，促进临床药学科研的发展。

（10）考评办法：每年组织 1 次对临床药师任职情况的考核，考核结果记入年终考评结果。

5. 有下列情况之一的，应当判定为不规范处方：

（1）处方的前记、正文、后记内容缺项，书写不规范或者字迹难以辨认的。

（2）医师签名、签章不规范或者与签名、签章的留样不一致的。

（3）药师未对处方进行适宜性审核的（处方后记的审核、调配、核对、发药栏目无审核调配药师及核对发药药师签名，或者单人值班调剂未执行双签名规定）

（4）新生儿、婴幼儿处方未写明日龄、月龄的。

（5）西药、中成药与中药饮片未分别开具的处方。

（6）未使用药品规范名称开具的处方。

（7）药品的剂量、规格、数量、单位等书写不规范或不清楚的处方。

（8）用法、用量使用"遵医嘱""自用"等含糊不清字句的处方。

（9）处方修改未签名并注明修改日期，或药品超剂量使用未注明原因和再次签名的处方。

（10）未写临床诊断或临床诊断书写不全的处方。

（11）单张门急诊处方超过 5 种药品的。

（12）无特殊情况下，门诊处方超过 7 天用量，急诊处方超过 3 天用量的。

（13）开具麻醉药品、精神药品、医疗用毒性药品、放射性药品等特殊管理药品处方未执行国家有关规定的。

（14）医师未按照抗菌药物临床应用管理规定开具抗菌药物处方的。

6. 临床药学服务的对象与重点人群：药学服务的对象是广大公众，包括病人及其家属、医护人员和卫生工作者、药品消费者和健康人群。其中尤为重要的人群包括：

（1）用药周期长的慢性病病人，或需长期或终生用药者。

（2）病情和用药复杂，患有多种疾病，需同时合并应用多种药品者。

（3）特殊人群，如特殊体质者、肝肾功能不全者、过敏体质者、小儿、老年人、妊娠及哺乳期妇女、血液透析者、听障人士、视障人士等。

（4）用药效果不佳，需要重新选择药品或调整用药方案、剂量、方法者。

（5）用药后易出现明显的药品不良反应者。

（6）应用特殊剂型、特殊给药途径者，药物治疗窗窄需做监测者。

7. 药物警戒的概念、目的和主要工作内容如下：

（1）药物警戒的概念：1974 年，法国人首先创造了"药物警戒"（PV）的概念。药物警戒是与发现、评价、理解和预防药物不良反应或其他任何可能与药物有关问题的科学研究与活动，不仅涉及药物的不良反应，还涉及与药物相关的其他各种问题，如不合格药品、药物治疗错误、缺乏有效性的报告、对没有充分科学根据而不被认可的适应证的用药与药物相关的病死率的评价、药物的滥用与错用、药物与其他药物或食品的不良相互作用等。

（2）药物警戒的目的：①评估药物的效益、危害、有效性及风险，以促进其安全、合理及有效地应用。②防范与用药相关的安全问题，提高患者在用药、治疗及辅助医疗方面的安全性。③教育、告知病人药物相关的安全问题，增进涉及用药公众的健康与安全。

（3）药物警戒的主要工作内容：①早期发现未知药品的不良反应及其相互作用。②发现已知药品的不良反应的增长趋势。③分析药品不良反应的风险因素和可能的机制。④对风险/效益评价进行定量分析，发布相关信息，促进药品监督管理和指导临床用药。

免疫学是研究生物体对抗原物质免疫应答性及其方法的生物-医学科学。免疫应答是机体对抗原刺激的反应，也是对抗原物质进行识别和排除的一种生物学过程。本试卷内容涉及免疫防御功能、免疫应答水平、人类免疫系统的构成，主动免疫与被动免疫，以及人体免疫状态与疾病发生的关系。

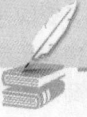

§1.1.6 免疫学试卷

一、选择题

【A 型题】

1. 免疫防御功能低下的机体易发生 （　　）
   A. 移植排斥反应　　B. 反复感染　　C. 肿瘤　　D. 超敏反应　　E. 炎症

2. 免疫应答水平过高会引起 （　　）
   A. 超敏反应　　B. 持续感染　　C. 免疫缺陷　　D. 癌症　　E. 易衰老

3. 机体免疫自稳功能失调，可引发 （　　）
   A. 免疫缺陷病　　B. 自身免疫病　　C. 超敏反应　　D. 病毒持续感染　　E. 肿瘤

4. 医学免疫学研究的是 （　　）
   A. 病原微生物的感染和机体防御能力　　B. 抗原抗体间的相互作用关系　　C. 人类免疫现象的原理和应用　　D. 动物对抗原刺激产生的免疫应答　　E. 细胞突变和免疫监视功能

5. 免疫功能低下时易发生 （　　）
   A. 自身免疫病　　B. 超敏反应　　C. 肿瘤　　D. 免疫增生病　　E. 移植排斥反应

6. 免疫是指 （　　）
   A. 机体排除病原微生物的功能　　B. 机体抗感染的防御功能　　C. 机体识别和清除自身突变细胞的功能　　D. 机体清除损伤和衰老细胞的功能　　E. 机体识别和排除抗原性异物的功能

7. 具有特异性免疫功能的免疫分子是 （　　）
   A. 细胞因子　　B. 补体　　C. 抗体　　D. MHC 分子　　E. 抗菌肽

8. 最早创造用人痘苗接种预防天花的国家是 （　　）
   A. 中国　　B. 朝鲜　　C. 英国　　D. 俄国　　E. 日本

9. 首次用于人工被动免疫的制剂是 （　　）

A. 破伤风抗毒素　　B. 破伤风类毒素　　C. 肉毒类毒素　　D. 白喉类毒素　　E. 白喉抗毒素

10. 不属于免疫生物治疗的方法是　　　　　　　　　　　　　　　　　　　（　　）

A. 单克隆抗体制剂用于移植排斥反应　　B. 细胞因子治疗自身免疫性疾病　　C. 造血干细胞移植对于白血病的治疗　　D. 抗生素用于感染性疾病的治疗　　E. 修饰后效应 T 细胞对肿瘤的治疗

【X 型题】

11. 免疫系统对机体的保护包括　　　　　　　　　　　　　　　　　　　（　　）

A. 免疫消除　　B. 免疫防御　　C. 免疫自稳　　D. 免疫监视　　E. 免疫记忆

12. 抗体具有下述哪些功能　　　　　　　　　　　　　　　　　　　　　（　　）

A. 中和作用　　B. 激活补体　　C. 参与速发型变态反应　　D. 器官移植排斥反应　　E. ADCC 作用（抗体依赖性的细胞介导的细胞毒作用）

13. 能起防治作用的生物制剂是　　　　　　　　　　　　　　　　　　　（　　）

A. 抗毒素　　B. 灭活苗　　C. 弱毒苗　　D. 高免卵黄液　　E. 高免血清

14. 获得性免疫的特点是　　　　　　　　　　　　　　　　　　　　　　（　　）

A. 与生俱有，受遗传控制　　B. 具有特异性和记忆性　　C. 是种系发育和进化过程中形成的一种天然防御功能　　D. 可后天主动产生　　E. 可后天被动获得

15. 下列哪些反应属于血清学反应　　　　　　　　　　　　　　　　　　（　　）

A. 琼脂扩散　　B. 补体结合反应　　C. ELISA　　D. 对流免疫　　E. 药敏试验

16. 免疫防御功能是指　　　　　　　　　　　　　　　　　　　　　　　（　　）

A. 阻止病原微生物侵入机体　　B. 抑制病原微生物在体内繁殖、扩散　　C. 清除体内变性、损伤及衰老的细胞　　D. 从体内清除病原微生物及其产物　　E. 识别、杀伤与清除体内突变细胞，防止肿瘤的发生

17. 分泌型免疫球蛋白（SIgA）主要存在于　　　　　　　　　　　　　（　　）

A. 唾液　　B. 初乳　　C. 泪液　　D. 支气管分泌液　　E. 脑脊液

18. 属于免疫球蛋白超家族的黏附分子是　　　　　　　　　　　　　　　（　　）

A. CD2　　B. CD4/CD8　　C. MHCI/Ⅱ类分子　　D. VLA　　E. B7

19. MHC 分子的功能表现有　　　　　　　　　　　　　　　　　　　　（　　）

A. 参与抗原的处理和呈递　　B. 约束免疫细胞间相互作用　　C. 参与对免疫应答的遗传控制　　D. 参与对 T 细胞的成熟和分化　　E. 诱导自身混合淋巴细胞反应

20. T 淋巴细胞的生物学活性包括　　　　　　　　　　　　　　　　　　（　　）

A. 介导细胞免疫　　B. 辅助体液免疫　　C. 参与免疫自稳　　D. ADCC　　E. CDC

二、填空题

1. 现代免疫学认为，免疫力是人体识别和排除"异己"的生理反应，人体内执行这一功能

的是_____。

2. 免疫应答的 3 个阶段包括_____、_____、_____。

3. 适应性免疫应答的特点包括_____、_____、_____。

4. 免疫系统可分为_____免疫系统和_____免疫系统。

5. 固有免疫系统包括_____、_____和_____。

6. 适应性免疫系统包括_____、_____和_____。

7. 淋巴细胞包括_____、_____和_____。

三、判断题

1. 免疫反应对人体是有利无害的。 （　　）

2. B 淋巴细胞和 T 淋巴细胞都是通过产生抗体发挥免疫效应。 （　　）

3. 白蛋白与丙种球蛋白是两种性质相同的物质。 （　　）

4. 传统与现代的免疫都认为，机体的免疫功能是指对外来病原微生物的防御。 （　　）

5. IgG 是血清中含量最高的 Ig。 （　　）

6. 人体接受抗原刺激后，最先产生 IgG。 （　　）

7. 初次抗体应答所产生的抗体主要是低亲和力的 IgM。 （　　）

8. 固有性免疫是机体幼时从环境中接受抗原刺激后产生的。 （　　）

9. 所有自身成分都不是抗原物质。 （　　）

10. 具有异物性的一切物质都是抗原。 （　　）

四、名词解释

1. 免疫功能

2. 免疫预防

3. 免疫监视

4. 非特异性免疫

5. 特异性免疫

6. 淋巴细胞

7. B 淋巴细胞（B 细胞）

8. 免疫球蛋白（Ig）

9. 抗体

10. 免疫系统

五、简答题

1. 试述人体抵御疾病发生的三道防线。

2. 试述免疫系统的基本功能。

3. 试述免疫系统的组成结构。

4. 试述副交感神经系统的功能紊乱对人体免疫功能的影响。
5. 试述人类免疫球蛋白的主要类型及其生物活性。
6. 试述丙种球蛋白的适应证。

参考答案

一、选择题

【A 型题】

题序	1	2	3	4	5	6	7	8	9	10
答案	B	A	B	C	C	E	C	A	E	D

【X 型题】

题序	11	12	13	14	15	16	17	18	19	20
答案	BCD	ABCE	ADE	BDE	ABCD	ABD	ABCD	ABCE	ABCDE	ABC

二、填空题

1. 免疫系统
2. 感应阶段　　反应阶段　　效应阶段
3. 特异性　　耐受性　　记忆性
4. 固有　　适应性
5. 组织屏障　　固有免疫细胞　　固有免疫分子
6. 免疫器官　　适应性免疫细胞　　效应分子
7. B 淋巴细胞　　T 淋巴细胞　　自然杀伤细胞

三、判断题

题　序	答　案	解　析
1	×	免疫反应可分为非特异性免疫反应和特异性免疫反应。非特异性免疫构成人体防卫功能的第一道防线，并协同和参与特异性免疫反应。特异性免疫反应可表现为正常的生理反应、异常的病理反应以及免疫耐受。
2	×	B 细胞是通过产生抗体起作用，抗体存在于体液里，所以 B 细胞的免疫作用称为"体液免疫"。T 细胞不产生抗体，而是直接起作用，所以 T 细胞的免疫作用称为"细胞免疫"。
3	×	白蛋白即清蛋白，是人体血浆中最主要的蛋白质，具有维持机体营养与渗透压的作用，约占血浆总蛋白的 50%，在肝脏内合成。丙种球蛋白属免疫球蛋白，含有健康人群血清所具有的各种抗体，因而有增强机体抵抗力以预防感染的作用。

题　序	答　案	解　析
4	×	传统免疫认为，机体的免疫功能是指对外来病原微生物的防御。现代免疫认为，免疫指机体免疫系统对"自己"和"非己"的识别，并排除"非己"，以保持机体内环境稳定的一种生理反应。
5	√	IgG 在血清中占 75%，分子质量最小。
6	×	IgG 是再次免疫的抗体，最先产生的是 IgM。
7	√	初次应答抗原为 TD 或 TI 抗原，抗体以 IgM 为主，亲和力低，潜伏期长；再次应答抗原为 TD 抗原，抗体以 IgG 为主，亲和力高，潜伏期短。IgG 半衰期长。
8	×	固有免疫是通过遗传获得的。
9	×	胚胎期末与免疫活性细胞接触过年自身成分、经理化生物因素修饰过的自身成分均具有抗原性。
10	×	抗原具有异物性，但有异物性的物质并不一定是抗原。

四、名词解释

1. 免疫功能：是指机体对疾病的抵抗力，机体的免疫功能是在淋巴细胞、单核细胞和其他有关细胞及其产物的相互作用下完成的；免疫功能是免疫系统根据免疫识别而发挥的作用。

2. 免疫预防：是指机体抵抗和清除病原微生物或其他异物的功能。免疫预防功能发生异常可引起疾病，如反应过高可出现超敏反应，反应过低可导致免疫缺陷病。

3. 免疫监视：是指机体识别和清除体内出现的突变细胞，防止发生肿瘤的功能。免疫监视功能低下，易患恶性肿瘤。

4. 非特异性免疫：又称先天免疫或固有免疫，是人类在漫长进化过程中获得的一种遗传特性。非特异性免疫是人一生下来就具有的免疫能力，炎症反应就是人一生下来就有的能力，这种固有免疫功能对各种入侵的病原微生物能快速反应，同时在特异性免疫的启动和效应过程也起着重要作用。

5. 特异性免疫：又称获得性免疫或适应性免疫，这种免疫只针对一种病原体，它是人体经后天感染（病愈或无症状的感染）或人工预防接种（菌苗、疫苗、类毒素、免疫球蛋白等）而使机体获得的抵抗感染能力。一般是在微生物等抗原物质刺激后才形成的（免疫球蛋白、免疫淋巴细胞），并能与该抗原起特异性反应。

6. 淋巴细胞：淋巴细胞（lymphocyte）是白细胞的一种，是体积最小的白细胞。其由淋巴器官产生，主要存在于淋巴管中循环的淋巴液中，是机体免疫应答功能的重要细胞成分，是淋巴系统几乎全部免疫功能的主要执行者，是对抗外界感染和监控体内细胞变异的一线"士兵"。淋巴细胞是一类具有免疫识别功能的细胞系，按其发生迁移、表面分子和功能的不同，可分为 T 淋巴细胞（T 细胞）、B 淋巴细胞（B 细胞）和自然杀伤细胞（NK 细胞）。

7. B 淋巴细胞（B 细胞）：B 淋巴细胞简称 B 细胞，是来源于骨髓的多能干细胞。成熟的 B 细胞主要定居于淋巴结皮质浅层的淋巴小结和脾脏的红髓和白髓的淋巴小结内。B 细胞在抗原刺激下可分化为浆细胞，浆细胞可合成和分泌抗体（免疫球蛋白），主要执行机体的体液免疫。

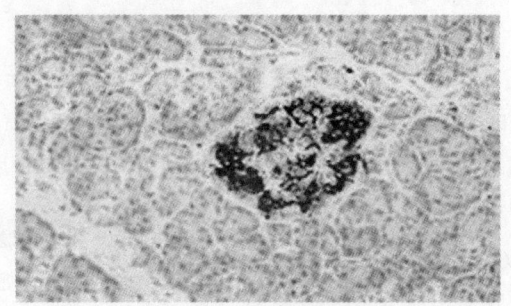

B淋巴细胞（伊红染色）

8. 免疫球蛋白（Ig）：指具有抗体（Ab）活性或化学结构，与抗体分子相似的球蛋白。免疫球蛋白是由两条相同的轻链和两条相同的重链通过链间二硫键连接而成的四肽链结构。人类的免疫球蛋白由B淋巴细胞产生，分为五类，即免疫球蛋白G（IgG）、免疫球蛋白A（IgA）、免疫球蛋白M（IgM）、免疫球蛋白D（IgD）和免疫球蛋白E（IgE）。IgG是血清主要的抗体成分，约占血清Ig的75%。IgG是唯一可以通过胎盘的免疫球蛋白，是婴儿获得天然被动免疫的主要途径。

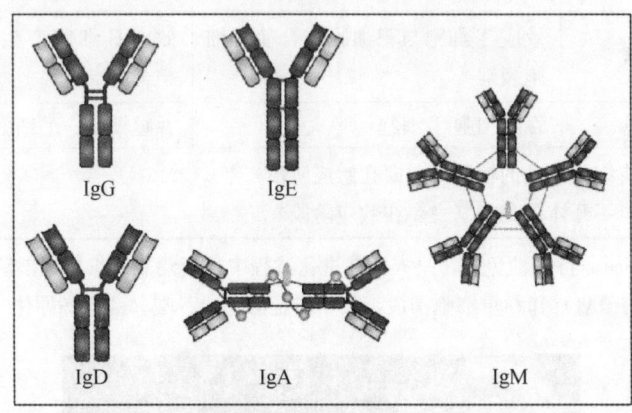

IgG IgE

IgD IgA IgM

免疫球蛋白分类

9. 抗体：是一类能与抗原特异性结合的免疫球蛋白。人血清中的抗体多种多样，B淋巴细胞可产生的抗体种类很多，可与众多不同抗原发生特异性结合。抗体按其反应形式分为凝集素、沉降素、抗毒素、溶解素、调理素、中和抗体、补体结合抗体等。按抗体产生的来源分为正常抗体（天然抗体，如血型ABO型中的抗A和抗B的抗体）和免疫抗体（如抗微生物的抗体）。按反应抗原的来源分为异种抗体，异嗜性抗体，同种抗体和自身抗体。按抗原反应的凝集状态分为完全抗体IgM和不完全抗体IgG等。抗体在医疗实践中应用甚为广泛。如用于疾病的预防、诊断和治疗方面都有一定的作用。临床上用丙种球蛋白预防病毒性肝炎、麻疹、风疹等，国际上用抗Rh免疫球蛋白预防因Rh血型不合引起的溶血症。诊断上如类风湿因子用于类风湿关节炎，抗核抗体（ANA）、抗DNA抗体用于系统性红斑狼疮，抗精子抗体用于原发性不孕症的诊断等；治疗上如毒素中毒用抗毒治疗以及免疫缺陷病的治疗等。

10. 免疫系统：由免疫组织、免疫器官、免疫细胞及免疫活性分子等组成。免疫球蛋白是免疫活性分子中的一类，免疫球蛋白是化学结构上的概念。所有抗体的化学基础都是免疫球蛋白，但免疫球蛋白并不都具有抗体活性。

五、简答题

1. 人体抵御疾病发生有三道防线，现分述如下：人体有三道防线，抵御病原体的攻击。由皮肤和黏膜及其分泌物构成第一道防线，体液中的杀菌物质（如溶菌酶）和吞噬细胞构成第二道防线，第三道防线主要由免疫器官和免疫细胞构成。

免疫的种类及三道防线
- 非特异性免疫（先天性的，对各种病原体有防疫作用）
  - 第一道防线：皮肤、黏膜及其分泌物等
  - 第二道防线：吞噬作用、炎症反应和抗菌蛋白
- 特异性免疫（后天性的，对某种病原体有抵抗力）
  - 第三道防线：特异性免疫细胞参与

(1) 第一道防线：属非特异性免疫（又称先天性免疫），由皮肤和黏膜及其分泌物构成，它们不仅能够阻挡大多数病原体入侵人体，而且其分泌物还有杀菌作用，详见下表。

体液免疫与细胞免疫的关系

关 系		细胞免疫	体液免疫
区别	作用对象	侵入细胞内的病原体	细胞外的病原体及外毒素
	作用方式	效应 T 细胞与靶细胞结合使靶细胞裂解	效应 B 细胞产生抗体与抗原特异性结合
	免疫细胞	吞噬细胞 T 细胞	吞噬细胞、T 细胞、B 细胞
联系	体液免疫需要细胞免疫的辅助（主要在感应阶段） 细胞免疫也离不开体液免疫（主要在效应阶段）		

(2) 第二道防线：亦属非特异性免疫，是人类在进化过程中逐渐建立起来的天然防御功能，主要由体液中的杀菌物质（如溶菌酶）和吞噬细胞构成，其功能是溶解、吞噬和消灭病原体

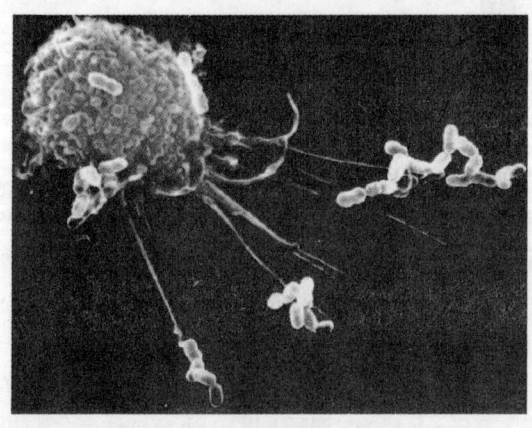

吞噬细胞

(3) 第三道防线：属特异性免疫（又称后天性免疫），主要由免疫器官（扁桃体、淋巴结、胸腺、骨髓、和脾等）和免疫细胞（淋巴细胞、单核吞噬细胞系统、粒细胞、肥大细胞）借助血液循环和淋巴循环而组成，其功能是借助免疫器官和免疫细胞产生抗体，从而获得特异性免疫功能，这种功能一般是通

过致病抗原入侵人体或免疫注射而获得。

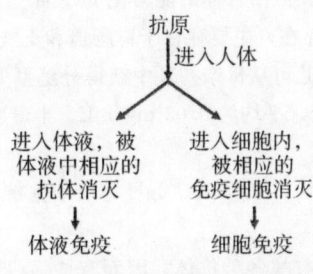

第三道防线的作用及过程

2. 免疫系统（immune system）是机体执行免疫应答及免疫功能的重要系统，由免疫器官、免疫细胞和免疫分子组成。免疫系统具有以下基本功能。

（1）识别和清除外来入侵的抗原，如病原微生物等。这种防止外界病原体入侵和清除已入侵病原体及其他有害物质的功能被称之为免疫防御，使人体免于病毒、细菌、污染物质及疾病的攻击。

（2）识别和清除体内发生突变的肿瘤细胞、衰老细胞、死亡细胞或其他有害的成分。这种随时发现和清除体内出现的"非己"成分的功能被称之为免疫监视。清除新陈代谢后的废物及免疫细胞与 病毒打仗时遗留下来的病毒死伤尸体，都必须借由免疫细胞加以清除。

（3）通过自身免疫耐受和免疫调节使免疫系统内环境保持稳定。修补免疫细胞能修补受损的器官和组织，使其恢复原来的功能。健康的免疫系统是无可取代的，但仍可能因为持续摄取不健康的食物而失效。

3. 免疫系统的组成结构如下：免疫系统由免疫器官、免疫细胞和免疫分子组成。

（1）免疫器官：包括骨髓、脾脏、淋巴结、扁桃体、小肠集合淋巴结、阑尾、胸腺等。

（2）免疫细胞：包括淋巴细胞、单核吞噬细胞系统、中性粒细胞、嗜碱性粒细胞、嗜酸性粒细胞、肥大细胞、血小板（因为血小板里有 IgG）等。

（3）免疫分子：又称免疫活性物质，包括抗体、溶菌酶、补体、免疫球蛋白、干扰素、白细胞介素、肿瘤坏死因子等。

4. 副交感神经功能紊乱对人体免疫功能的影响包括：工作压力大、心理负担重，以及情绪不佳的时候容易生病，这就是神经系统影响免疫功能的表现。当神经系统功能紊乱时，免疫系统的功能就会紊乱，进而出现各种顽固性疾病。比如：副交感神经正常活动，可以促进唾液、胃液、肠液、胰液与胰岛素分泌，当副交感神经活动减弱和持续时就可能出现下列情况，从而导致容易发生某些疾病。

（1）唾液减少导致口腔有害菌无法彻底消灭，使慢性咽喉炎、口腔溃疡难以治愈。

（2）胃液减少导致幽门螺杆菌无法杀灭，出现慢性胃炎、胃溃疡。

（3）肠液减少导致肠道菌群失衡，结肠炎久治不愈。

（4）胰岛素分泌减少会致蛋白质代谢紊乱，使免疫力降低，导致较易发生感染性疾病、风湿性关节炎等免疫系统疾病；胰岛素减少还会出现高血糖，进而出现高血脂、高血压等。

5. 人类免疫球蛋白的主要类型及其生物活性如下：免疫球蛋白（Ig）按其结构可分为 5 类，即 IgG、IgE、IgD、IgA 和 IgM 5 类，并各具不同的生物活性。

（1）IgG：血清含量最高，半衰期最长，功能最多，结合抗原、激活补体、调理吞噬并介导 ADCC、通过胎盘结合 SPA，成为再次免疫应答的主要抗体，具有抗菌、抗病毒、抗毒素等功能，并可介导Ⅱ、Ⅲ型超敏反应。

（2）IgM：分子质量最大，不能通过血管壁，主要存在于血液和黏膜表面，是血管内抗感染的主要抗体。脐带血 IgM 增高提示胎儿有宫内感染；感染过程中血清 IgM 水平升高，说明有近期感染。天然的血型抗体和类风湿因子亦属 IgM，其激活补体的能力比 IgG 强。

（3）IgA：血清型 IgA 以单体形式存在，主要存在于胃肠道和支气管分泌液、初乳、唾液和泪液中，是参与黏膜局部免疫的主要抗体。婴儿可从母亲初乳中获得分泌型 IgA，是一种重要的自然被动免疫。

（4）IgD：正常人血清 IgD 浓度很低，平均约 0.03 mg/mL。半寿期很短（仅 3 天）。血清 IgD 的确切功能仍不清楚。

（5）IgE：血清浓度极低，约为 5×10^{-5} mg/mL。IgE 为亲细胞抗体，与肥大细胞、嗜碱性粒细胞上的高亲和性，引起 I 型超敏反应。

6. 丙种球蛋白含有健康人群血清所具有的各种抗体，因而有增强机体抵抗力以预防感染的作用，其主要临床应用如下：

（1）用于治疗先天性丙种球蛋白缺乏症和免疫缺陷病。

（2）预防传染性肝炎，如甲型病毒性肝炎和乙型病毒性肝炎等。

（3）用于麻疹、水痘、腮腺炎、带状疱疹等病毒感染和细菌感染的防治。

（4）也可用于哮喘、变应性鼻炎、湿疹等内源性过敏性疾病。

（5）与抗生素合并使用，可提高对某些严重细菌性和病毒性疾病感染的疗效。

（6）皮肤黏膜淋巴结综合征（川崎病）常见于儿童，丙种球蛋白是主要的治疗药物。

医学微生物学主要研究与人类疾病有关的病原微生物的形态、结构、代谢活动、遗传和变异、致病机制、机体的抗感染免疫、实验室诊断及特异性预防等。本试卷内容涉及病原微生物的生物学特性与致病性；认识人体对病原微生物的免疫作用，感染与免疫的相互关系及其规律；了解感染性疾病的实验室诊断方法及预防原则。

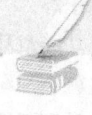

§1.1.7　医学微生物学试卷

一、选择题

【A 型题】

1. 关于外毒素的叙述，下列哪项是错误的　　　　　　　　　　　　　　　　（　　）
   A. 是活菌释放至菌体外的一种蛋白质　　B. 主要由革兰氏阳性菌产生，少数革兰氏阴性菌也能产生　　C. 性质稳定，耐热　　D. 毒性强，引起特殊病变　　E. 抗原性强

2. 病原菌侵入血流并在其中大量繁殖，造成机体严重损伤，引起严重的症状称为　　（　　）
   A. 毒血症　　B. 菌血症　　C. 败血症　　D. 脓毒血症　　E. 病毒血症

3. 免疫系统包括　　　　　　　　　　　　　　　　　　　　　　　　　（　　）

A. 胸腺、骨髓　　B. T 细胞、B 细胞　　C. 免疫器官、免疫细胞　　D. 免疫器官、免疫分子　　E. 免疫组织、免疫器官、免疫细胞、免疫分子

4. 在同种不同个体组织和细胞中存在的不同抗原被认为是　　　　　　　（　　）

A. 同种异型抗原　　B. 异种抗原　　C. 异嗜性抗原　　D. 相容性抗原　　E. 共同抗原

5. 在人血清中含量最高的 Ig 是　　　　　　　　　　　　　　　　　　（　　）

A. IgM　　B. IgA　　C. IgE　　D. IgG　　E. IgD

6. 下述细菌编组中，哪一组细菌可引起食物中毒　　　　　　　　　　　（　　）

A. 蜡样芽孢杆菌、变形杆菌、金黄色葡萄球菌　　B. 肉毒杆菌、结核分枝杆菌、伤寒沙门菌　　C. 鼠伤寒沙门菌、破伤风梭菌　　D. 产气荚膜杆菌、肺炎链球菌　　E. 副溶血弧菌、布氏杆菌

7. 甲型流感病毒中最易发生变异的结构是　　　　　　　　　　　　　　（　　）

A. 衣壳抗原　　B. 核蛋白　　C. 膜蛋白　　D. NA、HA　　E. 核酸

8. 化验结果：HBsAg（＋）、HBeAg（＋）、抗 HBc（＋）、抗 HBe（－）、抗 HBs（－），该病人为　　　　　　　　　　　　　　　　　　　　　　　　　　　（　　）

A. 乙型肝炎病毒感染潜伏期　　B. 急性乙型病毒性肝炎　　C. 乙型病毒性肝炎恢复期　　D. 急性甲型病毒性肝炎　　E. 乙肝疫苗接种后的反应

9. 关于"流脑"的叙述，下列哪一项是错误的　　　　　　　　　　　　（　　）

A. 主要致病因素为内毒素　　B. 主要通过飞沫传播　　C. 人为唯一的传染源　　D. 暴发型以儿童罹患为主　　E. 95％以上由 B 群脑膜炎球菌引起

10. 注射 TAT 的作用是（　　）

A. 中和白喉外毒素　　B. 中和破伤风外毒素　　C. 中和所有的外毒素　　D. 中和病毒　　E. 刺激人体

【C 型题】

问题 11～13

A. 外毒素

B. 内毒素

C. 两者均有

D. 两者均无

11. 破伤风杆菌的致病因素是　　　　　　　　　　　　　　　　　　　（　　）

12. 伤寒沙门菌的致病因素是　　　　　　　　　　　　　　　　　　　（　　）

13. 结核分枝杆菌的致病因素是　　　　　　　　　　　　　　　　　　（　　）

【X 型题】

14. 食物中毒的诊断标准是　　　　　　　　　　　　　　　　　　　　（　　）

A. 发病与进食有关　　B. 发病有群体性　　C. 有急性胃肠炎症状　　D. 发病人数超

过进食人数的 50%　　　E. 从呕吐物、粪便及剩余食物中分离出同一病原体

15. OT 试验的临床意义有　　　　　　　　　　　　　　　　　　　　　　（　　）

　　A. 协助对儿童结核病诊断　　B. 诊断成年人结核病　　C. 选择 BCG 接种对象

　　D. 是成年人细胞免疫功能指标之一　　E. 可作为 BCG 接种效果的检测指标

16. 引起传染性非典型肺炎的病原体有　　　　　　　　　　　　　　　　　（　　）

　　A. 肺炎支原体　　B. SARS 冠状病毒　　C. 肺炎双球菌　　D. 肺炎衣原体

　　E. 结核分枝杆菌

17. 乙型病毒性肝炎传播的途径有　　　　　　　　　　　　　　　　　　　（　　）

　　A. 消化道传播　　B. 呼吸道传播　　C. 母婴传播　　D. 性接触传播　　E. 血行传播

18. 引起性病的病原体有　　　　　　　　　　　　　　　　　　　　　　　（　　）

　　A. 淋病奈瑟菌　　B. 梅毒螺旋体　　C. 衣原体　　D. HIV　　E. HAV

19. 下列哪些病原体可引起食物中毒　　　　　　　　　　　　　　　　　　（　　）

　　A. 霍乱弧菌　　B. 肉毒杆菌　　C. 蜡样芽孢杆菌　　D. 黄曲霉毒素　　E. 产气荚膜梭菌

20. 引起脑膜炎的病原体有　　　　　　　　　　　　　　　　　　　　　　（　　）

　　A. 脑膜炎奈瑟菌　　B. 结核分枝杆菌　　C. 新型隐球菌　　D. 钩端螺旋体

　　E. 白喉棒状杆菌

二、填空题

1. 革兰阳性细菌镜下观察为＿＿＿＿色，而革兰阴性细菌镜下观察为＿＿＿＿色。

2. 病毒传播方式有＿＿＿＿和＿＿＿＿两种。

3. 细菌的基因转移可通过＿＿＿＿、＿＿＿＿、＿＿＿＿和＿＿＿＿方式进行。

4. 分离病毒常用的方法有＿＿＿＿、＿＿＿＿、＿＿＿＿。

5. 艾滋病传播途径有＿＿＿＿、＿＿＿＿和＿＿＿＿。

6. 灭菌是指杀灭＿＿＿＿和＿＿＿＿的方法。

7. 我国卫生标准规定，每 1000 mL 饮用水中不得超过＿＿＿＿个大肠菌群数。

8. 细菌繁殖的方式是＿＿＿＿，而病毒增殖的方式是以进行＿＿＿＿。

三、判断题

1. 杀灭细菌芽孢最有效的方法是巴氏消毒法。　　　　　　　　　　　　　（　　）

2. 正常菌群引起感染的条件之一是改变寄居部位。　　　　　　　　　　　（　　）

3. 细菌的基本形态有球形、杆形、螺旋形。　　　　　　　　　　　　　　（　　）

4. 革兰氏阳性菌和革兰氏阴性菌细胞壁的结构和组成完全相同。　　　　　（　　）

5. 用高压蒸汽灭菌即可破坏溶液中的热原质。　　　　　　　　　　　　　（　　）

四、名词解释

1. 汉坦病毒

2. 菌群失调证

3. 荚膜

4. 干扰素

5. 超敏反应

五、简答题

1. 试述细菌的哪些合成代谢产物与艾滋病的诊断和治疗有关。

2. 试述破伤风梭菌的感染条件及致病机制。

3. 试述我国艾滋病的高发地区及发病原因。

4. 试述微生物的概念及其种类。

5. 试述厌氧菌的概念及其主要特点。

参考答案

一、选择题

【A 型题】

题序	1	2	3	4	5	6	7	8	9	10
答案	C	C	E	A	D	A	D	B	E	B

【C 型题】

题序	11	12	13
答案	A	B	D

【X 型题】

题序	14	15	16	17	18	19	20
答案	ABCE	ACDE	ABD	CDE	ABCD	BCDE	ABCD

二、填空题

1. 蓝　　红

2. 水平传播　　垂直传播

3. 转化　　转导　　溶源性转换　　接合

4. 动物接种　　鸡胚接种　　组织细胞培养

5. 血液传播　　垂直传播　　性传播

6. 病原微生物的繁殖体　　芽孢

7. 3

8. 二分裂　　自我复制

三、判断题

题 序	答 案	解 析
1	×	杀灭细菌芽孢最有效的方法是高压蒸汽消毒法。
2	√	正常菌群引起感染的条件主要是病原微生物的基因突变，导致细菌成为耐药菌株。正常菌群改变寄居部位只是引起感染的条件之一。
3	√	细菌的基本形态：①球形。按其排列方式又可分为单球菌、双球菌、四联球菌、八叠球菌、葡萄球菌链球菌。②杆形。细胞形态较复杂，有短杆状、棒杆状、梭状、月亮状、分枝状。③螺旋形，可分为弧菌和螺菌。此外，人们还发现星状和方形细菌。
4	×	革兰氏阳性菌和革兰氏阴性菌的细胞壁结构显著不同。革兰氏阳性细菌细胞壁较厚，肽聚糖含量丰富，各层肽聚糖之间通过五肽交联桥与四肽侧链交联，构成三维立体网格，使细胞壁坚韧致密。与此相比，革兰氏阴性菌细胞壁较薄，肽聚糖含量少，而且肽聚糖层之间由四肽侧链直接交联，形成二维结构。除染色性外，两者在抗原性、毒性、对某些药物的敏感性等方面都有很大差异。
5	×	常规高压蒸汽灭菌法（121.3 ℃，20分钟）不能破坏热原质，一般需经250 ℃干烤30分钟或180 ℃处理4小时，才能将其破坏。强酸、强碱或强氧化剂煮沸30分钟也能使热原质的致热性丧失。

四、名词解释

1. 汉坦病毒：汉坦病毒归属布尼亚病毒科，是一种有包膜分节段的负链RNA病毒，基因组包括L、M、S 3个片段，分别编码L聚合酶蛋白、G1和G2糖蛋白、核蛋白。汉坦病毒肾综合征出血热（HFRS）系由汉坦病毒引起的一种自然疫源性疾病，是严重危害我国人民健康的病毒性疾病之一，为《中华人民共和国传染病防治法》规定的乙类传染病。

2. 菌群失调证：由于长期使用抗生素或滥用抗生素，机体某些部位的正常菌群中，各种细菌的正常比例发生变化，称为二重感染，又称菌群失调证。例如长期使用抗生素治疗腹泻的病人，可使肠内正常的大肠埃希菌数目大量减少，而导致金黄色葡萄球菌及白假丝酵母菌大量繁殖，引起假膜性肠炎，此类疾病称为肠道菌群失调症。为防止二重感染（菌群失调症）的发生，在临床工作中，必须合理使用抗生素。

3. 荚膜：是某些细菌胞壁外包绕的一层较厚的黏液性物质，可帮助鉴定细菌。荚膜具有抗原性，可作为细菌分型的依据之一。荚膜还具有保护细菌抵抗宿主吞噬细胞的吞噬和消化作用。荚膜也能保护菌体避免或减少一些物质，如溶菌酶、补体、抗体和抗菌物质对细菌的损伤，因而增强了细菌的侵袭力，故荚膜与细菌的致病性相关。荚膜多糖还可使细菌彼此相连，黏附于组织细胞表面，是引起感染的重要因素之一。

4. 干扰素：是病毒或其他干扰素诱生剂刺激人或动物细胞所产生的一种糖蛋白，它具有抗病毒、抗肿瘤和免疫调节等多种生物学活性。

5. 超敏反应：某些抗原或半抗原物质再次进入致敏的机体，在体内引起特异性体液或细胞免疫反应，由此导致组织损伤或生理功能紊乱，称为变态反应或超敏反应，人们习惯上称为过敏反应。超敏反应根据其发生机制不同分为4型，即Ⅰ型、Ⅱ型、Ⅲ型和Ⅳ型超敏反应。

五、简答题

1. 细菌的下述代谢产物直接或间接与艾滋病的诊断和治疗有关：

   (1) 热原质：与致病有关，在制备生物制品和注射用水等制剂中，必须使用无热原质水。

   (2) 毒素与酶：细菌可产生内毒素与外毒素及侵袭性酶，与细菌的致病性密切相关，并有助于某些病原菌的鉴定。

   (3) 色素：有些细菌产生色素，对细菌的鉴别具有一定的意义。

   (4) 抗生素：细菌在代谢过程中产生的抗生素常与治疗药物选择有关。

   (5) 细菌素：可用于细菌分型和流行病学调查。

2. 破伤风梭菌引起破伤风的条件如下：伤口形成厌氧微环境，细菌才能生长繁殖产生痉挛毒素而致病。

   破伤风痉挛毒素是神经毒素，对中枢神经系统特别是对脑干和脊髓前角运动神经细胞有很高的亲和力，通过其重链与神经肌肉终点处运动神经元表面受体结合，使毒素进入细胞内的小泡中，小泡从外周神经末梢沿神经轴突逆行至运动神经元细胞体，然后通过跨突触运动，小泡从运动神经元进入传入神经末梢从而进入中枢神经系统，再通过重链介导产生膜的转位使轻链进入胞质中，作为锌内肽酶裂解小泡上膜蛋白特异性肽键，使膜蛋白发生改变，从而阻止抑制性中间神经元和 Renshaw 细胞（闰绍细胞）释放抑制性神经介质，使肌肉痉挛而引起破伤风的特有症状。

3. 全国各省、市、自治区均发现感染者，云南、新疆、广西形势尤为严峻。现将上述地区相关情况分别简要介绍如下：

   (1) 西南、西北地区：包括广西、云南、新疆、四川、贵州等省、市、自治区，HIV 感染者主要为吸毒人群。

   (2) 东南沿海地区：包括福建、海南等省，HIV 感染者主要以性病病人、暗娼为主。

   (3) 中部地区：包括河南、陕西、安徽、湖北等省，HIV 感染者以既往有偿供血者为主。

4. 微生物是存在于自然界中一群体积微小、结构简单、肉眼看不见，必须借助于光学显微镜或电子显微镜放大几百倍或几万倍才能观察到的微小生物。微生物的种类繁多，自然界存在的微生物达数十万种以上。根据微生物有无细胞基本结构、分化程度、化学组成等特点，可分为三大类：

   (1) 非细胞型微生物：无细胞结构，无产生能量的酶系统，由单一核酸（RNA 或 DNA）和蛋白质衣壳组成，具有严格的活细胞内寄生性。病毒属此类微生物。

   (2) 原核细胞型微生物：细胞核分化程度低，只有 DNA 盘绕而成的拟核，无核仁和核膜。除核糖体外，无其他细胞器。这类微生物包括细菌、衣原体、支原体、立克次体、螺旋体和放线菌。

   (3) 真核细胞型微生物：细胞核的分化程度高，有核膜、核仁和染色体，细胞质内有多种细胞器（如内质网、高尔基体、线粒体等），真菌属此类微生物。

5. 只能在缺氧环境下才能生长繁殖的细菌，称为厌氧菌。厌氧菌以革兰氏阴性无芽孢杆菌为最多。厌氧菌主要特点为：

   (1) 分布：厌氧菌广泛分布于自然界和人体中，例如人体肠道、皮肤、口腔、上呼吸道、女性生殖道等部位均存在厌氧菌。

   (2) 感染特征：梭状芽孢杆菌属引起的感染是外源性感染，大多有特定的临床特征，如破伤风梭菌引起破伤风。无芽孢厌氧菌的感染多为内源性感染，常致局部炎症、脓肿和组织坏死。

   (3) 治疗特点：多数无芽孢厌氧菌对青霉素、氯霉素、头孢菌素敏感。但脆弱类杆菌能产生 β-内酰胺酶，能破坏青霉素和头孢菌素，在治疗时须注意选用氯霉素或林可霉素。此外，甲硝唑对厌氧菌也有很好的疗效。

人体寄生虫学是一门研究与医学有关的寄生虫及其与宿主关系的科学，主要研究寄生虫的形态结构、生态规律，寄生虫与人体及外界因素的相互关系，揭示寄生虫病发病机制及流行规律，为控制、消灭与预防寄生虫病提供病原学的依据。人体寄生虫学是临床医学和预防医学的一门基础课程，同时也是联系基础与临床的桥梁课程。人体寄生虫学研究对象包括寄生原虫、吸虫、绦虫、线虫及医学节肢动物等。

§1.1.8　人体寄生虫学试卷

一、选择题

【A型题】

1. 生物源性蠕虫是因为它们　　　　　　　　　　　　　　　　　　　　　　　（　）
   A. 必须在外界发育　　B. 必须经口感染　　　C. 生活史中必须有中间宿主　　D. 生活史中无中间宿主　　E. 以上说法都不对

2. 下列虫卵发育最快的是　　　　　　　　　　　　　　　　　　　　　　　　（　）
   A. 钩虫卵　　B. 蛔虫卵　　C. 鞭虫卵　　D. 蛲虫卵　　E. 姜片虫卵

3. 成虫阶段具有诊断意义的蠕虫是　　　　　　　　　　　　　　　　　　　　（　）
   A. 丝虫　　B. 蛲虫　　C. 华枝睾吸虫　　D. 日本血吸虫　　E. 肺吸虫

4. 新鲜粪便污染了食物，人食后可能感染　　　　　　　　　　　　　　　　　（　）
   A. 蛔虫（须发育一段时间）　　B. 鞭虫　　C. 钩虫　　D. 旋毛虫　　E. 以上都不可能

5. 肉眼鉴别美洲钩虫和十二指肠钩虫的主要依据　　　　　　　　　　　　　　（　）
   A. 虫体大小　　B. 口囊中的口甲　　C. 体形（十二指肠钩口线虫比每周钩虫大）
   D. 口囊和交合伞　　E. 阴门的位置

6. 微丝蚴是哪种寄生虫的幼虫　　　　　　　　　　　　　　　　　　　　　　（　）
   A. 钩虫　　B. 丝虫　　C. 旋毛虫　　D. 日本血吸虫　　E. 细粒棘球绦虫

7. 蛲虫的感染是由于　　　　　　　　　　　　　　　　　　　　　　　　　　（　）
   A. 接触土壤中的丝状蚴　　B. 丝状蚴通过蚊虫　　C. 经口食入感染期虫卵　　D. 食入肌肉中含幼虫的囊包　　E. 感染性虫卵通过饮水

8. 哪种寄生虫的虫卵排出后即对人有感染力　　　　　　　　　　　　　　　　（　）
   A. 钩虫卵　　B. 肺吸虫卵　　C. 鞭虫卵　　D. 蛔虫卵　　E. 猪带绦虫卵

【X型题】

9. 寄生虫在宿主体内的免疫逃避机制主要为 （ ）
   A. 抗原变异　　B. 抗原伪装　　C. 释放可溶性抗原　　D. 改变宿主的免疫应答
   E. 解剖位置的隔离

10. 常伴发于免疫低下或免疫缺陷病人的寄生虫感染有 （ ）
    A. 粪类圆线虫　　B. 弓形虫　　C. 疟原虫　　D. 包虫　　E. 肺孢子虫

11. 下列哪些寄生虫病属于人兽共患寄生虫病 （ ）
    A. 疟疾　　B. 日本血吸虫病　　C. 蛲虫病　　D. 贾第虫病　　E. 包虫病

12. 属于土源性蠕虫的寄生虫有 （ ）
    A. 旋毛虫　　B. 华支睾吸虫　　C. 钩虫　　D. 鞭虫　　E. 蛔虫

13. 虫卵排出后立即对人具有感染性的寄生虫有 （ ）
    A. 蛲虫　　B. 细粒棘球绦虫　　C. 蛔虫　　D. 猪带绦虫　　E. 牛带绦虫

14. 人生吃或半生吃动物肉可能感染的寄生虫有 （ ）
    A. 弓形虫　　B. 日本血吸虫　　C. 旋毛虫　　D. 包虫　　E. 华支睾吸虫

15. 经间接或直接接触可能感染的寄生虫有 （ ）
    A. 钩虫　　B. 阴道毛滴虫　　C. 疥螨　　D. 蓝氏贾第鞭毛虫　　E. 阴虱

16. 外周血液涂片检查可能查到的寄生虫有 （ ）
    A. 钩虫　　B. 阴道毛滴虫　　C. 丝虫　　D. 疟原虫　　E. 并殖吸虫

17. 弓形虫感染人体的途径主要有 （ ）
    A. 经口感染　　B. 经破损的皮肤黏膜感染　　C. 经呼吸道感染　　D. 经媒介昆虫感染　　E. 经胎盘感染

18. 蛔虫在人群中感染普遍的原因主要是 （ ）
    A. 雌虫产卵量大　　B. 虫卵在外界抵抗力强　　C. 生活史简单　　D. 感染期幼虫污染外界环境严重　　E. 个人卫生习惯不良

19. 可引起人皮下包块或结节的寄生虫有 （ ）
    A. 猪带绦虫　　B. 细粒棘球绦虫　　C. 华支睾吸虫　　D. 曼氏迭宫绦虫　　E. 卫氏并殖吸虫

20. 常引起病人外周血嗜酸性粒细胞增高的寄生虫病有 （ ）
    A. 疟疾　　B. 蛔虫病　　C. 旋毛虫病　　D. 弓形虫病　　E. 肺吸虫病

二、填空题

1. 危害人类健康较大的原虫性疾病有_____、_____、_____等。

2. 我国五大人体寄生虫病是_____、_____、_____、_____和_____。

3. 寄生虫病的3个流行环节是_____、_____、_____。

4. 寄生在组织内的溶组织内阿米巴生活史时期是_____。

5. 结膜吸吮线虫寄生于人体的_____，通过_____传播。

三、判断题

1. 导致血吸虫病的寄生虫是原虫。 （ ）
2. 钩虫幼虫在人体肺部移行时所引起的病变，属于幼虫移行症。 （ ）
3. 脑型疟疾主要是由间日疟原虫引起的。 （ ）
4. 阴道毛滴虫只寄生在女性阴道内。 （ ）
5. 寄生于消化道的寄生虫并非都是经口感染的。 （ ）

四、名词解释

1. 原虫
2. 吸虫
3. 青蒿素
4. 黑热病
5. 终宿主

五、简答题

1. 试述人体寄生虫病的防治原则。
2. 试述疟原虫造成贫血的机制。
3. 试述钩虫病引起贫血的机制。
4. 何谓干扰素？简要说明其作用。
5. 何谓正常菌群和菌群失调症？

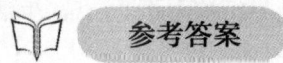 参考答案

一、选择题

【A型题】

题序	1	2	3	4	5	6	7	8
答案	C	D	D	E	C	B	C	D

【X型题】

题序	9	10	11	12	13	14	15	16	17	18	19	20
答案	ABCDE	ABE	BE	CDE	BD	ACE	BCE	CD	ABE	ABCE	ABDE	CE

二、填空题

1. 疟疾　　黑热病　　阿米巴病

2. 血吸虫病　　疟疾　　利什曼病　　丝虫病　　钩虫病
3. 传染源　　传播途径　　易感人群
4. 组织型滋养体（大滋养体）
5. 眼部　　节肢动物媒介

三、判断题

题　序	答　案	解　析
1	×	血吸虫病的发生主要是通过传染源的传播。而这种疾病的主要传染源就是血吸虫病人的粪便中是含有活卵的日本中华睾吸虫，传播途径主要通过皮肤、黏膜，还有水。而人和动物普遍都对血吸虫易感。
2	×	幼虫移行症是指动物寄生蠕虫幼虫侵犯人体引起的病变。
3	×	脑型疟主要是由恶性疟原虫引起的。
4	×	还可寄生在泌尿系统和男性生殖系统。
5	√	如钩虫寄生在小肠，经皮肤感染。

四、名词解释

1. 原虫：为单细胞真核动物，体积微小而能独立完成生命活动的全部生理功能。在自然界分布广泛，种类繁多，是最原始最简单的动物，大多营自生生活或腐生生活，部分原虫营寄生生活，部分可致病。重要的致病原虫有疟原虫、阿米巴原虫、杜氏利什曼原虫和弓形虫等。

2. 吸虫：属于扁形动物门的吸虫纲。虫体呈叶状或舌状，背腹扁平，两侧对称，具口吸盘和腹吸盘。前端沿口、咽、食管向后延伸为两肠支，末端是盲肠，无肛门。除血吸虫外，均为雌雄同体。吸虫的生活史复杂，有世代交替和宿主转换现象，通常包括虫卵、毛蚴、胞蚴、雷蚴、尾蚴、囊蚴、童虫和成虫等阶段。寄生于人体的吸虫有 30 余种，我国常见的有华支睾吸虫、布氏姜片虫、卫氏并殖吸虫、斯氏狸殖吸虫和日本血吸虫等。

3. 青蒿素：为无色针状结晶，熔点为 156 ℃～157 ℃，易溶于氯仿、丙酮、乙酸乙酯和苯，可溶于乙醇、乙醚，微溶于冷石油醚，几乎不溶于水。因其具有特殊的过氧基团，它对热不稳定，易受湿、热和还原性物质的影响而分解。青蒿素是治疗疟疾耐药性效果最好的药物，以青蒿素类药物为主的联合疗法，也是当下治疗疟疾的最有效最重要手段。但是近年来随着研究的深入，青蒿素其他作用也越来越多被发现和应用研究，如抗肿瘤、治疗肺动脉高压、抗糖尿病、胚胎毒性、抗真菌、免疫调节、抗病毒、抗炎、抗肺纤维化、抗菌、心血管作用等多种药理作用。2015 年 10 月，屠呦呦因创制新型抗疟药青蒿素和双氢青蒿素的贡献，与另外两位科学家获 2015 年度诺贝尔生理学或医学奖。

4. 黑热病：又称内脏利什曼病，是杜氏利什曼原虫（黑热病原虫）所引起的慢性地方性传染病。过去流行于长江以北地区。传染源是病人和病犬（癞皮狗），通过白蛉传播。每年 5～8 月为白蛉活动季节，白蛉吸吮病人的血液时，原虫便进入白蛉体内，发育繁殖成鞭毛体，7 天后白蛉再次叮咬人体时，将鞭毛体注入，即可引起感染。原虫主要寄生在病人的血液、肝、脾、骨髓和淋巴结中。

5. 终宿主：是指寄生虫发育成成虫时或经历其性成熟期所寄生的宿主。如人是日本血吸虫的终宿主。某些寄生虫除以人为终宿主外，往往还以其他动物为终宿主，如日本血吸虫尚以牛、羊、猪、鼠等动物为终宿主；但对这些动物则称为储存宿主以资区别。

五、简答题

1. 寄生虫病防治的基本原则是控制寄生虫病流行的 3 个环节，包括消灭传染源、截断传播途径和保护易感人群，现分别叙述如下：

   (1) 消灭传染源：治疗病人和带虫者、普查普治、查治或处理保虫宿主。

   (2) 截断传播途径：注意个人卫生及饮食卫生、控制和消灭中间宿主、加强粪便管理。

   (3) 保护易感人群：普及卫生知识、改变生产生活方式及不良的饮食习俗。

2. 疟原虫造成贫血的机制包括：①直接破坏红细胞，每完成一代红内期的增殖，就破坏大量红细胞，发作次数越多，贫血越严重。②脾大，可引起脾功能亢进，巨噬细胞吞噬大量被感染的和正常的红细胞。③骨髓中红细胞生成受抑制。④免疫溶血：人体对疟原虫感染产生抗体后，易形成抗原抗体复合物，附着于正常红细胞上的抗原体复合物可与补体结合，引起红细胞溶解或被巨噬细胞吞噬，出现溶血；或由于疟原虫寄生于红细胞，使隐藏的红细胞抗原暴露，刺激机体产生自身抗体（IgM）导致红细胞破坏。

3. 钩虫贫血机制包括：①虫体吸血且血液迅速经其消化道排出造成宿主失血。②钩虫吸血时，分泌抗凝素，加重血液流失。③虫体经常更换吸血部分，使原伤口不断渗血。④虫体活动造成组织、血管损伤引起失血。

4. 干扰素是病毒或其他干扰素诱生剂刺激人或动物细胞所产生的一种糖蛋白，它具有抗病毒、抗肿瘤和免疫调节等多种生物学活性。

   干扰素具有广谱抗病毒作用，它在控制病毒感染、阻止病毒在机体内扩散以及促进病毒性疾病的痊愈等方面都起着重要作用。另外，干扰素也有调节免疫功能和抑制肿瘤细胞生长的作用。是抗病毒的主要生物试剂，在防治病毒性疾病中发挥重要的作用。

5. 正常菌群：指的是正常人体的体表及与外界相通的消化道、泌尿道、阴道等腔道中存在着的不同种类和数量的微生物。在正常情况下，这些微生物对人类无害。

   菌群失调症：生物体内多数组织器官都是无菌的，正常菌群中的细菌偶尔少量侵入这些部位是能被机体的自身免疫所应付的。但如果正常菌群与宿主间或正常菌群各菌种间的平衡被打破，就会出现菌群失调，致病作用就会显著，严重者引起二重感染，称为菌群失调症，这种状况往往是由于长期大量使用抗生素、免疫抑制剂等外来因素引起的。

卫生学是一门近年来发展迅速的学科，主要涉及行政和卫生管理行为。是在"预防为主"的卫生工作方针指导下，以人群及其周围的环境为研究对象，研究外界环境因素与人群健康的关系，阐明环境因素对人群健康影响的规律，提出利用有益环境因素和控制有害环境因素的卫生要求及预防对策的理论根据和实施原则，以达到预防疾病、促进健康、提高生命质量的目的。本试卷涉及人类和环境、生活环境和健康、食物与健康等内容。

§1.1.9　卫生学试卷

一、选择题

【A 型题】

1. 卫生学研究的重点是　　　　　　　　　　　　　　　　　　　　　　　（　　）
   A. 职业环境与健康关系　　B. 社会环境与健康关系　　C. 环境与健康关系　　D. 原生环境与健康关系　　E. 生活环境与健康关系

2. 引起水体"富营养化"的主要环境污染物是　　　　　　　　　　　　　　（　　）
   A. 氟、磷　　B. 氟、氮　　C. 铅、磷　　D. 氮、磷　　E. 汞、氮

3. 目前确定的最基本必需脂肪酸是　　　　　　　　　　　　　　　　　　（　　）
   A. ω-6 系亚油酸、ω-3 系的 α-亚麻酸　　B. α-亚麻酸、二十碳五烯酸　　C. 亚油酸、二十二碳六烯酸　　D. 亚油酸、花生四烯酸　　E. α-亚麻酸、花生四烯酸

4. 以下不属于膳食纤维的是　　　　　　　　　　　　　　　　　　　　　（　　）
   A. 纤维素　　B. 果胶　　C. 半纤维素　　D. 藻类多糖　　E. 果糖

5. 米面加工精度过高会导致何种维生素严重损失　　　　　　　　　　　　（　　）
   A. 维生素 C　　B. 维生素 A　　C. 维生素 E　　D. B 族维生素　　E. 维生素 D

6. 老年人保证充足的维生素 E 供给量是为了　　　　　　　　　　　　　（　　）
   A. 抗疲劳　　B. 增进食欲　　C. 增强机体的抗氧化功能　　D. 降低胆固醇　　E. 防止便秘

7. 肺结核病人宜用的饮食有　　　　　　　　　　　　　　　　　　　　　（　　）
   A. 低蛋白　　B. 低脂肪　　C. 普通膳食　　D. 高热能　　E. 高脂肪

8. 引起沙门菌食物中毒的主要食物是　　　　　　　　　　　　　　　　　（　　）
   A. 蔬菜、水果　　B. 豆类及其制品　　C. 谷类　　D. 肉类、奶类及其制品　　E. 海产品

9. 引起副溶血性弧菌食物中毒的主要食物是　　　　　　　　　　　　　　（　　）

A. 罐头食品　　　B. 海产品及盐渍食品　　　C. 奶及奶制品　　　D. 家庭自制豆制品
　　E. 剩米饭、凉糕

10. 接触生产性粉尘可引起的有关疾病是　　　　　　　　　　　　　　　　　　（　　）
　　A. 胸膜间皮瘤　　　B. 石棉肺　　　C. 肺尘埃沉着病　　　D. 肺癌　　　E. 慢性气管炎

11. 某医院的资料计算了各种疾病所占的比例，该指标为　　　　　　　　　　　（　　）
　　A. 发病率　　　B. 构成比　　　C. 标化发病比　　　D. 标化发病率　　　E. 相对比

12. 为了由样本推断总体，样本应当是总体中　　　　　　　　　　　　　　　　（　　）
　　A. 任意一部分　　　B. 典型部分　　　C. 有价值的一部分　　　D. 有意义的一部分
　　E. 有代表性的一部分

13. 急性苯中毒主要损害的系统是　　　　　　　　　　　　　　　　　　　　　（　　）
　　A. 消化系统　　　B. 血液系统　　　C. 造血系统　　　D. 循环系统　　　E. 神经系统

14. 慢性铅中毒急性发作的典型症状是　　　　　　　　　　　　　　　　　　　（　　）
　　A. 腹绞痛　　　B. 垂腕　　　C. 周围神经炎　　　D. 肌肉震颤　　　E. 精神症状

15. 氰化物中毒的特效解毒剂是　　　　　　　　　　　　　　　　　　　　　　（　　）
　　A. $Na_2S_2O_3$　　　B. $NaNO_2$　　　C. 细胞色素 C　　　D. 小剂量的亚甲蓝　　　E. 亚硝酸
　　钠硫代硫酸钠

16. 硅沉着病的特征性病理改变是　　　　　　　　　　　　　　　　　　　　　（　　）
　　A. 矽结节　　　B. 肺间质纤维化　　　C. 胸膜斑　　　D. 肺泡结构破坏　　　E. 肺组织炎
　　性改变

17. 慢性汞中毒的三大主要临床表现是　　　　　　　　　　　　　　　　　　　（　　）
　　A. 脑衰弱综合征、口腔牙龈炎、腐蚀性胃肠炎　　　B. 震颤、口腔牙龈炎、脑衰弱综合
　　征　　　C. 口腔牙龈炎、间质性肺炎、皮炎　　　D. 间质性肺炎、肾炎、皮炎　　　E. 震
　　颤、肾炎、口腔牙龈炎

18. 吸入高浓度可产生"电击样死亡"的有害气体是　　　　　　　　　　　　　（　　）
　　A. 氮氧化物、H_2S　　　B. H_2S、HCN　　　C. HCN、光气　　　D. NO_2、HCN
　　E. NO_2、NO

19. 在对某工厂职业人群进行体检时，发现某种常见病的发病率明显高于一般人群，此种
　　疾病很可能是　　　　　　　　　　　　　　　　　　　　　　　　　　　　（　　）
　　A. 职业病　　　B. 传染病　　　C. 工作有关疾病　　　D. 公害病　　　E. 介水传染病

20. 某男，33 岁，热水瓶厂喷漆工，近 5 年来常感头昏乏力，失眠，多梦，牙龈出血，皮
　　下偶可见到紫癜。其可能接触的毒物是　　　　　　　　　　　　　　　　　（　　）
　　A. CS_2　　　B. CCl_4　　　C. 正己烷　　　D. 二甲苯　　　E. 苯

【B 型题】
问题 21～23
　　A. 公害病
　　B. 职业病

C. 传染病

D. 食物中毒

E. 地方病

21. 痛痛病属于 （　　）

22. 克山病属于 （　　）

23. 硅沉着病属于 （　　）

问题 24～26

A. 坏血病

B. 癞皮病

C. 脚气病

D. 夜盲症

E. 佝偻病

24. 维生素 B_1 缺乏可引起 （　　）

25. 维生素 A 缺乏可引起 （　　）

26. 维生素 PP 缺乏可引起 （　　）

问题 27～29

A. 皮肤黏膜呈鲜红色

B. 病理性骨折

C. 震颤麻痹

D. 溶血

E. 中毒性肺水肿

27. 急性苯氨中毒可出现 （　　）

28. HCN 急性中毒可出现 （　　）

29. 急性氮氧化物中毒可出现 （　　）

【C 型题】

问题 30～31

A. 肉、禽、蛋、奶等动物性食品

B. 鱼、虾、蟹、贝等海产品

C. 两者俱有

D. 两者俱无

30. 引起沙门菌属食物中毒的食品主要是 （　　）

31. 引起木薯中毒的食品主要是 （　　）

问题 32～33

A. 控制和消除环境中的有害因素

B. 定期检测环境中的有害物质的含量

C. 两者都是

D. 两者均不是

32. 一级预防的措施是 （　　）

33. 三级预防的措施是 （　　）

【X 型题】

34. 膳食中不利于钙吸收的因素有 （　　）

A. 植酸　　B. 草酸　　C. 脂肪酸　　D. 大量磷酸盐　　E. 蛋白质和维生素 D

35. 职业病的第一级预防措施是 （　　）

A. 加强毒物的安全保护工作　　B. 积极治疗病人　　C. 加强健康教育　　D. 合理使用个体防护用品　　E. 控制生产环境有害因素浓度或强度在职业接触限值以下

36. 可引起职业性肿瘤的生产性毒物有 （　　）

A. 联苯胺　　B. 三硝基甲苯　　C. 石棉　　D. 二硝基酚　　E. 砷

37. 以下哪些属于计量资料 （　　）

A. 身高　　B. 脉搏数　　C. 血压　　D. 体重　　E. 白细胞数

38. 两样本均数差别的显著性检验用 t 检验的条件是 （　　）

A. 两总体符合正态分布　　B. 两总体均数相等　　C. 两总体方差（标准差的平方）相等　　D. 两样本例数很大　　E. 两样本分组一致

二、填空题

1. 常用的毒物急性致死性毒性指标有_____、_____、_____。

2. 构成环境的因素有_____、_____、_____、_____。

3. 我国常见的地方病是_____、_____、_____、_____。

4. 蛋白质的生物学价值高低主要取决于食物中必需氨基酸的_____和_____。

5. 中国居民膳食营养素参考摄入量包括_____、_____、_____、_____。

6. 营养调查包括_____、_____、_____。

7. 食物中黄曲霉毒素 B_1 污染最严重的是_____及其制品，其对人体的危害主要是_____。

8. 职业性损害包括_____、_____、_____。

9. 职业病的健康监护有_____、_____、_____、_____。

10. 噪声对人体的慢性特异性危害主要是对_____系统的损害。

11. 总体指根据_____确定的性质相同的观察单位的全体。样本是指从_____随机抽取部分观察单位。

12. 医学统计工作的基本步骤是_____、_____、_____、_____。

13. 医学统计中常用的平均数有_____、_____、_____。

14. 常用的相对数有_____、_____、_____。

三、判断题

1. 我国人民膳食中蛋白质的主要来源是豆类及其制品。 （　　）

2. 黄曲霉毒素 B₁ 是强致癌物。 （　　）

3. N-亚硝基化合物在人体内合成的部位是肝脏。 （　　）

4. 紫外线照射可引起皮肤癌。 （　　）

5. 长期接触苯可引起造血系统的损伤而导致再生障碍性贫血。 （　　）

四、名词解释

1. 介水传染病

2. 一级预防

3. 样本

4. 概率

5. 医源性疾病

五、简答题

1. 试述环境污染物对人群健康影响的特点。

2. 试述环境污染物对健康的危害主要表现方面，并举例说明可引起哪些疾病。

3. 试述食物与健康的关系。

4. 试述食物中毒的特点。

5. 试述食品添加剂的概念及常用的食品添加剂。

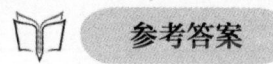

参考答案

一、选择题

【A 型题】

题序	1	2	3	4	5	6	7	8	9	10	11	12	13	14	15	16	17	18	19	20
答案	C	D	A	E	D	C	D	D	B	C	B	E	E	A	E	A	B	B	C	E

【B 型题】

题序	21	22	23	24	25	26	27	28	29
答案	A	E	B	C	D	B	D	A	E

【C 型题】

题序	30	31	32	33
答案	A	D	C	D

题序	34	35	36	37	38
答案	ABCD	ACDE	ACE	ABCDE	AC

二、填空题

1. 半数致死剂量或浓度　　最大耐受浓度或剂量　　最小致死浓度或剂量
2. 生物因素　　化学因素　　物理因素　　社会心理因素
3. 地方性碘缺乏病　　地方性氟中毒　　地方性砷中毒　　克山病　　大骨节病
4. 含量　　比值
5. EAR　　RNI　　AI　　UL
6. 膳食调查　　体格检查　　生化检查
7. 花生　　致癌
8. 职业病　　工作有关的疾病　　职业性外伤
9. 上岗前的健康检查　　定期体格检查　　离岗时的健康检查　　应急健康检查
10. 听觉
11. 研究目的　　总体
12. 设计　　收集资料　　整理资料　　分析资料
13. 算术平均数　　几何均数　　中位数和百分位数
14. 率　　构成比　　相对比

三、判断题

题　序	答　案	解　析
1	×	蛋白质的食物来源可分为植物性蛋白质和动物性蛋白质两大类。植物蛋白质中，谷类含蛋白质10％左右，蛋白质含量不算高，但由于是人们的主食，所以仍然是膳食蛋白质的主要来源。豆类含有丰富的蛋白质，特别是大豆含蛋白质高达36％～40％，氨基酸组成也比较合理。蛋类也是优质蛋白质的重要来源。奶类是婴幼儿蛋白质的最佳来源。肉类包括禽、畜和鱼的肌肉，肌肉蛋白质营养价值优于植物蛋白质，是人体蛋白质的重要来源。
2	√	黄曲霉毒素 B_1（Aflatoxin B_1，AFB_1）是二氢呋喃氧杂萘邻酮的衍生物，含有一个双呋喃环和一个氧杂萘邻酮（香豆素）。黄曲霉毒素 B_1 是已知的化学物质中致癌性最强的一种。黄曲霉毒素 B_1 对包括人和若干动物具有强烈的毒性，其毒性作用主要是对肝脏的损害。在天然食物中以黄曲霉毒素 B_1 最为多见，危害性也最强，国家质检总局规定黄曲霉毒素 B_1 是大部分食品的必检项目之一。

题 序	答 案	解 析
3	×	体内合成亚硝胺的部位主要有： (1) 口腔：在不注意口腔卫生时，口腔内残余的食物在微生物的作用下发生分解并产生胺类，这些胺类和亚硝酸盐反应可生成亚硝胺。 (2) 胃：在胃酸缺乏如慢性萎缩性胃炎时，胃液 pH 增高，细菌可以增长繁殖，硝酸还原菌将硝酸盐还原为亚硝酸盐，腐败菌等杂菌将蛋白质分解产生胺类，使合成亚硝胺的前体物增多，易于亚硝胺在胃内的合成。 (3) 膀胱：膀胱在有泌尿系统感染时，也可以合成亚硝基化合物。
4	√	日常的暴晒和紫外线的长期照射，会引起皮肤癌的发生。最常见的就是紫外线的照射，日常的暴晒，接触化学性致癌物质，像沥青或焦油衍化物这些刺激性的东西，还有放射线、电离辐射或慢性的刺激和炎症。紫外线和日常暴晒，是皮肤癌发生主要的原因之一，所以尽量不要在强烈的太阳光下，或紫外线的照射下长期的停留。
5	√	苯是一种化学物质，慢性长期的摄入了过多的苯或者代谢产物苯酚等，有可能会影响人体正常细胞的细胞核分裂，从而导致造血功能受到影响，出现血细胞计数的减少，严重的甚至会导致再生障碍性贫血和白血病。因此苯化合物以及苯的代谢产物苯酚，对于人体是非常有害的，一定要避免接触苯以及苯酚等化合物，减少吸入化合物所引起的危害。

四、名词解释

1. 介水传染病：是指由于饮用或接触受病原体污染的水而引起的一类传染病。
2. 一级预防：又称病因预防，即采取各种措施以控制或消除健康危险因素，并对人群进行卫生宣传教育，采取各种增进健康的措施。
3. 样本：由总体中按预先规定的概率随机抽取出的一部分就称为样本。如观察某药对原发性高血压的疗效，那么所有高血压病人就是该研究的总体。在实验中观察了 50 名病人，这 550 名病人就是样本。
4. 概率：是描述随机事件发生可能性大小的指标，常用 P 表示，取值范围 $0 \leqslant P \leqslant 1$。
5. 医源性疾病：是由于医疗卫生工作者的诊断、治疗或预防措施不当而引起的影响人体身心健康的一类特殊疾病。这类疾病既影响到接受卫生服务的人（病人或健康人），也反过来影响到医疗卫生工作者本身。如医院获得性感染、药源性疾病、医疗因素所致营养不良、医务人员的职业病患等。

五、简答题

1. 环境污染物对人群健康影响的特点如下：
(1) 广泛性：即影响地区广、人口多、作用面大。
(2) 长期性：即剂量往往较低，需长期作用才能造成危害。因此，对人群健康影响时间长，需要长期观察。
(3) 复杂性：既有多种因素的影响，又可能有多种污染物的联合作用的影响。

（4）多样性：环境污染物对人体的危害既有局部作用，又有全身作用，既有近期作用，又有远期作用。

2. 环境污染物对健康的危害主要表现如下：

（1）特异性损害：①急性和亚急性中毒。②慢性中毒。主要为环境污染物进入环境后，经过若干年长期作用引起慢性损害。③致癌作用。其中与化学因素有关的占 90%，与物理因素有关的占 5%，与生物因素（真菌、病毒、寄生虫）有关的占 5%。④致畸作用。⑤致突变作用。⑥致敏作用。

（2）非特异性损害：主要表现为一般多发病的发病率增高，机体的抵抗力下降，劳动能力下降等。

（3）环境污染引起的疾病：①传染病，如伤寒、霍乱、痢疾等。②公害病，如"水俣病""痛痛病"。③职业病，如硅沉着病、铅中毒等。④食物源性疾病，如细菌性、化学性食物中毒，河豚和毒蕈中毒，食品污染各种致病因子引起的感染性和中毒性疾病。

3. 食物是人类生存和维持健康必不可少的物质。当食物被污染或食物中营养素摄入过多或过少时，都可直接危害人体健康。食物与健康的关系如下：

（1）食物被污染：可引起食物中毒，如化学性、细菌性、动植物及其毒素等食物中毒。长期摄入被污染的食物后可引起慢性危害及致癌、致畸、致突变等，如黄曲霉毒素污染食物可引起肝癌。

（2）营养素不足：可导致营养缺乏病如蛋白质热能营养不良、缺铁性贫血、佝偻病等。

（3）营养素过多：过量摄入营养素可导致营养过剩或中毒，如肥胖症、维生素 A 中毒等。

4. 食物中毒的特点如下：

（1）突然暴发，潜伏期短，来势急剧，短时间内有许多病例同时出现，发病后很快形成高峰。

（2）发病者都有类似的临床症状和体征。

（3）易集体发病，一般无传染性。

（4）有食同一食物的历史，发病范围局限在摄食某种食物的范围内，停止食用，发病即停止。

5. 食品添加剂是指为改善食品色、香、味，以及为防腐和加工工艺的需要而加入食品中的化学合成或天然物质。常用的食品添加剂有如下几类：

（1）防腐剂：如苯甲酸及其钠盐、山梨酸及其钾盐。

（2）抗氧化剂：如丁基羟基茴香醚、二丁基羟基甲苯、没食子酸丙酯、异抗坏血酸钠等。

（3）护色剂：如硝酸钠（0.5 g/kg）和亚硝酸钠（0.15 g/kg）。

（4）甜味剂：如天然甜味剂蔗糖、果糖、葡萄糖等，人工合成甜味剂糖精、甜蜜素和甜味素等。

（5）增味剂：如谷氨酸钠（味精）。

（6）着色剂：如红曲色素、姜黄、胡萝卜素等天然着色剂和苋菜红、胭脂红等人工合成着色剂。

基础医学，属于基础学科，是现代医学的基础。基础医学是研究人的生命和疾病现象的本质及其规律的自然科学。其所研究的关于人体的健康与疾病的本质及其规律为其他所有应用医学所遵循。本试卷内容涉及人体解剖学、生理学、病理生理学、临床药学、免疫和微生物学等。

§1.2　基础医学综合试卷

一、选择题

【A 型题】

1. 关于阑尾的叙述，正确的是　　　　　　　　　　　　　　　　　　　　（　）

   A. 位于右髂窝，是腹膜间位器官　　B. 经阑尾孔开口于盲肠下端　　C. 阑尾附于结肠起始部　　D. 阑尾根部是 3 条结肠带集中处　　E. 动脉来自肠系膜下动脉

2. 心尖在胸前壁的体表投影位于　　　　　　　　　　　　　　　　　　　（　）

   A. 位于左侧第 5 肋间隙，距前正中线 7～9 cm 处　　B. 位于左侧第 6 肋间隙，距前正中线 7～9 cm 处　　C. 位于左侧第 5 肋间隙，距前正中线 5～7 cm 处　　D. 位于左侧第 6 肋间隙，距前正中线 5～7 cm 处　　E. 位于左侧第 7 肋间隙，距前正中线 7～9 cm 处

3. 门静脉是由　　　　　　　　　　　　　　　　　　　　　　　　　　　（　）

   A. 肠系膜上静脉和胃左静脉汇合而成　　B. 脾静脉和胃右静脉汇合而成　　C. 脾静脉和胃左静脉汇合而成　　D. 肠系膜下静脉和脾静脉汇合而成　　E. 肠系膜上静脉和脾静脉汇合而成

4. AB 型血者红细胞膜外表面有　　　　　　　　　　　　　　　　　　　（　）

   A. C 抗原和 D 抗原　　B. D 抗原和 E 抗原　　C. A 抗原和 B 抗原　　D. A 抗原和 C 抗原　　E. A 抗原和 D 抗原

5. 影响血压的主要因素为　　　　　　　　　　　　　　　　　　　　　　（　）

   A. 心输出量和大动脉弹性　　B. 心输出量和外周阻力　　C. 外周阻力和大动脉弹性　　D. 外周阻力和心率　　E. 大动脉弹性和心率

6. 使瞳孔缩小的原因是　　　　　　　　　　　　　　　　　　　　　　　（　）

   A. 有机磷农药中毒　　B. 暗光刺激　　C. 交感神经兴奋　　D. 去氧肾上腺素　　E. 动眼神经麻痹

7. 下列激素中不是肾脏分泌的是　　　　　　　　　　　　　　　　　　　（　）

A. 促红细胞生成素　　B. 促肾上腺皮质激素　　C. 前列腺素　　D. 1,25(OH)$_2$D$_3$

E. 肾素

8. 无菌操作是　　　　　　　　　　　　　　　　　　　　　　　　　　　　（　　）

A. 杀灭病原微生物的方法　　B. 杀灭物体所有微生物的方法　　C. 杀灭活的微生物的

方法　　D. 防止微生物进入机体或物体的方法　　E. 防止或抑制微生物生长繁殖的

方法

9. 结核菌素试验的原理是　　　　　　　　　　　　　　　　　　　　　　　（　　）

A. Ⅰ型超敏反应在局部的表现　　B. Ⅱ型超敏反应在局部的表现　　C. Ⅲ型超敏反应

在局部的表现　　D. Ⅳ型超敏反应在局部的表现　　E. 混合型超敏反应在局部的表现

10. 能高亲和抗体 IgE 的细胞是　　　　　　　　　　　　　　　　　　　　（　　）

A. 嗜酸性粒细胞和嗜碱性粒细胞　　B. 肥大细胞和嗜碱性粒细胞　　C. 中性粒细胞

和嗜碱性粒细胞　　D. 单核细胞和淋巴细胞　　E. 单核细胞和巨噬细胞

11. 炎性水肿产生的主要机制是　　　　　　　　　　　　　　　　　　　　（　　）

A. 淋巴管阻塞引起淋巴回流障碍　　B. 组织间液流体静压增高　　C. 微血管壁通透

性增高　　D. 组织间液胶体渗透压升高　　E. 病灶血管内血浆胶体渗透压降低

12. 高渗性脱水病人常有　　　　　　　　　　　　　　　　　　　　　　　（　　）

A. 皮肤弹性下降　　B. 明显脱水征　　C. 周围循环衰竭　　D. 低血容量性休克

E. 口渴、尿少

13. 心力衰竭概念的最重要的内容是　　　　　　　　　　　　　　　　　　（　　）

A. 心输出量不能满足机体需要　　B. 心输出量相对降低　　C. 心输出量绝对降低

D. 心肌舒张功能障碍　　E. 心肌收缩功能障碍

14. 肝病病人摄入过量蛋白诱发肝性脑病的主要机制是　　　　　　　　　　（　　）

A. 血浆芳香族氨基酸增多　　B. 增加肝脏代谢负担　　C. 肠道产氨增多　　D. 脑组

织中假性神经递质增多　　E. 脑组织中 γ-氨基丁酸增多

15. 引起慢性肾衰竭最常见的原因是　　　　　　　　　　　　　　　　　　（　　）

A. 慢性肾盂肾炎　　B. 肾结核　　C. 多囊肾　　D. 全身性红斑狼疮　　E. 慢性肾

小球肾炎

16. 某病人有高血压病史 5 年，蛋白尿 3 年，1 年前医师告之其有肾损害，近 1 周来因恶

心、呕吐和厌食就诊。血气分析：pH 7.30，HCO$_3^-$ 9 mmol/L，PaCO$_2$ 20 mmHg。该

病人应诊断为

A. 代谢性酸中毒　　B. 呼吸性酸中毒　　C. 代谢性碱中毒　　D. 呼吸性碱中毒

E. 混合性酸中毒

17. 人体生命活动最基本的特征是　　　　　　　　　　　　　　　　　　　（　　）

A. 物质代谢　　B. 新陈代谢　　C. 适应性　　D. 应激性　　E. 自控调节

18. 阿司匹林发挥解热作用，其作用部位是　　　　　　　　　　　　　　　（　　）

A. 大脑皮质　　B. 丘脑下部　　C. 丘脑中部　　D. 丘脑上部　　E. 延髓腹侧

19. 药物的血浆半衰期是指 （   ）
  A. 药物作用强度减弱一半所需的时间　　B. 血浆药物浓度下降一半所需的时间
  C. 药物从血浆中消失所需时间的一半　　D. 50%药物生物转化所需的时间　　E. 50%
  药物从体内排出所需的时间

20. 与肝癌发病关系密切的因素是 （   ）
  A. 黄曲霉毒素　　B. 紫外线照射　　C. 镍和镍的化合物　　D. 砷和砷的化合物
  E. 双氯甲醚和氯甲甲醚

【B型题】

问题 21～23
  A. 颈内静脉
  B. 锁骨下静脉
  C. 颞浅静脉
  D. 耳后静脉
  E. 前额静脉

21. 在冠状缝处起于静脉丛，向下沿额骨表面垂直下降汇入面前静脐的是 （   ）

22. 位于两侧颞部，收集颅顶头皮的血液，汇入面后静脉的是 （   ）

23. 起自颅顶后部的静脉丛，向下汇入颈外静脉的是 （   ）

问题 24～27
  A. 维生素 A
  B. 维生素 B_1
  C. 维生素 B_2
  D. 维生素 C
  E. 维生素 D

24. 脚气病的原因通常是缺乏 （   ）

25. 小儿佝偻病的原因通常是缺乏 （   ）

26. 坏血病的原因通常是缺乏 （   ）

27. 夜盲症的原因通常是缺乏 （   ）

问题 28～30
  A. 糖尿病
  B. 呆小病
  C. 侏儒症
  D. 巨人症
  E. 肢端肥大症

28. 幼年期生长激素不足可导致 （   ）

29. 胰岛素分泌不足可引起 （   ）

30. 幼年期甲状腺功能减退可导致 （   ）

问题 31～33

A. 动脉血氧分压降低

B. 动脉血二氧化碳分压升高

C. 两者均有

D. 两者均无

31. Ⅰ型呼吸衰竭病人 （　　）

32. Ⅱ型呼吸衰竭病人 （　　）

33. 通气功能障碍引起的呼吸衰竭病人 （　　）

问题 34～35

A. 游离型药物

B. 血浆蛋白结合型药物

C. 两者均是

D. 两者均否

34. 有活性的药物是 （　　）

35. 暂无活性的药物是 （　　）

【X 型题】

36. 化脓性球菌有 （　　）

A. 葡萄球菌　　B. 链球菌　　C. 肺炎链球菌　　D. 脑膜炎球菌　　E. 淋球菌

37. 细菌合成的产物有 （　　）

A. 干扰素　　B. 热原质　　C. 毒素　　D. 抗生素　　E. 维生素

38. DIC 病人发生出血的机制是 （　　）

A. 大量血小板被消耗　　B. 纤溶系统被抑制　　C. 各种凝血因子大量消耗　　D. 维生素 K 严重缺乏　　E. 大量 FDP 产生，它有抗凝作用

39. 长效的糖皮质激素有 （　　）

A. 可的松　　B. 氢化可的松　　C. 地塞米松　　D. 倍他米松　　E. 泼尼松龙

40. 氧中毒病人主要损伤 （　　）

A. 泌尿系统　　B. 消化系统　　C. 呼吸系统　　D. 造血系统　　E. 中枢神经系统

二、填空题

1. 毛果芸香碱为_____受体激动药，使括约肌收缩而缩瞳，使_____回流通畅，从而降低眼压而治疗青光眼。

2. 血清钾浓度低于_____mmol/L，称为低钾血症；血清钾浓度高于_____mmol/L，称为高钾血症。

3. 疾病是机体在体内外环境中一定的致病因素作用下，因机体_____调节紊乱而发生的_____活动过程。

4. 大动脉弹性主要影响脉压，老年人大动脉弹性_____，脉压_____。

5. 房水由_____产生，自后房经_____进入前房，最终汇入巩膜表面的睫状前静脉，回流到血液循环。

6. 肘正中静脉短而粗，通常于肘窝处连接_____静脉和_____静脉，临床上常用此静脉穿刺抽血或进行静脉注射。

7. 看近物时，_____神经兴奋，睫状体_____肌收缩，睫状体向前移动，悬韧带松弛，晶状体_____，曲率增加，分散光线聚焦于视网膜。

三、判断题

1. 下肢骨包括髋骨、股骨、髌骨、胫骨、腓骨和7块跗骨、5块跖骨和14块趾骨。（   ）

2. 临床上通常把鼻、咽称为上呼吸道，喉、气管、支气管及其肺内分支称为下呼吸道。
（   ）

3. 胆汁有乳化脂肪和激活胰脂肪酶等多种作用。（   ）

4. 人工自动免疫是用人工方法将含有特异性抗体的免疫血清或淋巴因子等免疫物质注入人体内，使之获得免疫的方法。（   ）

5. 长期输入生理盐水可引起高钾血症。（   ）

四、名词解释

1. 激素
2. 免疫球蛋白
3. 缺氧
4. 发热
5. 炎症介质

五、简答题

1. 试述交叉配血的概念及输血前做交叉配血试验的原因。
2. 试述免疫球蛋白的类型，各类有哪些主要特点与功能。
3. 试述正确监护休克病人补液量的方法。
4. 试述呼吸衰竭的概念和引起呼吸衰竭常见的原因。
5. 试述阿司匹林的基本药理作用。

参考答案

一、选择题

【A 型题】

题序	1	2	3	4	5	6	7	8	9	10	11	12	13	14	15	16	17	,18	19	20
答案	D	A	E	C	B	A	B	D	D	B	C	E	A	C	E	A	B	B	B	A

【B 型题】

题序	21	22	23	24	25	26	27	28	29	30
答案	E	C	D	B	E	D	A	C	A	B

【C 型题】

题序	31	32	33	34	35
答案	A	C	C	A	B

【X 型题】

题序	36	37	38	39	40
答案	ABCDE	BCDE	ACE	CD	CE

二、填空题

1. M 胆碱　　房水
2. 3.5　　5.5
3. 自稳　　异常生命
4. 降低　　增大
5. 睫状体　　瞳孔
6. 贵要　　头
7. 副交感　　环状　　前凸

三、判断题

题　序	答　案	解　析
1	√	下肢骨分为下肢带骨和自由下肢骨。下肢带骨即髋骨，自由下肢骨包括股骨、髌骨、胫骨、腓骨及 7 块跗骨、5 块跖骨和 14 块趾骨。
2	×	呼吸道（respiratorytract）是肺呼吸时气流所经过的通道。呼吸道分为上、下两部分：鼻、咽、喉合称上呼吸道。气管、支气管和肺部器官，合称为下呼吸道，或称为气管树。

续表

题 序	答 案	解 析
3	√	胆汁的四大作用分为：①胆汁酸可以与脂肪酸结合形成水溶性复合物，从而促进脂肪酸的吸收。②胆汁中的胆盐、胆固醇和卵磷脂等均可作为乳化剂而乳化脂肪，可以增加胰脂肪酶的作用面积。③胆汁可促进脂溶性维生素的吸收。④胆汁在十二指肠中可中和一部分胃酸，它还是促进胆汁自身分泌的一种体液因素。
4	×	人工自动免疫是人为地给机体注射含有具有抗原性的物质（疫苗），使机体主动产生特异性免疫力，将病原体或其产物制成的各种疫苗、菌苗、类毒素，作为抗原通过注射或口服的方法，接种到易感人体内，使机体产生特异性免疫抗体，而获得对相应传染病的抵抗力。
5	×	长期输入生理盐水可引起低钾血症。由于长期输入生理盐水，可因为原尿中钠浓度增高，导致远期小管钠钾交换量增加，故钾从尿中排除增加，从而引起低血钾。

四、名词解释

1. 激素：是由内分泌腺、分散的内分泌细胞和某些神经细胞所分泌的高效能生物活性物质。

2. 免疫球蛋白：是具有抗体活性或化学结构上与抗体相似的球蛋白。

3. 缺氧：是当组织得不到充足的氧或不能充分利用氧时，组织的代谢、功能甚至形态结构发生异常变化的病理过程。

4. 发热：是由于致热原的作用使体温调定点上移而引起的调节性体温升高（超过正常 0.5 ℃）。

5. 炎症介质：是指一组在致炎因子作用下，由局部组织或血浆产生和释放的，参与炎症反应并具有致炎作用的化学活性物质。

五、简答题

1. 输血前不仅要鉴定 ABO 血型，还必须进行交叉配血试验，即把供血者的红细胞与受血者的血清进行配合试验，称为交叉配血主侧；而且要把受血者的红细胞与供血者的血清作配合试验，称为交叉配血次侧。只有主、次两侧均无凝集反应时才能输血。输血前做交叉配血试验的原因包括：①复查血型，避免原来血型检查错误。②发现亚型，如 A 型有 A_1 和 A_2 型，B 型有 B_1、B_2、B_x 等型。

2. 免疫球蛋白分为 5 类：IgG、IgM、IgA、IgD、IgE。各类特点与功能如下：

(1) IgG：是血清中主要的免疫球蛋白，是唯一能通过胎盘的抗体，它还可分为 IgG_1、IgG_2、IgG_3、IgG_4 4 个亚类。主要有抗菌、抗毒素、抗病毒及固定补体等功能。

(2) IgM：是分子质量最大的 Ig，又称巨球蛋白，包括 IgM_1 和 IgM_2 两个亚类。具有溶菌、溶血、固定补体等作用，且在 B 细胞上起受体作用，能识别抗原并与之结合。

(3) IgA：有血清型 IgA 和分泌型 IgA（SIgA）两种。前者在血清中无明显免疫功能；后者存在于唾液、泪液、初乳、鼻及支气管分泌物、胃肠液、尿液、汗液等分泌液中，具有抑制黏附、调理吞噬、溶菌及中和病毒等作用，在黏膜局部抗感染中起重要作用。

(4) IgD：血清中含量极低，其功能尚不清楚，可能与超敏反应及自身免疫性疾病有关。

(5) IgE：正常人血清中含量极微，又称反应素或亲细胞性抗体，参与 I 型超敏反应。

3. 正确监护休克病人补液量的方法如下：应动态监测中心静脉压，有条件的话还可测定肺动脉楔压。若中心静脉压或肺动脉楔压低于正常，说明补液不足，若超过正常值，说明补液过多。如果没有条件测上述两个指标，应动态观察颈静脉充盈程度、尿量、血压等，特别是尿量是很实用的指标。

4. 呼吸衰竭是指由于外呼吸功能严重障碍，以致在静息时动脉血氧分压低于正常范围，伴有或不伴有二氧化碳分压增高的病理过程。其原因如下：

(1) 肺通气功能障碍：①限制性通气不足。②阻塞性通气不足。

(2) 气体交换障碍：①气体弥散障碍。②肺泡通气与血流比例失调。

5. 阿司匹林的基本药理作用如下：①解热。②镇痛。③消炎抗风湿。④防止血栓形成。

§ 2

医学人文基本知识试卷

医学伦理学是运用一般伦理学原则解决医疗卫生实践和医学发展过程中的医学道德问题和医学道德现象的学科，它是医学的一个重要组成部分，又是伦理学的一个分支。医学伦理学是运用伦理学的理论、方法研究医学领域中人与人、人与社会、人与自然关系的道德问题的一门学问。

　　所谓护理心理学，是指从护理情境与个体相互作用的观点出发，研究在护理情境这个特定的社会生活条件下个体心理活动发生、发展及其变化规律的学科。此定义中所指的"个体"，即护理心理学的研究对象，包括护士与病人两个方面。就是说，护理心理学既要研究在护理情境下"病人"个体心理活动的规律，又要研究"护士"个体心理活动的规律，二者不可偏废。

§2.1　医学伦理学与护理心理学试卷（一）

一、选择题

【A型题】

1. 有关生命医学伦理学基本原则的描述，错误的是　　　　　　　　　　（　　）
   A. 不伤害　　B. 保护　　C. 尊重　　D. 公正　　E. 有利
2. 生命伦理学的研究领域不包括　　　　　　　　　　　　　　　　　　（　　）
   A. 临床生命伦理学　　B. 理论生命伦理学　　C. 心理生命伦理学　　D. 科技生命伦理学　　E. 文化生命伦理学
3. 诊治伤害现象的划分应不包括　　　　　　　　　　　　　　　　　　（　　）
   A. 有意伤害　　B. 可知伤害　　C. 免责伤害　　D. 责任伤害　　E. 可控伤害
4. 有关医德监督的方式，下列哪项是错误的　　　　　　　　　　　　　（　　）
   A. 法律监督　　B. 舆论监督　　C. 群众监督　　D. 领导监督　　E. 自我监督

【X型题】

5. 道德起源的理论有　　　　　　　　　　　　　　　　　　　　　　　（　　）
   A. 实践道德论　　B. 天赋道德论　　C. 人的自然本性论　　D. 心理道德论　　E. "神启论"
6. 道德的特点包括　　　　　　　　　　　　　　　　　　　　　　　　（　　）
   A. 稳定性　　B. 规范性　　C. 天赋性　　D. 社会性　　E. 层次性
7. 医学伦理学研究的对象包括　　　　　　　　　　　　　　　　　　　（　　）
   A. 医务人员与病人及其家属的关系　　B. 医护人员相互之间的关系　　C. 病人与病人

之间的关系　　　D. 医务人员与社会的关系　　　E. 病人与社会之间的关系

8. 生命伦理学的研究领域包括　　　　　　　　　　　　　　　　　　　（　　）

　　A. 理论生命伦理学　　B. 临床生命伦理学　　C. 道德生命伦理学　　D. 文化生命伦理学　　E. 未来生命伦理学

9. 医学人道观、人权观的核心内容包括　　　　　　　　　　　　　　　（　　）

　　A. 尊重病人的生命　　B. 尊重病人的人格　　C. 尊重病人的家属　　D. 尊重病人平等的医疗权利　　E. 尊重病人的习惯

10. 下述哪项属于气质分型中的典型心理特征　　　　　　　　　　　　（　　）

　　A. 胆汁质　　B. 多血质　　C. 偏执质　　D. 黏液质　　E. 抑郁质

11. 按照记忆的分类，下述哪些属于记忆的内容　　　　　　　　　　　（　　）

　　A. 形象记忆　　B. 强迫记忆　　C. 运动记忆　　D. 逻辑记忆　　E. 情绪记忆

12. 人类的社会性需求包括　　　　　　　　　　　　　　　　　　　　（　　）

　　A. 社会交往　　B. 劳动生产　　C. 体育运动　　D. 文化学习　　E. 道德规范

13. 下述各项中，哪些是健康的人格特点　　　　　　　　　　　　　　（　　）

　　A. 自我扩展的能力　　B. 与他人交往的能力　　C. 情绪上有安全感和自我认可

　　D. 定向统一的人生观　　E. 感情丰富多彩

14. 以下哪些属于老年病人常见的心理反应　　　　　　　　　　　　　（　　）

　　A. 自尊心理　　B. 否认心理　　C. 恐惧心理　　D. 幼稚心理　　E. 抑郁心理

15. 下列何者是抑郁病人的常见表现　　　　　　　　　　　　　　　　（　　）

　　A. 兴趣减退甚至丧失　　B. 无助感　　C. 精神疲劳萎靡　　D. 易怒倾向　　E. 自责自罪

二、填空题

1. 道德除有明显的阶级性外，同时具有其自身的以下特点：＿＿＿＿、＿＿＿＿、＿＿＿＿和＿＿＿＿。

2. 人类行为三要素是＿＿＿＿、＿＿＿＿和＿＿＿＿。

3. 人们使用过的医学科研人体实验，包括＿＿＿＿实验、＿＿＿＿实验、＿＿＿＿实验、＿＿＿＿实验和＿＿＿＿实验等类型。

4. 现代生殖技术在目前阶段可分以下 3 类，即＿＿＿＿、＿＿＿＿和＿＿＿＿。

5. 干细胞按其来源分类，可以有＿＿＿＿和＿＿＿＿。

6. 感觉分析器包括 3 个组成部分，即＿＿＿＿、＿＿＿＿和＿＿＿＿。

7. 在情绪障碍中，情感反应性异常通常表现为易怒倾向、＿＿＿＿和＿＿＿＿。

8. 人类的基本需要包括心理的需要、＿＿＿＿、＿＿＿＿、＿＿＿＿和自我实现的需要。

9. 心理上有主观的不适感觉，称为＿＿＿＿。

10. 临床心理评估的主要方法有＿＿＿＿、＿＿＿＿和＿＿＿＿ 3 种。

三、判断题

1. 医学伦理与医学道德是相同的概念，两词可以通用。 （　　）
2. 医学道德是永恒不变的。 （　　）
3. 我国医师法规定，医师进行试验性临床医疗，应经医院批准，但不需征病人本人或家属的同意。 （　　）
4. 在特殊情况下，为了查清死者的病因，判断诊断治疗的谬误，有利于医学科学的发展，虽未征得死者生前同意或家属的首肯，经有关特定部门的批准，也可以进行尸体解剖。 （　　）
5. 对确实患有严重遗传性疾病的人，可以强制实施绝育。 （　　）

四、名词解释

1. 职业道德
2. 医疗过失纠纷
3. 心理治疗
4. 疾病
5. 病人

五、简答题

1. 简述医学伦理学的研究对象。
2. 试述非医疗过失纠纷。
3. 试述健康的定义。
4. 何谓患儿的分离性焦虑？
5. 试述心理护理的特点。

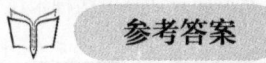 参考答案

一、选择题

【A 型题】

题序	1	2	3	4
答案	B	C	C	D

【X 型题】

题序	5	6	7	8	9	10	11	12	13	14	15
答案	ABD	ABDE	ABDE	ABD	ABD	ABDE	ACDE	ABDE	ABCD	ABCDE	ABCE

二、填空题

1. 稳定性　　规范性　　社会性　　层次性
2. 行为者　　行动　　行动后果
3. 自愿　　自体　　欺骗　　强迫　　自然
4. 人工授精　　体外受精　　克隆技术
5. 胚胎干细胞　　组织干细胞
6. 外周感受器部分　　神经传导部分　　大脑
7. 情感暴发　　情感脆弱　　病理性激情
8. 安全的需要　　社交的需要　　自尊的需要
9. 病感
10. 观察　　访谈　　心理测验

三、判断题

题　序	答　案	解　析
1	√	伦理与道德都以善为追求目标，但是道德追求具有较强的主观性和层次性，最高层次的道德是善的理想形式，而伦理则是善在现实社会生活中的展现，具体化为普遍的道德规范或道德规范体系，以不同的方式规定在某些社会场景中人们应该如何行动或应该做什么等，具有较强的普遍性与现实性。在现实社会生活中，伦理规范日益地被趋同法律化，而道德则日渐私人化。相较于道德，伦理具有某种更强的约束性。
2	×	医学道德不是永恒不变的，随着经济基础和人们科学认识水平的提高，医学道德将随之发生变化。
3	×	医师进行试验性临床医疗，应当经医院批准并征得病人本人或者其家属同意。
4	√	在实行病理解剖时，如发现有他杀或自杀可疑时，病理解剖单位应报请公安局派法医进行解剖或由法医与病理师共同进行解剖。
5	×	婚姻法中除明确指出麻风病外，其余病种未作说明和规定，这是一个有待进一步明确的问题。

四、名词解释

1. 职业道德：是指从事一定职业的人们在特定的工作环境中或劳动中的行为规范总和。职业道德又称为行业道德，有医学道德、商业道德、体育道德、教师道德、演员道德、司法道德等。
2. 医疗过失纠纷：在医疗活动中，由于医务人员的过失行为而导致的医疗纠纷，称为医疗过失纠纷。例如，由于医务人员缺乏责任心，不认真分析病情，导致临床误诊、误治、误伤；该抢救的不抢救，随意推诿病人；不认真执行规章制度，不按操作规程办事，导致差错或事故等；这些医疗过失是人为因素造成的，属于渎职行为，引起纠纷属医疗过失纠纷。
3. 心理治疗：是由经过训练的专业人员运用心理学专业知识和技巧，影响改变病人的认识、情绪和行为等心理活动，从而改善病人的心理状态和行为以及与此相关的痛苦与症状。

4. 疾病：躯体器官功能性和器质性病变的客观症状和体征称为疾病。

5. 病人：是指各种疾病病人，包括那些只有"情感"的病人，即虽有病痛的症状和感受，但未发现躯体病理改变的人。

五、简答题

1. 医学伦理学与医学道德学同义。医学伦理学以医学领域中医务人员的医德意识和医德活动为研究对象。医务人员在医药卫生活动中，无时无刻不发生着个人与病人、与同行、与社会之间的多种复杂关系，这种关系大致可概括为3类：①医务人员与病人及其家属的关系。②医务人员相互之间的关系。③医务人员和社会的关系。

2. 在医疗活动中，并非由于医务人员的过失行为而导致的医疗纠纷，称为非医疗过失纠纷。这一类医患纠纷大多由于医疗服务质量、服务态度等问题所致，一般虽不构成医疗事故，但是反映了医院的服务质量和医务人员的道德素养。这些医务人员对医疗技术的掌握和应用上并不存在问题，对病人的诊治也能认真尽责，但却有意无意地忽视了病人的感受和意见，有时医务人员忽视了病人在医疗中的自主权、知情同意权等，使病人身心受到伤害，形成了医患纠纷。此外，少数病人提出一些不合理的需求，不能得到满足时，就对医院和医务人员产生不满情绪。以上情况发生的医患纠纷均属于非医疗过失纠纷。

3. 健康定义为：健康不仅是身体没有疾病或异常，而且要生理、心理以及社会适应各方面都保持好状态或最佳状态。要生理、心理、社会功能和道德方面都保持完好状态或最佳状态才称健康。

4. 患儿的分离性焦虑是指儿童从 6 个月起，开始建立起一种"母子联结"的关系，在这种以母爱为中心的关系上保持着对周围环境的安全感和信任感。一旦孩子离开妈妈，大都恐惧不安，经常哭闹、拒食及不服药，而孩子与母亲一起时，这些反应很快消失。

5. 心理护理一般具有的特点如下：

(1) 强调个体化护理。

(2) 充分认识和掌握影响心理护理效果的复杂因素。

(3) 心理护理应具有前瞻性，也就是说护士要根据病人的病情、预后和心理状态等，预估病人将会出现的各种心理问题，以便及早地采取心理护理措施，这将会取得更好的心理护理效果。

§2.2 医学伦理学与护理心理学试卷（二）

一、选择题

【A 型题】

1. 影响和制约医疗水平的因素不包括 （ ）
A. 科技发展水平 B. 医务人员的道德水平 C. 病人的合作程度 D. 卫生政策和制度的合理性 E. 医务人员的技术水平

2. 下列各项中不属于医师权利的是 （ ）
A. 诊治病人的疾病权 B. 宣告病人的死亡权 C. 对病人的隔离权 D. 对病人实施"安乐死"的权力 E. 医师的干涉权

3. 下列哪项不属于人类的生理需要 （　　）

　　A. 饥　　B. 渴　　C. 美　　D. 性　　E. 排泄

【X 型题】

4. 医学道德情感包括 （　　）

　　A. 同情感　　B. 责任感　　C. 事业感　　D. 成就感　　E. 愧疚感

5. 病人的权利包括 （　　）

　　A. 基本医疗权　　B. 保护隐私权　　C. 要求赔偿权　　D. 要求"安乐死"权

　　E. 知情同意权

6. 医患纠纷发生的原因包括 （　　）

　　A. 社会舆论的缺陷　　B. 医疗部门自身的缺陷　　C. 病人家属行为的缺陷　　D. 病人就医行为的缺陷　　E. 医疗纠纷调解行为的缺陷

7. 人类生态环境保护的道德原则包括 （　　）

　　A. 尊重自然的道德原则　　B. 合理利用资源的道德原则　　C. 系统综合的道德原则

　　D. 同步效应的道德原则　　E. 面向未来的道德原则

8. 根据移植用器官的供者和受者关系，器官移植可分为 （　　）

　　A. 自体移植　　B. 同质移植　　C. 同种异植　　D. 人造器官移植　　E. 异种移植

9. 衡量记忆力的指标有如下哪些方面 （　　）

　　A. 记忆的敏捷性　　B. 记忆的持久性　　C. 记忆的完整性　　D. 记忆的准确性

　　E. 记忆的备用性

10. 情感按其内容一般分为哪些方面 （　　）

　　A. 道德感　　B. 理智感　　C. 美感　　D. 同情感　　E. 正义感

11. 作为病人，他们的心理需求包括 （　　）

　　A. 需要尊重　　B. 需要接纳和关心　　C. 需要信心　　D. 需要安全　　E. 需要和谐环境、适度活动与刺激

12. 下列哪些疾病属心身障碍性疾病 （　　）

　　A. 斑秃　　B. 艾滋病　　C. 消化性溃疡　　D. 偏头痛　　E. 原发性高血压

13. 在护患关系中护士扮演的角色包括 （　　）

　　A. 关怀和照顾的提供者角色　　B. 教师角色　　C. 咨询者角色　　D. 病人辩护人角色　　E. 变化促进者角色

14. 临床诊治工作的基本道德原则包括 （　　）

　　A. 及时原则　　B. 有效原则　　C. 择优原则　　D. 准确原则　　E. 自主原则

15. 道德的含义包括 （　　）

　　A. 道德水平　　B. 道德意识　　C. 道德范围　　D. 道德伦理　　E. 道德实践

二、填空题

1. 生命伦理学的四大基本原则是_____、_____、_____和_____。

2. 医学伦理学的具体原则包括_____原则、_____原则、_____原则和_____

原则。

3. 临床病人的心理过程，大致经历5个阶段，即＿＿＿＿、＿＿＿＿、＿＿＿＿、＿＿＿＿和＿＿＿＿。

4. 对克隆人问题，中国政府态度是＿＿＿＿、＿＿＿＿、＿＿＿＿、＿＿＿＿。

5. 记忆可分为＿＿＿＿、＿＿＿＿和＿＿＿＿3个系统。

6. 错觉和幻觉在健康人和病人中均可发生，但错觉多发生于＿＿＿＿，幻觉则多发生于＿＿＿＿。

7. 临床常见的人格障碍有偏执型人格障碍、＿＿＿＿、＿＿＿＿、＿＿＿＿、＿＿＿＿和强迫型人格障碍。

8. 患病后常难以履行自己应负的许多社会责任，例如不能正常学习、工作，生活需别人照顾等，称为＿＿＿＿。

9. 情感按其内容包括＿＿＿＿、＿＿＿＿和＿＿＿＿3个方面。

三、判断题

1. 艾滋病病人有权要求医务人员为其保密。　　　　　　　　　　（　　）
2. 医师向孕妇透露胎儿的性别不属违法行为。　　　　　　　　　（　　）
3. 根据我国相关法规的规定，对于自身不能怀孕的妇女，医师可协助实行代孕。　（　　）
4. 干细胞研究目标，在于治疗严重的、难治的疾病，这种人类胚胎干细胞研究，应予支持。

　　　　　　　　　　　　　　　　　　　　　　　　　　　　（　　）
5. 术前焦虑水平较低的病人，术后一般恢复较快、效果较好。　　（　　）

四、名词解释

1. 医学道德规范
2. 病人知情同意权
3. 临终
4. 医德监督
5. 智力下降

五、简答题

1. 试述生命伦理学的主要研究内容。
2. 简述医师对病人的义务。
3. 简述临终护理的目的和特点。
4. 试述病人抑郁心理的常见原因。
5. 试述老年人常见的心理问题。

一、选择题

【A 型题】

题序	1	2	3
答案	C	D	C

【X 型题】

题序	4	5	6	7	8	9	10	11	12	13	14	15
答案	ABC	ABCE	BD	ABCDE	ABCE	ABC	ABDE	ABCDE	ACDE	ABCDE	ABCDE	BCE

二、填空题

1. 不伤害　　有利　　尊重　　公开
2. 尊重　　自主　　不伤害　　公正
3. 否认阶段　　愤怒阶段　　协议阶段　　抑郁阶段　　接受阶段
4. 不赞成　　不支持　　不允许　　不接受
5. 感觉记忆　　短时记忆　　长时记忆
6. 健康人　　病人
7. 分裂型人格障碍　　反社会型人格障碍　　冲动型人格障碍　　表演型人格障碍
8. 病人
9. 道德感　　理智感　　美感

三、判断题

题　序	答　案	解　析
1	√	艾滋病人有权维护自己的隐私不受侵害，在接受治疗过程以后，有权要求医务人员为之保密。
2	×	在我国，医师不得将超声检查所获得的胎儿性别信息透露给孕妇及其家属，否则属违法行为。
3	×	原卫生部于 2001 年发布生效的《人类辅助生殖技术管理办法》中曾明确做出过规定：医疗机构和医务人员不得实施任何形式的代孕技术。且明确规定了医疗机构违法实施代孕的法律责任，即：由省、自治区、直辖市人民政府卫生行政部门给予警告、3 万元以下罚款，并给予有关责任人行政处分。
4	√	进行人胚胎干细胞研究，必须认真贯彻知情同意与知情选择原则，签署知情同意书，保护受试者的隐私。

题 序	答 案	解 析
5	×	术前焦虑主要的表现为对手术的担心和恐惧，躯体反应表现为心悸、胸闷、尿频、腹痛、腹泻及睡眠障碍等。病人在手术前后出现轻度的焦虑是可以理解的，但严重的焦虑往往干扰康复的进程。

四、名词解释

1. 医学道德规范：是指依据一定的医学道德理论和原则而制定的，用以调整医疗工作中各种人际关系、评价医学行为善恶的准则。医学道德规范不仅包括医疗、护理、药剂、检验等临床方面的规范，而且包括科研、预防等领域的规范。

2. 病人知情同意权：病人有权要求治疗，也有权拒绝一些治疗手段和各种类型的医学试验，不管是否有益于病人。

3. 临终：凡是由于疾病或意外事故而造成人体主要器官的生理功能趋于衰竭，生命活动趋向终结的状态，濒临死亡但尚未死亡者，谓之临终。

4. 医德监督：是指通过各种有效途径和方法，去检查、评估医务人员的医疗卫生行为是否符合医德原则和行为规范，从而帮助其树立良好医德风尚的活动。

5. 智力下降：主要表现为反应速度减慢，快速做出决定和解决问题的能力下降，容易健忘。

五、简答题

1. 生命伦理学的研究内容主要是医学伦理学难题，它不仅存在于科研、临床及医药领域，而且存在于医疗卫生决策领域，可归纳为：生命控制、死亡控制、行为控制、人体实验及稀有医疗卫生资源的分配等。

（1）生命控制：包括避孕、流产、人工授精、体外受精、无性繁殖等；遗传和优生方面包括产前诊断、性别选择、遗传咨询、基因疗法、DNA 重组、优生、器官移植等。

（2）死亡控制：包括脑死亡及心肺死亡标准；安乐死（主动和被动）和有缺陷新生儿的处理等。

（3）行为控制：指对精神病病人的行为控制，包括药物控制（抗抑郁药，抗焦虑药和镇静药）、器械控制（用机械或物理学方法控制）和手术控制（精神外科）。

（4）稀有医疗卫生资源的分配：例如器官移植供体的分配等。

2. 医师对病人承担的义务主要包括以下几点。

（1）承担诊治的义务：医师必须用其所掌握的全部医学知识和治疗手段，尽最大努力为病人服务。

（2）解除痛苦的义务：病人的痛苦包括躯体性和精神性的。医师要用药物、手术、心理疏导等医疗手段努力控制躯体上的痛苦，解脱病人心理上的痛苦。

（3）解释、说明的义务：医师有义务向病人说明病情、诊断、治疗、预后等有关医疗情况。

（4）医疗保密的义务：医疗保密工作一般包括两个方面，一是为病人保守秘密；二是对病人保密，在特殊情况下，对某些病人的病情及预后需要保密。B超检查时，不能向孕妇透露胎儿的性别，这也是医务人员应履行的义务。

3. 临终护理是指对处在临终阶段的病人实施良好的护理，其目的和特点如下：

（1）临终护理的目的：协助缓解濒死病人躯体上的痛苦，减轻心理上的各种苦楚，提高尚存生命的生活质量，维护病人人格及生命尊严。临终阶段由以治愈为主的治疗，转变为以对症治疗为主的维持和延长生命的照料。

（2）临终护理的特点：主要是做好心理护理和生活护理。为了使病人在人生的最后阶段处在安宁、舒适的状态，促使病人在心理上能顺利进入死亡的"接受期"。

4. 病人抑郁心理的常见原因如下：

（1）抑郁多见于重危病人或有严重丧失的病人（如器官摘除、截肢或预后不良的病人）。

（2）病情加重时常会产生忧郁。

（3）易感素质者更易产生忧郁。这些人常性格内向，易悲观，缺乏自主，表现孤独。

（4）病理生理因素，如分娩或绝经期的激素变化，某些疾病后感受性的增强（如流行性感冒、慢性疼痛等），均可能发生忧郁。

（5）有些疾病目前没有好的治疗方法，疗效不佳，病人长期受疾病折磨，渐渐对治疗丧失信心，回避或拒绝治疗，任病情继续发展。

5. 老年人常见的心理问题如下：

（1）智力下降：主要表现为反应速度减慢，快速做出决定和解决问题的能力下降，容易健忘。

（2）情绪改变：有的老年人情感变得幼稚、不稳定，甚至像小孩一样，容易激动，有时因小事而兴高采烈，有时不顺心则不安、生气、哭泣。

（3）人格变化：较多的老年人表现为比较顽固，守旧，不易接受新事物和他人意见，猜疑心较强。有的则过多的感慨、伤感，沉湎于回忆往事之中。

（4）生活方式变化：孤独寂寞，社会活动减少使老年人选择更多的不良生活方式，如吸烟、嗜酒、缺乏运动等，不良的生活方式与心脑血管疾病、糖尿病等慢性疾病的发生和发展有着密切关系。此外，老年人睡眠时间短，易醒，白天爱打瞌睡，这种睡眠习惯的改变应与失眠进行区别。

§3

医疗卫生法规与医疗风险管理试卷

我国自建国以来，先后制定了大量医疗卫生政策法规，其中既包括国家医疗卫生工作的大政方针，也包括医疗卫生工作的行规行法和有关保障全国人民健康的各类法规，如《抗菌药物临床应用管理办法》《中华人民共和国药品管理法实施条例》《中华人民共和国食品安全法实施条例》《麻醉药品和精神药品管理条例》，以及有关医务人员管理和医疗纠纷、事故管理等的各类法规，如《中华人民共和国执业医师法》《中华人民共和国护士管理办法》《乡村医师从业管理条例》《医疗事故处理条例》《突发公共卫生事件应急管理条例》《中华人民共和国精神卫生法》等等。本章仅就国家医疗卫生大法及与基层医疗卫生单位相关密切的法规进行简要介绍，主要包括医疗卫生政策法规、医院分级管理、医疗风险管理与医疗安全管理的内容。

一、选择题

【A 型题】

1. 现行的《医疗事故处理条例》，将医疗事故分为　　　　　　　　　　　　　（　　）

   A. 三级　　　B. 五级　　　C. 四级　　　D. 六级　　　E. 三级三等

2. 以下哪项属于严重医疗差错　　　　　　　　　　　　　　　　　　　　　（　　）

   A. 护士给病人多服了 3 片维生素 C　　　B. 未做皮试，给病人注射了青霉素，但未引起不良反应　　　C. 输液时给某成人患者多输了 100 mL 生理盐水　　　D. 医师误将甲病人的止咳药给乙病人服用　　　E. 医务人员不慎丢失了病人做尿常规化验的标本

3. 当病人病情危重救治无望，若有关方面提出"安乐死"要求时，应采取的正确态度是

   　　　　　　　　　　　　　　　　　　　　　　　　　　　　　　　　　（　　）

   A. 病人直接要求或立有遗嘱，予以同意　　　B. 配偶提出要求，可予同意　　　C. 不予同意　　　D. 经医院领导批准后，可同意执行　　　E. 有两名医师签字证明救治无望时，可实行安乐死

4. 医疗质量要素中的首要因素为　　　　　　　　　　　　　　　　　　　　（　　）

   A. 规章制度　　　B. 先进设备　　　C. 医院规模　　　D. 人员结构　　　E. 医院文化

5. 无菌手术切口感染率要求标准为　　　　　　　　　　　　　　　　　　　（　　）

   A. ＜2％　　　B. ＜3％　　　C. ＜4％　　　D. ＜5％　　　E. ＜6％

【X 型题】

6. 医院的主要工作任务包括　　　　　　　　　　　　　　　　　　　　　　（　　）

   A. 医疗　　　B. 教育培训医务人员及其他人员　　　C. 开展科学研究　　　D. 预防和社会医疗服务　　　E. 康复医疗

7. 卫生法规的基本原则包括　　　　　　　　　　　　　　　　　　　　　　（　　）

   A. 卫生保护原则　　　B. 预防为主原则　　　C. 具有中国特色的原则　　　D. 公平原则

   E. 病人自主原则

8. 下列哪些情形不属于医疗事故　　　　　　　　　　　　　　　　　　　　　（　　）

   A. 在紧急情况下为抢救垂危病人生命而采取紧急医学措施造成不良后果　　　B. 在医疗活动中由于病人病情异常或者病人体质特殊而发生医疗意外　　　C. 无过错输血感染造成不良后果　　　D. 因患方原因延误诊疗导致不良后果　　　E. 因不可抗力造成不良后果

9. 在医疗活动中病人的合法权利包括　　　　　　　　　　　　　　　　　　　（　　）

   A. 生命权、身体权、健康权　　　B. 平等医疗权　　　C. 知情权　　　D. 安乐死权

   E. 隐私权

10. 医学道德情感包括　　　　　　　　　　　　　　　　　　　　　　　　　　（　　）

   A. 同情感　　　B. 责任感　　　C. 事业感　　　D. 成就感　　　E. 愧疚感

二、填空题

1. 医院的管理职能由＿＿＿＿、＿＿＿＿、＿＿＿＿、＿＿＿＿、＿＿＿＿5个方面组成。

2. 目前我国立法的法律效力等级，按法律层次分为＿＿＿＿、＿＿＿＿、＿＿＿＿、＿＿＿＿、＿＿＿＿、和＿＿＿＿，以及从属于各项卫生法规的卫生标准。

3. 医疗保险从总体上可分为＿＿＿＿医疗保险和＿＿＿＿医疗保险。

4. 社会医疗保险作为社会保障的一项内容，具有＿＿＿＿、＿＿＿＿、＿＿＿＿和＿＿＿＿等基本特征。

5. 影响医疗安全的因素包括＿＿＿＿因素和＿＿＿＿因素两种。

6. 在医疗活动中严禁涂改、＿＿＿＿、＿＿＿＿、＿＿＿＿病历资料。

7. 在医疗活动中，医疗机构及其医务人员应当将病人的病情、＿＿＿＿、＿＿＿＿等如实告知病人。

8. 病人死亡，医患双方当事人不能确定死因或者对死因有异议的，应当在病人死亡后＿＿＿＿小时内进行尸检，具备尸体冻存条件的可以延长至＿＿＿＿日。尸检应当经＿＿＿＿同意并签字。

9. 医疗事故赔偿费用，实行＿＿＿＿结算，由承担医疗事故责任的＿＿＿＿支付。

10. 由医患双方当事人自行协商解决的医疗事故争议，医疗机构应当自协商解决之日起＿＿＿＿日之内向所在地卫生行政部门作出＿＿＿＿。

三、判断题

1. 在我国医院分级管理中，医院共分为三级九等。　　　　　　　　　　　　　（　　）

2. 医院评审的审批权限规定：全国二、三级医院由国家卫计委统一审批发证。（　　）

3. 非法行医情节严重者可构成犯罪，并受刑事处罚。　　　　　　　　　　　　（　　）

4. 手术同意书不具有合同的功效。　　　　　　　　　　　　　　　　　　　　（　　）

5. 参加新型农村合作医疗（新农合），是以村、镇个人为单位。 （ ）

四、名词解释

1. 卫生行政救济
2. 医疗事故
3. 医疗风险
4. 医疗缺陷
5. 医疗纠纷

五、简答题

1. 简述我国的卫生工作方针。
2. 简述医疗事故的构成要件。
3. 试述医疗保险的基本概念。
4. 简述医疗安全的重要性。
5. 简述医疗纠纷构成的要件。

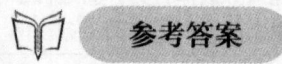 参考答案

一、选择题

【A 型题】

题序	1	2	3	4	5
答案	C	B	C	A	A

【X 型题】

题序	6	7	8	9	10
答案	ABCDE	ABDE	ABCDE	ABCE	ABC

二、填空题

1. 计划　　组织　　控制与协调　　指导与教育　　发展与提高
2. 宪法　　法律　　行政法规　　部门规章　　地方性法规　　地方规章
3. 社会性　　商业性
4. 强制性　　互济性　　福利性　　社会性
5. 医源性　　非医源性
6. 伪造　　隐匿　　销毁
7. 医疗措施　　医疗风险

8. 48　　7　　死者近亲属

9. 一次性　　医疗机构

10. 7　　书面报告

三、判断题

题　序	答　案	解　析
1	×	按照《医院分级管理标准》将医院分为一、二、三级，每级再划分为甲、乙、丙三等，其中三级医院增设特等级别，因此医院共分三级十等。
2	×	医院评审的审批权限规定：三级特等医院由国家卫生和健康委员会审批发证；二、三级医院由省、自治区、直辖市卫生和健康委员会审批发证；一级医院由地、市卫生和健康委员会审批发证。
3	√	非法行医罪是未经取得医师职业资格的人非法行医，为他人治病，情节严重的行为。犯本罪的，处3年以下有期徒刑、拘役或者管制，并处或者单处罚金；严重损害就诊人身体健康的，处3年以上10年以下有期徒刑，并处罚金；造成就诊人死亡的，处10年以上有期徒刑，并处罚金。
4	×	手术同意书符合合同的特征，是医患双方就手术及手术风险承担的合同，是一种不典型的格式合同，其合同特征表现为：①手术同意书不仅有病人的同意，还包含着医师的告知，是双方法律行为。②是否手术取决于病人的自愿，双方的法律地位平等。③在医患之间设定了权利义务。
5	×	参加新型农村合作医疗（新农合），只能以个人为单位参加。

四、名词解释

1. 卫生行政救济：是指公民、法人或者其他组织认为卫生行政机关的行政行为造成自己合法权益的损害，请求有关国家机关给予补济的法律制度的总称，包括对违法或不当的行政行为加以纠正，以及对于因行政行为而遭受的财产损失给予弥补等多项内容。

2. 医疗事故：是指医疗机构及其医务人员在医疗活动中，违反医疗卫生管理法律、行政法规、部门规章和诊疗护理规范、常规，误诊采取治疗措施不当导致病员智力、身体不同程度损害或漏诊延误时机造成损害的事故。确定是否为医疗事故目前需要医疗事故鉴定委员会鉴定才能认定。

3. 医疗风险：是指因医疗行为本身的特殊性，对病人的身体完整性、健康甚至生命造成的潜在危险性。

4. 医疗缺陷：是指医疗机构及其医务人员在医疗活动中，违反医疗卫生法律、法规和诊疗护理技术规范、常规，或存在技术过失、医疗设备问题以及医院管理不善等，给病人造成病情、身体、心理的不利影响或损害。从诊疗过程可划分为诊断缺陷、治疗缺陷、护理缺陷、感染缺陷和服务缺陷等。根据损害后果程度分为医疗事故、医疗差错、医院感染。

5. 医疗纠纷：是指基于医疗行为，在医方（医疗机构）与患方（病人或者病人近亲属）之间产生的因对治疗方案与治疗结果有不同的认知而导致的纠纷等。医疗纠纷通常是由医疗过错和过失引起的，这些过错往往导致病人的不满意或造成对病人的伤害，从而引起医疗纠纷。有时医方在医疗活动中并没有任何疏忽和失误，仅仅是由于病人单方面的不满意，也会引起医疗纠纷。

五、简答题

1. 在全国卫生工作会议上，党中央、国务院确定了新时期的卫生工作方针是："以农村为重点，预防为主，中西医并重，依靠科技与教育，动员全社会参与，为人民健康服务，为社会主义现代化建设服务。"

2. 医疗事故的构成要件包括：

（1）医疗事故的主体是合法的医疗机构及其医务人员。

（2）医疗机构及其医务人员违反了医疗卫生管理法律、法规和诊疗护理规范、常规。

（3）医疗事故的直接行为人在诊疗护理中存在主观过失。

（4）病人存在人身损害后果。

（5）医疗行为与损害后果之间存在因果关系。

3. 从广义上划分，医疗保险可分为社会医疗保险和商业医疗保险。现就社会医疗保险的基本概念简述如下：医疗保险是根据立法规定，通过强制性社会保险原则，由国家、单位（雇主）和个人共同缴纳保险费，把具有不同医疗需求群体的资金集中起来，进行再分配，即集资建立起来的医疗保险基金，当个人因疾病接受医疗服务时，由社会医疗保险机构提供医疗保险费用补偿的一种社会保险制度。

4. 医疗安全在医疗管理中具有十分重要的意义，主要体现在以下几个方面：

（1）医疗安全管理是医疗质量管理的重要组成部分：其作用是在诊疗护理工作中，加强对各种医疗行为的管理，加强医疗规章制度的健全和落实，加强医务人员的思想素质、医德修养、业务水平的培训，将医疗不安全地为的发生减少到最低限度。因此医疗安全管理应该贯穿于医疗质量管理全过程，作为工作质量管理的重要内容。

（2）医疗安全是评价医院医疗质量优劣的重要指标：加强医疗安全管理是提高医疗质量的重要措施，是切实维护医患双方正当权益的前提，是医院提供优质医疗服务的基础。没有可靠的医疗安全，要想获得持续的医疗质量改进是不可能的。

（3）医疗安全是医院良好的社会效益和经济效益的保证：因为医疗不安全，会延长病人的治疗时间，使治疗手续复杂化，从而增加物资消耗量，提高医疗成本，增加病人和社会的经济负担。

5. 构成医疗纠纷的要件如下：

（1）纠纷的主体是医患双方，"医"是指医疗机构及其医务人员，"患"是指接受诊疗的病人及其亲属。

（2）纠纷的发生是患方认为病人的生命权、健康权等权利受到了侵害，即医疗纠纷的客体是病人的生命权、健康权。

（3）医疗纠纷必须是发生在医疗活动中。

（4）医患双方对医疗产生的损害、损害产生的原因以及处理方式出现了分歧。

§4

疾病诊断步骤、临床思维方法和循证医学基本知识试卷

诊断疾病的步骤包括搜集资料、分析综合资料及形成印象、验证或修正诊断 3 个步骤。临床思维方法是指对疾病现象进行调查研究、分析综合、判断推理等过程中的一系列思维活动，由此认识疾病、判断鉴别，做出决策的一种逻辑方法。循证医学是从 20 世纪 90 年代以来在临床医学领域内迅速发展起来的一门新兴学科，是一门遵循科学证据的医学，其核心思想是"任何医疗卫生方案、决策的确定都应遵循客观的临床科学研究产生的最佳证据"，从而制订出科学的预防对策和措施，达到预防疾病、促进健康和提高生命质量的目的。本试卷内容涉及以上 3 个方面的知识点。

一、选择题

【A 型题】

1. 某病人长期发热，皮肤、关节、心、肝、肾各方面都有病态表现时，下列哪种诊断可能性最大 （ ）

   A. 风湿　　B. 结核　　C. 肝炎　　D. 系统性红斑狼疮　　E. 肾脏疾病

2. 下述哪项不属诊断思维的注意问题 （ ）

   A. 现象与本质　　B. 主要与次要　　C. 临床表现与主诉　　D. 局部与整体　　E. 典型与不典型

3. 一咯血病人，胸片示右上肺阴影，首先应考虑的诊断是 （ ）

   A. 肺癌　　B. 肺炎　　C. 肺不张　　D. 肺结核　　E. 肺脓肿

4. 下述哪项不属常见诊断失误的原因 （ ）

   A. 病史资料不完整、不准确　　B. 体查不细致、不全面　　C. 医学知识不足

   D. 主观臆断　　E. 病人欠合作

【X 型题】

5. 常见的误诊、漏诊的原因包括下面哪几种 （ ）

   A. 病史资料不完整、不确切　　B. 观察不细致或检验结果误差　　C. 先入为主、主观臆断　　D. 医学知识不足、缺乏临床经验　　E. 疾病的临床表现不同

6. 临床思维的基本原则有 （ ）

   A. 实事求是的原则，"一元论"原则　　B. 首先考虑器质性疾病的诊断，然后考虑功能性疾病的原则　　C. 用发病率和疾病谱观点选择诊断的原则　　D. 首先考虑可治的疾病的原则，简化思维程序的原则　　E. 见病见人的原则

7. 综合的临床诊断应包括 （ ）

   A. 病因诊断　　B. 病理解剖诊断　　C. 病理生理诊断　　D. 疾病的分型与分期

E. 并发症及伴发疾病诊断

8. 以下哪些项目是循证医学的应用范围 （　　）
A. 医疗管理　　B. 制定卫生政策　　C. 卫生技术评价　　D. 指导临床实践　　E. 药物研究与应用

9. 造成临床表现不典型的因素有 （　　）
A. 年老体弱　　B. 治疗的干扰　　C. 医师的认识水平　　D. 主诉不清楚　　E. 器官移位

10. 诊断失误包括 （　　）
A. 漏诊　　B. 误诊　　C. 病因判断错误　　D. 疾病性质判断错误　　E. 延误诊断

二、填空题

1. 临床思维的两大要素是_____、_____。

2. 常用的诊断方法有_____、_____、_____。

3. 循证医学所要求的临床证据有以下3个主要来源，即_____、_____、_____。

4. 在循证医学课题研究中，原则上应选用_____样本。

5. 正确诊断疾病的必备条件包括_____、_____、_____。

6. 在疾病诊断过程中应首先考虑_____病与_____病。

7. 卫生行政部门规定，当病人存在一种以上疾病时需选择_____、_____、_____的疾病作为病历首页的主要诊断；将_____的疾病作为第一诊断。

8. 疾病现象是指病人的_____，疾病本质是指疾病的_____。

三、判断题

1. 临床思维方法是指对疾病现象进行调查研究、分析综合、判断推理等过程中的一系列思维活动，由此认识疾病、判断鉴别，做出决策的一种逻辑方法。 （　　）

2. 诊断疾病的步骤包括搜集资料、分析综合资料及形成印象、验证或修正诊断3个步骤。 （　　）

3. 疾病诊断过程中，临床思维时应坚持"多元论"原则。 （　　）

4. 疾病诊断过程中应尽可能以一种疾病去解释多种临床表现。 （　　）

5. 在器质性疾病与功能性疾病鉴别有困难时，首先应考虑功能性疾病的诊断。 （　　）

四、名词解释

1. 循证医学
2. 荟萃分析
3. 临床思维方法
4. 待诊
5. 个体化诊断

五、简答题

1. 试述诊断疾病的步骤。
2. 试述常见的误诊、漏诊的原因。
3. 试述循证医学的基本概念。
4. 试述循证医学的主要应用。
5. 试述循证医学的基本特征。

参考答案

一、选择题

【A 型题】

题序	1	2	3	4
答案	D	C	D	E

【X 型题】

题序	5	6	7	8	9	10
答案	ABCD	ABCDE	ABCDE	ABCDE	ABCE	ABCDE

二、填空题

1. 临床实践　　科学思维

2. 直接诊断　　排除诊断　　鉴别诊断

3. 大样本的随机对照临床试验　　系统性评价　　荟萃分析或称为汇总分析

4. 大

5. 广博的医学知识　　正确的临床思维　　准确的逻辑分析

6. 常见　　多发

7. 对就诊者健康危害最大　　花费医疗精力最多　　住院时间最长　　导致死亡

8. 临床表现　　病理改变

三、判断题

题　序	答　案	解　析
1	√	临床思维方法是指对疾病现象进行调查研究、分析综合、判断推理等过程中的一系列思维活动,由此认识疾病、判断鉴别,做出决策的一种逻辑方法。

题　序	答　案	解　析
2	√	诊断疾病的步骤包括搜集资料、分析综合资料及形成印象、验证或修正诊断 3 个步骤。
3	×	疾病诊断过程中，临床思维时应坚持"一元论"原则。医生面对纷繁复杂的临床表现，首先应该尽量用一个疾病去概括和解释，因为在临床实际中，同时存在多种关连性不大的疾病之概率是很少的。当经证实确有几种疾病同时存在时，也应分清主次和轻重缓急，不一定强求以"一元论"解释。
4	√	疾病诊断过程中，坚持从普遍联系的观点出发，把人体看成是一个最复杂有机的整体，人体是一个由许多细胞、组织、器官组成的整体，它们的组织结构代谢过程和生理功能虽然各有不同，但不彼此孤立，而是处于互相作用、互相制约之中。在诊断过程中时优先考虑常见病、多发病，较少考虑罕见病；而且尽可能选择单一诊断，而不用多个诊断分别解释各个不同的症状。
5	×	在器质性疾病与功能性疾病鉴别有困难时，首先考虑器质性疾病诊断，以免延误治疗，甚至给病人带来不可弥补的损失。如表现为腹痛的结肠癌病人，早期诊断可手术根治，如当作功能性肠病治疗则可错失良机。

四、名词解释

1. 循证医学：是从 20 世纪 90 以年代以来在临床医学领域内迅速发展起来的一门新兴学科，是一门遵循科学证据的医学，其核心思想是"任何医疗卫生方案、决策的确定都应遵循客观的临床科学研究产生的最佳证据"，从而制订出科学的预防对策和措施，达到预防疾病、促进健康和提高生命质量的目的。

2. 荟萃分析：荟萃分析（meta-analysis）又称汇总分析。这是一种将收集到的已完成临床研究的结果，进行系统、定量和定性的综合性统计分析的方法。

3. 临床思维方法：指对疾病现象进行调查研究、分析综合、判断推理等过程中的一系列思维活动，由此认识疾病、判断鉴别，做出决策的一种逻辑方法。

4. 待诊：有些疾病一时难以明确诊断，临床上常用主要症状或体征的原因待诊作为临时诊断，如发热原因待诊、腹泻原因待诊、黄疸原因待诊、血尿原因待诊等。

5. 个体化诊断：将被检个体的基因背景及病理生理状态的综合分析的结果应用于该个体的预防、诊断和治疗上，这种诊断称为个体化诊断。

五、简答题

1. 诊断疾病的步骤如下：

（1）搜集资料：包括详尽、完整、真实可靠的病史，全面系统而又重点深入的体格检查，以及含血、尿、大便常规在内的各项实验室和特殊检查。

（2）分析综合资料，形成印象：对上述资料进行综合归纳，分析比较，去粗取精，去伪存真，由表及里总结病人的主要问题，将可能性较大的问题罗列出来，形成假设、印象，也就是初步诊断。

（3）验证或修正诊断：初步诊断经过临床实践的验证，并进一步研究、分析病情，对初步诊断进行验证或修正，以明确诊断。一时难于确诊的病例，进行实验性治疗也是一项公认可行的准则，但需十分慎重。

2. 常见的误诊、漏诊的原因如下：

（1）病史资料不完整、不确切，未能反映疾病进程和动态以及个体的特征，因而难以作为诊断的依据。亦可能由于资料失实，分析取舍不当，导致误诊、漏诊。

（2）观察不细致或检验结果误差。临床观察和检查中遗漏关键征象，不加分析地依赖检验结果，是误诊的重要因素。

（3）先入为主，主观臆断，妨碍了客观而全面地搜集和分析资料。

（4）医学知识不足，缺乏临床经验，对一些病情复杂、临床罕见疾病造成的误诊，是误诊的常见原因。

3. 循证医学（evidence based medicine）是诞生于20世纪90年代的一门新兴的方法学。它是一门遵循科学证据的医学，它以各种临床研究结果为依据，在系统地搜集、评价各种研究结果的基础上，制订出指导医疗和医疗管理工作的最佳方案。

循证医学可将在全世界收集的资料进行统计分析和系统评价，用统计学的方法筛选出最佳的应用方案。由于不需要过多的投资便可最大程度地提高卫生资源的使用率，因此循证医学得到了迅速的推广、应用。

4. 循证医学的主要应用如下：

（1）循证医学管理医疗：对同类病人的诊断、治疗方法进行规范化管理称为管理医疗（managed care）。管理医疗的实施将有效地提高医疗工作效率和减少医疗开支，而管理医疗就是根据循证医学的原则制定的。

（2）卫生政策：美国、加拿大、澳大利亚等国均利用循证医学的系统评价结果，制定了癌症和一些其他疾病的治疗指南。

（3）卫生技术评价：用系统评价的方法对卫生技术的有效性、安全性、经济性和社会影响进行综合分析评价，为卫生行政部门决策提供依据。

（4）循证医学通过对资料的临床系统评价，按照特定的病种和疗法找出可靠的结论，指导临床实践。例如，丹麦根据系统评价结果，取消了对孕妇进行常规超声检查的规定，有些国家还取消了术前常规进行胸部透视的规定，从而节约了大量的人、财、物。

（5）药物研究和应用：近年来，许多药厂和医院通过循证医学的方法了解药物研究的趋势，确定药物的临床疗效及科学使用方法，收到良好效果。

5. 循证医学的基本特征如下：

（1）将最佳临床证据、熟练的临床经验和病人的具体情况这三大要素紧密结合在一起：寻找和收集最佳临床证据旨在得到更敏感和更可靠的诊断方法，更有效和更安全的治疗方案，力争使病人获得最佳治疗结果。掌握熟练的临床经验旨在能够识别和采用那些最好的证据，能够迅速对病人状况做出准确和恰当的分析与评价。

（2）重视确凿的临床证据：这是和传统医学截然不同的。传统医学主要根据个人的临床经验，遵从上级或高年资医师的意见，参考来自教科书和医学刊物的资料等为病人制订治疗方案。显然，传统医学处理病人的最主要的依据是个人或他人的实践经验。

§5

护理学概述试卷

护理是一门运用科学，分为家庭护理和有偿护理。有偿护理必须按照卫生部、卫健委、医政部所规定的法律法规相关条文执行开展相应的护理项目，有条理、有目的、有计划的完成基础或常规护理，观察了解病人体表体重基础情况，根据病情变化监测或获取病情数据，以配合医生完成对病人的治疗，加强输液巡视和教育，及时处理医疗纠纷，防止医疗事故的发生。开展危重症生命体征监测、标本采集、体重营养定期采集分析，并从生理心理、社会文化和精神诸方面，照顾病人的生活起居，日常活动、用药和安全等问题。本试卷内容涉及以上知识点。

§5.1 护理概述试卷

一、选择题

【A 型题】

1. 近代护理学的形成开始于　　　　　　　　　　　　　　　　　　　　　　（　　）
   A. 18 世纪中叶　　　B. 18 世纪末期　　　C. 19 世纪初期　　　D. 19 世纪中叶　　　E. 20 世纪初期

2. 世界上第一所正式护士学校创建于　　　　　　　　　　　　　　　　　　（　　）
   A. 1854 年，法国　　　B. 1860 年，美国　　　C. 1856 年，英国　　　D. 1860 年，英国　　　E. 1856 年，美国

3. 南丁格尔在克里米亚战争中救护伤员使士兵的死亡率下降到　　　　　　　（　　）
   A. 1%　　B. 2%　　C. 2.2%　　D. 3.2%　　E. 4.0%

4. 世界卫生组织的战略目标是：到 2000 年　　　　　　　　　　　　　　　（　　）
   A. 人人享有健康　　　B. 人人享有公费医疗　　　C. 人人享有卫生保健　　　D. 人人享有更好的营养　　　E. 以上都不是

5. 护理学是医学科学领域里的　　　　　　　　　　　　　　　　　　　　　（　　）
   A. 从事病人生活护理的科学　　　B. 从事于医疗的辅助科学　　　C. 有关治疗技术应用的科学　　　D. 一门独立学科　　　E. 以上都不是

6. 符合现代护理学观点的是　　　　　　　　　　　　　　　　　　　　　　（　　）
   A. 护士是医师的助手　　　B. 护理目标是满足病人生理需要　　　C. 护理的对象是人、家庭和社区　　　D. 护理的任务是防治疾病　　　E. 以上都不是

7. 护理学的目标是　　　　　　　　　　　　　　　　　　　　　　　　　　（　　）
   A. 满足病人的生理需要　　　B. 满足病人的心理需要　　　C. 使病人适应社会状态

D. 增进人类健康　　E. 以上都不是

8. 护理作为一门独立学科，必须首先明确　　　　　　　　　　　　（　　）

　　A. 护理学与社会发展的关系　　B. 护理学自身的特点和内在规律　　C. 护理学研究对象、任务、学科体系的发展方向　　D. 分支学科的产生和应用　　E. 以上都不是

9. 护士素质培养的核心是　　　　　　　　　　　　　　　　　　　（　　）

　　A. 职业道德　　B. 专业素质　　C. 身体素质　　D. 心理素质　　E. 以上都不是

10. 中国第一所正式的护士学校创办于　　　　　　　　　　　　　　（　　）

　　A. 1880 年　　B. 1888 年　　C. 1935 年　　D. 1951 年　　E. 1955 年

【X 型题】

11. 护理学基础知识包括　　　　　　　　　　　　　　　　　　　（　　）

　　A. 自然科学知识　　B. 整体护理知识　　C. 医学基础知识　　D. 人文及社会科学知识　　E. 个体护理知识

12. 属于护理学专业知识的内容包括　　　　　　　　　　　　　　（　　）

　　A. 基础护理知识　　B. 预防保健知识　　C. 专科护理知识　　D. 急重症护理知识　　E. 社区护理知识

13. 我国目前发行的护理杂志主要有　　　　　　　　　　　　　　（　　）

　　A.《中华护理杂志》　　B.《护士进修杂志》　　C.《中国实用护理杂志》　　D.《护理管理杂志》　　E.《护理研究》

14. 我国目前护理教育的层次包括　　　　　　　　　　　　　　　（　　）

　　A. 中等教育　　B. 普通高等教育　　C. 八年制高等教育　　D. 研究生教育　　E. 博士后教育

15. 我国护理教育的发展方向包括　　　　　　　　　　　　　　　（　　）

　　A. 扩大高等教育规模　　B. 提高护理教育层次　　C. 增加护理教育形式　　D. 大力发展护理中等教育　　E. 扩大男护士生招生比例

二、填空题

1. 世界卫生组织提出的全球卫生保健战略目标是_____。

2. 护士需要帮助人群解决与健康相关的问题是_____、_____、_____、_____。

3. 现代护理学的发展历程可分为_____、_____和_____三大阶段。

4. 南丁格尔生于 1820 年_____月_____日，_____国人，是现代护理学的奠基人。

5. 填写下表中的空白格：

护理发展三阶段

项　目	以疾病为中心（1860—20 世纪 40 年代）	以病人为中心（20 世纪 40—70 年代）	以人的健康为中心（20 世纪 70 年代至今）
护理	职业		

续表

项　目	以疾病为中心（1860—20 世纪40 年代）	以病人为中心（20 世纪 40—70 年代）	以人的健康为中心（20 世纪 70 年代至今）
医护关系	助手		
中心	疾病		
护理对象	住院病人		
工作场所	医院		
护理教育	内容少		

三、判断题

1. 1888 年，美国人约翰逊在福州成立了我国第一所护士学校。　　　　　　（　　）
2. 我国《护理杂志》于 1954 年创刊，1981 年更名为《中华护理杂志》。　　（　　）
3. 现在我国护理学不招收男生。　　　　　　　　　　　　　　　　　　　（　　）
4. 护士执业证书的有效期为 3 年。　　　　　　　　　　　　　　　　　　（　　）
5. 护士执业注册有效期为 5 年。护士执业注册有效期届满需要继续执业的，应当在有效期届满前 30 日，向原注册部门申请延续注册。　　　　　　　　　　　　（　　）

四、名词解释

1. 国际护士节
2. 南丁格尔奖章
3. 护士执业证书
4. 护士执业注册
5. 责任护理

五、简答题

1. 简述护理学的培养目标和学习内容。
2. 试述现代护理不同发展阶段对"护理"概念的认知状况。
3. 试述护理理论的 4 个基本概念。
4. 试述人类基本需要层次论的内容。
5. 试述现代护士的角色与功能。

一、选择题

【A 型题】

题序	1	2	3	4	5	6	7	8	9	10
答案	D	D	C	C	D	C	D	C	A	B

【X 型题】

题序	11	12	13	14	15
答案	ACD	ABCDE	ABCDE	BD	ABC

二、填空题

1. 2000 年人人享有卫生保健
2. 减轻痛苦　维持健康　恢复健康　促进健康
3. 以疾病为中心　以病人为中心　以人的健康为中心
4. 5　12　英
5. 正确填写完成之表格如下：

项　目	以疾病为中心（1860—20世纪 40 年代）	以病人为中心（20 世纪 40—70 年代）	以人的健康为中心（20世纪 70 年代至今）
护理	职业	专业	独立学科
医护关系	助手	合作伙伴	合作、角色多元
中心	疾病	病人	健康
护理对象	住院病人	住院病人	全人类
工作场所	医院	医院	家庭、社区、医院
护理教育	内容少	以病人为中心教育模式	以健康为中心教育模式

三、判断题

题　序	答　案	解　析
1	√	1888 年，美国人约翰逊在福州成立了我国第一所护士学校。

题 序	答 案	解 析
2	√	我国《护理杂志》于 1954 年创刊，1981 年更名为《中华护理杂志》。
3	×	1888 年，美国护士约翰逊在福州医院开办我国第一所护士学校，当时社会风气未开，年轻女性不被允许在公众场所出现，因此医院招收的护士多为男性。1906 年，北京协和护士训练学校正式招收男护士。1920 年以后护校开始停止招收男护士，并逐渐改招女护士。此后，在中国女性逐渐成为护理队伍的主导力量，但男护士也发挥了重要的作用。
4	×	护士执业证书有效期为 5 年，每次提前 30 天申请延续注册，审核通过可延长有效期，也是 5 年。
5	√	执业证书的有效期 5 年是指一般情况下是每 5 年申请一次延续注册，因为申请延续注册的过程就是接受主管卫生部门审核的过程，所以可以理解为 5 年年审一次，原执业证书快到期时（是指要提前 30 天）向原发证部门递交相关资料接受审核，如没问题会延长该护士合法执业证书的有效期，也是 5 年，如此循环下去。

四、名词解释

1. 国际护士节：为了纪念和发扬南丁格尔不畏艰险、甘于奉献、救死扶伤和勇于献身的人道主义精神，1912 年国际红十字大会将南丁格尔出生的五月十二日定为"国际护士节"。

2. 南丁格尔奖章：1912 年国际红十字大会正式确定颁发"南丁格尔奖章"，用以表彰世界各国优秀的护理工作者，每两年颁奖一次。截至 2017 年中国已有 79 位护理人员获此殊荣，首位获奖人是王琇瑛。

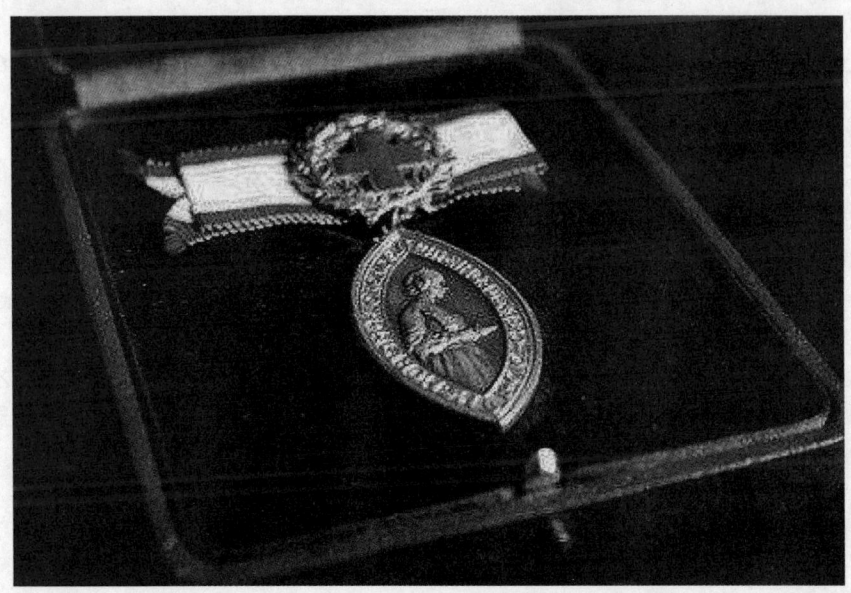

3. 护士执业证书：《护士执业证书》是护士执业的法律凭证，核发《护士执业证书》和护士执业注册的过程是执法的过程，也是实施护士准入制度的具体体现。取得《护士执业证书》并经执业注册后，方可

按照注册的执业地点从事护理工作。未取得《护士执业证书》并获得有效注册者，不得从事诊疗技术规范规定的护理活动。护士执业证书的有效期为5年。

4. 护士执业注册：根据《中华人民共和国护士管理办法》，获得大专以上护理专业文凭或获得经省级以上卫生行政部门确认免考资格的中等卫生（护士）学校护理专业文凭以及护士执业考试合格者，可取得《中华人民共和国护士执业证书》，即取得护士执业资格。但取得护士执业资格的人还必须经过护士执业注册后，才能成为法律意义上的护士，享有护士的权利，并履行护士的义务。

5. 责任护理：责任制护理是一项新的临床护理制度，是护理工作的一个重大改革。责任制护理于20世纪50年代开始在国外兴起，80年代才在我国推广。它是一种以病人为中心，对病人全身心健康给以全面、系统、整体的护理。责任护士从病人入院那天起，一直负责到病人出院。不仅对病人的机体进行护理，还对病人的心理、社会关系和家庭生活状况等进行全面了解，配合病人康复需要，给予最佳的护理。

五、简答题

1. 护理学的培养目标和学习内容如下：

(1) 培养目标：护理学专业培养具备人文社会科学、医学、预防保健的基本知识及护理学的基本理论知识和技能，能在护理领域内从事临床护理、预防保健、护理管理、护理教学和护理科研的高级专门人才。

(2) 学习内容：护理学基础、人文护理学、基础护理学、专科护理、急重症护理、社区护理、预防医学及护理技能操作训练等。

2. 现代护理的发展阶段不同，对"护理"概念的认知也不相同。

(1) 以疾病为中心发展阶段：护理是协助医生诊疗，消除身体的疾患，恢复正常的功能。

(2) 以病人为中心发展阶段：护理是一种艺术和科学的结合，包括照顾病人的一切，增进其智力、精神、身体的健康。

(3) 以人的健康为中心发展阶段：护理是帮助健康人或病人进行保持健康或恢复健康（或在临死前到安宁）的活动，直到病人或健康人能独立照顾自己。

3. 护理学的4个基本概念，即人、环境、健康和护理，现将护理学的4个基本概念分述如下：

(1) 人是一个整体，有基本需要，是一个开放系统，对自身的健康有所追求并负有责任。

(2) 环境包括由人体内生物、化学和物理等因素构成的内环境以及由自然环境和社会环境构成的外环境；同人的健康有密切关系。

(3) 健康是生理、心理、精神等诸方面的完好状态，从健康到疾病是连续、动态的过程，健康水平受生理、心理和社会多方面因素的影响。

(4) 护理是以自然科学和社会科学知识为指导的、为人的健康服务的专业，是一种科学和艺术相结合的、帮助人获得最大限度健康的活动，是基于不同的需要而有不同的形式和内容、因人而异。其工作方法是护理程序。

4. 人的基本需要归纳为5个层次，按先后次序，由低到高依次分述如下：

(1) 生理的需要：个体生存所必须的最基本的需要，如空气、水、食物等。

(2) 安全的需要：个体需要有保障、受保护、有安全感、生活稳定。

(3) 爱与归属的需要：个体渴望归属于某一群体，希望爱与被爱，与他人友好相处。

(4) 尊重的需要：有自尊、被尊重和尊重他人的需要。

(5) 自我实现的需要：个体希望自己的能力和潜力得到充分发挥，实现自己的理想，是人类最高层次的需要。

5. 现代护士的角色有7个：照顾者、计划者、管理者、教育者、协调者、代言人和研究者。现将其功能分述如下：

（1）照顾者：这是护士最基本又最重要的角色，当人们因疾病等原因不能自行满足基本需要时，护士应提供各种护理照顾，帮助护理对象满足基本需要，如呼吸、饮食、排泄、休息、活动、个人卫生以及心理的、社会的方面需要。

（2）计划者：护士运用护理专业的知识和技能，为病人制订系统、全面、整体的护理计划，促进病人尽快康复。在这个过程中要求护士具有深刻的思维判断、观察分析能力和果断的决策能力。

（3）管理者：为了使护理工作顺利开展，护士需对日常护理工作进行合理的计划、组织、协调与控制，以合理利用各种资源，提高工作效率，为病人提供优质的服务。同时，护理管理人员还需与医院的其他管理人员共同完成医院的管理。

（4）教育者：护士的教育者角色包括两个方面。①对护理对象的健康知识的教育和指导，提供有关信息，促进和改善人们的健康态度和健康行为。②对实习护生和新护士的教育培养，帮助他们进入护理工作领域，发展其护理专长，培养年轻新一代护士也是护理事业延续和发展的需要。

（5）协调者：护士在工作中需要与有关人员进行联系与协调，维持一个有效的沟通网，使诊断、治疗、护理工作得以协调进行，保证护理对象获得最适宜的整体医护照顾。在社区护理中，卫生保健工作的涉及面更广，护士更需加强与社会各机构及有关人员的协调与配合。

（6）代言人：护士是病人利益的维护者，有责任解释并维护病人的权益不受损害或侵犯，护士是病人的代言人。同时，护士还需评估有碍全民健康的问题和事件，提供给医院或卫生行政部门作决策时参考，此时护士又成为全民健康利益的代言人。

（7）研究者：科研是护理专业发展不可缺少的活动，每一个护士，特别是接受过高等教育的护士同时又是护理科研工作者，在做好病人护理工作时，要积极开展护理研究工作，并将研究结果推广应用，指导改进护理工作，提高护理质量，使护理的整体水平从理论和实践上不断进步。

医院护理工作在医院工作中占有重要地位，包括护理总论、专科护理、特殊护理和护理管理等内容。①护理总论：研究并应用护理的基本理论和基本技术，满足病人的基本生活需要和心理治疗的需要，通过临床护理工作，为疾病的诊断和治疗及时提供疫病发生、发展的动态信息，有效地配合并参与治疗、检查及对危重病人的抢救，以积极的安全的护理对策，使病人处于最佳心理状态。②专科护理：结合临床各专科的特点，应用专科护理理论和护理技术，如强化对危重病人的监护及对烧伤、显微外科、介入外科病人及对血液透析、脏器移植病人手术前后的专科护理等。③护理管理：护理在病人的治疗过程中是一个重要的环节，护士即是医疗的提供者又是医疗的协调者。在护理过程中，产生了大量的护理信息，护理信息是医院信息系统的重要内容，美国护理学家 Swansburg 指出：护理管理是有效地利用人力和物力资源，以促进护理人员为病人提供高质量护理服务的过程。美国护理管理专家 Gillies 指出：护理管理是护理人员为病人提供照顾、关怀和舒适的工作过程，并认为护理管理的任务是通过计划、组织以及对人力、物力、财力资源进行指导和控制，以达到为病人提供有效而经济的护理服务目的。护理管理是医院管理的一个重要组成部分，从医院人员构成上看，护理人员约占医院总人数的三分之一，占卫生技术人员的二分之一，是医院诊疗技术工作中的基本队伍，对提高医疗护理质量起着重要作用；从医院管理程序和过程上看，护理人员与直接管理的部门将近占医院所有部门的四分之三，从门诊到病房，从急诊室到观察室，从手术室到供应室，从诊疗、检查到饮食、起居、环境，每个环节都有大量护理管理工作，在医院的门急诊管理、病房管理、物资设备等管理工作中具有十分重要的地位；从护理分系统与其他分系统的广泛联系看，护理工作与医师之间、与医技科室之间、与总务后勤科室之间、以及与预防保健工作都有着广泛的联系，并对这些系统地工作施以较大的影响。因此，从一定意义上讲，护理管理的水平是衡量医院科学管理水平的标志之一，也是整个医院管理水平的缩影。运用科学的方法组织、实施临床护理工作，为病人创造优美的疗养环境，建立良好的护患关系，有效地提高护理质量等。

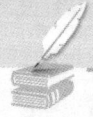

§5.2　医院护理试卷

一、选择题

【A 型题】

1. 护理程序的 5 个基本步骤依次是　　　　　　　　　　　　　　　　　　　　　（　　）

　　A. 评估、诊断、计划、实施、评价　　　　B. 诊断、评估、计划、实施、评价　　　C. 评

估、计划、诊断、实施、评价 D. 诊断、评估、实施、计划、评价 E. 计划、诊断、评估、实施、评价

2. 手术前护士收集病人的下述资料中，属于客观资料的是 （ ）

   A. 瘙痒 B. 恶心 C. 腹痛 D. 血压 E. 恐惧

3. 为了达到置换病室空气的目的，每次通风的时间应为 （ ）

   A. 90 分钟 B. 10 分钟 C. 30 分钟 D. 20 分钟 E. 60 分钟

4. 床单位的设备不包括 （ ）

   A. 床 B. 床上用品 C. 床旁桌 D. 椅子 E. 输液架

5. 下述哪一项不属于特殊护理 （ ）

   A. 手术室护理 B. ICU 护理 C. 烧伤护理 D. 早产儿护理 E. 介入医学护理

   【X 型题】

6. 护士素质包括 （ ）

   A. 政治思想素质 B. 文化素质 C. 道德素质 D. 心理素质 E. 业务技能素质

7. 护理学的范畴包括 （ ）

   A. 医院护理 B. 社区护理 C. 护理教育 D. 护理实践 E. 护理科研

8. 医院护理的基本内容包括 （ ）

   A. 基础护理 B. 家庭病床护理 C. 专科护理 D. 特殊护理 E. 治疗护理

9. 医院护理的管理包括 （ ）

   A. 人员和制度管理 B. 设备和药品管理 C. 医药护理环境管理 D. 护理安全管理 E. 护理质量管理

10. 医院病床按护理需要分为 （ ）

    A. 备用床 B. 手术床 C. 暂空床 D. 牵引床 E. 麻醉床

二、填空题

1. 医院护理的基本内容包括基础护理、_____和_____。
2. 护理计划的主要内容应包括_____、_____和_____等内容。
3. 床单位的基本设施包括_____、_____、_____以及_____、_____、_____等。
4. 对医院病床准备的基本要求是_____、_____、_____和_____。
5. 暂空床应将盖被做_____形折叠并置于_____，以方便暂时离床病人的使用。

三、判断题

1. 我国综合医院实行的是护理部主任、片区护士长和护理单元护士长三级管理体制。 （ ）

2. 微创外科、器官移植及手术前后病人的护理属特殊护理。 （　　）

3. 麻醉床是为麻醉手术后病人准备的病床。 （　　）

4. 暂空床是为准备接受新病人铺设的床位。 （　　）

5. 护理安全管理应包括病人的安全管理和护士的安全管理。 （　　）

四、名词解释

1. 护理职业道德

2. 基础护理

3. 护理单元

4. 床单位

五、简答题

1. 简述"护理"的基本概念。

2. 简述医院护理的原则和目标。

3. 试述护理诊断与医疗诊断的区别。

4. 简述特殊护理的基本要求。

5. 列表简述护理分级与病人自理能力的关系。

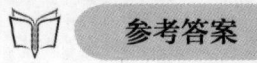 参考答案

一、选择题

【A 型题】

题序	1	2	3	4	5
答案	A	D	C	E	C

【X 型题】

题序	6	7	8	9	10
答案	ABCDE	ABCDE	ACD	ABCDE	ACE

二、填空题

1. 专科护理　　特殊护理

2. 护理诊断　　护理目标　　护理措施　　效果评价

3. 病床　　床上用品　　床旁座椅　　呼叫装置　　供氧装置　　负压吸引装置

4. 舒适　　平整　　安全　　实用

5. S　　床尾

三、判断题

题序	答案	解析
1	√	我国综合医院实行的是护理部主任、片区护士长和护理单元护士长三级管理体制。
2	×	特殊护理是指对各种特殊疾病病人的护理，如精神病、老年病、传染病病人的护理。这种护理在服务对象和服务方法上与其他护理不同，因此，在护理工作中除应遵循护理道德基本原则外，还有一些具体的特殊的道德要求，例如服务难度大、范围广，道德要求标准高，伦理难题多。
3	√	麻醉床是为麻醉手术后病人准备的病床。
4	×	暂空床是供新入院病人或暂时离床病人使用的病床，也就是将先前铺好的备用床变为暂空床。
5	√	护理安全管理应包括病人的安全管理和护士的安全管理。

四、名词解释

1. **护理职业道德**：是护理社会价值和护士理想价值的具体体现，它与护士的职业劳动紧密结合。形成高尚的护理职业风范，对指导护理专业的道德发展方向，调节护患关系，促进医疗卫生战线的精神文明建设，造福于人民的健康事业具有深远的意义。

2. **基础护理**：是临床各项护理工作的前提和基础，是满足病人生理和安全需要的重要途径，也是评价医院护理质量的重要标志之一，包括为病人提供良好的就医环境、生活服务、心理疏导、健康教育和完成常规治疗等。基础护理工作的质量可反映出医院护理水平的高低和医院护理工作质量的优劣。

3. **护理单元**：是指特定的护理场所、设施、设备和实现护理职能的护理群体的总称，如综合病室、专科病室、手术室、急诊室、加强监护病房（ICU）、新生儿室等均可称为护理单元。

4. **床单位**：病人床单位是指医疗机构提供给病人使用的家具与设备，是供病人住院期间休息、睡眠、活动、饮食与治疗等的最基本的生活单位。病人床单位的设备及管理要以病人舒适、安全和有利于康复为前提。床单位要保持整洁，床上用物要定期更换。

五、简答题

1. 护理概念的内涵随着医学科学的发展而不断拓展，狭义的护理是指护理工作者所从事的以照料病人为主的医疗、护理技术工作，如对老幼病残者的照顾，维护病人的身心健康，满足人类生、老、病、死的护理需求等。广义的护理是指一项为人类健康服务的专业，是在尊重人的需要和权力的基础上，改善、维持或恢复人们所需要的生理、心理健康和社会适应能力，达到预防疾病、提高健康水平的目的。

2. 医院护理的原则和目标分述如下：

（1）护理原则：坚持以人为本和"以病人为中心"的服务理念，切实转变"重专业、轻基础，重技术、轻服务"的观念，夯实基础护理，丰富服务内涵，提高护理质量，推进护理工作贴近病人、贴近临床、贴近社会，为病人提供安全、有效、方便、满意的护理服务，增进病人和谐。

（2）护理目标：让病人满意，使病人健康是护理工作的最终目标。

3. 护理诊断与医疗诊断的区别详见下表：

护理诊断与医疗诊断的区别

项　目	护理诊断	医疗诊断
临床判断的对象	对个人、家庭、社区现在的或潜在的健康问题的一种临床判断	对个体健康状态及疾病本质的一种临床判断
侧重点	疾病的反应	疾病的本质
决策者	护理人员	医疗人员
职责范围	在护理职责范围内进行	在医疗职责范围内进行
变化情况	随病情变化而改变	相对稳定
数目	可存在多个	一般情况下只有一个
举例	高热、昏迷	中暑（热射病）

4. 特殊护理的基本要求包括：

(1) 安排 24 小时专人护理，严密观察病情及生命体征变化。

(2) 制订护理计划，严格执行各项诊疗及护理措施，及时准确逐项填写特别护理记录。

(3) 备好急救所需药品和用物。

(4) 做好基础护理，严防并发症，确保病人安全。

5. 医院护理分级与病人自理能力的关系见下表：

医院护理分级与病人自理能力的关系

护理等级	自理能力等级	等级划分标准	需要照护程度
特级	重度依赖	总分≤40 分	全部需要他人照护
一级	中度依赖	总分 41～60 分	大部分需他人照护
二级	轻度依赖	总分 61～99 分	少部分需他人照护
三级	无需依赖	总分 100 分	无须他人照护

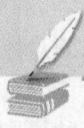

护理礼仪属职业礼仪范畴，是护理工作者在进行医疗护理和健康服务过程中形成的、被大家公认的和自觉遵守的行为规范和准则，既是护理工作者素质修养的外在表现，也是护理人员职业道德的具体表现。本试卷内容涉及护理礼仪的原则，内容、语言和行为的规范化标准等。

§5.3 护理礼仪试卷

一、选择题

【A 型题】

1. 礼仪的首要原则是 （   ）
   A. 尊重原则   B. 平等原则   C. 宽容原则   D. 诚信原则   E. 关爱原则

2. 护士在进行护理治疗时，应采取最合适的口吻是 （   ）
   A. 询问   B. 命令   C. 请求   D. 商量   E. 教育

3. 护患之间建立良好信任关系的基础是 （   ）
   A. 爱护   B. 友好   C. 信任   D. 体谅   E. 关心

4. 下面哪种情况不符合语言得体文明的要求 （   ）
   A. 用姓名称呼病人   B. 护理时使用商量的口吻   C. 对不配合的病人耐心引导
   D. 对所有病人一视同仁   E. 用床号称呼病人

5. 消除病人顾虑的最重要的护理因素是： （   ）
   A. 娴熟的技术   B. 自然的仪态   C. 亲切的问候   D. 舒适的环境   E. 文明的举止

【X 型题】

6. 交往礼仪中最重要的三项原则是指 （   ）
   A. 接受对方   B. 尊重对方   C. 重视对方   D. 赞同对方   E. 宽容对方

7. 护士的语言应特别注意 （   ）
   A. 礼貌性   B. 规范性   C. 情感性   D. 保护性   E. 通俗性

8. 护士工作时可化淡妆，其要求是 （   ）
   A. 美观   B. 自然   C. 新奇   D. 得体   E. 协调

9. 护士学习礼仪的意义在于 （   ）
   A. 培养护士良好素质和修养   B. 满足病人的心理需求   C. 保持社会关系和谐
   D. 协调护患关系   E. 强化护理行为

10. 护理礼仪的特点包括 （　　）

    A. 规范性　　　B. 谦虚性　　　C. 自律性　　　D. 普遍性　　　E. 差异性

二、填空题

1. 护理礼仪的原则包括＿＿＿＿ 、＿＿＿＿＿ 、＿＿＿＿＿ 、＿＿＿＿＿ 、＿＿＿＿＿ 、＿＿＿＿＿ 、
＿＿＿＿＿ 。

2. 护理礼仪的具体内容包括＿＿＿＿ 、＿＿＿＿＿ 、＿＿＿＿＿ 、＿＿＿＿＿ 、＿＿＿＿＿ 、＿＿＿＿＿ 、
＿＿＿＿＿ 。

3. 举止礼仪的原则包括＿＿＿＿ 、＿＿＿＿＿ 、＿＿＿＿＿ 、＿＿＿＿ ，内容包括＿＿＿＿ 、
＿＿＿＿ 、＿＿＿＿＿ 。

4. 对护士仪态的具体要求包括＿＿＿＿ 、＿＿＿＿＿ 、＿＿＿＿＿ 、＿＿＿＿ 。

5. 护理礼仪的培训方法主要包括＿＿＿＿ 、＿＿＿＿＿ 、＿＿＿＿ 。

三、判断题

1. 仪态通常指人的外貌或容貌。 （　　）
2. 不同国度和不同民族的礼仪基本上是一致的。 （　　）
3. 医护人员不能对病人实行"善意谎言"原则。 （　　）
4. 医师与护士在工作中是一种"主从关系"。 （　　）
5. 护理礼仪不属于法律、法规范畴。 （　　）

四、名词解释

1. 礼仪
2. 护理礼仪
3. 仪表
4. 仪容
5. 职业礼仪

五、简答题

1. 简述礼仪的特点。
2. 简述护理礼仪的基本内容。
3. 试述护士仪容仪表的规范要求。
4. 试述对护士站、坐、行、端治疗盘、拾物、推治疗车等行为举止的要求。
5. 简述护士礼仪培训的目的。

一、选择题

【A 型题】

题序	1	2	3	4	5
答案	A	D	C	E	A

【X 型题】

题序	6	7	8	9	10
答案	BCE	ABE	ABDE	ABDE	ABCDE

二、填空题

1. 平等原则　敬人原则　真诚原则　宽容原则　自律原则　适度原则　从俗原则
2. 仪容礼仪　服饰礼仪　举止礼仪　语言礼仪　操作礼仪　服务礼仪
3. 稳重　端庄　大方　优美　语言　表情　行为
4. 正确的站姿　正确的坐姿　正确的步态　优美的动作
5. 示范　表演　竞赛

三、判断题

题 序	答 案	解 析
1	×	仪态是指人在行为中的姿态和风度,可以从一个人的仪态来判断他的品格、学识、能力和其他方面的修养程度。
2	×	不同国度和民族的礼仪虽然有许多共同点,但也存在许多差异。护理不同国度和民族的病人时,护士应特别注意尊重他们各自的礼仪特点。
3	√	我国现行法律和法规,规定病人享有知道疾病诊断、病情进展、治疗风险、疗效及预后的权利,因此不能实行"善意谎言"原则,但必要时可将病情告知病人的直系亲属,实行间接知情权。
4	×	医护关系是两个医学专业人员工作中的协作关系,而非从属关系。医、护关系时只有遵循互相配合、互相尊重、平等合作的原则,才能建立互相协作、互相信任的新型、和谐的医、护关系,只有这样才能充分发挥医师和护士的工作积极性,才能提高医疗和护理服务质量,发挥现代医院的整体效应。
5	√	虽然加强护士礼仪修养的培养,规范护士礼仪,已经成为提高护士全面素质、保证护理工作在高标准、高质量、高要求下完成的必要条件,但护理礼仪不属于法律、法规范畴。

四、名词解释

1. 礼仪:是在人际交往中约定俗成的行为规范与准则,是对礼貌、礼节、仪表、仪式等具体形式的统称。

2. 护理礼仪：属职业礼仪范畴，是护理工作者在进行医疗护理和健康服务过程中形成的、被大家公认的和自觉遵守的行为规范和准则，既是护理工作者素质修养的外在表现，也是护理人员职业道德的具体表现。

3. 仪表：是指人的外表，包括人的容貌、服饰、体态和举止等方面，是一个人精神面貌的外观体现，我们应做到仪表端庄，整洁大方。

4. 仪容：主要指人的容貌，护士应做到仪容整洁，精神饱满、面容和蔼。

5. 职业礼仪：职业礼仪不同于社交礼仪，它是根据不同行业的特点，依据服务对象的需求而设计的专业性礼仪标准，包括行业礼仪和个人礼仪，例如外交礼仪、商业礼仪、旅游礼仪、校园礼仪、师生礼仪、护士礼仪等。

五、简答题

1. 礼仪的主要特点包括：

(1) 规范性和自律性：护士应自觉地遵守护理礼仪的各项原则和规定。

(2) 普遍性和差异性：护理礼仪要求适用于全体护理人员，但不同民族、不同信仰、不同年龄的病人又各有其礼仪特点和要求，应予尊重、理解和配合。

(3) 中国礼仪特点：敬老爱幼，亲情至上，谦虚含蓄，善于自制，注重人情，礼尚往来。

2. 护理礼仪的基本内容包括：

(1) 仪容礼仪：是指护士的仪容应具有的风范，它与美学、修养、价值取向等关系密切，包括素质表现、体型风度、服饰礼仪、手势礼仪等内容。护士工作时可以化淡妆，提高颜值，但不允许佩戴饰物，不提倡留披肩发。

(2) 服饰礼仪：护士着装，要求整洁、得体、舒适、实用和规范。

(3) 举止礼仪：是护士在日常工作和交往中应遵守的举止规范，包括静态礼仪和动态礼仪。

3. 护士仪容仪表的规范要求如下：

(1) 精神饱满，语言文明，举止端庄。

(2) 头发整洁，长发要盘起（后不过领，前不过眉）。

(3) 不留长指甲，指甲不涂色。

(4) 工作服应合体、平整，保持衣扣完整，无破损，无污迹，并佩戴挂表。工作服内衣领不可过高，颜色反差不可过于明显，自己的衣、裤、裙不得超露出工作服、工作裤的底边。

(5) 袜子颜色以肤色为宜，不穿有洞、挑丝或者补过的袜子，鞋面要保持清洁，走路轻快、鞋底无响声，不可穿着拖鞋或靴鞋。

(6) 可以淡妆上岗，不可浓妆艳抹，不得佩戴耳环、手镯、戒指、手链、脚链。

4. 护士站、坐、行、端治疗盘、拾物、推治疗车等行为举止的要求如下：

(1) 站：头微抬，目光平和，自信；身体挺直收腹；双手自然下垂在身体两侧或交叉于小腹处；双足靠拢，夹角呈15°～20°，重心在足弓。

(2) 坐：头、肩、上身同站立要求，一足稍向后，一手轻拉衣角，另一手展平工作服后轻坐下，臀坐于椅子2/3或1/2处，双手自然交叉放于一大腿上，双膝轻轻靠拢，两足自然平放。

(3) 行：头部及身体同站立要求，双手前后摆动幅度约30°，两腿沿一直线小步前进。

(4) 端治疗盘：双手持盘1/3或1/2处，肘关节成90°，治疗盘距胸前方约5 cm。

(5) 拾物：头略低，右腿后退半步下蹲拾物，直立、右腿迈步行走。

(6) 推治疗车：身体略向前倾，治疗车距身体前侧约30 cm，两手扶治疗车左右两侧扶手，肘部自然放松,向前轻轻推动治疗车,尽量减少治疗车推行过程中发出的声响。

5. 护士礼仪培训的目的如下:

(1) 使护士了解服务礼仪的重要性,提高服务意识,改善服务心态,使病人感到信任和舒适,并最大限度满足病人的合理需求,建立良好的护患关系。

(2) 培养医务人员之间互相尊重、良好协作的医疗团队精神,全面提高医疗水平,树立医院救死扶伤的良好形象。

(3) 培训护士在容颜体态、举止言行、服务技巧等方面达到标准化要求,以符合医院的整体形象及标准。

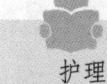

护理文书是病历资料的重要组成部分,是护士在护理活动中对获得的客观资料进行归纳、分析、整理形成的文字记录。护理文书书写规范第3次修订版于2018年2月26日由原国家卫生计划生育委员会正式发布。护理文书是具有法律效应的护理文件,护理文书数据具有法律证据作用。本试卷内容涉及护理文书书写基本要求、入院告知书书写要求、入院病人护理评估书写要求、三测单书写要求和医嘱单书写要求等。

§5.4　护理文件书写规范试卷

一、选择题

【A型题】

1. 关于护理文书概念下列哪项说法有误　　　　　　　　　　　　　　　　( )

A. 护理文书是护士在临床护理活动中形成的　　B. 护理文书是全部文字、符号、图标等资料的总和　　C. 主要是观察、评估、判断病人的护理问题　　D. 记录执行的医嘱　E. 以上都不对

2. 在体温单上,病人过敏的药物应填写的部位是　　　　　　　　　　　　( )

A. 眉栏　　B. 40 ℃～42 ℃区域　　C. 35 ℃下面的区域　　D. 特殊栏　　E. 任何显眼部位

3. 因抢救危急重症病人而未及时书写的护理记录应于几小时内及时据实补记。　( )

A. 10　　B. 8　　C. 7　　D. 6　　E. 5

4. 下述医嘱必须立即执行的是　　　　　　　　　　　　　　　　　　　( )

A. 肠溶阿司匹林, 0.6, tid　　B. 地高辛, 0.25 mg, st.　　C. 度冷丁, 50 mg, im, q6h, prn　　D. 去痛片, 0.5, sos　　E. 低盐饮食

5. 立即执行的医嘱，在处方开出后多长时间内执行　　　　　　　　　　　（　　）

    A. 15 分钟内　　　B. 5 分钟内　　　C. 30 分钟内　　　D. 60 分钟内　　　E. 12 小时内

6. 根据《医疗事故处理条例》规定，下列哪种记录单不属于可以复印或复制的范围（　　）

    A. 体温单　　　B. 医嘱单　　　C. 病程记录　　　D. 护理记录单　　　E. 入院记录

7. 评估病人的生活习惯时不包括　　　　　　　　　　　　　　　　　　　（　　）

    A. 吸烟　　　B. 饮酒　　　C. 偏食　　　D. 忌食　　　E. 药物

8. 夜间备用医嘱的失效时间是　　　　　　　　　　　　　　　　　　　　（　　）

    A. 12 pm　　　B. 7 pm　　　C. 次日 7 am　　　D. 次日 7 pm　　　E. 12 am

9. 日间备用医嘱的失效时间是　　　　　　　　　　　　　　　　　　　　（　　）

    A. 当日 7 pm　　　B. 次日 7 pm　　　C. 7 am　　　D. 7 pm　　　E. 12 am

10. 危重病人用护理记录单时，不必使用的记录单是　　　　　　　　　　　（　　）

    A. 体温单　　　B. 入院评估单　　　C. 护理计划单　　　D. 护理措施实施单　　　E. 医嘱单

【X 型题】

11. 在体温单 40 ℃～42 ℃相对应的时间格内用红色笔纵向填写的内容应包括　（　　）

    A. 入院　　　B. 转入　　　C. 手术　　　D. 分娩　　　E. 出院或死亡

12. 记录病人的出入水量时，其出量包括　　　　　　　　　　　　　　　　（　　）

    A. 呕吐物　　　B. 出汗　　　C. 大小便　　　D. 引流液　　　E. 渗出液

13. 护士处理医嘱时要注意　　　　　　　　　　　　　　　　　　　　　　（　　）

    A. 必须严格遵守三查七对，确认无疑问后方可执行　　　B. 先执行临时医嘱，再执行长期医嘱　　　C. 先执行，再转抄　　　D. 红勾表示已执行，蓝勾表示已转抄　　　E. 按医嘱的性质分别转抄在病历的长期和临时医嘱单上

14. 书写危重病人交班报告时应报告　　　　　　　　　　　　　　　　　　（　　）

    A. 生命体征　　　B. 呕吐　　　C. 神志　　　D. 瞳孔　　　E. 抢救和护理情况

15. 书写产科病人交班报告时，应报告婴儿的情况，包括　　　　　　　　　（　　）

    A. 性别　　　B. 体重　　　C. 哭声　　　D. 胎盘　　　E. 特殊情况

二、填空题

1. 书写护理文书应当客观、_____、_____、_____、_____、_____。

2. 体温单 40 ℃～42 ℃横线之间用红色墨水纵行顶格填写入院、出院、转入、死亡、手术、分娩时间。

3. 病人的意识状态分为清醒、_____、_____、_____、_____、_____状态。

4. 绘制体温单时，口腔温度以蓝点表示，腋下温度以_____表示，直肠温度以_____表示，耳温以_____表示。

5. 书写过程中出现错字时，应在错字上_____，但仍需保留原记录清楚可辨，并注明

_____及_____，并由_____签名。

6. 脉搏短绌时，心率以_____表示，脉率用_____表示，用_____连接。

7. 呼吸次数用_____表示。

8. 大便失禁用_____符号表示。

三、判断题

1. 在体温单特殊栏内填写皮试结果时，应使用红色笔以（＋）或（－）表示。 （   ）

2. 病人若入院后 14 天内进行第 2 次手术，应在相应的手术日期下填写"手术"二字。
（   ）

3. 书写出现错字时，用红笔在错字上画双横线，在划线的错字上方用同色笔更正。（   ）

4. 脉搏短绌时，以红圈表示心率，红点表示脉搏，两者之间用蓝色直线填满。 （   ）

5. 病情观察及措施栏中，护士应客观记录病人的病情，并加以分析评价。 （   ）

四、名词解释

1. 护理记录

2. 体温单

3. 长期医嘱与临时医嘱

4. 长期医嘱执行单和执行卡

5. 备用医嘱

五、简答题

1. 简述护理文书记录应遵守的书写规范。

2. 护士应如何转抄"手工医嘱"？

3. 试述护理记录单的内容与应用。

4. 简述书写危重病人护理记录和死亡记录的注意事项。

5. 如何书写出院记录单？

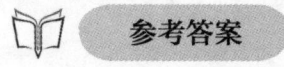 参考答案

一、选择题

【A 型题】

题序	1	2	3	4	5	6	7	8	9	10
答案	C	D	D	B	A	C	E	C	A	D

题序	11	12	13	14	15
答案	ABCDE	ABCDE	ABCDE	ABCDE	ABCE

二、填空题

1. 真实　　准确　　及时　　完整　　规范
2. 红
3. 嗜睡　　意识模糊　　昏睡　　浅昏迷　　深昏迷　　谵妄
4. 蓝叉　　蓝圈　　蓝色空心三角形
5. 划双线　　修改日期　　时间　　修改人
6. 红圈　　红点　　红色直线
7. 色笔数字
8. ※

三、判断题

题　序	答　案	解　析
1	×	皮试结果应用红色笔写"阳性"，黑笔写"阴性"，不用（＋）或（－）表示。
2	×	若 14 天内进行第 2 次手术，则将第一次手术天数作为分母，第二次手术天数作为分子填写，例如 7/3 表示入院后 3 天和 7 天分别进行的两次手术。
3	×	当班护士书写过程中出现错字时，应当在错字上用同色笔划双线，在划线错字上方用同色笔更正。不得采用刮、粘、涂等方法掩盖或去除原来的字迹，每页修改不得超过 2 处，任何数字错误不得进行上述方法修改。
4	×	脉搏短绌病人应同时测量心率和脉率，以红圈表示心率，红点表示脉搏，二者之间用红直线填满。
5	×	病情观察护理是指对病人的病史和现状进行全面系统了解，对病情做出综合判断的过程。病史方面，包括病人患病前后的精神体质状况、环境及可能引起疾病的有关因素等情况；现状是指病人对当前病状的诉述。

四、名词解释

1. 护理记录：是护理人员对病人的病情观察和实施护理措施的原始文字记载，它是临床护理工作的重要组成部分。护理记录内容包括体温单、护理评估、护理计划、医嘱处理、特别护理记录单、整体护理表格等多项内容。护理记录具有法律效力。

2. 体温单：又称三测单，是护理病历的一部分。体温单主要用于记录病人的生命体征及有关情况，内容包括病人姓名、年龄、性别、科别、床号、入院日期、住院号（或病案号）、日期、住院天数、手术后天数、脉搏、呼吸、体温、血压、出入量、大便次数、体重、身高、页码等。

3. 长期医嘱与临时医嘱：

（1）长期医嘱：指医嘱有效时间在 24 小时以上，医师注明停止日期和时间后方失效，在医嘱的有效日期内按规定的间隔时间执行。长期医嘱单示例如下：

长 期 医 嘱 单

姓名_____ 科室_____ 床号_____ 住院病历号_____

序号	起 始		医嘱内容	医师 签名	护士 签名	停 止		医师 签名	护士 签名
	日期	时间				日期	时间		

（2）临时医嘱：医嘱的有效时间在 24 小时以内，应在短时间内执行，即刻医嘱（st）一般在医嘱开出后 15 分钟内执行，只执行 1 次。临时医嘱单示例如下：

临 时 医 嘱 单

姓名_____ 科室_____ 床号_____ 住院病历号_____

日期	时间	医嘱内容	医师签名	护士签名	执行时间	执行人签名	核对人签名	备注

4. 长期医嘱执行单和执行卡：长期医嘱执行单是指护士执行长期注射给药后的记录，分为序号式、表格式和粘贴式。序号式和表格式长期医嘱执行单用于护士执行长期医嘱后直接书写执行时间和签名，粘贴式长期医嘱执行单用于粘贴执行卡等原始记录。长期医嘱执行单示例如下：

长期医嘱执行单

姓名_____ 科室_____ 床号_____ 执行日期_____

医嘱内容	配药人签名	执行时间	执行人签名	备注

转录者： 核对人：

5. 备用医嘱：分为长期备用医嘱和临时备用医嘱。

（1）长期备用医嘱（prn）：医嘱有效时间在 24 小时以上，医师注明停止日期后方失效，病情需要时才执行，写明每次用药的间隔时间，每次执行后应在临时医嘱栏做记录，供下一班参考。

（2）临时备用医嘱（sos）：医嘱有效时间在 12 小时，病情需要时执行。日间备用医嘱仅限于日间有效，下午 7 时后失效；夜间备用医嘱仅限于夜间有效，至次晨 7 时失效。如未用注销时，由护士用红笔在该医嘱后写明"未用"两字。

五、简答题

1. 护理文书记录应遵守以下书写规范：

（1）护理文书应由医院注册护士按照规定的内容书写，记录人应为所记录内容的执行人。

（2）上级护理人员有审查修改下级护理人员所书写护理文书的责任，实习护士、试用期护士、进修护士书写的护理文书，应由本院注册护士审阅、修改、确认并共同签名（学生／老师）。

（3）纸质护理文书应按要求用蓝／黑或红色钢笔/签字笔书写，不应使用铅笔及可涂擦笔。

（4）护理文书中的日期和时间应用阿拉伯数字填写，时间采用 24 小时制。

（5）计量单位原则上应采用国际计量单位。对某些特定项目，可用我国现行的计量单位记录（如血压用 mmHg 计量）。

（6）护理文书书写应使用中文，通用的外文缩写和无正式中文译名的症状、体征、疾病名称等可使用外文。

（7）护理文书记录应使用规范医学术语。

（8）护理文书书写过程中出现错别字时，应用同色双横线划掉，保持原记录清楚可辨，在出错最后一个字右上方注明修改时间和修改人签名，不允许采用刮、粘、涂等方法掩盖或去除原来字迹。

（9）护理文书的每一页上均应有病人的识别信息，如姓名、性别、科室、住院号／病案号等。

2. 由医生直接书写在医嘱本上的医嘱称为"手工医嘱"，护士转抄程序如下：

（1）由护士按医嘱性质分别转抄在长期和临时医嘱单上，并分别在医嘱本的"蓝"标记行内画一蓝勾，表示此条医嘱已转抄。

（2）转抄时应紧靠日期线书写，1 行不够，下一行缩进 1 个字后再写。

（3）药物名称、剂量、用法、时间及第 1 个字的排列应分别成 4 条线。

（4）日期、时间、医师和转抄护士姓名均写在第 1 横格内，核对者签名于医嘱最后 1 行护士签名横格内。

3. 护理记录单主要包括一般项目和记录内容两部分，主要用于病情危重的病人和病情发生重要变化的病人。

（1）一般项目：姓名、科室、床号、住院号、页码、日期、时间、签名。

（2）记录内容：意识、颅内病变指征、生命体征、出入水量、各种管道情况、皮肤状况、病情变化及护理措施实施情况等。

（3）护理记录单示例：

护理记录单

姓名　　　　　科室　　　　　床号　　　　　住院病历号

日期	时间	病情	生命体征				神志	瞳孔	入量（mL）		出量（mL）			其他		病情、护理措施及效果	签名
			体温	脉搏	呼吸	血压			项目	量	大便	小便		卧位	皮肤		

4. 书写危重病人护理记录和死亡记录的注意事项如下：

（1）要注意护理记录和死亡记录的连续性和完整性。

（2）一切治疗、抢救、护理措施均应按时间顺序记录。

（3）允许 6 小时内补写抢救记录。

（4）死亡时间的记录应该以医师宣布和记录的时间为准，避免同一病历中出现医师和护士记录时间不一致的情况。

（5）死亡原因和最后诊断不明时，要保持医护记录的一致性。

5. 出院记录单是用于总结病人在住院期间的病情变化和护理过程的护理文件，书写出院记录单时应注意以下事项：

（1）出院记录单应记录病人在住院期间出现的护理问题，并写明已解决了哪些护理问题，出院时仍存在或潜在的护理问题有哪些。

（2）在出院指导栏内书写出院后病人在饮食、活动、休息、用药、复诊5个方面的注意事项。

（3）简单小结出院时病人的一般状况。

一般来说，一个健康的人在进入病人角色后，往往由于疾病的折磨、医院诊疗环境的陌生、新的人际关系的出现等，会产生一系列的特有的心理活动。心理护理的任务就是在病人的心理活动规律和反应特点，并针对病人的心理活动，采用一系列良好的心理护理措施，去影响病人的感受和认识，改变病人的心理状态和行为，帮助病人适应新的人际关系以及医疗环境，尽可能为病人创造有益于治疗和康复的最佳心理环状态、使其早日恢复健康。本试卷内容涉及与心理护理相关的各项知识。

§5.5　心理护理试卷

一、选择题

【A 型题】

1. 在护患关系建立的初始期护士的主要任务是 （　　）

A. 确定病人的主要健康问题　　B. 解决病人说出现的健康问题　　C. 建立信任感和确认病人的需要　　D. 鼓励病人参与护理活动　　E. 制订护理计划

2. 当一个人意识到病情严重，感到死亡的威胁时，典型的反应是 （　　）

A. 感到抑郁　　B. 感到异常愤怒　　C. 感到震惊并否认疾病　　D. 接受事实

E. 寻找解决办法

3. 儿童在哪个阶段对住院诊治的心理反应最为强烈 （　　）

A. 半岁以前　　B. 半岁至 4 岁　　C. 4～6 岁　　D. 7～10 岁　　E. 10～14 岁

4. 最常出现的应激情绪反应是 （　　）

A. 抑郁　　B. 恐惧　　C. 焦虑　　D. 愤怒　　E. 等待

5. 有的病人觉得自己病情很重，认为医师、护士的一切行为都只是安慰自己，这种心理属于 （ ）
   A. 焦虑　　B. 恐惧　　C. 敏感多疑　　D. 情绪不稳　　E. 判断错误

【B 型题】
问题 6～7
   A. 选择性
   B. 整体性
   C. 理解性
   D. 个别性
   E. 恒常性

6. 一名幼儿去动物园玩，能说出很多动物的名字，这是知觉的 （ ）
7. 一个有经验的医师，能够从 X 线片上看到并不为一般人所觉察的病灶，这是知觉的 （ ）

问题 8～10
   A. 广泛性焦虑
   B. 惊恐障碍
   C. 社交恐怖
   D. 广场恐怖
   E. 单纯恐怖

8. 恐惧的对象无指向性 （ ）
9. 恐惧动物 （ ）
10. 恐惧演讲 （ ）

问题 11～13
   A. 感觉
   B. 知觉
   C. 思维
   D. 注意
   E. 记忆

11. 选择性和组织性 （ ）
12. 概括性和间接性 （ ）
13. 指向性和集中性 （ ）

【X 型题】
14. 慢性病人由于病程长、症状固定和反复发作，易出现 （ ）
    A. 厌世心理　　B. 揣测心理　　C. 耐受心理　　D. 恐惧心理　　E. 接受心理

15. 心理护理的对象包括 （ ）
    A. 心身疾病的病人　　B. 精神病病人　　C. 危重病人　　D. 慢性病病人　　E. 新生儿

16. 心理支持的主要功能包括 （   ）

    A. 提高病人的适应能力　　B. 缓解病人心理压力　　C. 满足病人心理需求　　D. 改善病人情绪　　E. 减少病人的用药量

17. 下列哪些属于癌症确认期的心理特点 （   ）

    A. 恐惧　　B. 愤怒　　C. 沮丧　　D. 激动　　E. 认可

18. 在护患关系中护士扮演的角色包括 （   ）

    A. 关怀的提供者　　B. 教师　　C. 咨询者　　D. 治疗的提供者　　E. 变化促进者

二、填空题

1. 评价心理健康的标准包括＿＿＿＿、＿＿＿＿、＿＿＿＿。

2. 与心理压力有密切关系的心理疾病包括＿＿＿＿、＿＿＿＿、＿＿＿＿、＿＿＿＿等疾病。

3. 临终病人死亡前的心理过程，大致经历 5 个阶段，即＿＿＿＿、＿＿＿＿、＿＿＿＿、＿＿＿＿和＿＿＿＿。

4. 安宁疗护是由以＿＿＿＿为主的治疗，转变为以＿＿＿＿治疗为主的维持和延长生命的照料。

5. 临床心理评估的主要方法有＿＿＿＿、＿＿＿＿和＿＿＿＿3 种方式。

三、判断题

1. 自闭症是一种心理障碍性疾病。 （   ）
2. 原发性高血压属于心身疾病。 （   ）
3. 婴儿对护理没有心理反应，纯属被动接受。 （   ）
4. 支持性心理疗法是目前我国医疗和护理工作中使用很广的一种概念。 （   ）
5. 对确实患有严重遗传性疾病的人，可以强制实施绝育。 （   ）

四、名词解释

1. 心理护理
2. 心理应激
3. 心身疾病
4. 抑郁症
5. 心理咨询

五、简答题

1. 试述心理护理的意义。
2. 试述心理护理的原则和特点。
3. 试述心理咨询与心理治疗的区别。

4. 试述老年人心理发展的主要矛盾。

5. 简述人体各系统常见的心身疾病。

参考答案

一、选择题

【A 型题】

题序	1	2	3	4	5
答案	C	C	B	C	C

【B 型题】

题序	6	7	8	9	10	11	12	13
答案	C	C	A	E	C	B	C	D

【X 型题】

题序	14	15	16	17	18
答案	ABD	ABCD	ABCD	ACE	ABCDE

二、填空题

1. 人际和谐　　情绪稳定　　人格完整

2. 情感性精神障碍　　神经症　　应激相关障碍　　心理生理障碍

3. 否认阶段　　愤怒阶段　　协议阶段　　抑郁阶段　　接受阶段

4. 治愈　　对症

5. 观察　　访谈　　心理测验

三、判断题

题　序	答　案	解　析
1	×	孤独症又称自闭症，是广泛性发育障碍的代表性疾病，与心理因素无关。虽然孤独症的病因还不完全清楚，但已证实孤独症存在遗传倾向性，并与感染、免疫、妊娠等因素相关。
2	√	心身疾病是一组发生发展与心理社会因素密切相关，但以躯体症状表现为主的疾病，原发性高血压有近 1/3 的病人与心理因素密切相关，应属心身疾病，在药物治疗的同时应给予适当的心理治疗。

题 序	答 案	解 析
3	×	婴儿出生后就开始逐步通过感觉器官对世界进行认知，2～3月龄已非常需要爱抚，护士经常对他们轻拍、抚摸、搂抱及逗笑，使其产生一种在母亲怀中的安全感；6月龄以上婴儿对住院心理反应明显，护士应对患儿关心、体贴，尽力沟通，避免呵斥、责备。
4	√	这一治疗方法创始于1950年，其内涵非常丰富，一般是指采用劝导、启发、鼓励、同情、支持、评理、说服、消除疑虑和提供保证等交谈方法，帮助病人认识问题、改善心境、提高信心，从而促进疾病康复过程。
5	×	根据我国现行法律、法规，对任何人群都不能进行强制性节育。

四、名词解释

1. 心理护理：是指在护理全过程中，护士通过各种方式和途径，积极地影响病人的心理活动状态，帮助病人在其自身条件下获得最适宜的身心状态。

2. 心理应激：心理压力医学上又称心理应激，是指来自心理的、社会的、文化的各种事件，被大脑皮质接受，在认知、人格特征等因素的作用下，大脑将刺激信号加以转换成为抽象观念，并进行加工、处理、储存，再通过神经-内分泌-免疫系统间的相互作用而导致各种疾病。

3. 心身疾病：是一组发生发展与心理社会因素密切相关，但以躯体症状表现为主的疾病。其主要特点包括：①心理社会因素在疾病的发生与发展过程中起重要作用。②表现为躯体症状，有器质性病理改变或已知的病理生理过程。③不属于躯体形式障碍。

4. 抑郁症：又称抑郁障碍，以显著而持久的心境低落为主要临床特征，是心境障碍的主要类型。临床可见心境低落与其处境不相称，情绪的消沉可以从闷闷不乐到悲痛欲绝，自卑抑郁，甚至悲观厌世，可有自杀企图或行为；甚至发生木僵；部分病例有明显的焦虑和运动性激越；严重者可出现幻觉、妄想等精神病性症状。每次发作持续至少2周以上、长者甚或数年，多数病例有反复发作的倾向，每次发作大多数可以缓解，部分可有残留症状或转为慢性。

5. 心理咨询：是指运用心理学的方法，对心理问题的求询者提供心理援助的过程。需要解决问题并前来寻求帮助者称为来访者或者咨客，提供帮助的咨询专家称为咨询者。来访者就自身存在的心理不适或心理障碍，通过语言文字等交流媒介，向咨询者进行述说、询问与商讨，通过共同的讨论找出引起心理问题的原因，分析问题的症结，进而寻求摆脱困境解决问题的条件和对策，以便恢复心理平衡、提高对环境的适应能力、增进身心健康。

五、简答题

1. 由于心身疾病的治疗和转归与心理社会因素更加密切，病人的情绪状态和心理变化直接影响着疾病的治疗效果和康复程度，因此，对心身疾病的心理护理就显得格外重要。心理护理的主要意义如下：

(1) 解除病人对疾病的紧张、焦虑、悲观、抑郁等情绪，增强战胜疾病的信心。

(2) 正确及时的健康教育，使病人尽早适应新的角色及住院环境。

(3) 帮助病人建立新的人际关系，特别是医患关系，以适应新的社会环境。

2. 心理护理的原则和特点分述如下：

（1）心理护理原则：服务性原则、交往原则、保密原则、尊重原则、启迪原则、针对性原则和自我护理原则。

（2）心理护理的特点：①强调心理护理的个体化。各种不同疾病人群的心理特点均不相同，例如婴幼儿、残疾人、老年人、产妇、临终前病人等的心理需求各不相同；每个患病个体的心理特点也不相同，例如性别、年龄、所患疾病、病情程度、社会环境等都会对患病个体的心理特点造成影响。因此，心理护理必须强调个体化。②强调心理护理复杂性：如上所述，诸多因素都会影响病人的心理状况，而且每个人的心理承受力存在不同程度的差异，因此必须认识心理护理的复杂性。③强调心理护理的前瞻性。也就是说护士要根据病人的病情、预后和心理状态等，预估病人将会出现的各种心理问题，以便及早地采取心理护理措施，这将会取得更好的心理护理效果。

3. 心理咨询与心理治疗的区别如下：

（1）对象不同：心理咨询的对象是心理困扰的正常人；心理治疗的对象是心理异常的病人。

（2）内容不同：心理咨询主要解决正常人所遇到的各种心理问题，如学习问题、亲情问题、社会交往问题等；心理治疗主要诊治某些病人的异常心理，如神经症、心身疾病等。

（3）目标不同：心理咨询的目标在于促进心理健康发展，而心理治疗的目标在于纠正异常心理。

4. 老年人心理发展的主要矛盾如下：

（1）角色转变与社会适应的矛盾。

（2）老有所为与身心衰老的矛盾。

（3）老有所养与经济保障不充分的保障。

（4）安度晚年与意外刺激的矛盾。

5. 人体各系统常见的心身疾病分述如下。

（1）皮肤系统：神经性皮炎、瘙痒症、斑秃、银屑病、慢性荨麻疹、慢性湿疹等。

（2）骨骼肌肉系统：类风湿关节炎、腰背疼、肌肉疼痛、痉挛性斜颈、书写痉挛。

（3）呼吸系统：支气管哮喘、过度换气综合征、神经性咳嗽。

（4）心血管系统：冠心病、阵发性心动过速、心律失常、原发性高血压或低血压、偏头痛、雷诺病。

（5）消化系统：胃和十二指肠溃疡、神经性呕吐、神经性厌食、溃疡性结肠炎、幽门痉挛、过敏性结肠炎。

（6）泌尿生殖系统：月经不调、经前期紧张症、功能失调性子宫出血、性功能障碍、原发性痛经、功能性不孕症。

（7）内分泌系统：甲状腺功能亢进症、糖尿病、低血糖、艾迪生病。

（8）神经系统有痉挛性疾病、紧张性头痛、睡眠障碍、自主神经功能失调症。

（9）耳鼻咽喉科：梅尼埃病、喉部异物感。

（10）眼科：原发性青光眼、眼睑痉挛、弱视等。

（11）口腔科：特发性舌痛症、口腔溃疡、咀嚼肌痉挛等。

（12）其他：与心理因素有关的疾病有癌症和肥胖症等。

护理管理是把提高护理服务质量作为主要目标的过程。世界卫生组织对护理管理是这样定义的：护理管理是为了提高人们的健康水平，系统地利用护士的潜在能力和有关的其他人员或设备、环境以及社会活动的过程。护理质量管理是指按照护理质量形成过程和规律，对构成护理质量的各个要素进行计划、组织、协调和控制，以保证护理服务达到规定的标准和满足服务对象需要的活动过程。本试卷内容涉及以上知识点。

§5.6 护理管理与护理质量管理基本知识试卷

一、选择题

【A 型题】

1. 现代护理模式中，护理的重点是 （ ）
   A. 以病人为中心　　B. 以疾病为中心　　C. 以人的健康为中心　　D. 以病人的健康为中心　　E. 以家庭为中心

2. 三级医院护士编制中床位与护士之比为 （ ）
   A. 1：0.3　　B. 1：0.4　　C. 1：0.45　　D. 1：0.35　　E. 1：0.5

3. 《中华人民共和国护士管理办法》颁发于 （ ）
   A. 1992 年　　B. 1990 年　　C. 1994 年　　D. 1995 年　　E. 1996 年

4. 护士注册的有效期为 （ ）
   A. 2 年　　B. 1 年　　C. 3 年　　D. 4 年　　E. 5 年

5. 三级医院评审标准，下列护理质量指标哪项是错误的 （ ）
   A. 住院病人就餐率≥80%　　B. 住院病人治疗饮食就餐率100%　　C. 病床使用率适宜范围为 98%～100%　　D. 一人一针一管一用一灭菌执行率100%　　E. 无菌手术切口感染率≤0.5%

6. 有关"护士管理方法"的内容下列哪项错误 （ ）
   A. 护士执业考试每年举行一次　　B. 护士注册机关为执业所在地的县级卫生行政部门
   C. 护士注册的有效期为 5 年　　D. 因健康原因或不宜执行护理业务的不能注册
   E. 服刑期间不能注册

【X 型题】

7. 三级医院分级管理质量指标下列哪几项是正确的 （ ）
   A. 陪护率≤5%　　B. 病房危重病人抢救成功率≥90%　　C. 医院感染率≤10%
   D. 平均住院日≤18 天　　E. 年压疮发生次数 0

8. 下列哪几项是构成护理质量基础的基本要素 （　　）
   A. 人员　　B. 物质　　C. 时间　　D. 领导　　E. 信息
9. 下列哪几项属于护士的技术职务 （　　）
   A. 主任护师　　B. 副主任护师　　C. 主管护师　　D. 护师　　E. 护士
10. 以下哪些属于我国刑法中规定的违反卫生法的罪名 （　　）
   A. 非法行医罪　　B. 非法采集、供应血液罪　　C. 医疗事故罪　　D. 传播性病罪
   E. 违反规定引起甲类传染病传播或者有传播严重危险罪

二、填空题

1. 护理决策一般分为确定目标、_____、_____、_____4 个阶段。
2. 我国三级医院的护理管理实行护理部主任、_____、_____三级管理。
3. 对死因有异议的，应当在病人死亡之后_____小时内进行尸检，具备尸体冻存条件的，可以延长至_____天。
4. 严禁对病历资料进行_____、_____、_____、销毁或者抢夺病历资料。
5. 按照马斯洛提出的人类需要层次理论，认为人有 5 种需要，即_____、_____、_____、_____、_____。
6. 根据使用范围，护理质量标准分为四大类，即_____、_____、_____、_____。
7. 《中华人民共和国护士管理办法》自_____年起实行。

三、判断题

1. 因抢救急危病人，未能及时书写病历的，可以在抢救结束后 12 小时内据实补记。
   （　　）
2. 事故鉴定组人数应为单数，涉及主要学科的专家一般不得少于鉴定组成员的 50%。
   （　　）
3. 对发生医疗事故的有关医务人员，卫生行政部门可以责令暂停 6 个月以上 1 年以下执业活动。 （　　）
4. 在境外已获护士执照的护士可以在境内从事护士工作。 （　　）
5. 在领导影响力中，权力性影响力是占主导地位，起决定性作用的影响力。 （　　）

四、名词解释

1. 功能制护理
2. 责任制护理
3. 整体护理
4. 护理质量
5. 护理质量缺陷

五、简答题

1. 试述我国新时期的卫生工作方针。
2. 试述护理管理的任务。
3. 试述对疑似输血、输液、注射、药物等引起不良后果的情况，按照医疗事故处理条例应如何处理。
4. 试述一般护理管理制度主要包括哪些制度。
5. 简述常用的护理质量标准。

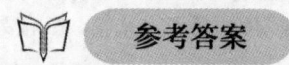 参考答案

一、选择题

【A 型题】

题序	1	2	3	4	5	6
答案	C	B	C	E	C	C

【X 型题】

题序	7	8	9	10
答案	ACDE	ABCE	ABCDE	ABCDE

二、填空题

1. 拟定方案　　优选方案　　组织实施
2. 科护士长　　护士长
3. 48　　7
4. 涂改　　伪造　　隐匿
5. 生理需要　　安全需要　　社交需要　　尊重需要　　自我实现需要
6. 护理技术操作质量标准　　护理文件书写质量标准　　临床护理质量标准　　护理管理质量标准
7. 1994

三、判断题

题序	答案	解析
1	×	因抢救危急病人，未能及时书写病历的，有关医务人员应在抢救结束后 6 小时内据实补记。

题 序	答 案	解 析
2	√	鉴定办根据事故争议所涉及的学科,确定专家鉴定组的构成和人数,原则上至少为3人以上的单数,主要学科的专家不少于专家鉴定组成员的1/2。
3	√	对发生医疗事故的有关医务人员,卫生行政部门并可以责令暂停6个月以上1年以下执业活动;情节严重的,吊销其执业证书。
4	×	不可以,即使是有国外的注册护士证及工作经验,在国内做护理临床工作也是需要持证上岗。获得国内的护士资格证还需要参加考试通过后才能上岗。
5	×	在领导者影响力的构成中,占主导地位、起决定性作用的是自然性影响力。自然性影响力也称非权力影响力。特点:没有正式规范、没有上级授予形式,是自然产生的影响力。它强调的是顺从与依赖。影响要素:品格因素、能力因素、知识因素、感情因素。

四、名词解释

1. 功能制护理:是将护理工作按工作的特点及内容划分为几部分,由不同的护理人员分别完成,护士长监督、检查所有人员的工作,以保证完成护理工作。此种工作模式工作效率高,但护理人员缺乏对病人整体的护理,对病人来说,每天接触很多护士,但不知道哪些护士负责自己。我国20世纪90年代前主要应用此种工作模式。

2. 责任制护理:是一种新型的护理分工模式,它的核心在于根据新的医学和护理模式进行分工,每个护理人员负责一定数量的病人,以病人为中心,以计划护理为内容,着眼于病人的身心健康,对病人实施有计划、系统的、全面的整体护理,形成了新型的护患关系。

3. 整体护理:随着医学模式的改变,护理模式也逐步从责任制护理转向整体护理。整体护理是一种适应医学-社会-心理这一新的医学模式而建立起来的护理制度。整体护理是以病人和以人的健康为中心的护理,它不仅要求重视疾病的生理护理和病人的生活护理,而且要求护士更要重视病人的生理状态、精神变化、社会坏境的影响以及疾病的预防和保健。我国自20世纪90年代以来已在一些较大的医院逐步推行整体护理制度,并已取得了初步经验。

4. 护理质量:是指护理人员为病人提供护理技术和生活服务的过程和效果,以及满足服务对象需要的程度。

5. 护理质量缺陷:一切不符合质量标准的现象都属于质量缺陷。在护理工作中,由于各种原因导致令人不满意的现象与结果发生,或给病人造成损害者统称为护理服务质量缺陷。护理质量缺陷表现为病人对护理的不满意、医疗事故与医疗纠纷。

五、简答题

1. 根据《中共中央、国务院关于卫生改革与发展的决定》,新时期卫生工作的方针是:以农村为重点,预防为主,中西医并重,依靠科技与教育,动员全社会参与,为人民健康服务,为社会主义现代化建设服务。

2. 护理管理是应用现代管理理论,紧密结合我国卫生改革的实际和护理学科的发展,研究护理工作的特点,找出其规律性,对护理工作中的人员、技术、设备及信息等进行科学的管理,以提高护理工作的效率和效果，提高护理质量。所以，护理管理的任务是：①向人们提供最良好的护理。②应用科学化的管理过程。

3. 疑因输血、输液、注射、药物等引起不良后果时，医患双方应当共同对现场实物进行封存或启封，封存的现场实物由医疗机构保管。需要检验的，应当由双方共同指定的、依法具有检验资格的检验机构进行检验，双方无法共同指定时，由卫生行政部门指定。疑似输血引起不良后果，需要对血液进行封存保留的，医疗机构应当通知提供该血液的采供血机构派员到场。

4. 一般护理管理制度主要包括有病人入、出院制度，值班、交接班制度，查对制度，分级护理制度，护理工作制度，抢救工作制度，消毒隔离制度，护理质量缺陷管理制度，医疗文件管理制度，特殊药品、器材管理制度，饮食管理制度，护士长夜班总值班制度，会议制度，护理查房制度，探视、陪伴制度等。

5. 常用的护理质量标准有护理技术操作质量标准、护理管理质量标准、护理文件书写质量标准、整体护理质量标准、特护和一级护理质量标准、基础护理质量标准、急救物品管理质量标准、医院感染管理质量标准等。

§6

基础护理学试卷

医院感染是指在医院内获得的一切感染，它与医院的建立相依并存，并随着现代医学的发展而日益突出，强调加强医院感染管理，在当前医院管理领域内更具有重大的现实和前瞻性意义。由于临床上抗菌药物的滥用及外环境变化的影响，致病性和条件致病性微生物正在发生变异，导致新发病种或复发性感染，已逐渐成为临床上的诊治难题。如果不在加强医院感染监控管理方面多做一些工作，我们就有可能陷入被动。

　　我国医院感染的监控管理工作起步较晚，但发展较快，尤其自原卫生部将医院感染管理列为综合医院分级管理的重要内容之一、纳入医院分级管理细则以后，医院感染的监控管理工作得到迅速发展，医院感染知识逐步普及到全国各级医疗卫生机构，各级医院陆续开展了医院感染监控管理工作并取得可喜的成效。

　　30多年来全球医院感染控制工作取得了很大成绩，工作实践证实医院感染的病原体、发病机制、流行病学、临床表现与其诊断治疗上均有其自身特殊规律。国内外已有医院感染的专著、杂志和专业学会，医院感染控制已逐步形成一门涉及基础医学、临床医学、预防医学、医院管理学的独立学科。

§6.1　预防与控制医院感染试卷

一、选择题

【A 型题】

1. 下述监测不合格的有　　　　　　　　　　　　　　　　　　　　　　（　　）
   A. 层流洁净手术室空气细菌数≤10 cfu/m³　　B. 重症监护室医护人员手≤5 cfu/cm²
   C. 供应室无菌区物体表面细菌数≤5 cfu/cm²　　D. 一次性注射器和输液器细菌培养阴性，鲎试验阳性　　E. 传染病病房物体表面≤15 cfu/cm²

2. 关于洗手指征错误的是　　　　　　　　　　　　　　　　　　　　　（　　）
   A. 接触病人前后　　B. 进行无菌技术操作前后　　C. 戴口罩和穿脱隔离衣前后
   D. 接触血液、体液和被污染的物品前后　　E. 脱手套后

3. 下述哪项不属于微生物　　　　　　　　　　　　　　　　　　　　　（　　）
   A. 病毒　　B. 支原体　　C. 细菌　　D. 衣原体　　E. 钩虫

4. 下述不符合环境卫生学标准的是　　　　　　　　　　　　　　　　　（　　）
   A. 层流洁净手术室物体表面细菌数≤5 cfu/cm²　　B. 普通手术室空气细菌数≤500 cfu/m³　　C. 治疗室医务人员手细菌数≤10 cfu/cm²　　D. 传染病房物体表面细菌数≤15 cfu/cm²　　E. 婴儿室空气细菌数≤200 cfu/m³

5. 通过空调冷却水传播最常见的细菌是 （　）

A. 金黄色葡萄球菌　　B. 沙门菌　　C. 大肠埃希菌　　D. 军团菌　　E. 棒状杆菌

6. 下述不属于灭菌剂的是 （　）

A. 20%戊二醛　　B. 过氧乙酸　　C. 环氧乙烷　　D. 甲醛　　E. 含氯消毒剂

7. 妊娠妇女不宜用的抗菌药物是 （　）

A. 青霉素　　B. 磷霉素　　C. 林可霉素　　D. 四环素　　E. 头孢菌素

8. 不属于高度危险物品的是 （　）

A. 腹腔镜　　B. 导尿管　　C. 体温表　　D. 穿刺针　　E. 手术器材

9. 下述各项中错误的是 （　）

A. 小儿呼吸道感染不需要隔离　　B. 医院污物应分类收集、分别处理，以防止污染扩散　　C. 大面积烧伤或多重耐药菌感染应进行接触隔离　　D. 洗手是预防医院感染的重要措施　　E. 传染病区应严格划分清洁区、半污染区、污染区

10. 发生医院内尿路感染最常见的诱因是 （　）

A. 长期卧床　　B. 留置导尿管　　C. 膀胱冲洗　　D. 膀胱内注药　　E. 膀胱镜检查

11. 下列消毒剂中属高效消毒剂的是 （　）

A. 戊二醛　　B. 聚维酮碘　　C. 苯扎溴铵　　D. 乙醇　　E. 碘酊

12. 关于医院感染的概念错误的是 （　）

A. 入院时处于潜伏期的感染不是医院感染　　B. 医院感染是指在医院内获得的感染　　C. 慢性感染急性发作是医院感染　　D. 与上次住院有关的感染是医院感染　　E. 婴幼儿经胎盘获得的感染不是医院感染

13. 医院感染主要发生在 （　）

A. 门诊、急诊病人　　B. 探视者　　C. 医务人员　　D. 住院病人　　E. 陪护人员

14. 下列情况属于医院感染的是 （　）

A. 在皮肤、黏膜开放性伤口只有细菌定植而无临床症状或体征者　　B. 由损伤而产生的炎症或由非生物因子刺激产生的炎性反应　　C. 婴儿经胎盘获得的感染，如 CMV、弓形虫发生在出生后 48 小时以内者　　D. 住院中由于治疗措施而激活的感染

E. 由于输注碳酸氢钠溶液（苏打）外渗引起的局部炎性反应

15. 医院污物的处理原则错误的是 （　）

A. 防止污染扩散　　B. 分类收集　　C. 分别处理　　D. 医疗垃圾与生活垃圾一同处理　　E. 尽可能地采用焚烧处理

16. 下列各项中错误的是 （　）

A. 医护人员在采血、输血前后要洗手　　B. 每批一次性注射器均应注明出厂日期、灭菌日期和有效期　　C. 使用过的一次性注射器、输血器材应消毒毁灭或焚烧　　D. 实验工作人员不能用口吸管，处理污物时要戴手套　　E. 艾滋病的潜伏期内无传染性

17. 血液净化室的医院感染管理下列哪项不正确 （　）

A. 应对病人常规进行血液净化前肝功能、肝炎病原体等检查　　B. 工作人员定期体检，加强个人防护　　C. 透析器、管道应专人专用　　D. 传染病病人在隔离血液净化间内进行，专机透析　　E. 急诊病人不需固定透析机

18. 目前国内医院感染最常发生的部位是　　　　　　　　　　　　　　（　　）
A. 泌尿道　　B. 外科切口　　C. 血液　　D. 下呼吸道　　E. 胃肠道

19. 灭菌速度快、灭菌效果好、对经济、环境污染小的是　　　　　　（　　）
A. 环氧乙烷灭菌法　　B. 戊二醛浸泡灭菌法　　C. 辐射灭菌法　　D. 过氧乙酸浸泡灭菌法　　E. 压力蒸汽灭菌法

20. 有关医院感染预防与控制的概念错误的是　　　　　　　　　　　（　　）
A. 外源性感染是可以预防的　　B. 洗手是预防医院感染的重要措施　　C. 做好消毒隔离就可杜绝医院感染的发生　　D. 内源性医院感染是难以预防的　　E. 滥用抗菌药物可致二重感染

【B 型题】

问题 21～25

空气/（cfu·m^{-3}）	物体表面/（cfu·cm^{-2}）	医护人员手/（cfu·cm^{-2}）
A. ≤5	≤5	≤5
B. ≤200 ≤5	≤5	
C. ≤500 ≤10	≤10	
D. —	≤15	≤15

21. 烧伤病房　　　　　　　　　　　　　　　　　　　　　　　　　（　　）

22. 重症监护病房　　　　　　　　　　　　　　　　　　　　　　　（　　）

23. 儿科病房　　　　　　　　　　　　　　　　　　　　　　　　　（　　）

24. 传染病门诊　　　　　　　　　　　　　　　　　　　　　　　　（　　）

25. 婴儿室　　　　　　　　　　　　　　　　　　　　　　　　　　（　　）

【X 型题】

26. 输血可以引起哪些感染　　　　　　　　　　　　　　　　　　　（　　）
A. 戊型病毒性肝炎　　B. 丙型病毒性肝炎　　C. 弓形体病　　D. 艾滋病　　E. 巨细胞病毒感染

27. 医院感染可以发生在　　　　　　　　　　　　　　　　　　　　（　　）
A. 门诊病人　　B. 住院病人　　C. 医务人员　　D. 探视者　　E. 陪护人员

28. 属于高度危险物品的有　　　　　　　　　　　　　　　　　　　（　　）
A. 手术机械　　B. 心导管　　C. 听诊器　　D. 体温表　　E. 压舌板

29. 下列医疗用品的卫生标准中正确的是 （　　）

A. 进入人体无菌组织、器官或接触破损皮肤、黏膜的医疗用品必须无菌　B. 接触黏膜的医疗用品细菌菌落总数应≤20 cfu/g 或 100 cm²；不得检出致病性微生物　C. 接触皮肤的医疗用品细菌菌落总数应≤200 cfu/g 或 100 cm²，致病性微生物不得检出　D. 使用中消毒剂细菌菌落总数应≤100 cfu/mL，不得检出致病微生物　E. 无菌器械保存液必须无菌

30. 外科手术切口感染的危险因素中正确的是 （　　）

A. 手术前使用抗生素时间短感染危险性高　B. 手术时间应用广谱抗菌药物者感染危险性高　C. 侵入手术切口的细菌毒力强感染危险性高　D. 手术部位剃毛比剪毛的感染危险性低　E. 手术前住院时间长感染危险性高

二、填空题

1. 按病原体来源不同，医院感染可分为_____和_____。
2. 目前医院感染研究的主要对象是_____，其次是_____。
3. 消毒系指_____，灭菌系指_____。
4. 按《医院消毒技术规范》要求，婴儿室的物表细菌数≤_____ cfu/cm²，空气≤_____ cfu/m³，手≤_____ cfu/cm²。
5. MRSA 是指_____。
6. 进入人体组织、无菌器官的医疗器械、器具和物品必须达到_____。接触皮肤、黏膜的医疗器械、器具和物品必须达到_____。各种用于注射、穿刺、采血等有创操作的医疗器具必须_____。
7. 表浅切口感染和深部切口感染同时存在时，报告_____感染。
8. 对压力蒸气灭菌锅必须进行工艺监测、化学监测和生物监测。工艺监测_____进行，化学监测_____进行，生物监测_____进行。
9. 无菌棉签、棉球、纱布开启后，应用时间不得超过_____小时。
10. 耐高温、耐湿热的物品和器材，应首选_____灭菌。

三、判断题

1. 对于有明显潜伏期的感染，病人入院至发病时间超过其平均潜伏期者属于医院感染。 （　　）
2. 医院感染监测的目的是为了预防和控制医院感染。 （　　）
3. 医院空气消毒可选用过氧乙酸喷雾或甲醛熏蒸。 （　　）
4. 母婴一方有感染时，患病母婴必须与其他母婴分开护理。 （　　）
5. 应严格控制抗感染药的皮肤、黏膜局部用药。 （　　）

四、名词解释

1. 高度危险性物品

2. 层流洁净手术室

3. 艾滋病病毒职业暴露

4. 医院感染暴发

5. 多重耐药菌（MDRO)

五、简答题

1. 试述根据病原体来源不同，医院感染如何分类。

2. 试述医院感染研究的主要对象。

3. 列表说明医院感染与传染病的区别。

4. 试述消毒作用水平的含义及分类。

5. 试述预防中心静脉导管相关性感染方法。

参考答案

一、选择题

【A 型题】

题序	1	2	3	4	5	6	7	8	9	10	11	12	13	14	15	16	17	18	19	20
答案	D	E	E	B	D	E	D	C	A	B	A	C	D	D	D	E	E	D	E	C

【B 型题】

题序	21	22	23	24	25
答案	B	B	C	D	B

【X 型题】

题序	26	27	28	29	30
答案	BCDE	ABCDE	AB	ABCDE	BCE

二、填空题

1. 内源性感染　　外源性感染

2. 住院病人　　医务人员

3. 去除或杀灭外环境中的病原微生物　　去除或杀灭外环境中的一切微生物

4. 5　　200　　5

5. 耐甲氧西林金黄色葡萄球菌

6. 无菌水平　　消毒水平　　一用一灭菌

7. 深部

8. 每锅　　每包　　每月

153

9. 24

10. 压力蒸汽

三、判断题

题 序	答 案	解 析
1	√	对于有明显潜伏期的感染，病人入院至发病时间超过其平均潜伏期者属于医院感染。
2	√	医院感染监测的目的是为了预防和控制医院感染。
3	×	用过氧乙酸喷雾或甲醛熏蒸均可达到空气灭菌的效果，故不应作为医院空气消毒的选项。
4	√	母婴一方有感染时，患病母婴必须与其他母婴分开护理，其目的是为了避免发生医院内交叉感染。
5	√	应严格控制抗感染药的皮肤、黏膜局部用药，以防止抗感染药（抗生素）快速大量的吸收引起的毒性反应。

四、名词解释

1. 高度危险性物品：这类物品是穿过皮肤或黏膜而进入无菌的组织或器官内部的器材，或与破损的组织、皮肤黏膜密切接触的器材和用品，或血液流经其中的器材和用品。例如：手术器械和用品，穿刺针，输血器材，输液器材，注射的药物和液体，透析器，血液和血液制品，导尿管，膀胱镜，腹腔镜，脏器移植物和活体组织检查钳等。

2. 层流洁净手术室：为采用层流空气净化方式的手术室。即空气通过高效过滤器，呈流线状流入室内，以等速流过手术室后流出。室内产生的尘粒或微生物不会向四周扩散，随气流方向被排出手术室。

3. 艾滋病病毒职业暴露：是指医务人员在从事诊断、治疗、护理、预防、检验、管理、保洁等工作过程中，意外被人类免疫缺陷病毒感染者或艾滋病病人的血液、体液污染了皮肤或黏膜，或者被含有该病毒的血液、体液和实验室培养液污染了的针头及其他锐器刺破皮肤，有可能被病毒感染的情况。

4. 医院感染暴发：是指在医疗机构或其科室的病人中，短时间内发生 3 例以上同种同源感染病例的现象。

5. 多重耐药菌（MDRO）：是指对 3 种或 3 种以上不同种类的抗菌药物耐药的细菌。有时多重耐药菌又称"超级细菌"。

五、简答题

1. 根据病人在医院中获得病原体的来源不同，医院感染可分为外源性和内源性感染两大类：

（1）外源性感染：病原体来自病人体外，即来自于其他住院病人、医务人员、陪护家属和医院环境。感染可散发，也可暴发。通过加强消毒、灭菌、隔离措施和宣传教育可得到预防和控制。

（2）内源性感染：病原体来自病人自身储菌库（皮肤、口咽、泌尿生殖道、肠道）的正常菌丛或外来的已定植菌。感染呈散发，就目前水平还难以有效预防和控制。

2. 医院感染研究的主要对象是住院病人，其次是医务人员。

3. 医院感染与传染病的区别详见下表：

医院感染与传染病的区别

项　目	医院感染	传染病
病原体	90％为毒力弱、适应性强、具有多重耐药的条件致病菌。医院感染可由多种毒力强的条件致病菌引起	一种菌只引起一种感染
感染源	来源广泛，包括内源性和外源性	外源性
传播途径	以医源性为主，如通过侵入性操作、输入污染的液体或药物和医务人员污染的手传播感染	通过污染的食物、水和空气传播感染
易感者	病人，尤其以免疫功能低下者多见	缺乏某一抗体的健康人为主
传染性	小	大
流行方式	散发为主	可群体发病，亦可见散发病例
隔离	以切断传播途径为主，保护易感者	传染源隔离，保护健康人群
临床表现	复杂而不典型，常被原发病、慢性病干扰或掩盖，亦受病人反应性的影响，病原体与临床表现之间无一定规律	典型的该传染病临床表现
诊断	培养出细菌后需进一步鉴定，以区别病原菌或污染菌或携带菌	培养结果阳性即可确诊
治疗	治疗原则是早发现、早隔离、早治疗，治疗除应用抗微生物制剂外，还需根据病原菌性质加用其他综合治疗	常有特效的抗微生物制剂，亦可采取中西医结合进行治疗

4. 消毒作用水平是指消毒、灭菌方法杀灭微生物的种类和作用的大小。消毒作用水平可分为 3 类，现分述如下：

（1）灭菌方法：指可杀灭包括细菌芽孢在内的各种微生物，达到灭菌水平的方法。主要有热力灭菌、电离辐射灭菌、微波灭菌、低温等离子体灭菌等物理灭菌方法及甲醛、戊二醛、环氧乙烷、过氧乙酸、过氧化氢等化学灭菌方法。

（2）高效消毒方法：是指可以杀灭各种微生物包括细菌芽孢在内的物理和化学方法，达到高水平消毒要求。高效消毒方法除物理和化学灭菌方法外，还包括紫外线、过氧戊二酸、臭氧、含氯消毒剂等。

（3）中效消毒方法：是指可以杀灭除细菌芽孢之外的各种微生物的物理和化学方法。中效消毒剂主要有含碘类消毒剂（聚维酮碘、碘酊等）、醇类消毒剂、酚类等消毒剂等。

（4）低效消毒方法：指只能杀灭细菌繁殖体、有包膜病毒和部分无包膜病毒等，不能杀灭细菌芽孢、真菌、结核分枝杆菌的物理和化学消毒方法。低效消毒剂主要有氯己啶、聚六亚甲基胍、单双链季铵盐、氯羟二苯醚等。

5. 为预防中心静脉导管相关性感染主要包括以下几方面措施：

（1）手卫生：遵守正确的手卫生程序，除了可以常规使用抗菌皂和流动水洗手外，也可使用无水乙醇消毒液。在触摸导管置入部位前后应遵守手卫生原则，使用了手消毒措施后不应再进行置管部位的触诊。

（2）插管和护理中的无菌技术：在插管和护理过程中严格无菌技术，在插管时使用最大限度的无菌防护屏障如使用口罩、帽子、无菌手套、无菌衣和大的无菌巾等。更换导管敷料时应戴无菌手套。

（3）导管和置管部位护理：如果用多腔导管时行胃肠道外营养供给药，则应限定其中一个口作为静脉输注高营养物专用。不应常规使用抗菌的封管溶液来预防中心静脉导管相关性感染。当置管部位敷料变潮、松动、污染或必需查看置管部位时应该更换。短期留置中心静脉导管，纱布每2天更换一次，透明敷料至少7天更换一次。隧道式或植入式中心静脉导管一周更换不超过一次，直到置管部位愈合。

无菌技术是在医疗护理操作过程中，保持无菌物品、无菌区域不被污染、防止病原微生物入侵人体的一系列操作技术。无菌技术作为预防医院感染的一项重要而基础的技术，医护人员必须正确熟练地掌握，在技术操作中严守操作规程，以确保病人安全，防止医源性感染的发生；手卫生是洗手、卫生手消毒和外科手消毒的总称。手卫生主要是针对医护人员在工作中存在的交叉感染的风险而采取的措施，是医院感染控制的重要手段。通过手卫生，可以有效的降低医院感染率。本试卷内容涉及无菌技术和手卫生两个概念的各种具体内容。

§6.2　无菌技术与手卫生试卷

一、选择题

【A型题】

1. 取用无菌溶液时，应首先核对　　　　　　　　　　　　　　　　　　　　　　（　　）
   A. 瓶签　　　B. 瓶身有无裂缝　　　C. 瓶盖有无松动　　　D. 溶液有无沉淀　　　E. 溶液有无浑浊

2. 外用溶液开启后，其使用的时间不能超过　　　　　　　　　　　　　　　　　　（　　）
   A. 4 小时　　　B. 12 小时　　　C. 24 小时　　　D. 8 小时　　　E. 48 小时

3. 无菌容器打开后，应记录开启的日期、时间，其有效时间不超过　　　　　　　　（　　）
   A. 4 小时　　　B. 12 小时　　　C. 24 小时　　　D. 8 小时　　　E. 48 小时

4. 卵圆钳浸泡于无菌容器中，消毒液面高度应　　　　　　　　　　　　　　　　　（　　）
   A. 钳长的 1/2 处　　　B. 轴节下 2 cm　　　C. 轴节处　　　D. 轴节上 2～3 cm　　　E. 轴节 5 cm

5. 取用无菌溶液时下列哪项做法不符合无菌原则 （　　）
   A. 打开瓶盖，常规消毒瓶塞　　B. 双手将橡皮胶塞边缘向上翻起　　C. 手握瓶直接倒液入无菌容器中　　D. 倒液后即消毒瓶塞盖回　　E. 剩余溶液在 24 小时内可用

6. 干式无菌持物筒开启后其有效时间为 （　　）
   A. 8 小时　　B. 6 小时　　C. 4 小时　　D. 2 小时　　E. 1 小时

7. 长 28 cm 的持物镊，浸泡消毒时，容器内消毒液面的高度应为 （　　）
   A. 10 cm　　B. 12 cm　　C. 14 cm　　D. 18 cm　　E. 20 cm

8. 下列哪项违背了无菌技术操作原则 （　　）
   A. 打开无菌容器盖时，盖的内面向上放置　　B. 手持无菌容器时，应托住边缘部分　　C. 倒取无菌溶液时，手不可触及瓶塞的内面　　D. 戴手套的手不可触及另一手套的内面　　E. 揭开无菌盘时，双手捏住盖巾外面双角

9. 铺无菌盘时，应注明铺盘的日期、时间，其无菌盘的有效期为 （　　）
   A. 4 小时　　B. 12 小时　　C. 24 小时　　D. 8 小时　　E. 48 小时

10. 无菌盘铺好后，在几小时内可使用 （　　）
    A. 4 小时　　B. 5 小时　　C. 6 小时　　D. 9 小时　　E. 24 小时

【X 型题】

11. 无菌物品的使用和保管，正确的是 （　　）
    A. 取用时必须使用无菌钳　　B. 取出后未污染可立即放回　　C. 不可暴露在空气中，应存放于无菌容器内　　D. 应放在干燥固定地方　　E. 怀疑已被污染不能使用

12. 执行无菌技术操作时，应遵循的原则是 （　　）
    A. 洗手、衣帽整洁、戴口罩　　B. 必须用无菌持物钳取无菌物品　　C. 从无菌容器内取出的无菌物品未用完立即放回　　D. 无菌包开包后，有效期为 24 小时　　E. 无菌盘有效期为 4 小时

13. 进行无菌操作时，无菌手套不慎被刺破或污染应 （　　）
    A. 立即消毒破口　　B. 立即更换　　C. 再加戴一副无菌手套　　D. 小心操作，不让破口碰及无菌物品　　E. 立即停止操作

14. 常用的持物钳有 （　　）
    A. 卵圆钳　　B. 三叉钳　　C. 长镊子　　D. 短镊子　　E. 大弯钳

15. 无菌持物钳的使用原则下列哪些是正确的 （　　）
    A. 用来夹取灭菌物品　　B. 使用时保持钳端向下，不可平持和倒转　　C. 无菌持物钳及浸泡容器应隔日消毒一次，保持其无菌　　D. 取放无菌持物钳时，钳端可触及容器口边缘　　E. 到远处取物时应连同容器一起搬移到物品旁使用

二、填空题

1. 无菌包的有效期一般为＿＿＿＿＿天，过期或受潮应重新灭菌。

2. 无菌包外应注明物品的＿＿＿＿＿和＿＿＿＿＿，并按物品的失效期先后顺序摆放。

3. 手持无菌容器时应托住容器底部，手指不可触及容器_____及_____。

4. 一套无菌物品只供_____使用，以防_____。

5. 未戴手套的手，只允许接触无菌手套的_____，不可触及手套的_____；已戴无菌手套的手则不可触及未戴手套的手或另一手套的_____。

三、判断题

1. 使用无菌容器时，不可污染盖内面及容器内面，但对容器的边缘没有严格界定。（　　）

2. 从消毒液中取出持物钳时尖端应张开，放入时持物钳的尖端应闭合。（　　）

3. 铺无菌盘时，上层无菌巾应扇形折叠，开口边缘向内。（　　）

4. 已抽吸的静脉注射药液，其有效期是 4 小时。（　　）

5. 用无菌持物镊夹取纱布后，可直接伸入酒精瓶内蘸取酒精。（　　）

6. 未用完的无菌溶液应及时倒回瓶内，以免浪费。（　　）

7. 当消毒液溅到眼部时立即用蒸馏水彻底冲洗眼部≥15 分钟。（　　）

四、名词解释

1. 无菌技术
2. 无菌物品
3. 无菌区域
4. 外科手消毒
5. 常居菌

五、简答题

1. 简述无菌技术操作的目的。
2. 简述无菌技术的实施原则。
3. 试述取用无菌包的方法。
4. 简述无菌物品的保管方法。
5. 简述戴无菌手套的注意事项。

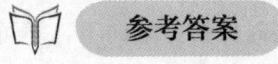 参考答案

一、选择题

【A 型题】

题序	1	2	3	4	5	6	7	8	9	10
答案	A	C	C	D	C	C	C	B	A	A

题序	11	12	13	14	15
答案	ACDE	ABDE	BC	ABCD	ABE

二、填空题

1. 14
2. 名称　　灭菌日期
3. 边缘　　内面
4. 一位病人　　交叉感染
5. 外面　　外面　　内面

三、判断题

题　序	答　案	解　析
1	×	使用无菌容器时，既不可污染盖内面，也不能污染容器的内面和容器的边缘。
2	×	从消毒液中取出和放进持物钳时尖端应闭合，放入持物钳后应将轴节松开。
3	×	铺无菌盘，上层无菌巾扇形折叠，开口边缘向外，铺好的无菌盘4小时内有效。
4	×	已抽吸的静脉注射药液，其有效期是2小时。
5	×	不可以用无菌持物镊夹纱布直接伸入酒精瓶内蘸取乙醇。
6	×	未用完的无菌溶液不能再倒回瓶内。
7	√	消毒液为化学制品，均有一定的刺激性，不慎溅入眼部后有可能对眼球表面造成化学灼伤，故应彻底用蒸馏水清洗。

四、名词解释

1. 无菌技术：是指在医疗、护理操作中，防止一切微生物侵入人体和防止无菌物品、无菌区域被污染的操作技术。
2. 无菌物品：是指经过灭菌处理后未被污染的物品。
3. 无菌区域：是指经过灭菌处理后未被污染的区域。
4. 外科手消毒：是外科手术前医务人员用肥皂（皂液）和流动水洗手，再用手消毒剂清除和杀灭手部暂居菌和减少常居菌的过程。
5. 常居菌：是能从大部分人体皮肤上分离出来的微生物，是皮肤上持久的固有寄居菌，不易被机械的摩擦清除。

五、简答题

1. 无菌技术操作的目的包括：
   (1) 熟练掌握无菌技术基本操作方法。
   (2) 保证已灭菌的无菌物品处于无菌状态。

(3) 保证无菌物品、无菌溶液和无菌区域不被污染。

(4) 熟练掌握穿脱无菌手术衣的方法和使用无菌手套的方法。

2. 无菌技术的实施原则包括：

(1) 操作中保持无菌：进行无菌操作时，应首先明确无菌区与非无菌区，操作者身体应与无菌区保持一定距离（＞20 cm），手臂应保持在腰部或治疗台面以上，不可面对无菌区讲话、咳嗽、打喷嚏。

(2) 取无菌物品时须用无菌持物钳，面向无菌区。

(3) 一套无菌物品，只能供一个病人使用，以免发生交叉感染。

(4) 无菌物品一经取出，即使未用，也不可放回无菌包或无菌容器内。

(5) 无菌物品已被污染或疑有污染，均不可再用，应重新灭菌。

3. 取用无菌包的方法包括：

(1) 取用无菌包时应查对包外标签（物品名称、灭菌日期）、指示胶带是否变色，包布是否干燥等。

(2) 打开无菌包：手只能接触包布外面，依次揭开包布四角逐层打开无菌包。

(3) 取出无菌物品：将包内至无菌物品抛置于已铺好的无菌盘中，或用无菌钳夹取所需物品，并放置在预定位置。

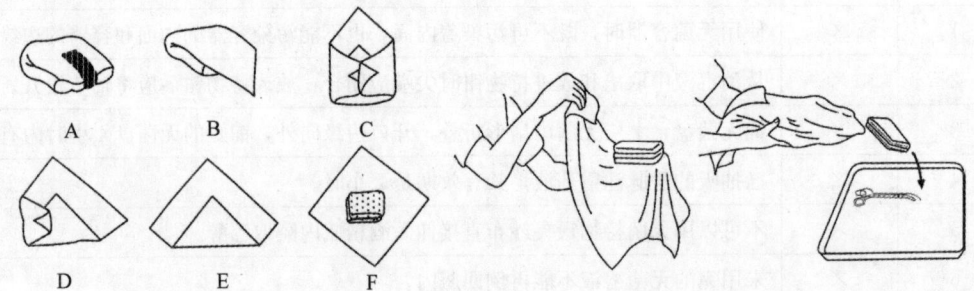

(4) 重新包扎无菌包（回包）：无菌物品一经使用或过期，应重新进行灭菌处理。取用部分灭菌物品后，可按原折痕重新包裹并用绑扎带将无菌包环形扎紧，并在标签上注明本次开包时间。重新包扎的无菌包在 24 小时内可以再次开包使用。

4. 无菌物品的保管方法包括：

(1) 无菌物品与非无菌物品应分别放置，无菌物品必须存放于无菌包或无菌容器内。

(2) 灭菌物品应存放在无菌物品存放架或存放柜内，应距地面 20～25 cm，距墙壁 5～10 cm，距天花板＞50 cm。存放架或存放柜应便于清洁，不易生锈；保存环境应光线充足，温度低于 24 ℃，湿度低于 70%。

5. 戴无菌手套注意事项：

(1) 手术人员应根据自己手的大小选择合适的手套。

(2) 一定要掌握戴无菌手套的原则，即未戴手套的手，只允许接触手套内面，不可触及手套的外面；已戴手套的手则不可触及未戴手套的手或另一手套的内面。

(3) 手套破损须及时更换，更换时应以手套完整的手脱去应更换的手套，但不要触及该手的皮肤。

生命体征是体温、脉搏、呼吸及血压的总称。生命体征受大脑皮质控制，它是衡量机体身心状况的可靠指标，正常人生命体征在一定范围内相对恒定，变化很小。而在病理情况下，其变化及其敏感。护理人员掌握生命体征的观察技能与护理是临床护理极为重要的内容之一。本试卷内容涉及生命体征测量设备、方法和使用注意事项等，以获取病人实时的生命体征数据，为临床提供重要参考。

§6.3　生命体征测量试卷

一、选择题

【A 型题】

1. 使用额温计测体温，仪器与额头距离应为　　　　　　　　　　　　　　　　（　　）
   A. 3～5 cm　　　B. 5～15 cm　　　C. 15～20 cm　　　D. 20～25 cm　　　E. 25～30 cm

2. 正常成人安静状态下呼吸频率为　　　　　　　　　　　　　　　　　　　　（　　）
   A. >10 次/min　　B. 10～15 次/min　　C. 10～20 次/min　　D. 12～20 次/min
   E. 20～25 次/min

3. 一般体温每升高 1 ℃，呼吸频率大约增加　　　　　　　　　　　　　　　　（　　）
   A. 1～2 次/min　　B. 2～3 次/min　　C. 3～4 次/min　　D. 4～5 次/min　　E. >5 次/min

4. 下述测量体温的方法中正确的是　　　　　　　　　　　　　　　　　　　　（　　）
   A. 口腔测温含口表于舌下 5 分钟　　　B. 腋下测温放测温表于腋窝深处测量 10 分钟　　　C. 将肛表插入肛门测量 5 分钟　　　C. 进食后 10 分钟可测口腔温度　　　E. 额温计测体温需测量 3 秒以上

5. 对疑有心搏骤停的病人，测量脉搏的首选部位是　　　　　　　　　　　　　（　　）
   A. 颞动脉　　B. 肱动脉　　C. 桡动脉　　D. 颈动脉　　E. 股动脉

6. 下列哪种病人不会使脉搏增快　　　　　　　　　　　　　　　　　　　　　（　　）
   A. 甲亢　　B. 心衰　　C. 伤寒　　D. 缺氧　　E. 中暑

7. 奇脉的表现特征为　　　　　　　　　　　　　　　　　　　　　　　　　　（　　）
   A. 脉搏一强一弱交替出现　　B. 脉搏强大有力　　C. 吸气时脉搏明显减弱，甚至消失
   D. 脉搏骤起骤落，急促有力　　E. 呼气时脉搏明显减弱，甚至消失

8. 代谢性酸中毒病人呼吸异常主要表现为　　　　　　　　　　　　　　　　　（　　）
   A. 吸气呼吸困难　　B. 呼气呼吸困难　　C. 呼吸深大而规则　　D. 呼吸浅表而不规

161

则　　E. 呼吸深大而不规则

9. 用汞柱血压计测血压，当听诊器内听到搏动声突然变弱或消失，此时袖带内压力（　　）

A. 大于心脏收缩压　　B. 小于心脏收缩压　　C. 等于心脏舒张压　　D. 大于心脏舒张压　　E. 等于心脏收缩压

10. 以舒张压增高显著为特点的高血压常见于　　　　　　　　　　　　　　　　（　　）

A. 二尖瓣狭窄　　B. 甲亢　　C. 主动脉瓣关闭不全　　D. 急性肾炎　　E. 室间隔缺损

【B 型题】

问题 11～13

A. 60～80 mmHg

B. 70～105 mmHg

C. 100～110 mmHg

D. 150～160 mmHg

E. 130～140 mmHg

11. 65 岁以上人群收缩压控制标准　　　　　　　　　　　　　　　　　　　（　　）

12. 糖尿病病人收缩压控制标准　　　　　　　　　　　　　　　　　　　　　（　　）

13. 婴幼儿收缩压控制标准　　　　　　　　　　　　　　　　　　　　　　　（　　）

【C 型题】

问题 14～15

A. ＞20 次/min

B. ＞24 次/min

C. ＜18 次/min

D. ＜16 次/min

14. 呼吸过速　　　　　　　　　　　　　　　　　　　　　　　　　　　　　（　　）

15. 呼吸过缓　　　　　　　　　　　　　　　　　　　　　　　　　　　　　（　　）

【X 型题】

16. 呼吸异常通常是指　　　　　　　　　　　　　　　　　　　　　　　　　（　　）

A. 呼吸频率异常　　B. 呼吸深度异常　　C. 呼吸形式异常　　D. 呼吸节律异常

E. 呼吸环境异常

17. 下列答案中属于呼吸困难常见的病因包括　　　　　　　　　　　　　　　（　　）

A. 肺部疾病　　B. 心脏病　　C. 中毒性疾病　　D. 血源性疾病　　E. 神经精神性呼吸困难

18. 临床用于测量血压的仪器种类包括　　　　　　　　　　　　　　　　　　（　　）

A. 水银体温计　　B. 全自动体温计　　C. 充气表式体温计　　D. 电子体温计

E. 红外线体温计

19. 用水银体温计测量口温时，病人如不慎咬碎体温计病吞服了汞时，应做如下哪些处理

（　　）

A. 灌肠　　B. 清除口腔内玻璃碎屑　　C. 服导泻药　　D. 口服生蛋清或牛奶

E. 进食纤维丰富的食物

20. 据流行病学统计分析，下列哪些属于高血压病的易发人群　　　　　　　（　　）

A. 父母患有高血压者　　B. 高动物脂肪摄入者　　C. 长期吸烟、饮酒者　　D. 高盐膳食者　　E. 精神紧张者

二、填空题

1. 目前临床使用的体温计包括_____、_____、_____三大类。

2. 人类腋温的正常值是_____，肛温的正常值是_____，口温的正常值是_____。

3. 口温的测量时间是_____分钟，腋温的测量时间是_____分钟，肛温的测量时间是_____分钟。

4. 对有脉搏短绌的病人，应由两人同时分别测量脉搏与心率_____分钟，并以分数形式记录（心率/脉率）。

5. 低热的温度为_____，中等热的温度为_____，高热的温度为_____，超高热的温度为_____。

6. 常见的脉搏异常包括_____、_____、_____和_____。

7. 按照发病原因可将高血压分为_____和_____两大类。

8. 影响正常血压标准判断的因素有_____、_____、_____等。

9. 通常所说测血压的"四定"是指_____、_____、_____、_____。

10. 中国高血压病人群超过_____人，其中百分之_____的病人不知道自己患有高血压病。

三、判断题

1. 耳温计是一种电子体温计。　　　　　　　　　　　　　　　　　　　（　　）

2. 额温计可以在阳光直射下使用。　　　　　　　　　　　　　　　　　（　　）

3. 目前临床最常用的是电子体温计和红外线体温计。　　　　　　　　　（　　）

4. 临床测量呼吸频率最常用的是呼吸测量仪。　　　　　　　　　　　　（　　）

5. 脉率少于 60 次/min 称为心动过缓。　　　　　　　　　　　　　　（　　）

四、名词解释

1. 生命体征

2. 潮式呼吸

3. 高血压

4. 原发性高血压

5. 继发性高血压

五、简答题

1. 试述生命体征的指标与含义。
2. 简述呼吸测量的注意事项。
3. 简述呼吸异常的分类。
4. 试述非感染性发热的常见原因。
5. 试述发热病人的护理要点。
6. 试述我国现行血压正常参考和高血压分级标准。
7. 试述测量血压的注意事项。

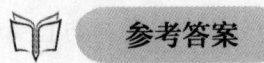

参考答案

一、选择题

【A 型题】

题序	1	2	3	4	5	6	7	8	9	10
答案	B	D	C	B	D	C	C	C	C	D

【B 型题】

题序	11	12	13
答案	D	E	B

【C 型题】

题序	14	15
答案	B	D

【X 型题】

题序	16	17	18	19	20
答案	ABD	ABCDE	ACDE	BDE	ABCDE

二、填空题

1. 水银体温计　　电子体温计　　红外线体温计
2. 36 ℃~37 ℃　　36.5 ℃~37.7 ℃　　36.3 ℃~37.2 ℃
3. 5　　10　　3~5
4. 1
5. 37.3 ℃~38 ℃　　38.1 ℃~39.0 ℃　　39.1 ℃~41.0 ℃　　>41.0 ℃
6. 脉搏增快（≥100 次/min）　　脉搏减慢（≤60 次/min）　　心律不齐　　脉搏消失（即不能触到脉

164

搏）

7. 原发性高血压　　继发性高血压
8. 身高　　性别　　年龄
9. 定时间　　定部位　　定体位　　定血压计
10. 2亿　　七十

三、判断题

题　序	答　案	解　析
1	×	耳温计是接触性红外线测温计。
2	×	日光中含有大量红外线，故额温计不可在强光直射下使用。
3	√	水银体温计操作较复杂且有易破碎等缺点，医院已少用或弃用。目前临床最常用的是电子体温计和红外线体温计。
4	×	目前尚无可方便使用的呼吸频率测量设备。
5	√	成人脉率的正常范围为60～100次/min。

四、名词解释

1. 生命体征：是用来判断病人的病情轻重和危急程度的指征，通常将心率、脉搏、血压、呼吸列为四大生命体征，从广义上说神志状态、瞳孔大小和角膜反射等也是观察生命状态的重要指标。

2. 潮式呼吸：又称陈-施呼吸，特点是呼吸逐步减弱以至停止和呼吸逐渐增强两者交替出现，周而复始，呼吸呈潮水涨落样。潮式呼吸可见于中枢神经疾病、脑循环障碍和中毒等病人。潮式呼吸周期可长达30秒～2分钟，暂停期可持续5～30秒。

3. 高血压：是指以体循环动脉血压（收缩压和/或舒张压）增高为主要特征（收缩压≥140 mmHg，舒张压≥90 mmHg），可伴有心、脑、肾等器官的功能或器质性损害的临床综合征。

4. 原发性高血压：基于目前的医学发展水平和检查手段，不能发现导致血压升高的确切病因者称为原发性高血压。高血压人群中90%左右为原发性高血压，但诊断原发性高血压前需首先除外继发性高血压。

5. 继发性高血压：是病因明确的高血压，当查出病因并有效去除或控制病因后，作为继发症状的高血压可被治愈或明显缓解；继发性高血压在高血压人群中占5%～10%；常见病因为肾实质性、肾血管性高血压及内分泌性和睡眠呼吸暂停综合征等，由于精神心理问题而引发的高血压也时常可以见到。继发性高血压病人发生心血管病、脑卒中、肾功能不全的危险性更高，而病因常被忽略以致延误诊断，近年来对继发性高血压的鉴别已成为高血压诊断治疗的重要方面。

五、简答题

1. 生命体征的指标与含义如下：生命体征是体温、脉搏、呼吸及血压的总称。生命体征受大脑皮质控制，是机体内在活动的一种客观反映，是衡量机体身心状况的可靠指标。正常人生命体征在一定范围内相对稳定，变化很小。而在病理情况下，其变化极其敏感。护理人员通过认真仔细地观察生命体征，可以获得病人生理状态的基本资料，为预防、诊断、治疗及护理提供依据。因此，正确掌握生命体征的观察技能与护理是临床护理中极为重要的内容之一。

2. 呼吸测量注意事项如下：

(1) 呼吸的速率会受到意识的影响，测量时应尽量避免让病人知晓，通常可采用测量脉搏的姿势分散病人注意力，同时观察病人胸部的起伏测量呼吸频率。

(2) 在病人情绪紧张、剧烈运动后、哭闹等情况下，需待其稳定下来后再进行测量。

(3) 呼吸不规则的病人及婴幼儿应测 1 分钟。

(4) 呼吸微弱或危重病人，可用少许棉花置于鼻孔前，观察棉花被吹动的次数，测 1 分钟。

3. 呼吸异常的分类如下：呼吸频率正常成人为 16～20 次/min，与心脏搏动次数的比例为 1：4。呼吸异常是指呼吸的频率、节律改变，是病人主观感觉空气不足、呼吸费力，表现为呼吸困难，用力呼吸，呼吸肌和辅助呼吸肌均参与呼吸运动等状态。常见的异常呼吸类型包括呼吸增快、呼吸减缓、潮式呼吸、间断呼吸、深度呼吸、蝉鸣样呼吸，以及呼吸困难等。

4. 非感染性发热的常见原因如下：

(1) 无菌性组织损伤及坏死产物性发热：如无菌大手术后、晚期癌症病人的发热均属此类；脾破裂、消化道出血、血管阻塞引起的心、肝、脾等内脏梗死或肢体坏死；溶血性贫血、网状内皮细胞增生症、白血病、再生障碍性贫血及各种恶性肿瘤引起的组织坏死等。

(2) 生物制剂或药物反应引起的发热：主要见于预防接种、输血输液引起的发热和药物过敏等引起的药物热。

(3) 产热、散热异常：如甲状腺功能亢进症、癫痫持续状态所致的产热过多，先天性汗腺缺乏症和婴幼儿包盖过严所致的散热困难，均可导致发热。

(4) 中枢性发热：包括中暑、安眠药中毒等使体温调节中枢受损导致的发热，以及婴儿体位中枢调节功能失常导致的发热等。

(5) 激素分泌异常所致发热：如甲亢、肾上腺癌等所致的发热。

5. 发热病人的护理要点如下：

(1) 降低体温：可选用物理降温或药物降温方法。实施降温措施 30 分钟后应测量体温并做好记录。

(2) 加强病情观察：①观察生命体征，定时测体温，一般每天测量 4 次，高热时应每 4 小时测量一次，待体温恢复正常 3 天后，改为每天测 1 次或 2 次。注意发热类型、程度及经过，及时注意呼吸、脉搏和血压的变化。②观察是否出现寒战、意识障碍等伴随症状。③观察治疗效果。

(3) 补充营养和水分：给予高热量、高蛋白、高维生素、易消化的流质或半流质食物。注意食物的色、香、味，鼓励少量多餐，以补充高热的消耗，提高机体的抵抗力。

(4) 促进病人舒适：鼓励休息，安置舒适体位，调节室温及避免噪声，以保证病人能安静休息。保持皮肤清洁，及时为高热病人擦干汗液，更换衣服和床单，防止着凉，避免对流风。对于长期持续高热者，应协助其改变体位，防止压疮、肺炎等并发症。加强口腔护理，保持口腔卫生。

(5) 安全护理：高热病人有时会躁动不安、谵妄，应防止坠床、舌咬伤，必要时用床挡、约束带固定病人。

(6) 心理护理：发热病人会产生紧张、不安、害怕等心理反应。护理中应经常探视病人，耐心解答各种问题，尽量满足病人的需要，给予精神安慰。

6. 我国现行正常血压参考值及高血压的分级标准：世界各国的高血压标准略有差异，目前我国采用的是

2020 年制定的高血压标准，具体内容请参阅下表：

高血压的分级（WHO/ISH）

分　级	收缩压（mmHg）	舒张压（mmHg）
正常血压	＜120	＜80
正常高值	120～139	80～90
高血压	≥140	≥90
1 级高血压（轻度）	140～159	90～99
2 级高血压（中度）	160～179	100～109
3 级高血压（重度）	≥180	≥110
单纯收缩期高血压	≥140	＜90

7. 测量血压注意事项如下：

（1）测量血压要在病人安静休息时测量，若病人运动、情绪波动、吸烟等要休息 30 分钟后测量。

（2）为保证连续测量的血压有可比性，要定时间、定部位、定体位、专人测量。

（3）偏瘫病人应测健肢。

（4）选择宽窄适宜的压脉带，太窄则测得的血压值可偏高；反之，则偏低，一般婴幼儿用 6～7 cm 宽的袖带，学龄期儿童用 9～10 cm 宽的袖带，成人用 12 cm 宽的袖带。

（5）压脉带松紧以能放入 1 指为宜，太松时测得血压偏高，太紧时测得血压偏低。

（6）当血压听不清需重测时，须充分放气后再测。

（7）测量血压时，一般应重复 2～3 次，将所得读数平均作为血压值。

　　病人的生活护理包括喂药、喂食、床上翻身、活动洗脸、口腔护理、温水擦浴等。本试卷内容涉及病人的生活环境要求，以及与上述内容相关的各种具体内容。例如，口腔护理中的洁牙及生活洁牙等。

§6.4　生活护理试卷

一、选择题

【A 型题】

1. 一般病区适宜温度为　　　　　　　　　　　　　　　　　　　　　　　（　　）

　　A. 18 ℃～20 ℃　　　B. 18 ℃～22 ℃　　　C. 20 ℃～24 ℃　　　D. 22 ℃～24 ℃

E. 22 ℃～26 ℃

2. 病室最适宜的相对湿度为 （　　）
A. 10%～20%　　B. 30%～40%　　C. 50%～60%　　D. 70%～80%　　E. 80%～90%

3. 仰卧屈膝位适用于何种病人 （　　）
A. 腰部检查　　B. 胸部检查　　C. 腹部检查　　D. 会阴检查　　E. 背部检查

4. 不舒适最严重的形式是 （　　）
A. 烦躁不安　　B. 疼痛　　C. 紧张　　D. 不能入睡　　E. 焦虑

5. 床上擦浴适宜的水温是 （　　）
A. 32 ℃～34 ℃　　B. 36 ℃～40 ℃　　C. 41 ℃～45 ℃　　D. 47 ℃～50 ℃
E. 55 ℃～60 ℃

6. 口臭病人应选择的漱口液是 （　　）
A. 1%～4%碳酸氢钠溶液　　B. 1%～3%过氧化氢溶液　　C. 0.1%醋酸溶液
D. 2%～3%硼酸溶液　　E. 0.02%呋喃西林溶液

7. 清洁口腔、预防感染应选择的漱口液是 （　　）
A. 2%～3%硼酸溶液　　B. 1%～3%过氧化氢溶液　　C. 0.1%醋酸溶液
D. 1%～4%碳酸氢钠溶液　　E. 复方硼砂溶液

8. 急性阑尾炎穿孔病人术后采取半坐卧位的主要目的是 （　　）
A. 缓解呼吸困难　　B. 减少静脉回心血，减轻心脏负担　　C. 有利于腹腔引流，使感染局限化　　D. 减轻腹壁伤口的疼痛　　E. 减少局部出血

9. 用于限制病人坐起的约束方法是 （　　）
A. 加床栏　　B. 约束腕部　　C. 约束踝部　　D. 固定双膝　　E. 固定肩部

10. 使用约束带时，错误的是 （　　）
A. 使用约束带前应向家属解释目的和意义，取得配合　　B. 严格掌握约束带的适应证
C. 带下应垫衬垫，固定时松紧适宜　　D. 为便于松解，宽绷带应打活结　　E. 注意观察约束部位的血液循环

【X 型题】

11. 胸膝位适用于 （　　）
A. 直肠检查　　B. 纠正臀先露胎位　　C. 保留灌肠　　D. 结肠镜检　　E. 孕妇胎膜早破

12. 使用平车运送病人，正确的是 （　　）
A. 单人搬运法适用于小儿或体重较轻者　　B. 二人或三人搬运法应使平车头端与床尾呈钝角　　C. 单人搬运法应使平车与病床纵向紧靠在一起　　D. 四人搬运法适用于颈、腰部骨折病人　　E. 平车上下坡时，病人头部应位于高处

13. 易致压疮的疾病包括 （　　）
A. 昏迷病人　　B. 骨科卧床病人　　C. 强迫体位病人　　D. 水肿病人　　E. 瘫痪病人

14. 根据病人病情轻重不同和洗头设备不同，洗发的方法包括 （ ）

 A. 坐位洗头法　　 B. 洗头车卧位洗头法　　 C. 马蹄形垫床上洗头法　　 D. 扣杯式床上洗头法　　 E. 充气式洗头盆洗头法

15. 对长期卧床病人应注意局部皮肤受压情况，评估要点包括 （ ）

 A. 皮肤颜色　　 B. 皮肤温度　　 C. 皮肤完整性与病灶情况　　 D. 皮肤感觉　　 E. 皮肤清洁度

二、填空题

1. 为防止长期卧床病人发生压疮，一般每_____小时翻身一次，必要时每_____分钟翻身一次。

2. 刷牙的最好时间是进食后半小时内，每次刷牙时间应控制在_____分钟以上。

3. 减压敷料主要包括_____敷料和_____敷料，主要用于_____预防。

4. 病人自行沐浴时，护士应每隔_____分钟巡视一次。

5. 压疮的预防主要在于消除压疮发生的原因，要求做到五勤，即_____、_____、_____、_____、_____。

三、判断题

1. 辅助器适用于儿童及重症病人。 （ ）
2. 合适的腋杖长度应为足底至肩峰的距离。 （ ）
3. 病人沐浴可在病人舒适的任何时间进行。 （ ）
4. 清洁义齿的方法是将义齿取下，浸泡于热水或乙醇中。 （ ）
5. 刷牙的最好时间是清晨起床后和晚上睡觉前。 （ ）

四、名词解释

1. 保护具
2. 辅助器
3. 压疮
4. 皮肤护理
5. 洁牙

五、简答题

1. 简述保护具的适用范围。
2. 简述辅助器的使用目的。
3. 简述使用辅助器的注意事项。
4. 简述特殊病人口腔护理的要点。
5. 简述导致压疮易发的因素。

一、选择题

【A 型题】

题序	1	2	3	4	5	6	7	8	9	10
答案	B	C	C	B	D	B	A	C	E	D

【X 型题】

题序	11	12	13	14	15
答案	ABD	ABDE	ABCDE	ABCDE	ABCDE

二、填空题

1. 2   30
2. 2
3. 泡沫类   水胶体类   压疮
4. 5
5. 勤翻身   勤抹洗   勤按摩   勤整理   勤更换

三、判断题

题　序	答　案	解　析
1	×	辅助器适用范围主要为残障病人及高龄行动不便病人。
2	×	合适的腋杖长度应为身高减 40 cm，腋杖过长会使腋窝直接承受压力，造成腋窝部位神经、血管等的损伤。
3	×	病人沐浴应在进食 1 小时后进行，以免影响消化功能。
4	×	取下的义齿应浸泡于冷水中，每天换水一次；勿将义齿浸泡于热水或乙醇中，以免变色、变形及老化
5	×	刷牙的最好时间是进食后半小时内，而不是清晨和睡前。

四、名词解释

1. 保护具：是用来限制病人身体某部位的活动，以达到维护病人安全与治疗效果的各种器具。常用的保护具有床挡、约束带和支被架等。

2. 辅助器：是为病人提供保持身体平衡与身体支持物的器材，是维护病人安全的护理措施之一。常用的辅助器包括助行杖和助行架两类，助行杖分手杖和腋杖，助行架分有轮助行架和无轮助行架。

3. 压疮：压疮最早称为褥疮，是人体局部组织长期受压，造成局部血液循环障碍和持续缺血、缺氧及营养不良而致软组织溃烂和坏死，是临床常见的并发症，因此预防压疮的产生是护理工作中的重要任务。绝大多数压疮是可以预防的，通过精心科学的护理，将压疮的发生率降到最低限度，是护理工作者的重要职责。

4. 皮肤护理：皮肤护理不仅能改善病人的舒适度，而且对促进皮肤排泄功能、改善全身和局部血液循环、预防压疮等并发症均具有重要的临床意义。皮肤护理包括沐浴（含淋浴和盆浴）和床上擦浴。沐浴是在护士指导和协助下由病人自行完成，床上擦浴是由护士进行。

5. 洁牙：洁牙是一种很好的牙齿保健手段，洁牙方法包括医院洁牙和生活洁牙两类。医院洁牙分为超声波洁牙喷砂洁牙和手工洁牙，医院洁牙不仅是治疗牙周病的首要措施，而且通过医院定期洁牙还可及时发现细小的不易觉察的隐蔽龋齿等牙病。生活洁牙就是日常生活中最常用的洁牙方法。保持口腔卫生最常用和必须的清洁牙齿的方法就是漱口和刷牙，此外，牙签和牙线的使用等也是常见洁牙方法。

五、简答题

1. 保护具适用范围如下：
   (1) 小儿病人：因认知及自我保护能力尚未发育完善，尤其是未满 6 岁的儿童，易发生坠床、撞伤、抓伤等意外或不配合治疗等行为。
   (2) 坠床发生概率高者：如麻醉后未清醒者、意识不清、躁动不安失明、痉挛或年老体弱者。
   (3) 实施某些眼科特殊手术者：如白内障摘除术后病人。
   (4) 精神病病人：如躁狂症、自我伤害者。
   (5) 易发生压疮者：如长期卧床、极度消瘦、虚弱者。
   (6) 皮肤瘙痒者：包括全身或局部瘙痒难忍者。
   (7) 烧烫伤病人。

2. 辅助器的使用目的包括：
   (1) 减轻下肢负荷，增大身体支撑面，保持病人稳定性。
   (2) 协助病人行走，提高生活能力，改善生活质量。
   (3) 改善病人心肺功能及血液循环。
   (4) 预防病人发生骨质疏松。

3. 辅助器使用注意事项包括：
   (1) 使用者应意识清楚，身体状态稳定。
   (2) 选择适合病人的辅助器。不合适的辅助器与错误的使用姿势均可导致腋下受压造成神经损伤、腋下和手掌挫伤或跌倒，还会引起背部肌肉劳损和酸痛。
   (3) 使用者的手臂、肩部或背部应无伤痛，活动不受限制，以免影响手臂的支撑力。
   (4) 使用辅助器时，病人的鞋要合脚、防滑，衣服要宽松、合身。
   (5) 使用拐杖和手杖时，应将各部位螺钉拧紧，橡皮底垫应紧贴地面，橡皮底垫磨损严重时应及时更换。
   (6) 训练使用辅助器的场地应平坦、干燥，训练时应有医务人员陪同，并掌握好训练节奏，避免病人过度疲劳。

4. 特殊病人口腔护理要点如下：
   (1) 将用物带至病人床旁，查对床号、姓名，向病人解释目的。助病人侧卧（或头偏向一侧），面向操作者，颌下围干毛巾，弯盘置病人口角旁。
   (2) 取下活动义齿，用冷开水冲刷干净，暂不用时浸于清水中。

(3) 擦净口唇，用压舌板轻轻撑开颊部，用弯血管钳夹棉球蘸漱口水，先上后下，依次纵向擦净牙齿颊面和唇面。嘱病人张口（昏迷病人用开口器从磨牙处放入）擦净牙齿的舌面、颌面以及舌的上下面和硬腭部。

(4) 擦洗完毕，助病人用吸管吸漱口液漱口。

(5) 为昏迷病人做口腔护理时棉球要夹紧，一次一个棉球，棉球不可过湿，禁忌漱口。

(6) 根据病人口腔情况涂药，口唇干燥者可涂液状石蜡，取下毛巾，擦干面部。

(7) 整理床单位，清理用物，清洁消毒后备用（传染病人按隔离原则处理），洗手。

5. 导致压疮易发的因素如下：

(1) 压疮的易发人群：长期卧床或营养不良者、老年人、肥胖者均为压疮的易发人群。

(2) 压疮的易发部位：压疮多发生于长期受压及缺乏脂肪组织保护、无肌肉包裹或肌层较薄的骨隆突处。卧位不同，受压点不同，好发部位亦不同。

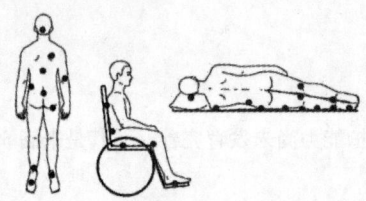

(3) 易致压疮的疾病：昏迷、瘫痪、全身水肿病人，以及大手术后和骨科固定后长期卧床病人容易发生压疮。

　　饮食和营养与疾病有非常重要的关系。合理的饮食与营养可以保证机体正常生长发育，维持机体各种正常生理功能，促进组织修复，提高机体免疫力；不良的饮食与营养可以引起人体各种营养物质失衡，甚至易导致各种疾病的发生。

　　本试卷内容包括人体的营养需求，饮食、营养与健康的关系，医院饮食，营养状况评估，饮食护理等内容。

§6.5　饮食、营养、健康与医院饮食试卷

一、选择题

【A 型题】

1. 缺乏下列哪种维生素可引起佝偻病　　　　　　　　　　　　　　　　　　　　（　　）

A. 维生素 A   B. 维生素 D   C. 维生素 E   D. 维生素 K   E. 维生素 C

2. 下列哪种维生素具有维持正常夜视的功能   (   )

    A. 维生素 A   B. 维生素 B   C. 维生素 E   D. 维生素 B_6 E. 叶酸

3. 维生素 K 的主要功能是   (   )

    A. 促进细胞发育成熟   B. 参与糖代谢   C. 改善微循环   D. 促进凝血   E. 抗氧化

4. 普通饮食的适用范围是   (   )

    A. 无发热和无消化道疾病者   B. 消化不良，术后恢复期阶段   C. 发热，体弱，消化道疾病   D. 病情严重，吞咽困难，口腔疾病   E. 术后和急性消化道疾病者

5. 下列物质中能够防治坏血病的是   (   )

    A. 维生素 A   B. 维生素 B   C. 维生素 C   D. 维生素 D   E. 维生素 E

6. 正常成人每天需水量是   (   )

    A. 200～500 mL   B. 500～1000 mL   C. 1500～2000 mL   D. 2000～3000 mL

    E. 3000～4000 mL

7. 构成骨骼和牙齿的主要成分是   (   )

    A. 钙   B. 碘   C. 锌   D. 铁   E. 镁

8. 女性，26岁，生长在山区，因长期甲状腺素合成不足而困乏、情绪低落、甲状腺肿大，该病人应该注意补充   (   )

    A. 钙   B. 碘   C. 锌   D. 铁   E. 镁

9. 男性，9岁，诊断为贫血，应考虑该患儿可能缺乏的微量元素是   (   )

    A. 钙   B. 碘   C. 锌   D. 铁   E. 镁

10. 成人低钠饮食每天饮食中钠含量应低于   (   )

    A. 0.5 g   B. 1.0 g   C. 1.5 g   D. 2.0 g   E. 3.0 g

11. 成人低脂肪饮食每天脂肪入量应低于   (   )

    A. 30 g   B. 40 g   C. 50 g   D. 60 g   E. 70 g

12. 成人低蛋白饮食每天蛋白质的摄入量应低于   (   )

    A. 30 g   B. 40 g   C. 50 g   D. 60 g   E. 70 g

13. 肝性脑病病人应进食   (   )

    A. 高蛋白饮食   B. 低蛋白饮食   C. 低盐饮食   D. 高脂饮食   E. 低脂饮食

14. 长期便秘病人选用   (   )

    A. 低盐饮食   B. 高脂饮食   C. 高膳食纤维饮食   D. 少渣饮食   E. 高热量饮食

15. 口服胆囊造影的病人应于摄 X 线片前服用   (   )

    A. 牛奶   B. 炒豆腐   C. 烧牛肉   D. 清汤面   E. 油煎鸡蛋

【X 型题】

16. 经常食用过咸的食物容易患   (   )

    A. 胃癌   B. 消化性溃疡   C. 高血压   D. 龋齿   E. 动脉硬化

17. 供给热能的营养素包括 （　　）

    A. 蛋白质　　　B. 维生素　　　C. 脂肪　　　D. 矿物质　　　E. 糖类

18. 构成人体组织的营养素包括 （　　）

    A. 蛋白质　　　B. 水　　　C. 糖类　　　D. 维生素　　　E. 脂肪

19. 调节身体功能的营养素包括 （　　）

    A. 脂肪　　　B. 膳食纤维　　　C. 水　　　D. 维生素　　　E. 蛋白质

20. 医院的基本膳食包括 （　　）

    A. 普通饮食　　　B. 高纤维素饮食　　　C. 软质饮食　　　D. 半流质饮食　　　E. 流质饮食

二、填空题

1. 人体所需的七大营养素包括＿＿＿＿ 、 ＿＿＿＿ 、 ＿＿＿＿ 、 ＿＿＿＿ 、 ＿＿＿＿ 、 ＿＿＿＿ 、 ＿＿＿＿ 。

2. 人体蛋白的氨基酸构成包括＿＿＿＿ 、 ＿＿＿＿ 和＿＿＿＿ 。

3. 医院饮食分为＿＿＿＿ 、 ＿＿＿＿ 、 ＿＿＿＿ 三大类。

4. 预防营养不良应做到＿＿＿＿ 、 ＿＿＿＿ 、 ＿＿＿＿ 等。

5. 正常人每天食盐量应为＿＿＿＿g 左右。

三、判断题

1. 人体所需的七种营养素都能产生能量。 （　　）

2. 脂肪与脂类是同义词。 （　　）

3. 甲状腺吸碘功能测定前不需进行特殊的饮食准备。 （　　）

4. 过量摄入维生素可引起维生素中毒。 （　　）

5. 酸性食物和碱性食物并非依据食物的口味进行判断。 （　　）

四、名词解释

1. 平衡膳食

2. 体重指数

3. 微量元素

4. 营养状况评估

5. 亚硝酸盐

五、简答题

1. 简述饮食护理的一般措施。

2. 试述《中国居民膳食指南（2016）》的主要内容。

3. 简述预防肥胖的主要措施。

4. 试述黄曲霉毒素对人体的毒性作用。

5. 试述如何预防亚硝酸盐中毒。

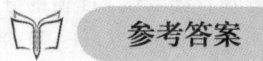

参考答案

一、选择题

【A 型题】

题序	1	2	3	4	5	6	7	8	9	10	11	12	13	14	15
答案	B	A	D	A	C	D	A	B	D	D	C	B	B	C	E

【X 型题】

题序	16	17	18	19	20
答案	CE	ACE	ABDE	ABCDE	ACDE

二、填空题

1. 蛋白质　脂肪　碳水化合物（糖类）　矿物质　水　维生素　膳食纤维
2. 必需氨基酸　半必需氨基酸　非必需氨基酸
3. 基本饮食　治疗饮食　试验饮食
4. 食物多样化　有荤有素　粗细粮搭配
5. 6

三、判断题

题　序	答　案	解　析
1	×	可以提供能量的营养素只有蛋白质、脂肪和糖类。膳食纤维、水、矿物质和维生素虽然各有其重要营养功能，但不能提供能量。
2	×	人体内的脂类，分成两部分，即脂肪与类脂。脂肪是由一分子的甘油和三分子的脂肪酸结合而成，包括不饱和与饱和两种，主要提供热能，维持体温、协助脂溶性维生素的吸收、参与机体多方面代谢活动；类脂则是脂肪以外的溶于脂溶剂的天然化合物的总称，如胆固醇、脑磷脂、卵磷脂等，它们在细胞构成和代谢中发挥着重要作用。
3	×	实验前 2 周应禁食含碘食物如海带、紫菜、鱼虾及加碘食盐等，然后抽血做[131]I功能测定。
4	√	各种维生素过量摄入均可能引起中毒。例如，维生素 D 中毒可致高钙血症，长期过量服用维生素 E 可能引起大出血，长期过量摄入维生素 K 可增高患癌症的风险，孕妇服用过量维生素 C 可能导致婴儿发生维生素 C 缺乏症（坏血病）。

题 序	答 案	解 析
5	√	食物的酸碱性不是指食物直接测试 pH 值的分类，而是依据食物经过消化、吸收、代谢后最后在人体内变成酸性（pH<7）或者碱性（pH>7）的物质来界定的。例如动物内脏的代谢产物是酸性物质，这类食物即属酸性食物；代谢产物为碱性物质的为碱性食物，如菜瓜、豆类等。

四、名词解释

1. 平衡膳食：是指选择多种食物，经过适当搭配做出的膳食。这种膳食能满足人体对能量及各种营养素的需求，因此称为平衡膳食。中国居民平衡膳食的食物搭配要求被称为平衡膳食宝塔。

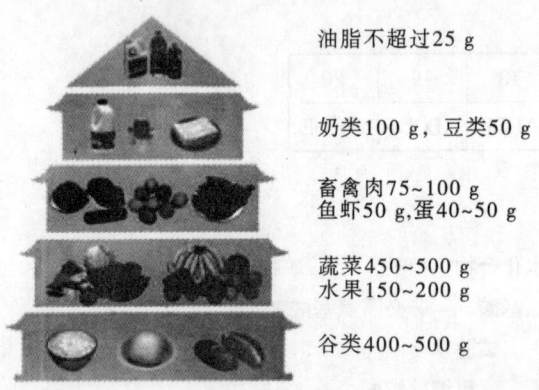

油脂不超过25 g

奶类100 g，豆类50 g

畜禽肉75~100 g
鱼虾50 g,蛋40~50 g

蔬菜450~500 g
水果150~200 g

谷类400~500 g

2. 体重指数：又称体质指数或身体质量指数（body mass index，BMI），是目前国际上常用的衡量人体胖瘦程度以及是否健康的一个标准。当我们需要比较及分析一个人的体重对于不同高度的人所带来的健康影响时，BMI 值是一个中立而可靠的指标，是《国家学生体质健康标准》规定的测试项目。BMI 是用体重千克数除以身高米数平方得出的数字 [BMI＝W（体重，kg）/h^2（身高，m）]。

3. 微量元素：指人体内含量少于休重万分之一的元素，其中必需微量元素是生物体不可缺少的元素，如铁、铜、锌、钴、铬、锰、硒等。微量元素在体内不能产生与合成，需由食物来提供，如果膳食调配不当、偏食或患某些疾病时，就容易造成缺乏，比较容易缺乏的元素是铁、碘、锌、硒等。1973 年世界卫生组织公布了 14 种人体必需微量元素，包括铁、铜、锰、锌、钴、钼、铬、镍、钒、氟、硒、碘、硅、锡等。微量元素在人体内含量虽然极微小，但具有强大的生物学作用，它们参与酶、激素、维生素和核酸的代谢过程，发挥着独特的作用。

4. 营养状况评估：是指通过膳食调查、人体测量、临床检查、实验室检查等方法，判定人体营养状况、确定营养不良的类型及程度、估计营养不良后果的危险性、监测营养治疗的疗效和影响营养状况的因素。

5. 亚硝酸盐：亚硝酸盐主要指亚硝酸钠。亚硝酸钠为白色至淡黄色粉末或颗粒状，味微咸，易溶于水。硝酸盐和亚硝酸盐广泛存在于人类环境中，是自然界中最普遍的含氮化合物。亚硝酸盐外观及滋味都与食盐相似，并在工业、建筑业中广为使用，肉类制品中也允许作为发色剂限量使用。亚硝酸盐对人体具有毒性，引起食物中毒的概率较高，食入 0.3～0.5 g 的亚硝酸盐即可引起中毒，食入 3 g 可导致死亡。2017 年世界卫生组织国际癌症研究机构公布的致癌物清单中将亚硝酸盐列入在 2A 类致癌物清单中。

五、简答题

1. 饮食护理的一般措施如下：

(1) 病人入院后的饮食护理：根据医嘱填写入院饮食通知单，送交营养室。

(2) 病人进餐前的护理：做好病人的饮食健康教育，提供舒适的进食环境，协助病人饭前洗手、漱口。

(3) 病人进餐时的护理：护士应鼓励病人尽量自己进食，应协助病人选择好体位，将餐桌、餐具放置得当，防止弄脏衣服、床单；对卧床不能进食者，护理人员应喂饭，喂饭时将病人头偏向一侧，颌下垫巾，小口喂饭，速度适中，防止误吸。

(4) 病人进餐后的护理：及时撤去餐具，清理食物残渣，整理床单，协助病人洗手，帮助做好口腔护理。餐后根据需要做好护理记录。

2. 《中国居民膳食指南（2016）》的主要内容如下：

(1) 食物多样，谷类为主：应以谷类食物作为提供热能的主要来源。

(2) 吃动平衡，健康体重：饮食与运动相配合，控制体重在正常范围内。

(3) 多吃蔬果、奶类、大豆：新鲜蔬菜的摄入量应该达到 300～500 g/d，水果 200～350 g/d；奶类富含优质蛋白质和维生素，是良好的钙源食品，建议每天饮用奶制品 300 g；建议多吃大豆及其制品，以防止肉类消费过多，建议每人每天摄入 30～50 g 大豆及其制品。

(4) 适量吃鱼、禽、蛋、瘦肉：建议平均每天摄入鱼、禽、瘦肉总量为 120～200 g，优先选择鱼和禽；每天吃一个鸡蛋，不弃蛋黄；少吃肥肉、烟熏和腌制肉制品。

(5) 少盐少油，控糖限酒：建议成人每天食盐不超过 6 g，每天烹调油 25～30 g；孕妇、乳母不应饮酒；男性一天饮用酒精量不超过 25 g；糖的摄入量每天不超过 50 g。

(6) 多饮水：水是维持生命必需的物质，约占体重的 60%。成人每天饮水量为 1500～1700 mL，饮水应少量多次，提倡饮用白开水和淡茶水，少喝含糖饮料和碳酸饮料。

3. 预防肥胖的主要措施如下：

(1) 提高认识：充分认识肥胖对人体的危害，了解各年龄阶段易发胖的知识及预防方法。

(2) 合理饮食：采取合理的饮食营养方法，尽量做到定时定量、少甜食厚味、多素食、少零食。

(3) 坚持体育运动：平时要加强体育锻炼以增加热量的消耗，并与节制饮食相配合，这是防治肥胖的最好方法。可以经常参加慢跑、爬山、打拳等户外活动，既能增强体质，使体形健美，又能预防肥胖的发生。

(4) 生活规律：养成良好的生活规律，每餐不要太饱，合理安排和调整好睡眠时间。

(5) 心情舒畅：良好的情绪能使体内各系统的生理功能保持正常运行，对预防肥胖能起到一定作用。

4. 黄曲霉毒素对人体的毒性作用如下：

(1) 急性毒性：黄曲霉毒素属于肝毒性物质，一次大量口服后可出现肝细胞坏死、胆管上皮增生、肝脂肪浸润及肝出血等急性病变。中毒症状以黄疸为主，兼有呕吐、厌食和发热，重者出现腹水、下肢水肿、肝脾大，严重者可致死亡。

(2) 慢性毒性：少量持续摄入可引起肝脏纤维细胞增生甚至肝硬化等慢性损伤。

(3) 致癌性：长期少量摄入可诱发肝癌，是目前公认的最强的化学致癌物，亦可诱发肾癌、胃癌、结肠癌及乳腺、卵巢、小肠等部位肿瘤。

5. 预防亚硝酸盐中毒的措施如下：

(1) 蔬菜应妥善保存，防止腐烂，不吃腐烂的蔬菜。

(2) 食剩的熟菜不可在高温下存放长时间后再食用。

（3）勿食大量刚腌的菜，腌菜时盐应多放，至少腌至 15 天以上再食用；但现腌的菜，最好马上就吃，不能存放过久，腌菜时选用新鲜菜。

（4）不要在短时间内吃大量叶菜类蔬菜，或先用开水将蔬菜焯 5 分钟，弃汤后再烹调。

（5）肉制品中硝酸盐和亚硝酸盐用量要严格按国家卫生标准规定，不可多加。

（6）"苦井水"勿用于煮粥，尤其勿存放过夜。

（7）防止错把亚硝酸盐当食盐或碱面用。

（8）多食人维生素 C 和维生素 E，以及新鲜水果等。

（9）蔬菜食用前沸水浸泡 3 分钟处理。

依据药物的性质、剂型、机体组织对药物的吸收情况和治疗需要等，选择不同的给药途径。本试卷涉及的内容包括常用的口服给药、局部给药和注射给药等。

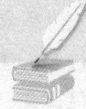

§6.6　给药试卷

一、选择题

【A 型题】

1. 以下用药指导错误的是　　　　　　　　　　　　　　　　　　　（　）
   A. 助消化的药应在饭后服　　B. 对胃肠道有刺激的药物应在饭后服　　C. 健胃及增进食欲的药物应在饭后服用　　D. 胃黏膜保护剂应该在饭前服用　　E. 磺胺类药服用后要多喝水

2. 皮内注射时选用的消毒剂通常是　　　　　　　　　　　　　　　　（　）
   A. 乙醇　　B. 碘酒　　C. 碘伏　　D. 安尔碘　　E. 过氧化氢

3. 皮内注射是将药液注入　　　　　　　　　　　　　　　　　　　（　）
   A. 表皮　　B. 表皮与真皮之间　　C. 真皮　　D. 真皮与皮下组织　　E. 皮下组织

4. 在注射给药前不需要抽回血的注射方法是　　　　　　　　　　　　（　）
   A. 皮内注射　　B. 皮下注射　　C. 肌内注射　　D. 静脉注射　　E. 动脉注射

5. 下列哪种药物给药时需常规测量脉搏或心率　　　　　　　　　　　（　）
   A. 洋地黄　　B. 强的松　　C. 舒乐安定　　D. 心得安　　E. 氯丙嗪

6. 上臂三角肌注射的部位为　　　　　　　　　　　　　　　　　　　（　）
   A. 上臂肩峰下均可　　B. 上臂肩峰下 2～3 横指处　　C. 上臂三角肌上均可

D. 上臂外侧自肩峰下 2～3 横指　　E. 上臂三角肌下 2～3 横指

7. 抢救链霉素过敏反应用　　　　　　　　　　　　　　　　　　　（　　）

　　A. 氯丙嗪　　B. 扑尔敏　　C. 氯化钾　　D. 葡萄糖酸钙　　E. 异丙肾上腺素

8. 皮下注射时，针头与皮肤所成的角度应为　　　　　　　　　　　（　　）

　　A. <15°　B. 15°　C. 15°～20°　D. 20°～30°　E. 30°～40°

9. 注射青霉素后，病人在短时间内出现胸闷、气急、濒死感，可能的原因是（　　）

　　A. 脑缺氧　　B. 循环衰竭　　C. 喉头水肿　　D. 心力衰竭　　E. 肺水肿

10. 配制过敏试验液的溶媒是　　　　　　　　　　　　　　　　　（　　）

　　A. 0.9%氯化钠液　　B. 蒸馏水　　C. 5%葡萄糖液　　D. 林格氏液　　E. 10%葡萄糖液

【C 型题】

问题 11～12

　　A. 维生素 E

　　B. 硝酸甘油

　　C. 地西泮

　　D. 复方氢氧化铝片

11. 舌下含服　　　　　　　　　　　　　　　　　　　　　　　　（　　）

12. 嚼碎服用　　　　　　　　　　　　　　　　　　　　　　　　（　　）

【X 型题】

13. 给药的目的包括　　　　　　　　　　　　　　　　　　　　　（　　）

　　A. 维持正常的生理功能　　B. 治疗疾病　　C. 预防疾病　　D. 延年益寿

　　E. 协助诊断

14. 皮内注射的用途包括　　　　　　　　　　　　　　　　　　　（　　）

　　A. 过敏试验　　B. 诊断性检查　　C. 局麻先驱步骤　　D. 预防接种　　E. 给予药物

15. 影响药物作用的因素有　　　　　　　　　　　　　　　　　　（　　）

　　A. 饮食　　B. 睡眠　　C. 体重　　D. 年龄　　E. 性别

16. 青霉素过敏试验阳性的结果包括　　　　　　　　　　　　　　（　　）

　　A. 局部皮丘隆起增大　　B. 红晕、硬结>1 cm　　C. 红晕、硬结>1.5 cm

　　D. 皮丘有伪足、局部发痒　　E. 无全身症状

17. 局部给药包括　　　　　　　　　　　　　　　　　　　　　　（　　）

　　A. 皮肤给药　　B. 滴药法给药　　C. 直肠/阴道插入给药　　D. 灌肠给药　　E. 雾化吸入给药

18. 滴耳药的目的包括　　　　　　　　　　　　　　　　　　　　（　　）

　　A. 治疗中耳炎　　B. 治疗外耳道炎　　C. 治疗鼓膜穿孔　　D. 软化耵聍　　E. 麻醉或杀死进入外耳道的昆虫

19. 婴幼儿肌内注射时，宜采用　　　　　　　　　　　　　　　　　　　（　　）

　　A. 臀大肌　　B. 臀中肌　　C. 臀小肌　　D. 三角肌　　E. 股外侧肌

20. 青霉素皮试注射后，护士需向病人交待的内容包括　　　　　　　　（　　）

　　A. 不能按压、抓挠　　B. 15 分钟内不要离开病房　　C. 15 分钟后护士会来观察结果

　　D. 如果有痒、胸闷等感觉要立即通知护士　　E. 局部发红、有轻微痒感为正常现象，不必慌张

21. 下列哪些情况需做青霉素过敏试验　　　　　　　　　　　　　　　（　　）

　　A. 初次用药者　　B. 停药 3 天以上者　　C. 青霉素制剂更换批号　　D. 有青霉素过敏史者　　E. 有青霉素过敏家族史者

22. 肌内注射时如出现以下情况，正确的处理是　　　　　　　　　　　（　　）

　　A. 有大量回血时，需迅速拔针，按压注射点　　B. 有回血，继续注射　　C. 有少量回血，可将针头拔出少许，再回抽，无回血可推药　　D. 无回血，缓慢推注药液　　E. 进针后直接注射药液

二、填空题

1. 根据给药目的的不同，给药可分为治疗给药、_____ 、_____和_____。

2. 根据给药途径的不同，给药可分为口服给药、_____ 、_____ 、_____和_____。

3. 服用磺胺类药后宜_____，因尿少时磺胺易结晶析出，引起_____堵塞。

4. 皮肤给药的药物剂型包括溶液剂、_____ 、_____和_____等。

5. 皮内注射法主要用于_____ 和_____，常用注射部位是_____。

6. 将下列外文缩写译成中文。qh：_____ ，qod：_____ ，qid：_____ ；am：_____ ，hs：_____ ，pm：_____ ，qn：_____ ；im：_____ ，iv：_____ 。

7. 同时需注射几种药物时，混合前应特别注意_____。

8. 按我国现行卫生法规的规定，必须做皮试的药物包括_____ 、_____ 、_____ 、_____ 、_____ 、_____ 、_____。

9. 请写出下列药物药敏试验时试敏液的浓度标准。青霉素：200～400 U/mL，链霉素：2500 U/mL，细胞色素 C：_____ ，普鲁卡因：_____ ，TAT：_____ 。

10. 阿司匹林片遇湿易分解析出水杨酸，故应_____。

三、判断题

1. 服用铁剂时应禁忌饮茶。　　　　　　　　　　　　　　　　　　　（　　）

2. 服用磺胺类药后应少饮水。　　　　　　　　　　　　　　　　　　（　　）

3. 不挥发性药物的乙醇溶液称为酊剂。　　　　　　　　　　　　　　（　　）

4. 皮下注射时，注射器应与皮肤呈 50°角刺入。　　　　　　　　　　（　　）

5. 糖尿病病人注射胰岛素应采用肌内注射。 （　　）

6. 两种眼药水不能同时滴，应相隔 10 分钟以上。 （　　）

7. 红霉素与葡萄糖注射液不宜配伍。 （　　）

8. 肌内注射时应将针梗全部刺入注射部位。 （　　）

9. 静脉注射时，注射器应与皮肤呈 45°角刺入。 （　　）

10. 肾上腺素注射液应遮光保存。 （　　）

四、名词解释

1. 三查七对

2. 配伍禁忌

3. 过敏反应

4. 皮肤敏感实验

5. 臀大肌注射定位法

五、简答题

1. 简述护士应掌握常用药物的哪些相关知识。

2. 试述口服给药的注意事项。

3. 试述雾化吸入给药的药理作用及适应对象。

4. 简述注射给药的优缺点。

5. 试述静脉注射给药的注意事项。

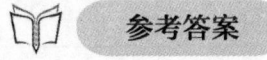
参考答案

一、选择题

【A 型题】

题序	1	2	3	4	5	6	7	8	9	10
答案	C	A	B	A	A	B	E	E	C	A

【C 型题】

题序	11	12
答案	B	D

【X 型题】

题序	13	14	15	16	17	18	19	20	21	22
答案	ABCE	ACD	ACD	ABD	ABCDE	ABDE	BC	ABCD	ABCDE	ACD

二、填空题

1. 预防给药　　诊断性给药　　药物过敏试验
2. 雾化吸入给药　　注射给药　　局部给药　　特殊给药
3. 多饮水　　肾小管
4. 糊剂　　软膏　　乳膏　　酊剂和醑剂　　粉剂　　贴敷剂
5. 药物过敏试验　　预防接种　　前臂掌侧下端
6. 每小时1次　　隔天1次　　每天4次　　上午　　临睡前　　下午　　每晚1次　　肌内注射　　静脉注射
7. 配伍禁忌
8. 青霉素类（注射和口服剂型）　　链霉素　　结核菌素　　破伤风抗毒素血清（TAT）　　盐酸普鲁卡因　　细胞色素C　　有机碘造影剂　　门冬酰胺酶
9. 0.75 mg/mL　　0.25%　　150 IU/mL
10. 密闭保存

三、判断题

题　序	答　案	解　析
1	√	因铁剂和茶叶中的鞣酸结合，形成难溶性铁盐，妨碍吸收。
2	×	磺胺类药由肾脏排出，尿少时易析出结晶，引起肾小管堵塞。
3	√	不挥发性药物的乙醇溶液为酊剂，如碘酊；挥发性药物的乙醇溶液为醑剂，如樟脑醑。
4	×	皮下注射的进针角度应为30°～40°。
5	×	胰岛素应采用皮下注射。
6	√	两种不同的眼药水可能产生配伍禁忌反应，故不可同时滴用。
7	√	红霉素在酸性条件下不稳定，容易破坏、降效，葡萄糖属弱酸性，故不宜与红霉素配伍。
8	×	肌内注射时切勿将针梗全部刺入，以防针梗从衔接处折断，难于取出。
9	×	静脉注射时，注射器应与皮肤呈20°角刺入。
10	√	肾上腺素注射液遇光易变色，故应遮光保存。

四、名词解释

1. 三查七对：是药物治疗过程中必须遵守的规章制度。三查，指操作前、操作中、操作后查对。七对，指对床号、姓名、药名、浓度、剂量、方法、时间。
2. 配伍禁忌：是指药物在体外配伍，直接发生物理性的或化学性的相互作用会影响药物疗效或发生毒性反应，一般将配伍禁忌分为物理性配伍禁忌和化学性配伍禁忌两类。临床上合并使用数种注射，特别是静脉输液时，若发生配伍禁忌反应，会使药效降低或失效，甚至可引起药物不良反应。

3. 过敏反应：又称变态反应，即异常的、过高的免疫应答。当机体与抗原性物质在一定条件下相互作用，产生致敏淋巴细胞或特异性抗体后，如再次接触相同抗原并与之结合，即可导致机体生理功能紊乱和组织损害的免疫病理反应。

4. 皮肤敏感实验：皮肤（或皮内）敏感试验简称"皮试"，是临床最常用的特异性检查。某些药物在临床使用过程中容易发生过敏反应，如青霉素、链霉素、细胞色素 C 等，常见的过敏反应包括皮疹、荨麻疹、皮炎、发热、血管神经性水肿、哮喘、过敏性休克等，其中以过敏性休克最为严重，甚至可导致死亡。

5. 臀大肌注射定位法：臀大肌注射定位法包括十字定位法和联线定位法。

(1) 臀大肌注射十字定位法：是从臀裂顶点向左侧或右侧画一水平线，再从髂嵴最高点作一垂直平分线，将臀部分为 4 个象限，选其外上象限并避开内角即为注射区。

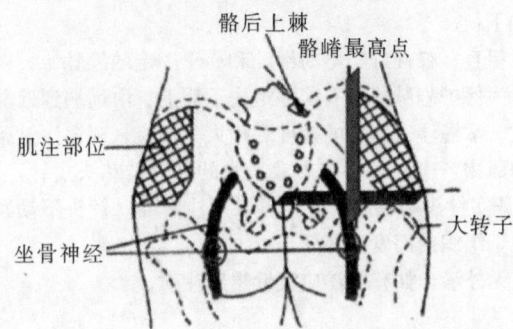

(2) 臀大肌注射联线定位法：是取髂棘最高点和尾骨联线的外上 1/3 部分为注射部位。

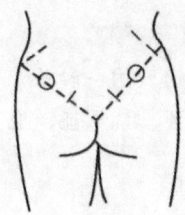

五、简答题

1. 药物广泛用于预防、诊断及治疗疾病，而药物的使用直接执行者是护士。为了保证合理、安全给药、促进病人的健康，护士必须了解病人的用药史和常用药物的药理知识，包括药物作用、不良反应、常用剂量、用法、配伍禁忌、给药途径等。

2. 口服给药的注意事项如下：

(1) 对牙齿有腐蚀作用和使牙齿染色的药物，如酸类、铁剂，服用时应避免与牙齿接触，可用饮水管吸入或服药后漱口。服用铁剂，应忌饮茶，因铁剂和茶叶中的鞣酸结合，形成难溶性铁盐，妨碍吸收。

(2) 止咳糖浆对呼吸道黏膜起安抚作用，服后不宜饮水，以免冲淡药物，降低疗效。同时服用多种药物，则应最后服用止咳糖浆。

(3) 磺胺类药和发汗药，服后应多饮水。前者由肾脏排出，尿少时易析出结晶，引起肾小管堵塞；后者起发汗降温作用，多饮水可增强药物疗效。

(4) 刺激食欲的健胃药应在饭前服，使胃液分泌，可增进食欲。

(5) 助消化药以及对胃粘膜有刺激性的药物，应在饭后服，有利于食物消化或减少药物对胃壁的刺激。

（6）服用强心苷类药物应先测量脉搏的频率（心率）及节律，如脉率低于 60 次/min，或节律异常，应停服并报告医师。

3. 雾化吸入给药的药理作用及适应对象如下：

（1）消炎、镇咳、祛痰。

（2）解除支气管痉挛，使气道通畅，改善通气功能。

（3）在胸部手术前后，预防呼吸道感染。

（4）配合人工呼吸作呼吸道湿化或间歇雾化吸入药物。

（5）配合抗肿瘤药的应用治疗肺癌。

4. 注射给药的优缺点如下：

（1）优点：药物吸收快，血药浓度升高迅速，进入体内的药量准确。

（2）缺点：存在组织损伤、疼痛，潜在并发症较多，不良反应出现迅速、处理相对困难。

5. 静脉注射给药注意事项如下：

（1）静脉注射宜选择相对粗直、弹性好、不易滑动和易于固定的静脉。

（2）需长期静脉给药者，为保护静脉，应有次序地先下后上、由远端到近端地选择血管进行注射。

（3）根据病情及药物性质，掌握注入药物的速度和病人的反应，观察注射局部以及病情变化。

（4）对组织有强烈刺激的药物，应另备盛有等渗盐水的注射器和头皮针，注射时先做穿刺，并注入少量 0.9%氯化钠注射液，证实针头确在血管内，再取下注射器（针头不动），调换抽有药液的注射器进行注射，以防止药液外溢于组织内而发生坏死。

（5）仔细观察注射药物有无外渗，如有外渗应拔针重新注射。

输血是指将血液通过静脉输注给病人的一种治疗方法，在临床上应用广泛。本试卷内容涉及静脉输血的目的、方法、适应证、禁忌证、血型鉴定和交叉配血，以及成分输血等内容。

§6.7　静脉输血试卷

一、选择题

【A 型题】

1. 我国人群中，Rh 阴性者占总人口中的　　　　　　　　　　　　　　　　　　　　（　　）
   A. 0.5%左右　　　B. 1%左右　　　C. 1.5%左右　　　D. 3%左右　　　E. 5%左右

2. 大量输入库存血后容易出现　　　　　　　　　　　　　　　　　　　　　　　　　（　　）
   A. 碱中毒和低血钾　　　B. 碱中毒和高血钾　　　C. 酸中毒和低血钾　　　D. 酸中毒和高

血钾　　E. 高血钠和低血钾

3. 白血病病人最适宜输　　　　　　　　　　　　　　　　　　　　（　　）
　　A. 血细胞　　B. 新鲜血　　C. 库存血　　D. 血浆　　E. 水解蛋白

4. 输血前后及两袋血之间应适量输入　　　　　　　　　　　　　　　（　　）
　　A. 5％葡萄糖　　B. 5％葡萄糖盐水　　C. 0.9％氯化钠　　D. 复方氯化钠　　E. 碳
　　酸氢钠等渗盐水

5. 输血时发生溶血反应，出现的典型症状　　　　　　　　　　　　　（　　）
　　A. 胸闷气促　　B. 寒战高热　　C. 腰背部剧痛、四肢麻木　　D. 黄疸、血红蛋白尿
　　E. 少尿无尿

6. 严重肝脏疾病伴有凝血因子缺乏出血病人输血宜首选　　　　　　　（　　）
　　A. 保存的液体血浆　　B. 新鲜冰冻血浆　　C. 洗涤红细胞　　D. 代血浆　　E. 清
　　蛋白

7. 成人输血速度一般控制在　　　　　　　　　　　　　　　　　　　（　　）
　　A. 5～10 mL/min　　B. 1～2 mL/min　　C. 3～4 mL/min　　D. 5～8 mL/min
　　E. 2～4 mL/min

8. 大量输血是指一次输血量超过病人自身血容量的　　　　　　　　　（　　）
　　A. 40％　　B. 50％　　C. 80％　　D. 100％～150％　　E. 150％～200％

9. 关于库存血的保存时间，以下哪项是正确的　　　　　　　　　　　（　　）
　　A. 在2 ℃冰箱中冷藏2～3周　　B. 在2 ℃冰箱中冷藏4～8周　　C. 在4 ℃冰箱中冷
　　藏2～3周　　D. 在4 ℃冰箱中冷藏4～8周　　E. 在35 ℃环境中放4～8周

10. 输入血制品前不需要进行血型鉴定和交叉配血试验的是　　　　　（　　）
　　A. 浓集红细胞　　B. 红细胞悬液　　C. 洗涤红细胞　　D. 血浆　　E. 全血

【B型题】
问题11～14
A. 致热原
B. 多次输血
C. 输入异型血
D. 输入速度过快、量过多
E. 输入刺激性强的药物

11. 过敏反应是由于　　　　　　　　　　　　　　　　　　　　　　（　　）
12. 溶血反应是由于　　　　　　　　　　　　　　　　　　　　　　（　　）
13. 心脏负荷过重的反应是由于　　　　　　　　　　　　　　　　　（　　）
14. 静脉炎是由于　　　　　　　　　　　　　　　　　　　　　　　（　　）

【X型题】

15. 输血前的准备工作及注意事项包括　　　　　　　　　　　　　　（　　）
　　A. 做血型鉴定和交叉配血试验　　B. 需两人核对输血单　　C. 输血前先输入少量生

理盐水　　　D. 禁止剧烈震荡储血瓶（袋）　　　E. 向病人及家属说明输血注意事项

16. 以下哪些属于静脉输血的禁忌证　　　　　　　　　　　　　　　　　（　　）

A. 充血性心力衰竭　　　B. 恶性高血压　　　C. 急性肺水肿　　　D. 肺栓塞　　　E. 肾功能极度衰竭

17. 以下哪些是可以通过输血传染的疾病　　　　　　　　　　　　　　　（　　）

A. 疟疾　　　B. 病毒性肝炎　　　C. 手足口病　　　D. 艾滋病　　　E. 梅毒

18. 成分输血的种类包括　　　　　　　　　　　　　　　　　　　　　　（　　）

A. 全血　　　B. 血浆　　　C. 血小板　　　D. 红细胞　　　E. 白细胞

19. 成分输血的优越性包括　　　　　　　　　　　　　　　　　　　　　（　　）

A. 合理利用血源　　　B. 减少血源性疾病传播　　　C. 疗效显著　　　D. 副作用少

E. 便于保存和运输

二、填空题

1. 输血相容性检测包括_____血型鉴定、_____血型鉴定、_____筛查和_____。

2. 医学上通常将红细胞膜上含有 D 抗原者称为_____，而红细胞膜上缺乏 D 抗原者称为_____。

3. 《临床输血技术规范》规定，受血者配血试验的血标本必须是输血前_____天之内的标本。

4. 不论是什么情况，一袋或一瓶血液制品必须在_____小时之内输完。

5. 静脉输血的方法包括_____、_____、_____和_____。

三、判断题

1. 一般情况下，不允许在输入的血液制品中加入任何其他药物。　　　　　（　　）

2. 某病人输血后两小时出现"血尿"，最大的可能是发生了溶血反应。　　　（　　）

3. AB 型血的病人每次可接受少量（＜400 mL）O 型、A 型和 B 型血，但要求直接交叉配血试验阴性（不凝集），而间接交叉试验可以阳性（凝集）。　　　　（　　）

4. Rh 阴性者不能接受 Rh 阳性者血液。　　　　　　　　　　　　　　　（　　）

5. 库存血的成分与作用和新鲜血基本相同。　　　　　　　　　　　　　（　　）

四、名词解释

1. 血型系统

2. 血型鉴定

3. 全血

4. 库存血

5. 成分输血

五、简答题

1. 试述静脉输血的目的。
2. 试述静脉输血的原则。
3. 试述静脉输血指证。
4. 简述静脉输血前的"三查八对"。
5. 试述间接静脉输血的注意事项。

 参考答案

一、选择题

【A 型题】

题序	1	2	3	4	5	6	7	8	9	10
答案	B	D	B	C	D	B	A	D	C	D

【B 型题】

题序	11	12	13	14
答案	B	C	D	E

【X 型题】

题序	15	16	17	18	19
答案	ABCDE	ABCDE	ABDE	BCDE	ABCDE

二、填空题

1. ABO   RhD   不规则抗体   交叉配血试验
2. Rh 阳性   Rh 阴性
3. 3
4. 4
5. 间接输血   直接输血   自体输血   成分输血

三、判断题

题 序	答 案	解　析
1	√	若病人出现不良反应，难于准确判断其原因；药物出现浑浊、沉淀、变色等情况时不便观察。

187

题 序	答 案	解 析
2	√	溶血反应后会出现血红蛋白尿,使尿液呈红色。
3	√	因为输入的量少,输入的血清中的抗体可被受血者体内大量的血浆稀释,而不足以引起受血者的红细胞的凝集,故不出现反应。
4	√	一般情况下 Rh 阴性者不能接受 Rh 阳性者血液,因为 Rh 阳性血液中的抗原将刺激 Rh 阴性人体产生 Rh 抗体。如果再次输入 Rh 阳性血液,即可导致溶血性输血反应。但是,Rh 阳性者可以接受 Rh 阴性者的血液。
5	×	库存血虽含有血液的各种成分,但白细胞、血小板、凝血酶原等成分破坏较多,钾离子含量增多,酸性增高。

四、名词解释

1. 血型系统:血型系统(blood group system)是根据红细胞膜上同种异型(或表型)抗原关系进行分类的组合。红细胞抗原决定簇可引起同种异型免疫应答,也可引起异种免疫应答。在鉴定人的血型时,一般是用特异性的人抗血清进行凝集反应。每一个血型系统都是独立遗传的,控制一个血型系统的遗传基因大多是在同一条染色体上。目前发现的人类血型系统有 35 个,但在临床试验中,ABO 血型系统和 Rh 血型系统的临床意义最为重要。

2. 血型鉴定:

(1) ABO 血型系统鉴定:ABO 血型是根据红细胞膜上是否存在凝集原 A 与凝集原 B 而将血液分为 A、B、AB、O 4 种血型。

(2) Rh 血型系统血型鉴定:人类红细胞除含 AB 抗原外,还有 C、c、D、d、E、e 6 种抗原。Rh 血型是以 D 抗原存在与否来表示 Rh 阳性或阴性。若受检者的红细胞遇抗 D 血清后发生凝集,则受检者为 Rh 阳性;若受检者的红细胞遇抗 D 血清后不发生凝集,则受检者为 Rh 阴性

3. 全血:指采集的血液未经任何加工而全部保存液中待用的血液,可分为新鲜血和库存血。

4. 库存血:库存血在 4 ℃的冰箱内冷藏,可保存 2~3 周。它虽含有血液的各种成分,但白细胞、血小板、凝血酶原等成分破坏较多,钾离子含量增多,酸性增高。

5. 成分输血:是将血液中的各种有效成分分离出来,制备成高纯度和高浓度的制剂,然后根据病人的具体情况,有针对性的输注。成分输血的优点是:制剂容量小,纯度和浓度高、治疗效果好。成分输血是现代输血学的重要标志之一,现已在临床广泛应用。

五、简答题

1. 静脉输血的目的如下:

(1) 补充血容量:用于失血失液引起的血容量减少或休克病人,成年人一次出血量在 500 mL 以内不需输血;大量出血超过 1000 mL 者,应及时输血,补充血容量,以增加有效循环血量,提升血压,增加心输出量,促进循环。

(2) 纠正贫血:用于血液系统疾病引起的严重贫血和某些慢性消耗性疾病的病人,以增加血红蛋白含量,促进携氧功能。另外手术前有贫血者、血红蛋白过低者,应予纠正,以提高手术的耐受力。

(3) 治疗凝血功能障碍:供给血小板和各种凝血因子,有助于止血,用于凝血功能障碍的病人。

（4）增强机体免疫能力：输入抗体、补体增强机体免疫能力，用于严重感染的病人。

（5）增加白蛋白维持胶体渗透压：输入白蛋白，维持胶体渗透压，减轻组织液渗出和水肿，用于低蛋白血症病人。

（6）排除有害物质：用于一氧化碳、苯酚等化学物质中毒，血红蛋白失去运氧能力或不能释放氧气供组织利用时，以改善组织器官的缺氧状况。

2. 静脉输血的原则如下：

（1）输血前必须做 ABO 系统血型鉴定及交叉配血试验，同时还应该做 Rh 系统血型鉴定。

（2）无论是输全血还是输成分血，均应选用同型血液输注。但在紧急情况下，如无同型血，可用 O 型血输给病人。AB 型血的病人除可接受 O 型血外，还可以接受 A 型血和 B 型血，但要求直接交叉配血试验阴性（不凝集），而间接交叉试验可以阳性（凝集）。因为输入的量少，输入的血清中的抗体可被受血者体内大量的血浆稀释，而不足以引起受血者的红细胞的凝集，故不出现反应。因此，在这种特殊情况下，一次输血量不宜过多，一般以不超过 400 mL 为度，且要放慢输入速度。

病人血型	可输血型	不可输血型
A	A、O	B、AB
B	B、O	A、AB
AB	AB、A、B、O	—
O	O	A、B、AB

（3）病人如果需要再次输血，则必须重新做交叉配血试验，以排除机体已产生抗体的情况。

3. 静脉输血指征如下：

（1）血红蛋白（Hb）＞100 g/L 时，不必输血。

（2）血红蛋白（Hb）＜70 g/L 时，应考虑输浓缩红细胞。

（3）出血量大于全身血液总量的 30％以上时，可输全血。

4. 静脉输血前的"三查八对"如下：

（1）三查：查血液质量、查输血装置、查血液的有效期。

（2）八对：对床号、对姓名、对住院号、对血袋号、对血型、对血液种类、对血液剂量、对交叉配血实验结果。

5. 间接静脉输血注意事项如下：

（1）采集配血标本，要求每次为一位病人采集，禁止采集两位病人的血标本以免发生错误。

（2）严格执行查对制度，确保输血治疗准确无误。取血时和输血前必须由两名专业技术人员按要求逐项"三查八对"，确保输入血液准确无误。

（3）血液从血库取出后，勿剧烈震动，输血前轻轻摇匀，以免红细胞大量破裂而引起溶血。

（4）库血不能加温，以免血浆蛋白凝固变性而引起反应。如输血量过多时，可在室温内放置 15～20 分钟后输入。

（5）血液内不得加入其他药，如钙剂、酸性或碱性药物、高渗低渗溶液，以防血液变质。

（6）血液自血库取出后应在 30 分钟内输入，避免久放血液变质或污染。

（7）输注两个以上供血者的血液时，应间隔输入少量生理盐水，以防两个供血者的血液发生凝集反应，并避免与其他溶液相混，使血液变质。

（8）输血过程加强巡视，严密观察病人情况，注意有无输血反应并及时处理。

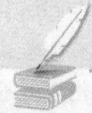

将大量的液体、电解质或血液由静脉注入称为静脉输液法。因注射的部位与输液的不同，可分为外周静脉输液、中心静脉输液、高营养输液（TPN）与输血等。本试卷内容涉及静脉输液的目的、方法、优缺点和注意事项等。

§6.8 静脉输液试卷

一、选择题

【A型题】

1. 墨菲滴管内液面自行下降的原因是 （ ）

A. 墨菲滴管有裂缝　　B. 输液管管径粗　　C. 病人肢体位置不当　　D. 输液速度过快　　E. 输液速度过慢

2. 静脉输液的目的不包括 （ ）

A. 补充营养，维持热量　　B. 输入药物治疗疾病　　C. 纠正水电解质紊乱，维持酸碱平衡　　D. 增加血红蛋白，纠正贫血　　E. 利尿消肿，降低颅内压

3. 空气栓塞时应采取的卧位是 （ ）

A. 半卧位　　B. 端坐位　　C. 右侧卧位，头低足高位　　D. 左侧卧位，头低足高位　　E. 左侧卧位，头高足低位

4. 输液所致发热反应的处理措施哪一项是错误的 （ ）

A. 立即停止输液　　B. 通知医师　　C. 寒战者给予保温　　D. 高热者给予物理降温　　E. 及时应用抗过敏药物

5. 空气栓塞致死的原因是气体阻塞 （ ）

A. 主动脉　　B. 下腔静脉　　C. 肺动脉　　D. 肺静脉　　E. 上腔静脉

6. 一病人输液过程中出现咳嗽、咳粉红色泡沫样痰，呼吸急促，大汗淋漓。此病人可能出现了下列哪种情况 （ ）

A. 发热反应　　B. 过敏反应　　C. 肺水肿　　D. 空气栓塞　　E. 细菌污染

7. 输液时出现循环负荷过重反应的病人，吸氧时湿化瓶内应盛 （ ）

A. 20%～30%乙醇　　B. 1%～4%碳酸氢钠　　C. 生理盐水　　D. 冷开水　　E. 2%～3%硼酸溶液

8. 可为病人提供热量和水分的溶液是 （ ）

A. 各种代血浆　　B. 20%甘露醇　　C. 10%葡萄糖溶液　　D. 0.9%氯化钠溶液　　E. 5%碳酸氢钠溶液

9. 静脉输液时，发现输液滴速极慢、注射处肿胀，检查发现无回血，此时应 （ ）

A. 调整针头位置　　B. 局部热敷　　C. 提高输液瓶　　D. 加压输液　　E. 更换针头重新穿刺

10. 静脉补钾的浓度一般不超过　　　　　　　　　　　　　　　　　　（　　）

A. 0.2%　　B. 0.3%　　C. 0.4%　　D. 0.5%　　E. 0.6%

【X 型题】

11. 静脉输入复方丹参注射液时，下述哪些药物属于配伍禁忌　　　　　（　　）

A. 左氧氟沙星　　B. 头孢菌素　　C. 维生素 B_1　　D. 环丙沙星　　E. 细胞色素 C

12. 下述哪些溶液属于等渗电解质溶液　　　　　　　　　　　　　　　（　　）

A. 11.2%乳酸钠溶液　　B. 20%甘露醇　　C. 0.9%氯化钠溶液　　D. 5%葡萄糖氯化钠溶液　　E. 25%葡萄糖溶液

13. 下述哪些情况输液滴速应慢　　　　　　　　　　　　　　　　　　（　　）

A. 老年人或婴幼儿　　B. 心肺功能不全病人　　C. 输入高渗溶液　　D. 输入含钾药物　　E. 输入升压药

14. 静脉炎的临床表现是　　　　　　　　　　　　　　　　　　　　　（　　）

A. 沿静脉走向出现条索状红线　　B. 局部组织发痒　　C. 局部组织肿胀　　D. 局部组织发暗　　E. 有时伴有畏寒、发热等全身症状

15. 防止输液时发生空气栓塞的有效措施是　　　　　　　　　　　　　（　　）

A. 加压输液时，护士要在旁看守，不能离开　　B. 输液管内空气要排尽　　C. 开放式输液时要及时添加药液　　D. 输液导管连接处要紧密　　E. 要用一次性输液器

16. 对输液病人巡视时应观察的内容包括　　　　　　　　　　　　　　（　　）

A. 有无输液反应　　B. 有无液体外渗　　C. 液体是否滴完　　D. 针头有无脱出、阻塞或移位　　E. 橡胶管有无扭曲、受压

17. 发热反应的常见原因有　　　　　　　　　　　　　　　　　　　　（　　）

A. 输入致热物质　　B. 输入的溶液有刺激性　　C. 输入药物制品不纯　　D. 输液瓶清洁灭菌不彻底　　E. 输入液体温度过低

18. 胶体溶液的性质包括　　　　　　　　　　　　　　　　　　　　　（　　）

A. 分子量大　　B. 在血管内停留时间长　　C. 具有较高的渗透压　　D. 可以补充水和电解质　　E. 有维持循环血量和升压的作用

19. 输液过程中溶液不滴的原因有　　　　　　　　　　　　　　　　　（　　）

A. 针头阻塞　　B. 静脉痉挛　　C. 针头滑出血管外　　D. 针头斜面紧贴血管壁　　E. 液体压力过低

20. 小儿头皮静脉输液正确的是　　　　　　　　　　　　　　　　　　（　　）

A. 准备液体，排尽空气　　B. 剃去局部头发，选择静脉　　C. 用 70%乙醇消毒穿刺部位皮肤后待干　　D. 固定静脉两端，持针沿静脉离心方向平行刺入　　E. 见回血后松开调节器，等点滴通畅后固定

二、填空题

1. 静脉输液是利用_____和_____形成的输液系统内压高于人体静脉压的原理将液体输入静脉内。

2. 静脉输液方式分为_____、_____和_____ 3 种，目前临床应用最多的是_____静脉输液。

3. 静脉输液的途径包括_____、_____、_____。

4. 常用静脉输液方法包括_____、_____、_____、_____。

5. 静脉输液应根据病人_____、_____、_____调节滴速，成人滴速为_____、儿童滴速为_____。

6. 常用静脉溶液种类包括_____、_____、_____。

7. 晶体溶液有维持细胞内外水分相对平衡、纠正水电解质紊乱等作用，晶体溶液可分为几类葡萄糖溶液、_____、_____。

8. 临床常用的胶体溶液包括_____、_____、_____和_____。

9. 临床补钾的"四不宜"原则是不宜过早、_____、_____和_____。

10. 对于长期输液的病人，应先从四肢_____静脉开始使用，逐渐向_____静脉使用，做到有计划地使用静脉。

三、判断题

1. 输液过多过快可导致肺水肿。 （　　）

2. 某成年病人，心肺功能良好，2000 mL 液体要求在 10 小时输完，输液速度应为 30 滴/min。 （　　）

3. 静脉输液时若将 2 mL 空气输入静脉，必将因空气栓塞导致病人死亡。 （　　）

4. 墨菲滴管内液面过高或过低时，应对输液速度进行调节。 （　　）

5. 静脉输液时维持每小时尿量 30～40 mL、尿比重 1.018 左右表示补液量合适。 （　　）

四、名词解释

1. 静脉留置针
2. 外周中心静脉导管（PICC）输液法
3. 小儿头皮静脉
4. 中心静脉压
5. 肺水肿

五、简答题

1. 简述静脉输液的一般操作流程。
2. 试述临床静脉输液的原则。

3. 试述静脉输液的主要并发症。

4. 试述静脉输液的注意事项。

5. 试述经外周中心静脉置管（PICC）输液法的适用范围。

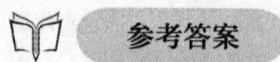 参考答案

一、选择题

【A 型题】

题序	1	2	3	4	5	6	7	8	9	10
答案	A	D	D	A	C	C	A	C	E	B

【X 型题】

题序	11	12	13	14	15	16	17	18	19	20
答案	ABD	CD	ABCDE	ACE	ABCD	ABCDE	ACD	ABCE	ABCDE	ABCE

二、填空题

1. 大气压　　液体静压

2. 全开放式　　半开放式　　密闭式　　密闭式

3. 周围静脉输液　　中心静脉输液　　头皮静脉输液

4. 周围静脉输液法　　静脉留置针输液法　　头皮静脉输液法　　外周中心静脉导管输液法

5. 年龄　　病情　　药物性质　　40～60 滴/min　　20～40 滴/min

6. 晶体溶液　　胶体溶液　　高营养液

7. 等渗电解质溶液　　高渗溶液　　碱性溶液

8. 右旋糖酐　　代血浆　　5%白蛋白　　血浆蛋白

9. 不宜过浓　　不宜过快　　不宜过多

10. 远心端　　近心端

三、判断题

题　序	答　案	解　析
1	√	静脉输液过多过快会增加右心回心血量增加和排除量，导致肺部淤血，形成肺水肿。
2	×	已知总输入量，计算每分钟滴数：每分钟滴数＝每小时输入量（mL）×15 滴/mL÷60 分钟。例：总输入量 2000 mL，10 小时完成，每小时输入量 200 mL：每分钟滴数＝200×15÷60＝50 滴。

193

题 序	答 案	解 析
3	×	静脉输液时少量空气（<5 mL）进了血管，一般会在血液中被分散成若干个小气泡，不会对人体产生太大的危险。但若大量气体进入血液则会导致空气栓塞，重则可致死亡。
4	×	墨菲滴管内液面过高或过低时，应通过夹闭墨菲滴管上（或下）端输液管、打开滴管上的调节管的对液面高度进行调整。
5	√	尿量和尿相对密度（尿比重）是反映循环血量是否正常的重要指标之一。

四、名词解释

1. 静脉留置针：静脉留置针（vein detained needle）是由不锈钢的芯、软的外套管及塑料针座组成。穿刺时将外套管和针芯一起刺入血管中，当套管送入血管后，抽出针芯，仅将柔软的外套管留在血管中进行输液的一种输液工具。静脉留置针能在较长时间（3 天左右）内保持静脉通道，并可随时启用或暂停使用。静脉留置针的应用已经在很大程度上替代了静脉切开置管输液的方法。

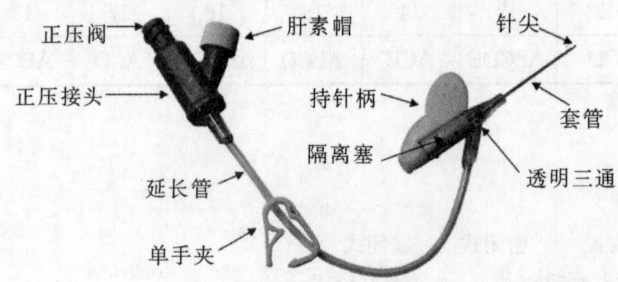

2. 外周中心静脉导管（PICC）输液法：是由周围静脉（贵要静脉、肘正中静脉、头静脉）穿刺置管，并将导管尖端置于上腔静脉的末端的方法。此法具有适应证广、创伤小、操作简单、保留时间长、并发症少的优点，常用于中、长期的静脉输液或化疗用药等，一般静脉留置导管可在血管内保留 7 天～1 年。PICC 是中心静脉置管方法的一次重大进步，由瑞典人塞丁格发明，1997 年引入我国，现正在逐步推广应用之中。

3. 小儿头皮静脉：小儿头皮静脉分支甚多，互相沟通，且静脉表浅易见，易于固定，故婴幼儿静脉输液多采用头皮静脉。头皮静脉输液常选用额上静脉、颞浅静脉、耳后静脉。头皮静脉输液时须辨明静脉与动脉，静脉血管一般是蓝色的，触之有弹性，可凹陷没有硬的感觉；动脉血管颜色浅红，触之有搏动感，感觉血管稍硬，触之不凹陷。小儿头皮动静脉有时不好判断，简便鉴别方法为注射前用食指或中指触摸血管无搏动，无搏动者即为静脉血管。

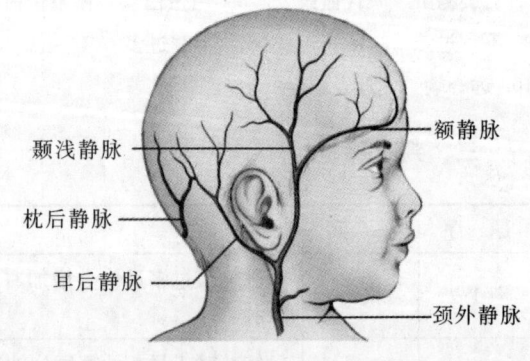

4. 中心静脉压：中心静脉压（CVP）是上、下腔静脉进入右心房处的压力，通过上、下腔静脉或右心房内置管测得，它反映右房压，是临床观察血液动力学的主要指标之一，它受心功能、循环血容量及血

管张力 3 个因素影响。通常将右心房和胸腔内大静脉的血压称为中心静脉压。测定 CVP 对了解有效循环血容量和心功能有重要意义。正常值为 50～120 mmH$_2$O（0.49～1.18 kPa）。

5. 肺水肿：肺水肿是指由于某种原因引起肺内组织液的生成和回流平衡失调，使大量组织液在很短时间内不能被肺淋巴和肺静脉系统吸收，从肺毛细血管内外渗，积聚在肺泡、肺间质和细小支气管内，从而造成肺通气与换气功能严重障碍。在临床上表现为极度的呼吸困难，端坐呼吸，发绀，大汗淋漓，阵发性咳嗽伴大量白色或粉红色泡沫痰，双肺布满对称性湿啰音。

五、简答题

1. 静脉输液的操作流程参见下图：

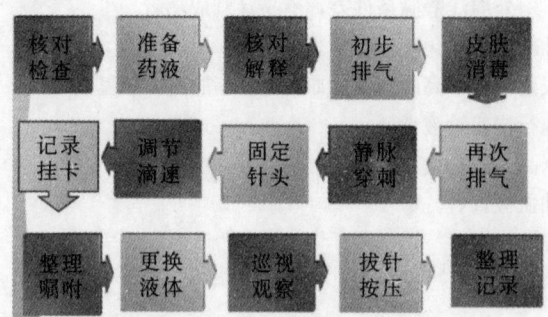

2. 临床静脉输液的原则如下：

（1）先胶后晶、先盐后糖：胶体溶液分子量大，扩容作用较晶体溶液持久。糖在体内代谢后成为低渗液，扩容作用相对减弱。

（2）先快后慢：为及时纠正体液失衡，早期阶段输液速度宜快，病情平稳后逐步减慢。中、重度失水，一般在开始 4～8 小时内输入液体总量的 1/2～1/3，余量在 24 小时内补足。但需根据病情、年龄、心肺功能给予调整。

（3）维持尿量与尿比重：测定每小时尿量和尿比重，可作为估计补液量是否足够的指标。每小时尿量 30～40 mL，比重 1.018 左右表示补液量合适。

（4）补钾四不宜：补钾时注意不宜过浓（浓度不超过 0.3%），不宜过快（不超过 20 mmol/h），不宜过多（成人每天不超过 5 g，小儿 0.1～0.3 g/kg 体重），不宜过早（尿量达 40 mL/min 后补钾）。

3. 静脉输液的主要并发症如下：

（1）发热：系输入致热物质引起，发热严重者应停止输液，必要时给予物理和药物降温，同时应保留输液器具进行检测，以便查找原因。

（2）急性肺水肿：系输液速度过快、血容量剧增所致，病人可有呼吸困难、咳泡沫痰、肺部出现大量湿啰音。应立即停止输液，并予紧急治疗。病人取端坐位、给高浓度氧及强心、平喘、利尿等药物治疗。

（3）静脉炎：系输注强刺激性药物或静脉置管刺激所致，表现输液静脉出现条索状红线，且常有压痛。治疗应采取减慢输液速度、稀释输液浓度等措施，必要时可予热敷、理疗、抗生素等治疗。

（4）空气栓塞：系输液时空气进入静脉所致，如气泡堵塞了肺动脉入口可造成急性缺氧、甚至死亡。此症重在预防，在输液全过程中均需防止空气进入静脉内。

4. 静脉输液的注意事项如下：

（1）严格执行"三查七对"制度，防止发生差错。

（2）严格执行无菌操作，输液器及药液应绝对无菌，连续输液超过 24 小时应更换输液器。

（3）根据病情需要安排输液顺序，根据治疗原则，按急、缓及药物半衰期等情况合理分配药物。

（4）注意保护和合理使用静脉，一般从远端小静脉开始使用（抢救病人时除外）。

（5）预防空气栓塞，输液前必须排尽输液管及针管内空气，输液时确保墨菲滴管下端输液管内无气泡，液体输完后及时拔针。

（6）注意药物配伍禁忌，对于刺激性或特殊药物，应在确认针头已刺入静脉内后再输入。

（7）根据病人的病情、年龄和药物性质调节滴速，一般成人 40～60 滴/min，儿童 20～40 滴/min。

（8）输液过程中要加强巡视，注意观察滴入是否通畅、有无溶液外溢、有无输液反应。

5. 外周中心静脉导管（PICC）输液法的适用范围如下：

（1）需要长期静脉输液，但外周浅静脉条件差，不易穿刺成功者。

（2）需反复输入强刺激性药物，如化疗药物等。

（3）长期输入高渗透性或黏稠度较高的药物，如高糖、脂肪乳、氨基酸等。

（4）需要使用压力泵等施行快速输液者。

（5）需要反复输入血液制品，如全血、血浆、血小板等。

（6）需要每天多次静脉抽血检查者。

（7）需要多次测定中心静脉压者。

（8）长期需要静脉间歇给药者。

§7

急症护理(学)试卷

所谓常见急症，是指在日常生活中经常见到而且发病较急的一类疾病。这类疾病如未及时处理，往往可导致严重后果。临床上常见急症包括意识障碍、休克、晕厥、急性冠脉综合征、猝死、脑卒中中风（脑血管意外）、糖尿病昏迷、急性食物中毒等。本试卷内容涉及上述急症的病因、病理、发病机制、临床表现、现场处理、住院治疗原则和方法等内容。

§7.1 常见急症护理试卷

一、选择题

【A 型题】

1. 高钙血症的血清钙浓度应大于 （ ）
   A. 1.2 mmol/L　　B. 2.2 mmol/L　　C. 2.6 mmol/L　　D. 4.8 mmol/L
   E. 10.5 mmol/L

2. 成人酒精致死量为 （ ）
   A. 1～4 g/kg　　B. 5～8 g/kg　　C. 9～12 g/kg　　D. 13～16 g/kg　　E. 17～20 g/kg

3. 急诊科观察室病人留观时间原则上 （ ）
   A. 必须观察 12 小时　　B. 必须观察 24 小时　　C. 不超过 48 小时　　D. 不超过 72 小时　　E. 不超过 1 周

4. 心肌对缺血缺氧的耐受时间是 （ ）
   A. 4 分钟　　B. 6 分钟　　C. 20 分钟　　D. 25 分钟　　E. 30 分钟

5. 急性胰腺炎时酶学检查最准确的应是 （ ）
   A. 胰蛋白酶　　B. 弹性蛋白酶　　C. 淀粉酶　　D. 脂肪酶　　E. 磷脂酶

6. 昏迷病人双侧瞳孔缩小可见于 （ ）
   A. 一氧化碳中毒　　B. 二氧化碳中毒　　C. 阿托品类药物中毒　　D. 毒蛇咬伤
   E. 吗啡中毒

7. 抢救溺水首要的措施是 （ ）
   A. 清除呼吸道内的堵塞物　　B. 建立静脉通道　　C. 应用抗生素　　D. 预防脑水肿
   E. 立即口对口的人工呼吸

8. 毒蛇咬伤最有效的局部早期处理是 （ ）
   A. 胰蛋白酶局部注射或套封　　B. 拔除毒牙　　C. 伤口近心端肢体结扎　　D. 局部

199

伤口烧灼　　　E. 局部外敷中草药

9. 抢救一氧化碳中毒病人的最首要的措施是　　　　　　　　　（　　）

A. 迅速脱离中毒现场　　B. 静脉滴注 ATP、辅酶 A 等　　C. 预防脑水肿　　D. 吸氧、纠正缺氧　　E. 休克时纠正休克

【B 型题】

问题 10～13

A. 石灰水

B. 5％～10％硫代硫酸钠溶液

C. 5％醋酸

D. 1：5000 高锰酸钾溶液

E. 温开水或等渗溶液

10. DDT 和六六六中毒时洗胃用　　　　　　　　　　　　　（　　）

11. 巴比妥类安眠药中毒时洗胃用　　　　　　　　　　　　（　　）

12. 急性砷中毒时洗胃最好用　　　　　　　　　　　　　　（　　）

13. 强碱中毒时口服　　　　　　　　　　　　　　　　　　（　　）

【C 型题】

问题 14～15

A. 高压氧治疗

B. TAT 注射

C. 广谱抗生素

D. 快速降温

14. 急性一氧化碳中毒　　　　　　　　　　　　　　　　　（　　）

15. 破伤风　　　　　　　　　　　　　　　　　　　　　　（　　）

【X 型题】

16. 电击对人体造成的伤害程度与哪些因素有关　　　　　　　（　　）

A. 电流大小　　B. 电流频率　　C. 能量蓄积量　　D. 通电时间　　E. 电流途径

17. 下述哪些毒物会导致人体缺氧　　　　　　　　　　　　（　　）

A. 阿托品　　B. 四氯化碳　　C. 硫化氢　　D. 苯类　　E. 氰化物

18. 灭鼠剂中毒的救治要点包括　　　　　　　　　　　　　（　　）

A. 催吐　　B. 洗胃和导泻　　C. 服用解毒剂　　D. 利尿排毒　　E. 对症与支持治疗

19. 农药中毒的救治原则包括　　　　　　　　　　　　　　（　　）

A. 防止毒物继续进入体内　　B. 尽早转送上级医院　　C. 尽早排除已吸收的农药

D. 使用特效解毒剂　　E. 对症支持治疗

20. 有机磷农药中毒的特效解毒治疗药物包括　　　　　　　（　　）

A. 解磷注射液　　B. 氯磷定　　C. 阿托品　　D. 肾上腺素　　E. 解磷定

二、填空题

1. 用电动洗胃器洗胃向胃内注入洗胃液时，不能超过_____的压力。
2. 一般认为服毒后_____小时之内进行洗胃较为合理。
3. 多发伤中可迅速致死又可迅速逆转的3种情况是_____、_____和_____。
4. 阿片类急性中毒后可出现_____、_____和_____三联征表现。
5. 急性心肌梗死后溶栓治疗的时间窗为_____。
6. 失血性休克最重要的治疗措施是_____。
7. 急性左心衰主要的临床表现为_____，突出的症状为_____。
8. 中心静脉压（CVP）过高说明_____、_____，过低说明_____。
9. 急性酒精中毒临床表现分为_____、_____和_____。

三、判断题

1. 淡水淹溺和海水淹溺的救治用药是一样的。 （　　）
2. 急性酒精中毒的救治方法是尽快、足量给予醒酒药。 （　　）
3. 对急性减压病病人，不得以任何借口延误病人转至有条件的医院进行加压（高压氧）治疗。 （　　）
4. 咯血病人应立即给予高流量给氧治疗，以改善缺氧。 （　　）
5. 战伤在清创后一般不做初期缝合。 （　　）

四、名词解释

1. 急症医学
2. 肺栓塞
3. 临床死亡
4. 休克指数
5. 高血压危象

五、简答题

1. 试述急性河豚中毒的机制与临床症状。
2. 试述治疗毒蛇咬伤的特效制剂。
3. 试述淡水与海水淹溺的病理生理改变有何异同。
4. 试述如何对电击伤进行现场急救。
5. 试述高热惊厥的处理原则。

一、选择题

【A 型题】

题序	1	2	3	4	5	6	7	8	9
答案	C	B	D	E	C	E	A	A	A

【B 型题】

题序	10	11	12	13
答案	E	D	B	C

【C 型题】

题序	14	15
答案	A	B

【X 型题】

题序	16	17	18	19	20
答案	ABDE	CE	ACDE	ACDE	ABCE

二、填空题

1. 40 kPa

2. 4～6

3. 通气障碍　　循环障碍　　未控制的大出血

4. 呼吸抑制　　昏迷　　瞳孔缩小

5. 6 小时

6. 止血

7. 急性肺水肿　　呼吸困难

8. 心功能不全　　容量负荷过重　　血容量不足

9. 兴奋期　　共济失调期　　昏迷期

三、判断题

题序	答案	解析
1	×	淡水淹溺的主要病理改变是水中毒，应用3‰高渗盐水静脉滴注，进行脱水；海水淹溺的主要病理改变是血液浓缩，应用5％葡萄糖溶液或右旋糖酐40溶液静脉滴注，扩充血容量，迅速纠正严重的电解质失衡。

题 序	答 案	解 析
2	×	急性酒精中毒（醉酒）后，需经肝脏的代谢酶系统（乙醇脱氢酶和乙醛脱氢酶）将乙醇代谢分解为二氧化碳和水，从而达到醒酒的目的。俗称的解酒药虽有多种，但目前在医学上没有这些方法对酒精中毒有效的证据。
3	√	急性减压病是由于高压环境作业后减压不当，体内溶解的氮气在血管内外及组织中形成气泡所致的全身性疾病。本病主要发生在潜水作业人员，加压治疗是本病唯一有效的病因治疗方法，任何其他治疗均无法取代。
4	×	多种疾病可以导致咯血，病情严重程度与咯血量不成正比关系。咯血的主要风险是窒息、失血性休克、吸入性肺炎等，缺氧并非本病的直接风险。
5	√	战伤往往伤情复杂，难于区分失活组织的界线；战伤往往污染严重，污染物常被带到深部组织，不易清除。因此，除特殊部位（头面、手、会阴）外，清创后一般均不做初期缝合。

四、名词解释

1. 急症医学：又称急救医学或急诊医学，是研究与处理急危病人及伤员的现场急救、转运中监护救治、医院内救治及其组织管理的医学分支。

2. 肺栓塞：是指肺动脉或其分支被阻塞，相应肺组织血液供应减少或中断。本病多见于老年人、长期卧床的慢性病病人及手术或创伤后。肺栓塞的病因包括血栓栓塞、空气栓塞、脂肪栓塞、羊水栓塞及瘤栓栓塞等，而以深静脉血管炎所引起的血栓栓塞为最常见。大多数肺栓塞是由盆腔和大腿深静脉血栓引起的。静脉淤滞是形成血栓的主要因素，长期卧床和固定的病人危险性最大。其他易患因素包括长骨骨折、恶性肿瘤、新近发生的心肌梗死、充血性心力衰竭、真性红细胞增多症和镰状红细胞贫血、肥胖等。妊娠或服用避孕药者也有发生肺栓塞的危险。

3. 临床死亡：是指心跳和呼吸停止。一般在心跳停止 5～8 分钟内，称为临床死亡期，这时从外表看，人体生命活动已经消失，但组织内微弱的代谢过程仍在进行；脑中枢功能活动不正常，但尚未进入不可逆转的状态。处于临床死亡期的病员是可能被复苏的。

4. 休克指数：是指脉率与收缩血压的比值。

5. 高血压危象：是指在原发性或继发性高血压疾病过程中，周围小动脉发生暂时性强烈痉挛，引起以收缩压升高为主的血压急骤升高，出现一系列临床表现的危急状态。

五、简答题

1. 急性河豚中毒的机制与临床症状如下：

（1）中毒机制：我国东南沿海地区的居民常因进食河豚而引起急性中毒。河豚含河豚毒素，其毒性较剧毒的氰化钠还要大 1000 倍左右。毒素主要存在于河豚的睾丸、卵巢、卵、肝和血液之中，肌肉中无毒素。

（2）临床表现：河豚毒素主要作用于周围神经与脑干中枢神经，使之发生麻痹。首先引起周围感觉神经麻痹，继而引起运动神经麻痹，最后才累及脑干和中枢。心电图检查大部分病人有不同程度的心脏传导系统阻滞，中毒愈重，心电图改变愈严重。

2. 毒蛇咬伤的特效制剂是抗蛇毒血清，抗蛇毒血清有单价、双价和多价血清制品，但疗效以针对性单价抗蛇毒血清为佳。如能在蛇毒尚未对组织脏器产生器质性损害之前应用，可确保病人安全。

抗蛇毒血清可以引起血清反应，使用前应先做皮内试验并做好发生过敏反应的急救准备。

3. 淡水与海水淹溺的病理生理改变区别如下：

（1）淡水淹溺：淡水进入肺泡以后，由于渗透压低，肺泡面积大（约 100 m^2），很快就经肺泡壁吸收入血，造成血液稀释，在 2 分钟左右就可以使血容量增加 1 倍。血液稀释后血浆渗透压低，导致红细胞破裂溶血，血红蛋白和钾离子释出，钠离子因血稀释而减少，高血钾很快引起心室纤颤或心搏骤停。此外，血氧含量在数分钟内就降到原来的 1/10，造成脑缺氧和心肌缺氧，成为中枢性衰竭的原因。

（2）海水淹溺：海水的含盐量约为 3.5%，渗透压高，能经肺泡壁将血中液体吸出，使肺泡内充满了含蛋白的血色黏稠液，还可能使部分肺泡破裂，严重地影响血液氧合，数分钟内可使血氧含量降到原来的 1/10。此外，海水中的 Na^+ 可迅速进入血液，3 分钟左右血钠含量增加 2/3，钙含量增加 1 倍，镁含量增加数倍，造成严重的电解质紊乱，但并不出现心室纤颤。心跳停止的原因主要是缺氧，出现的时间较迟，同时有全身组织普遍缺氧和代谢分解产物的增加，这些改变也较为迟缓，因此溺于海水的人死亡较晚，可抢救时机也较长。

4. 电击伤急救的主要措施如下：

（1）迅速切断电源：迅速关闭电源开关，或用干木棍等不导电物体将电线从病人身上挑开。在病人未脱离电源前，不得直接接触病人。

（2）当触电者脱离电源后，轻者神志仍清醒，应就地休息 1～2 小时，以减轻心脏负担，加快恢复。

（3）如呼吸停止、心音听不到，应立即做人工呼吸及心脏按压，要坚持不懈地进行，直到复苏或出现尸斑为止。

（4）心脏复苏药物的应用：在进行心脏按压术及人工呼吸的同时，使用肾上腺素和异丙肾上腺素。但在复苏过程中如发现仅是心脏搏动微弱而非心室纤颤者，忌用肾上腺素，以免提高心肌应激性，引起心室纤颤。

（5）去除心室纤颤：采用电除颤及药物除颤。

（6）复苏成功后，积极对症和支持治疗。

5. 高热惊厥的处理原则如下：

（1）控制惊厥发作：首选地西泮 0.5 mg/（kg·次）缓慢静脉注射（1 mg/min），亦可苯巴比妥钠 5～8 mg/kg，肌内注射。

（2）解除高热：可采用物理降温和药物降温，头部予以冷敷或冰敷。

（3）治疗原发病：对中暑或感染等不同原因引起的高热，应予针对性的病因治疗。

创伤的处理原则，首先是抢救生命第一，其次是止痛和预防病发症和后遗症。对大量出血的病人，首先采取止血方法；对切割伤、刺伤等小伤口，若能挤出少量血液反而能排出细菌和污物；伤口宜用清水洗净，对无法彻底清洁的伤口，须用清洁的布覆盖其表面，不可直接用棉花、卫生纸覆盖。

　　创伤可以按照创伤的原因、创伤后皮肤的完整性等进行多种方法的分类。本试卷主要涉及几种最常见的创伤，如暴力创伤、意外创伤、切割伤、挫伤、扭伤，各类创伤救治知识分述如下。

　　（1）割伤：浅的伤口用温开水或生理盐水冲洗拭干后，用碘酊或乙醇消毒、止血，然后包扎，一般都能较快痊愈。对较小伤口外用"创可贴"即可。对较深的伤口，应立即压迫止血，速到医院行清创术。刀伤伤口不可涂抹软膏之类的药物。

　　（2）刺伤：先将伤口消毒干净，用经灭菌过的针及镊子，将异物取出，再消毒后包扎伤口。异物留在体内易化脓感染，指甲的刺伤不易处理，可先将指甲剪成 V 字形口，将刺拔出或到医院处理。若被针、金属片等刺伤而留于体内，应到医院在 X 线下取出。深的伤口可能有深部重要组织损伤，常并发感染，可用抗菌药物治疗。不洁物的刺伤要预防破伤风，要到医院肌内注射破伤风抗毒素。

　　（3）挫伤：钝力打击所致的皮肤和皮下软组织损伤，皮肤无裂口，伤部青紫，皮下淤血，肿胀，压痛。轻者可用伤湿止痛膏外贴伤处。对胸腹部挫伤及头部挫伤，应考虑有无深部血肿或内脏损伤出血，要到医院观察诊断。

　　（4）扭伤：常发生在踝部、腰部、颈部及手腕等处。一般处理原则是让病人稳定情绪，固定受伤部位，用冷湿布敷盖患处。手足扭伤者可抬高患部。颈部、腰部扭伤者在搬运时不可移动患部。扭伤常伴有关节脱位或骨折，宜到医院诊疗。另外，扭伤后无论轻重，不可即刻洗澡、胡乱按摩，须观察 1 周后视情况而定。扭伤常用的治疗方法有局部封闭（0.25%～0.5%普鲁卡因）、药物外敷内服、理疗等。

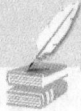

§7.2　创伤急救试卷

一、选择题

【A 型题】

1. 在手外伤的处理中，下列哪项是错误的　　　　　　　　　　　　　　（　　）

A. 指骨骨折及脱位需复位及固定　　B. 创缘皮肤应尽量保留　　C. 清创应彻底

D. 创口张力过大，应将皮肤拉拢缝合闭合创面　　E. 术后手部应固定于功能位

2. 下列哪种体征是骨折的专有体征 （　）
   A. 肿胀与瘀斑　　B. 局部疼痛　　C. 功能障碍　　D. 反常活动　　E. 局部压痛
3. 骨盆骨折最危险的并发症是 （　）
   A. 骨盆腔内出血　　B. 膀胱破裂　　C. 尿道断裂　　D. 骶丛神经损伤　　E. 直肠损伤
4. 上肢出血应用止血带时不应缚在 （　）
   A. 上臂上 1/3　　B. 上臂中上 1/3　　C. 上臂中 1/3　　D. 上臂中下 1/3　　E. 上臂下 1/3
5. 骨折现场急救，错误的是 （　）
   A. 重点检查有无内脏损伤　　B. 开放性骨折应现场复位　　C. 取清洁布类包扎伤口
   D. 就地取材，固定伤肢　　E. 平托法搬移脊柱骨折的病人
6. 用止血带止血时，不正确的方法是 （　）
   A. 止血带不可过细或过窄　　B. 记录扎止血带的时间　　C. 止血带松紧以远端动脉搏动微弱为宜　　D. 上止血带部位衬软垫　　E. 上肢出血应在上臂上 1/3 处扎止血带
7. 开放性气胸抢救的首要措施是 （　）
   A. 封闭伤口，变开放性气胸为闭合性气胸　　B. 呼救　　C. 快速输液　　D. 嘱深呼吸　　E. 取平卧位
8. 预防破伤风最有效最可靠的方法是 （　）
   A. 彻底清创　　B. 应用青霉素　　C. 注射 TAT　　D. 注射人体破伤风免疫球蛋白　　E. 注射破伤风类毒素
9. 高速弹丸击中人体后只有入口而无出口者称 （　）
   A. 贯通伤　　B. 盲管伤　　C. 切线伤　　D. 反跳伤　　E. 冲击伤
10. 战伤救护的基本技术不包括 （　）
    A. 止血　　B. 包扎　　C. 固定　　D. 消毒　　E. 搬运

【X 型题】

11. 必须优先抢救的创伤急症包括 （　）
    A. 心搏呼吸骤停　　B. 窒息　　C. 大出血　　D. 张力性气胸　　E. 休克
12. 创伤复合伤的特点包括 （　）
    A. 脏器损伤常见　　B. 死亡率高　　C. 休克发生率高　　D. 感染发生率高　　E. 截肢率高
13. 创伤早期清创的原则是 （　）
    A. 彻底清除伤口内污物及异物　　B. 彻底止血　　C. 切除失活组织　　D. 伤口内置引流物　　E. 一期缝合
14. 创伤的并发症包括 （　）
    A. 器官功能障碍　　B. 感染　　C. 休克　　D. 应激性溃疡　　E. 脂肪栓塞综合征
15. 致命性创伤是指 （　）

A. 大出血　　B. 窒息　　C. 开放性或张力性气胸　　D. 休克　　E. 颅脑损伤

二、填空题

1. 挤压伤常并发_____，其发生与_____、_____密切相关。
2. 创伤修复过程基本上可分_____、_____和_____3个阶段。
3. 常用的止血方法有_____、_____、_____、_____、_____等。
4. 影响创伤修复的因素有_____、_____、_____、_____和药物影响等。
5. 在我国城市，创伤是第_____位死因，在农村则为第_____位死因。

三、判断题

1. 战伤的伤口原则上应尽早行清创后一期缝合。　　　　　　　　　　　（　　）
2. 头面部损伤超过 8 小时清创者，应行延期缝合。　　　　　　　　　　（　　）
3. "负氮平衡"现象是严重创伤后必然发生的代谢变化。　　　　　　　　（　　）
4. 伴有严重组织损伤的病人容易发生急性肾衰竭、急性呼吸窘迫综合征等并发症。（　　）
5. 脂肪栓塞综合征常见于多发性骨折后。　　　　　　　　　　　　　　（　　）
6. 创伤后发生应激性溃疡的发生概率是很低的。　　　　　　　　　　　（　　）
7. 开放伤于 12 小时内注射破伤风抗毒素可起到预防作用。　　　　　　（　　）
8. 闭合伤都不会造成严重感染的发生。　　　　　　　　　　　　　　　（　　）
9. 创伤后预防破伤风最有效的方法是注射破伤风类毒素。　　　　　　　（　　）
10. 开放性骨折固定时，外露的骨折端应尽量还纳到伤口内。　　　　　（　　）

四、名词解释

1. 创伤
2. 开放伤
3. 闭合伤
4. 伤员后送
5. 化学复合伤

五、简答题

1. 试述闭合性创伤与开放性创伤的主要区别。
2. 简述严重创伤后常见的重要并发症。
3. 简述创伤急救的原则。
4. 简述创伤治疗的主要原则和注意事项。
5. 试述战伤救治的基本原则。

一、选择题

【A 型题】

题序	1	2	3	4	5	6	7	8	9	10
答案	D	D	A	C	B	C	A	E	B	D

【X 型题】

题序	11	12	13	14	15
答案	ABCDE	ABCD	ABCE	ABCE	ABC

二、填空题

1. 急性肾衰竭　　血容量减少　　大量的红细胞、肌细胞破坏后产生的肾毒物质
2. 炎症期　　增生期　　塑形期
3. 加压包扎　　填塞压迫　　止血带　　手指压迫　　手术止血
4. 营养不良　　全身性疾病　　感染　　血液循环障碍
5. 五　　四

三、判断题

题　序	答　案	解　析
1	×	战伤往往伤情复杂，难于区分失活组织的界线；战伤往往污染严重，污染物常被带到深部组织，不宜清除。因此，除特殊部位（头面、手、会阴）外，清创后一般均不做初期缝合。
2	×	由于头面部血液循环丰富，不易发生感染，故头面部损伤超过 8 小时者应视伤口洁净情况进行处理，必要时可延期缝合。
3	√	负氮平衡现象是严重创伤后必然发生的代谢变化，不能在短时间内通过大量补充蛋白质的方法解决，因此加强营养和补充蛋白质应适度，不宜操之过急。
4	√	急性呼吸窘迫综合征（ARDS）是由肺内原因和/或肺外原因引起的，以顽固性低氧血症为显著特征的临床综合征，因高病死率而倍受关注。急性呼吸窘迫综合征的病因繁多，不同病因所致急性呼吸窘迫综合征发病机制也各有不同。临床表现多呈急性起病、呼吸窘迫，以及难以用常规氧疗纠正的低氧血症等。
5	√	脂肪栓塞综合征（FES）是指骨盆或长骨骨折后 24～48 小时出现呼吸困难、意识障碍和瘀点。很少发生于上肢骨折病人，儿童发生率仅为成人的 1%。随着骨折积极的开放手术治疗，其发生率有大幅度下降，但 FES 仍然是创伤骨折后威胁病人生命的严重并发症。

题　序	答　案	解　析
6	×	应激性溃疡泛指休克、创伤、手术后和严重全身性感染时发生的急性胃炎，多伴有出血症状，是一种急性胃黏膜病变。应激性溃疡的发病率近年来有增高的趋势，主要原因是由于重症监护的加强，生命器官的有效支持，以及抗菌药物的更新，增加了发生应激性溃疡的机会。
7	√	破伤风抗毒素可用于预防和治疗破伤风。已出现破伤风或其可疑症状时，应在进行外科处理及其他疗法的同时，及时使用抗毒素治疗。开放性外伤（特别是创口深、污染严重者）有感染破伤风的危险时，应及时进行预防。凡已接受过破伤风类毒素免疫注射者，应在受伤后再注射1针类毒素加强免疫，不必注射抗毒素；未接受过类毒素免疫或免疫史不清者，须注射抗毒素预防，但也应同时开始类毒素预防注射，以获得持久免疫。
8	×	闭合伤是指人体受到外界致伤因素后，皮肤和黏膜结构完整性未受到破坏，但引起体内组织结构破坏的一类创伤。全身各部位均有可能发生闭合伤，常见的有脑挫伤、脾破裂、胃肠穿孔、肾挫伤等，它们可分别导致脑水肿、腹腔大出血、腹腔感染和泌尿系出血及肾功能障碍等，闭合性内脏伤的特点损伤具有隐蔽性，不认真检查易漏诊。
9	×	注射破伤风类毒素，是机体通过主动免疫机制产生抗体，一般用于破伤风的预防。凡已接受过破伤风类毒素免疫注射者，应在受伤后再注射1针类毒素加强免疫，未接受过类毒素免疫或免疫史不清者，须注射抗毒素预防，但也应同时开始类毒素预防注射，以获得持久免疫。
10	×	骨折后6～8小时内尽快清创防止感染，将开放性骨折处理成闭合性骨折，同时将骨折进行复位、固定等后续处理。

四、名词解释

1. 创伤：创伤有广义和狭义之分，广义的是指机械、物理、化学或生物等因素造成的机体损伤；狭义的是指机械性致伤因素作用于机体所造成的组织结构完整性破坏或功能障碍。

2. 开放伤：有皮肤破损者称为开放伤，如擦伤、撕裂伤、切割伤、砍伤和刺伤等。一般而言，开放伤易发伤口感染，但某些闭合性伤如肠破裂等也可造成严重的感染。

3. 闭合伤：皮肤保持完整无开放性伤口者称为闭合伤，如挫伤、挤压伤、扭伤、震荡伤、关节脱位和半脱位、闭合性骨折和闭合性内脏伤等。

4. 伤员后送：是向上级救治机构运输伤员的过程和措施，是完成分级救治的重要手段，关系到救治工作的顺利进行及部队的作战和机动。后送所用的工具一般有担架、机动车辆、船只或飞机等。后送要受战斗状态、地理环境、交通条件、运输工具等诸多因素的影响。因此，要严格掌握后送指征，坚持后送前复查制度，做好伤员后送途中的观察救护。同时，力争不因等待运输工具或战斗情况而耽误后送时间。

5. 化学复合伤：是指毒剂中毒合并各种创伤，或创伤伤口被毒剂污染而造成的损伤。化学毒剂合并创伤时，两种因素可相互影响使病情加重，病程加快，恢复减慢，从而造成严重后果。

五、简答题

1. 闭合性创伤与开放性创伤的主要区别有:

(1) 闭合性创伤的受伤部位皮肤或体表黏膜仍保持完整;开放性创伤则相反,常是指体腔或骨与伤口相通,如开放性气胸、开放性骨折等。

(2) 开放性创伤时,由于受伤部位的皮肤或黏膜丧失其屏障功能,故易受污染而致感染。

(3) 对开放性创伤应争取早期施行清创和一期缝合伤口。

2. 严重创伤后常见的重要并发症有:

(1) 感染:除开放性创伤局部容易发生感染外,闭合性创伤由于局部抵抗力降低也可能并发感染。由于伤后误吸、呼吸道分泌物潴留、肺不张等,可继发肺部感染。伤后还可能发生破伤风或气性坏疽等特殊感染。

(2) 创伤性休克:由于伤后失血、失液或由于神经系统受强烈刺激,或因伤后心脏压塞、纵隔移位、摆动等导致有效循环血量减少和微循环障碍。

(3) 器官功能减退或衰竭:挤压伤常并发急性肾衰竭;颅脑伤或烧伤可并发应激性溃疡;多发伤或大管状骨骨折可并发急性呼吸窘迫综合征。严重时,甚至可发生多器官功能衰竭。

3. 创伤急救的原则是:

(1) 抢救生命第一,确保伤员安全。

(2) 预防和及时治疗并发症。

(3) 用最简便和可靠的方法进行抢救,尽可能争取时间;避免因进行抢救而引起新的创伤。

4. 创伤治疗的原则和注意事项如下:

(1) 千方百计地抢救伤员生命,在保证伤员安全的前提下,为修复损伤的组织器官和恢复其生理功能积极创造条件。

(2) 重视并认真做好创伤的急救工作。在处理危重而复杂的创伤时,应优先解决危及生命安全的紧急问题,如心搏呼吸骤停、大出血、窒息、休克、开放性气胸及腹内脏器损伤和脱出等。

(3) 一般应在改善全身情况后,或至少在全身治疗的同时进行必要的局部处理。

(4) 对多发性创伤和复合伤应分清主次,并按照轻重缓急进行相应的处理。

(5) 在处理危急创伤时,原则上应尽量采用最简单有效的手段和方法,避免过多地增加伤员的负担,对不需急于处理的问题,可留待适当的时机进行解决。

(6) 尽力防治并发症。

(7) 尽力修复损伤组织,促使恢复功能,重视并实施康复医疗。

5. 战伤救治的基本原则如下:

(1) 先抢后救。

(2) 全面检伤,科学分类。

(3) 连续监护与医疗后送相结合。

(4) 早期清创,延期缝合。

(5) 先重后轻,防治结合。

(6) 局部处理与整体功能调整相结合。

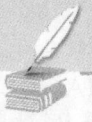

确切地说，心肺复苏术（CPR）的含义是徒手心肺复苏，是针对骤停的心脏和呼吸采取的救命技术，目的是为了恢复病人自主呼吸和自主循环。本试卷内容涉及CPR的含义，心搏骤停的判断、处理步骤及其目的。

§7.3 心肺复苏（CPR）护理试卷

一、选择题

【A型题】

1. 心肺复苏技术诞生于20世纪 （　）
A. 30年代　　B. 40年代　　C. 50年代　　D. 60年代　　E. 70年代

2. 下述哪一项不属于高级生命支持的内容 （　）
A. 建立高级通气道　　B. 心脏电除颤　　C. 人工或呼吸机正压通气　　D. 维持循环功能　E. 治疗复苏后综合征

3. 2020心肺复苏指南推荐成人胸外按压的频率为 （　）
A. 80～100次/min　　B. 100～120次/min　　C. ＞120次/min　　D. 60～80次/min
E. ＜80次/min

4. 2020心肺复苏指南推荐复苏时成人胸外按压与通气的比例为 （　）
A. 30∶2　　B. 15∶2　　C. 30∶1　　D. 15∶3　　E. 30∶3

5. 进行口对口人工呼吸时，每次吹气的时间应在1秒以上，每次吹气的间隔时间应为
（　）
A. 0.5秒　　B. 1秒　　C. 2秒　　D. 3秒　　E. 4秒

6. 心肺复苏指南中胸外按压的部位为 （　）
A. 胸骨中下1/3交界部位　　B. 胸骨右缘第4肋间　　C. 胸骨中段　　D. 胸骨左缘第5肋间　　E. 胸骨中上段

7. 大脑是对缺氧耐受力最差的组织，缺氧多长时间后即可出现昏迷 （　）
A. 20秒　　B. 30秒　　C. 40秒　　D. 50秒　　E. 60秒

8. 现场心肺复苏时，每30次心脏按压接2次人工呼吸称为一个BLS周期，每个BLS周期的时间为 （　）
A. 半分钟　　B. 1分钟　　C. 1.5分钟　　D. 2分钟　　E. 3分钟

9. 对突然昏迷倒地的病人检查动脉搏动，首推触摸哪个动脉进行判断 （　）
A. 颞动脉　　B. 桡动脉　　C. 足背动脉　　D. 颈动脉　　E. 股动脉

10. 抢救心搏骤停病人时，首推的复苏药物是 （　　）

　　A. 阿托品　　B. 肾上腺素　　C. 腺苷　　D. 血管加压素　　E. 利多卡因

【B 型题】

问题 11～14

A. BLS

B. CPR

C. AHA

D. ACLS

E. PCAS

11. 心肺复苏 （　　）

12. 美国心脏协会 （　　）

13. 基础生命支持（现场心脏复苏） （　　）

14. 高级生命支持 （　　）

【C 型题】

问题 15～17

A. 2 cm 左右

B. >5 cm

C. 4～5 cm

D. 3 cm 左右

15. 婴儿（1 岁以内）心脏按压深度 （　　）

16. 儿童（1～8 岁）心脏按压深度 （　　）

17. 成人心脏按压深度 （　　）

【X 型题】

18. 基础生命支持的主要内容包括 （　　）

　　A. 心脏按压　　B. 心内注射给药　　C. 开放呼吸道　　D. 人工呼吸　　E. 早期除颤

19. 小儿心搏骤停的常见原因包括 （　　）

　　A. 支气管异物　　B. 烟雾吸入　　C. 溺水　　D. 感染　　E. 中毒

20. 心搏骤停的心电图表现可分为 （　　）

　　A. 心室颤动　　B. 持续性室性心动过速　　C. 心脏电机械分离　　D. 持续性心房颤动　　E. 心脏停搏

21. 心肺复苏可选用的除颤药物包括 （　　）

　　A. 阿托品　　B. 胺碘酮　　C. 利多卡因　　D. 普鲁卡因酰胺　　E. 硫酸镁

22. 胸外心脏按压主要并发症有 （　　）

　　A. 血管栓塞　　B. 张力性气胸　　C. 血、气胸　　D. 肋骨骨折　　E. 心脏损伤

23. 终止现场心肺复苏指征包括 （　　）

A. 现场心肺复苏 30 分钟以上（淹溺和电击者除外）未复苏者　　B. 出现脑死亡表现，脑干反射消失　　C. 心电图和脑电图检查均无电活动　　D. 淹溺者现场心肺复苏 40 分钟以上仍未复苏　　E. 电击者现场心肺复苏 40 分钟以上仍未复苏

24. 对于复苏药物的应用一般不主张　　　　　　　　　　　　　　　　（　　）
A. 一次大剂量给药　　B. 联合用药　　C. 气管内给药　　D. 单种给药　　E. 心内注射给药

25. 自动心脏除颤仪（AED）的主要功能包括　　　　　　　　　　　　　（　　）
A. 心电图显示　　B. 操作提示　　C. 报警功能　　D. 电击复律　　E. 心电图分析

二、填空题

1. 2000 年美国心脏协会（AHA）首次公布了国际心肺复苏指南，此后该指南被世界各国广泛采用。该指南每_____年更新一次，最近的一次更新是在_____年。

2. 成人心搏骤停的常见原因包括_____、_____、_____、_____、_____等。

3. 心搏骤停后最主要的病理生理改变是全身组织_____，大脑是对缺氧耐受力最差的组织，缺氧_____秒后即可出现昏迷，_____分钟后脑细胞开始死亡，_____分钟后大部分脑细胞死亡，此时即便复苏成功，病人也会留下永久性的严重后遗症。

4. 心肺复苏（CPR）技术是一个连贯、系统的急救技术，各个环节均应紧密连接且不间断，包括_____、_____两个主要阶段。

5. BLS（现场心肺复苏）应于判定心搏骤停后尽早施行，请填空完成下表。

CPR 开始的时间	CPR 成功率
<1 分钟	
<4 分钟	
<6 分钟	
<8 分钟	
>10 分钟	

6. 2020 年最新版心肺复苏指南将心肺复苏程序从_____更改为_____。

7. 在松解衣领及裤带、清除口中污物、取出活动性义齿后开放气道，具体方法包括_____、_____、_____。

8. 高级生命支持（ACLS）的主要内容包括_____、_____、_____、和_____。

9. 基础生命支持（BLS）成功后，应对病人进行再次评估。评估内容包括_____、_____、_____、_____。

10. 高级生命支持中常用的除颤药物有_____、_____、_____、_____等。

三、判断题

1. 心脏按压部位应为胸骨中下 1/3 交界处。男性或小儿按压部位为双侧乳头连线中心点，

213

女性按压部位为双肋弓交汇处以上两横指。 （　）

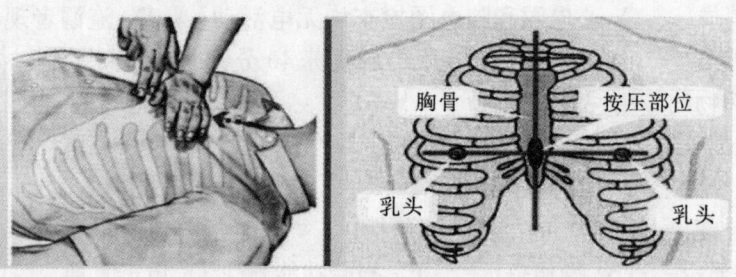

2. 心脏按压方法是施救者两手掌根重叠，双手叠扣，以掌根部压在按压区上。按压时，双臂应伸直，肘部不可弯曲，利用上半身体重量垂直向下用力按压。需注意的是每次按压后应让胸廓充分抬起，避免按压滞留。 （　）

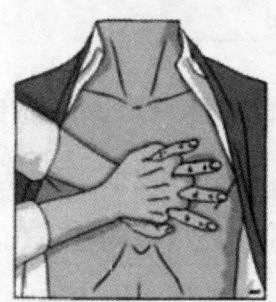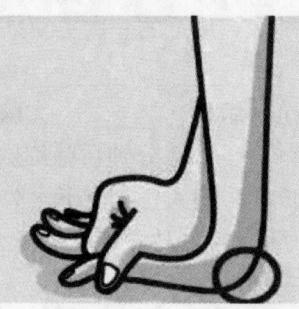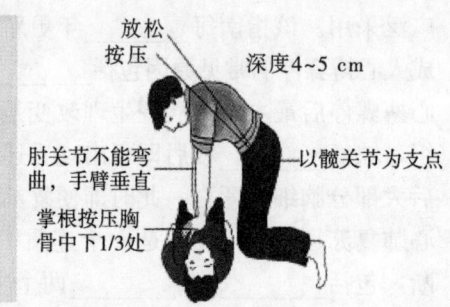

3. 成人胸外按压的频率为 60～100 次/min。 （　）
4. 心肺复苏时，每 30 次心脏按压后接 2 次人工呼吸，循环进行。 （　）
5. 2015 年心肺复苏指南推荐高级生命支持过程中常规补液。 （　）

四、名词解释

1. 猝死
2. 心搏骤停
3. 心脏停搏
4. 心搏骤停后综合征（PCAS）
5. 心搏骤停生存链

五、简答题

1. 简述心搏骤停的临床表现。
2. 简述基础生命支持（现场心肺复苏）的适应证。
3. 试述基础生命支持的主要并发症。
4. 试述现场心肺复苏的操作步骤。
5. 简述自动体外除颤器（AED）及其应用。

一、选择题

【A 型题】

题序	1	2	3	4	5	6	7	8	9	10
答案	D	B	B	A	E	A	B	D	D	B

【B 型题】

题序	11	12	13	14
答案	B	C	A	D

【C 型题】

题序	15	16	17
答案	A	D	C

【X 型题】

题序	18	19	20	21	22	23	24	25
答案	ACDE	ABCDE	ABCE	BCDE	ABCDE	ABCDE	ABE	ABDE

二、填空题

1. 5   2020
2. 冠心病   创伤   淹溺   中毒   大出血
3. 急性缺氧   30   1   6
4. 基本生命支持   高级生命支持
5. 本题答案见下表：

CPR 开始的时间	CPR 成功率
<1 分钟	>90%
<4 分钟	50%～60%
<6 分钟	30%～40%
<8 分钟	10%～20%

CPR 开始的时间	CPR 成功率
>10 分钟	0%

6. ABC　　CAB

7. 仰头抬颏法　　仰头举颏法　　托下颌法

8. 建立高级气道（A）　　人工正压通气或呼吸机通气（B）　　维持人工循环（C）　　药物治疗（D）

9. 评估气道　　评估呼吸　　评估循环　　评估心脏骤停的原因

10. 胺碘酮　　利多卡因　　普鲁卡因酰胺　　硫酸镁

三、判断题

题　序	答　案	解　析
1	√	徒手心脏按压部位应为胸骨中下 1/3 交界处。男性或小儿按压部位为双侧乳头连线中心点，女性按压部位为双肋弓交汇处以上两横指。
2	√	心脏按压方法是施救者两手掌根重叠，双手叠扣，以掌根部压在按压区上。按压时，双臂应伸直，肘部不可弯曲，利用上半身体重量垂直向下用力按压。需注意的是每次按压后应让胸廓充分抬起，避免按压滞留。
3	×	成人胸外按压的频率应为 100～120 次/min
4	√	徒手心肺复苏时，每 30 次心脏按压后接 2 次人工呼吸，循环进行。
5	×	2020 国际心肺复苏指南指出，血容量正常的病人补液过多会导致肺水肿，因此不推荐高级生命支持过程中常规补液；除非存在低血糖，否则不用葡萄糖溶液；复苏时如需补液应选用林格液生理盐水。

四、名词解释

1. 猝死：是指平时身体健康或似乎健康的人，在出乎预料的短时间内，因病突然死亡。世界卫生组织（WHO）界定发病后 6 小时内死亡为猝死，但多数学者仍将其定为 1 小时。

2. 心搏骤停：心搏骤停（cardiac arrest，CA）是指各种原因引起的心脏突然停止搏动，丧失泵血功能，导致全身各组织严重缺血、缺氧，若不及时处理，会导致死亡，是临床上最危急的情况。心搏骤停并不代表死亡，通过紧急的治疗干预有逆转的可能，甚至不遗留任何后遗症。

3. 心脏停搏：任何慢性病人在死亡前，心脏都要停搏，这应称为"心脏停搏"，而非"停搏"。如晚期肿瘤或各种慢性消耗性疾病致死的病人，心脏停搏是必然结果，这类病人不是心搏骤停急救的对象。

4. 心搏骤停后综合征（PCAS）：是指心搏骤停病人自主循环恢复后较长时间严重的全身缺血再灌注综合征，涉及一系列复杂的病理生理改变。PCAS 需要多学科的综合治疗，通常应在加强监护病房（ICU）实施。

5. 心搏骤停生存链：心搏骤停可以发生在医院内，也可发生在医院外，因此现场心肺复苏（BLS）存在院内抢救和院外抢救两种情况。由于抢救条件的不同，具体操作步骤也必然存在一定差异，其实施流程被称为心搏骤停生存链。心搏骤停生存链分为院外心搏骤停生存链和院内心搏骤停生存链。

早呼救"120"　　　　早复苏　　　　早除颤　　　早期高级生命支持

院外心搏骤停生存链

五、简答题

1. 2020 国际心肺复苏指南推荐的心搏骤停的适应证如下：

(1) 病人意识突然丧失，对刺激无反应。

(2) 心音消失，大动脉搏动消失。

(3) 呼吸停止或濒死喘息样呼吸。

(4) 瞳孔散大。

(5) 面色苍白兼有青紫。

2. 2020 国际心肺复苏指南推荐的基础生命支持（现场心肺复苏）适应证如下：

(1) 病人突然倒地，意识丧失。

(2) 呼吸停止或呈濒死喘息样呼吸。

(3) 10 秒内未能扪及脉搏跳动。非专业人员不需要检查脉搏，如果发现病人突然倒下没有意识，且有上述呼吸变化，既可判定为心搏骤停，立即开始心脏按压。

3. 基础生命支持主要并发症如下：

(1) 肋骨骨折：常发生于胸壁弹性差，骨质脆性大的老年人。主要原因是加压时着力点选择不当或骤用暴力所致。

(2) 气胸或血气胸：主要是由于肋骨骨折或心脏及肺脏穿刺伤，可合并血胸亦可发展为张力性气胸。

(3) 腹腔脏器损伤出血：可由肋骨骨折端刺伤或按压着力点施于剑突上，致肝脏损伤出血，亦可损伤胃、脾、横结肠、主动脉等。

(4) 肺脂肪、骨髓栓塞：胸壁受压后肋弓变形弯曲，造成肋骨和胸骨髓腔细小骨折和髓内压力过高，使脂肪和骨髓进入静脉，形成不同程度的肺脂肪或骨髓栓塞，造成通气血流比例失调，常使心肺复苏失败。

4. 现场心肺复苏应按以下步骤进行：

(1) 快速判断心搏骤停：应同时检查脉搏与呼吸，判断时间为 10 秒。

(2) 排除环境危险因素：应迅速排除电源、垮塌、有毒气体等危险因素。

(3) 启动医疗急救系统：应设法尽早拨打急救电话（120），并告知具体方位和需求。

(4) 安放病人体位：将病人摆放于坚实的平面处，仰卧、放正。

(5) 尽早开始徒手心肺复苏：徒手心肺复苏应按心脏按压（C）、开放气道（A）、人工呼吸（B）的顺序进行，并应尽早开始。

（6）早期电除颤：心室纤颤约占全部心搏骤停的 2/3，终止室颤最有效的方法是电除颤，2020 国际心肺复苏指南要求力争在病人倒下后 3 分钟内进行电击除颤，一般使用的是自动体外心脏除颤器（AED）。

5. 自动体外除颤器（AED）又称公众体外除颤器，是一种便携式的体外除颤器，通常放置在人口密集、交通方便的公共场所并有明显标志，供公众取用。现在许多国家已普遍推广应用，我国正逐步开始试点应用。AED 主要应用于现场心肺复苏。

AED 为病人能得到及时的救治提供了可能，AED 是全自动的除颤设备，具有语音和图像操作提示功能，只要按提示步骤进行操作即可，稍加学习一般人都能使用。如果 AED 能像灭火器一样得到广泛的使用，将对提高心搏骤停抢救成活率发挥极为重要的作用。

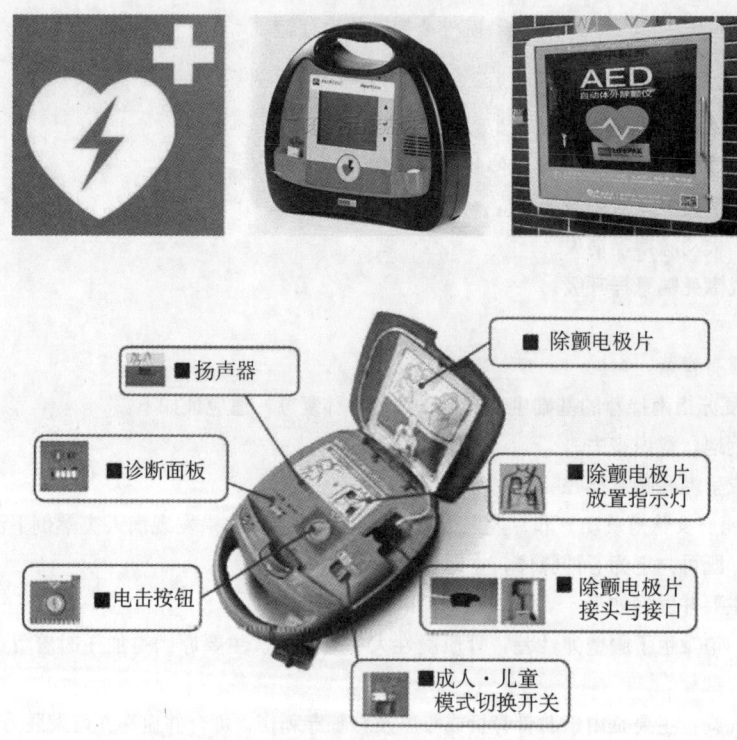

218

ICU专业护士准入制度包括：①接受3～6个月ICU专业培训合格的注册护士，并有2年以上临床护理工作经验。②掌握本专科相应的医学基础理论知识、病理生理学知识及多专科护理知识和实践经验。具有一定的病情综合分析能力。③熟练掌握心肺脑复苏、血流动力学监测、人工气道的应用及管理、常用急救与监护仪器的使用和管理，包括除颤仪、呼吸机、心电监护仪、降温机、血气分析仪、各种微量输液泵等。④掌握常见急危重症病人的抢救与护理、休克病人的观察及护理、器官移植术后监护、危重病人的营养支持。⑤每年获得规定的专业继续教育学分数。⑥在医院护理部领导下，由护士培训与科研管理委员会的护士层级与特殊岗位培训小组制定ICU专业护士培训制度，确定培训计划、内容、方式、学时数等，并组织实施。⑦由医院专科护理管理委员会确定ICU专业护士准入条件，并在护理部领导下组织进行相关理论、专业技术和重症监护能力考核。成绩合格者，经该委员会审核准入后，方可独立从事ICU专业护士工作，并享受ICU专业护士的有关待遇。本试卷内容涉及上述ICU专业护士准入制度规定的上述条件。

§7.4 加强监护病房（ICU）准入护士试卷

一、选择题

【A型题】

1. 中心静脉压（CVP）的正常值为   （ ）
   A. 5～8 cmH$_2$O   B. 5～12 cmH$_2$O   C. 10～15 cmH$_2$O   D. 10～20 cmH$_2$O
   E. 3～5 cmH$_2$O

2. 急性肾衰竭（ARF）病人少尿期的饮食应为   （ ）
   A. 不限制饮食   B. 高蛋白饮食   C. 多饮水   D. 低蛋白饮食   E. 低热量饮食

3. 少尿是指每天尿量   （ ）
   A. ＜100 mL   B. ＜400 mL   C. 0 mL   D. ＜50 mL   E. ＜800 mL

4. 胸腔闭式引流导管自胸部伤口脱出应首先   （ ）
   A. 捏紧导管   B. 更换引流导管   C. 将引流导管重新防入伤口   D 立即缝合引流口   E. 双手捏紧放置引流导管处皮肤

5. 传染病的流行过程必须经过哪3个环节   （ ）
   A. 病原体、环境、易感人群   B. 病原体、环境、传染源   C. 传染源、传播途径、

易感人群　　D. 病人、传播途径、易感人群　　E. 传染源、传播途径、环境

6. 置于无菌储槽中的灭菌物品一经打开，其使用时间最长不得超过　　　　　　　　（　　）
   A. 2 小时　　B. 4 小时　　C. 12 小时　　D. 24 小时　　E. 48 小时

7. 有高碳酸血症的慢性呼吸衰竭者，适宜的吸氧浓度　　　　　　　　　　　　　（　　）
   A. 25%～30%　　B. 35%～40%　　C. 45%～50%　　D. 55%～60%　　E. 40%

8. 根据 2020 国际心肺复苏指南，胸外心脏按压配合人工呼吸的比例是　　　　　　（　　）
   A. 5∶1　　B. 10∶1　　C. 15∶2　　D. 30∶2　　E. 2∶30

9. 根据《医疗事故处理办法》规定，一级医疗事故是指　　　　　　　　　　　　（　　）
   A. 造成病人死亡或严重残疾　　B. 造成病人中重残疾的　　C. 造成病人严重功能障碍的　　D. 造成病人功能障碍的　　E. 造成中度残疾

10. 下列哪项不是 ICU 基础监护的内容　　　　　　　　　　　　　　　　　　　（　　）
    A. 给氧　　B. 持续 ECG 监测　　C. 保证 1～2 条开放的静脉通路　　D. 留置尿管测尿量　　E. 两小时监测神志、瞳孔一次

【X 型题】

11. 使用留置针时　　　　　　　　　　　　　　　　　　　　　　　　　　　　（　　）
    A. 留置时间一般为 3～5 天　　B. 选择易于固定的血管　　C. 在不影响输液的情况下，应选用细短留置针　　D. 穿刺点皮肤消毒范围应超过 5 cm×5 cm　　E. 选择粗直、有弹性、血流丰富、无静脉瓣的血管

12. ICU 病人的压力因素有　　　　　　　　　　　　　　　　　　　　　　　　（　　）
    A. 环境陌生　　B. 经济因素　　C. 与亲人隔离　　D. 疾病折磨　　E. 丧失独立自主性

13. 危重病人进行 ECG 监护时应注意　　　　　　　　　　　　　　　　　　　（　　）
    A. 尽可能减少活动　　B. 正确确定电极位置　　C. 安置电极时彻底清洁该处皮肤　　D. 电极放于肌肉丰富的地方　　E. 电极线从腋穿出

14. 心搏骤停的临床诊断依据有　　　　　　　　　　　　　　　　　　　　　　（　　）
    A. 意识突然丧失　　B. 大动脉搏动消失、心音消失　　C. 瞳孔散大　　D. 呼吸停止　　E. ECG 呈直线、心室颤动或心脏电机械分离

15. 高钾血症在治疗护理上应注意　　　　　　　　　　　　　　　　　　　　　（　　）
    A. 观察病人 ECG 变化　　B. 严格限制含钾液体　　C. 勿使用库存血　　D. 采用极化液，让 K^+ 进入细胞内　　E. 严格限制含钾高的饮食（如香蕉）

16. 腹膜炎病人应用胃肠减压的目的是　　　　　　　　　　　　　　　　　　　（　　）
    A. 减轻腹胀　　B. 可从胃管内注入药物　　C. 可从胃管内补充水电解质　　D. 有利于胃肠功能的恢复　　E. 避免胃肠液继续外渗

17. 皮下注射胰岛素经常更换部位，目的是　　　　　　　　　　　　　　　　　（　　）
    A. 防止注射部位组织硬化　　B. 防止注射部位脂肪萎缩　　C. 防止胰岛素过敏反应　　D. 防止发生低血糖　　E. 防止胰岛素吸收不良

18. 关于脑室引流下列哪些是正确的： （ ）
    A. 引流瓶开口高出侧脑室平面 10～15 cm　　B. 引流瓶开口与侧脑室平面平行
    C. 每天引流量以不超过 500 mL 为宜　　D. 每天引流量以不超过 1000 mL 为宜
    E. 术后 1～2 天引流液可略带血性，以后转为橙黄色

19. 少尿可出现于以下 （ ）
    A. 大失血所致血容量不足　　B. 心力衰竭　　C. 肾衰竭　　D. ADH 分泌减少
    E. 亚低温治疗中

20. 甲状腺一侧切除术后发生窒息的可能原因有 （ ）
    A. 出血压迫气管　　B. 喉头水肿　　C. 气管塌陷　　D. 喉返神经损伤　　E. 喉上神经损伤

21. 室性早搏的心电图表现为 （ ）
    A. 提前出现的 P 波　　B. 提前出现的形态正常的 QRS 波群　　C. 多有完全代偿周期
    D. 提前出现的宽大畸形的 QRS 波群　　E. T 波与 QRS 波群主波方向相反

22. 中心静脉置管护理下列哪些是正确的 （ ）
    A. 血液制品可与普通液体在同一通道输入　　B. 血管活性药物连接在深静脉管近端
    C. TPN 可与普通液体在同一通道输入　　D. 血管活性药物应单独通道泵入
    E. 每天观察、消毒穿刺点皮肤

23. 属于人工气道的是 （ ）
    A. 气管内插管　　B. 口咽管置管　　C. 人工鼻　　D. 气管切开置管　　E. 环甲膜穿刺置管

24. 呼吸机管道的护理 （ ）
    A. 勤倒积水杯内积水　　B. 每天更换湿化瓶的湿化液　　C. 呼吸机管道一人一换
    D. 长期带机病人应每周更换　　E. 避免管道折叠

25. 常用的压疮防护措施有 （ ）
    A. 保持床铺平整干燥、无渣屑　　B. 适时翻身　　C. 按摩受压部位　　D. 保持皮肤清洁干燥　　E. 使用 TDP 照射

二、填空题

1. 压疮的分期有_____、_____、_____和_____。
2. 心搏骤停后可导致的病理生理改变包括_____、_____。
3. ICU 内最小床间距为_____m。
4. ICU 专科医师的固定编制人数与床位数之比为_____以上。
5. ICU 的收治范围包括_____、_____、_____和_____。

三、判断题

1. 基础代谢率是机体最低水平的代谢率。 （ ）
2. 按我国高血压标准，凡舒张压持续大于 90 mmHg，不论收缩压如何均列为高血压。
 （ ）

3. 24 小时尿量持续少于 300～400 mL 为少尿。 （　　）

4. 免疫系统由免疫组织、免疫器官、免疫细胞、免疫分子组成。 （　　）

5. 股静脉穿刺点位于腹股沟股动脉的内侧 0.5 cm 处。 （　　）

四、名词解释

1. 临床死亡

2. 生物学死亡

3. 尸斑

4. 植物人

5. 脑死亡

五、简答题

1. 试述 ICU 术后病人接诊程序。

2. 试述心搏骤停的复苏程序。

3. 试述休克病人的抢救程序。

4. 试述肠内营养应注意哪"四度"。

5. 试述颅内压增高三主征的内容。

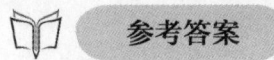

参考答案

一、选择题

【A 型题】

题序	1	2	3	4	5	6	7	8	9	10
答案	B	D	B	E	C	D	A	D	A	E

【X 型题】

题序	11	12	13	14	15	16	17	18	19
答案	ABCE	ABCDE	ABC	ABCDE	ABCDE	AD	ABE	ACE	ABC
题序	20	21	22	23	24	25			
答案	AB	CDE	BDE	ABDE	ABCDE	ABC			

二、填空题

1. 淤血红润期　　炎性浸润期　　浅度溃疡期　　坏死溃疡期

2. 代谢性酸中毒　　高血钾　　细胞内水肿

3. 1～1.5

4. (0.8～1)：1

5. 休克　　多脏器衰竭　　重型颅脑外伤　　重症胰腺炎

三、判断题

题　序	答　案	解　析
1	×	单位时间内的基础代谢称为基础代谢率，是指人体在基础状态下的能量代谢，而基础状态是指人处在清醒而又非常安静，不受肌肉活动、环境温度、食物及精神紧张等因素影响时的状态。不超出或不低于正常值的 15％，均属正常。基础代谢率的测定，是临床诊断甲状腺疾病的主要辅助方法，甲状腺功能亢进时，基础代谢率可明显升高，甲状腺功能低下时基础代谢率则明显降低
2	√	按照我国现行标准，血压超过 140/90 mmHg 就会被视为高血压。
3	√	24 小时尿量持续少于 300～400 mL 或每小时尿量持续少于 17 mL 为少尿。
4	√	免疫系统由免疫组织、免疫器官、免疫细胞、免疫分子组成。
5	√	股静脉穿刺点位于腹股沟股动脉的内侧 0.5 cm 处。

四、名词解释

1. 临床死亡：临床死亡就是指心跳与呼吸停止。一般在心跳停止 5～8 分钟内，称临床死亡期，从外表看，人体生命活动已经消失，但组织内微弱的代谢过程仍在进行；脑中枢功能活动不正常，但就是尚未进入不可逆转的状态。处于临床死亡期的病员就是可能复苏的。若心跳停止超过 8 分钟，则病人进入生物学死亡期，此时机体细胞已发生退行性变化，病人是无法被复苏的。

2. 生物学死亡：是死亡过程的最后阶段，由临床死亡期发展而来。该阶段中脑、心、肺、肝、肾等脏器功能永久性丧失，组成各器官的细胞也发生了死亡，又称细胞性死亡，各器官不能再用作器官移植。但有些对缺血缺氧耐受性强的组织器官，如皮肤、黏膜、结缔组织等还有生命功能，并对某些刺激可发生反应，称为超生反应。到生物学死亡期的晚期，全身所有的组织、细胞相继死亡，超生反应消失，并伴随出现尸冷、尸斑、尸僵等早期尸体现象。

3. 尸斑：是由于人死后血液循环停止，心血管内的血液缺乏动力而沿着血管网坠积于尸体低下部位，尸体高位血管空虚、尸体低下位血管充血的结果。尸体低下部位的毛细血管及小静脉内充满血液，透过皮肤呈现出来的暗红色到暗紫红色斑痕，这些斑痕开始是云雾状、条块状，最后逐渐形成片状，即为尸斑。

4. 植物人：植物人（PVS）是与植物生存状态相似的特殊的人体状态。除保留一些本能性的神经反射和进行物质及能量的代谢能力外，认知能力（包括对自己存在的认知力）已完全丧失，无任何主动活动。又称植质状态、不可逆昏迷。植物人的脑干仍具有功能，向其体内输送营养时，还能消化与吸收，并可利用这些能量维持身体的生长和代谢，包括呼吸、心跳、血压等。

5. 脑死亡：是包括脑干在内的全脑功能不可逆转的丧失，此时脑电活动停止、脑电波消失，脑电图呈一直线。

五、简答题

1. ICU 术后病人接诊程序如下：

（1）接到收治病人信息后，准备床单位（气垫床、吸氧、吸痰装置、监护设备、微量泵、输液泵、呼吸机，必要时备除颤仪）。

（2）病区医护人员到病房门口迎接病人，并与手术室医护人员一同妥善安置病人到病床上。

（3）吸氧或接呼吸机，连接监护设备，观察各项监护数值。

（4）交接病人意识、术式、术中情况、伤口、输液、各种管道及皮肤情况。

（5）填写麻醉记录单。

（6）书写护理记录单。与病人家属沟通相关事宜并请其在记录单相应栏内确认签字。

（7）执行术后医嘱。

2. 心搏骤停的复苏程序如下：

（1）立即心前区叩击1～2次。

（2）将病人置于去枕仰卧位，卧于硬板床上或背部安放按压版，保持呼吸道通畅。

（3）人工呼吸：立即予以面罩或气管插管呼吸，用球囊或呼吸机辅助呼吸。

（4）胸外心脏按压：人工呼吸与胸外按压的比例为30：2，必要时可开胸行胸内按压。

（5）立即建立静脉通道，遵医嘱准备复苏药物。

（6）给予心电监护，及时描记心电图。

（7）如出现心室颤动，立即行电除颤术，按200 J、300 J、360 J逐渐递增。

（8）给予冰帽保护脑细胞，按医嘱予以脱水和人工冬眠等疗法。

（9）密切监护病情变化，维持呼吸循环功能的稳定，做好各项抢救记录。

3. 休克病人的抢救程序如下：

（1）平卧或中凹位。

（2）给氧、吸痰。

（3）建立两组静脉通道，尽量使用静脉留置针。

（4）床边监护（P、R、BP、SpO_2、CVP）。

（5）留置导尿，监测每小时尿量并记录。

（6）保暖、保持正常体温。

（7）准备好急救药品（强心、升压药）及抢救物品。

4. 肠内营养应注意的"四度"是温度、浓度（适宜）、速度和高度，现分述如下：

（1）温度：建议使用加热器维持温度37 ℃左右。

（2）浓度：由低到高，开始时等渗糖盐水500 mL，24小时后10％～20％肠内营养液500～1000 mL/d，以后每天增加量及浓度。

（3）速度：匀速泵入，开始时慢20 mL/h，2小时后40 mL/h，8～12小时后60～80 mL/h（密切观察注意病人情况）。

（4）角度：床头抬高30°～45°。

5. 颅内压增高三主征指的是头痛、喷射状呕吐和视盘水肿，现分述如下：

（1）头痛：头痛是颅内压增高最常见的症状之一，程度不同，以早晨或晚间较重部位，多在额部及颞部，可从枕颈部向前方放射至眼眶。头痛程度随颅内压的增高而进行性加重，当用力咳嗽、弯腰或低头活动时，常使头痛加重。头痛性质以胀痛和撕裂痛为多见。

（2）喷射状呕吐：当头痛剧烈时，可伴有恶心和呕吐，呕吐呈喷射性，易发生于饭后，有时可导致水电解紊乱和体重减轻。

（3）视盘水肿：视盘水肿是颅内压增高的重要客观体征之一，表现为视盘充血，边缘模糊不清，中央凹陷消失，视盘隆起，静脉怒张。若是视盘水肿长期存在，则视盘颜色苍白，视力减退，视野向心缩小，称为视神经继发性萎缩。此时如果颅内压增高得以解除，往往视力的恢复也不理想，甚至继续恶化和失明。

骨科疾病包括创伤、感染、肿瘤以及先天性骨科疾病等，本试卷除涉及上述各方面疾病外，还对某些由全身疾病如风湿病、类风湿病、脊柱炎等引起的骨科疾病及其护理进行了简要介绍。

§7.5　骨科疾病护理试卷

一、选择题

【A型题】

1. 与皮牵引比较，不是骨牵引的特点的是　　　　　　　　　　　　　　　　　（　　）
   A. 可用时间较长　　　B. 不大可能引起骨感染　　　C. 对不稳定骨折的复位更为有效
   D. 能减少肌痉挛　　　E. 可用重量较重

2. 疲劳骨折最易发生的部位是　　　　　　　　　　　　　　　　　　　　　　（　　）
   A. 尺骨与桡骨　　B. 第2、第3跖骨　　C. 胫骨干下1/3　　D. 腓骨干上1/3
   E. E股骨下端

3. 在脊柱侧弯病因中，下列哪项是最常见的　　　　　　　　　　　　　　　　（　　）
   A. 姿势性脊柱侧弯　　　B. 功能性脊柱侧弯　　　C. 楔形椎体　　　D. 神经源性脊柱侧弯
   E. 胸源性脊柱侧弯

4. 大鱼际肌萎缩提示　　　　　　　　　　　　　　　　　　　　　　　　　　（　　）
   A. 尺神经损伤　　B. 正中神经损伤　　C. 桡神经浅支损伤　　D. 桡神经深支损伤
   E. 尺神经运动支损伤

5. 成年男性张某，因肱骨干骨折入院，伤后局部软组织肿胀明显，手法复位后行石膏固定。术后护士应注意观察肢端血运，若有血运障碍，最不可能发生的表现是　　（　　）
   A. 疼痛　　B. 发绀　　C. 肿胀　　D. 皮温升高　　E. 脉搏减弱或消失

6. 男性，35岁，滑冰时跌倒2小时后就诊，查体见右手小指与环指掌指关节过伸，指间关节呈"爪形手"畸形。请问导致该畸形的主要原因是　　　　　　　　　　　　（　　）
   A. 肱骨髁上骨折　　B. 肘关节脱位　　C. 正中神经损伤　　D. 尺神经损伤　　E. 桡神经损伤

问题 7~9

A. 肱动脉损伤

B. 桡神经损伤

C. 尺神经损伤

D. 股骨转子骨折

E. 旋骨内、外动脉损伤

7. 股骨颈骨折股骨头缺血坏死是由于 （ ）

8. 股骨干中、下 1/3 处骨折常引起 （ ）

9. 伸直型肱骨髁上骨折最常引起 （ ）

【C 型题】

问题 10~11

A. 小儿四肢骨折

B. 老年体弱者四肢骨折

C. 两者均是

D. 两者均不是

10. 皮牵引适宜哪类骨折 （ ）

11. 青枝骨折多发生在 （ ）

问题 12~13

A. 脊髓损伤

B. 压疮

C. 两者均是

D. 两者均不是

12. 脊柱骨折的严重并发症是 （ ）

13. 截瘫、严重的外伤常见的晚期并发症是 （ ）

【X 型题】

14. 骨与关节结核在哪种情况下，适宜做病灶清除手术包括 （ ）

A. 不能自行吸收的结核脓肿　　B. 长期不愈的窦道　　C. 有脊髓压迫症状　　D. 不易控制的单纯滑膜结核　　E. 合并肾结核

15. 对开放性骨折正确的处理是 （ ）

A. 清除所有的污物带　　B. 清除所有坏死组织　　C. 最好不用止血带　　D. 去除所有游离骨块　　E. 不宜使用毛刷刷洗骨端

16. 下列试验不适合用于检查半月板损伤的是 （ ）

A. 杜格（Dugos）试验　　B. 直尺试验　　C. 张力试验　　D. 麦氏（McMurray）征试验　　E. 浮髌试验

17. 骨折长期卧床病人，为了预防压疮，护理上应采取的措施包括 （ ）

A. 保持皮肤清洁干燥　　B. 经常翻身　　C. 按摩受压部位　　D. 应用气垫床或受压处用海绵垫　　E. 加强功能锻炼

18. 截瘫病人常见并发症包括 　　　　　　　　　　　　　　　　（　　）

A. 压疮　　B. 坠积性肺炎　　C. 泌尿系感染　　D. 心力衰竭　　E. 痔疮

19. 手术进行中的无菌原则有 　　　　　　　　　　　　　　　　（　　）

A. 手术台边缘以下视为有菌区　　B. 缝皮肤前需用碘酊、乙醇消毒　　C. 无菌区布单被浸湿后应加盖无菌巾　　D. 切开肠腔以前应用盐水垫保护周围组织　　E. 手套破了用碘酊、乙醇消毒

20. 关于肩关节，下列描述错误的是 　　　　　　　　　　　　　　（　　）

A. 关节囊厚且坚韧，保持肩关节的稳定性　　B. 关节盂由透明软骨构成　　C. 关节盂容纳肱骨头的 2/3　　D. 肱骨头韧带与关节盂连接　　E. 典型的球窝关节

二、填空题

1. 治疗骨折的原则是_____、_____、_____。

2. 化脓性关节炎最主要的感染途径为_____。

3. 骨折愈合的过程分_____、_____、_____3 个阶段。

4. 断肢（指）的现场急救包括止血、_____、_____和_____4 个方面。

5. 骨牵引常用的穿刺部位是颅骨骨板、_____、_____、_____以及_____等部位。

三、判断题

1. 骨折所致的休克主要原因是出血，特别是骨盆骨折、股骨骨折和多发性骨折，它们的出血量大致可达 2000 mL 以上。 （　　）

2. 病人出现骨筋膜室综合征时，若不及时处理，在 4～6 小时内即可出现神经和肌组织损害，24～48 小时内可造成肢体缺血性肌挛缩、坏疽。若大量毒素进入血液循环，可并发休克、感染或急性肾衰竭。 （　　）

3. 发生踝关节扭伤后应立即至医院急诊就诊，在就诊前如有条件可按 RICE 原则进行处理。
（　　）

4. 腰椎间盘突出症病人初次发作时，应绝对卧床休息 3 周。 （　　）

5. 柯雷骨折后的畸形是爪形手。 （　　）

四、名词解释

1. 人工关节置换术

2. 病理性骨折

3. 浮髌试验

4. 网球肘

5. 幻肢痛

五、简答题

1. 试述骨折的牵引方法。
2. 试述人工关节置换术后的常见并发症。
3. 试述开放性骨折的处理原则。
4. 试述骨折的早期并发症。
5. 试述休克的病因分类。

参考答案

一、选择题

【A 型题】

题序	1	2	3	4	5	6
答案	B	B	A	B	D	D

【B 型题】

题序	7	8	9
答案	E	B	A

【C 型题】

题序	10	11	12	13
答案	C	A	A	B

【X 型题】

题序	14	15	16	17	18	19	20
答案	ABCD	ABCE	ABCE	ABCD	ABC	ACD	ABCD

二、填空题

1. 复位　　固定　　功能锻炼
2. 血源性感染
3. 血肿机化演进期　　原始骨痂形成期　　骨痂改造塑形期
4. 包扎创面　　保藏断肢（指）　　迅速转运
5. 尺骨鹰嘴　　胫骨结节　　股骨髁上　　跟骨

三、判断题

题 序	答 案	解 析
1	√	创伤性休克是由于机体遭受暴力作用后，发生了重要脏器损伤、严重出血等情况，使病人有效循环血量锐减导致微循环灌注不足，以及创伤后的剧烈疼痛、恐惧等多种因素综合形成的机体代偿失调的综合征。
2	√	骨筋膜室综合征是由骨、骨间膜、肌间隔和深筋膜形成的骨筋膜室内肌肉和神经因急性缺血而产生的一系列早期症候群。
3	√	踝关节扭伤是最高发的运动损伤，约占所有运动损伤的 40%。RICE 原则包括 rest（休息）、ice（冰敷）、compression（加压包扎）和 elevation（抬高患肢）。就诊后由医师对伤情进行评估决定治疗方案。
4	√	腰椎间盘突出症病人可以采用非手术治疗，绝对卧床休息的初次病人，应严格卧床休息，强调大、小便均不应下床或坐起，这样才能有比较好的效果。卧床休息 3 周后可以佩戴腰围保护下起床活动，3 个月内不做弯腰持物动作。
5	×	爪形手是尺神经损伤后出现的畸形。

四、名词解释

1. 人工关节置换术：指采用金属、高分子聚乙烯、陶瓷等材料，根据人体关节的形态、构造及功能制成人工关节假体，通过外科技术植入人体内，代替患病关节功能，达到缓解关节疼痛，恢复关节功能的目的。目前，膝关节置换和髋关节置换是人工关节置换术中最常见的两类手术，其 10 年的成功率已经超过 90%，更有 80% 以上的病人可以正常使用植入的假体长达 20 年以上，甚至伴随其终生。

2. 病理性骨折：是在某些疾病基础上出现的骨折。这其中发生率最高的原发疾病是结核、肿瘤和骨质疏松。它与单纯外伤性骨折不同，病理性骨折的骨头预先被某些病侵蚀、破坏、蛀空，再遇到轻微的外力，甚至没有外力只因自身的重力作用就可以自发骨折。

3. 浮髌试验：是确定膝关节损伤时是否出现关节积液的方法。患腿膝关节伸直，放松股四头肌，检查者一手挤压髌上囊，使关节液积聚于髌骨后方，另一手示指轻压髌骨，如有浮动感觉，即能感到髌骨碰撞股骨髁的碰击声；松压则髌骨又浮起，则为阳性。

4. 网球肘：网球肘（tennis elbow）是指肱骨外上髁伸肌总腱起点处的慢性损伤性炎症。早年发现网球运动员易发生此种损伤，故称网球肘。

5. 幻肢痛：是病人感到已切除的肢体仍然有疼痛或其他异常感觉。

五、简答题

1. 骨折的牵引方法包括皮肤牵引和骨牵引两种。牵引只是作为术前一种常规固定患肢的方法，在完善术前检查后，均需要进行手术治疗；部分有手术禁忌证的病人，骨牵引也可以作为终末治疗手段。

（1）皮肤牵引：常用于股骨颈骨折、股骨粗隆间骨折，一般是将皮肤牵引套套于大腿及小腿处，牵引质量一般为 1.5～2.5 kg。

（2）骨牵引：常用的骨牵引有胫骨结节骨牵引和跟骨骨牵引。胫骨结节骨牵引常用于股骨骨折，跟骨骨牵引常用于踝关节骨折。

2. 人工关节置换术的常见并发症可分为几个方面，其中有的并发症和病人的疾病及自身身体状况有关，有的和医生的手术技术操作有关，有的则和人工关节假体本身有关。常见的并发症有：

(1) 人工关节假体松动。

(2) 人工关节机械性失败，如脱位，磨损，锁定机制失败，假体断裂等。

(3) 深静脉血栓形成和肺动脉栓赛。

(4) 人工关节置换术后假体周围感染。

(5) 术后神经损伤，血管损伤，假体周围骨折。

(6) 人工关节置换术后关节不稳定，关节僵硬。

(7) 工关节置换术后疼痛。

3. 开放性骨折的处理原则主要包括以下几点：

(1) 早期彻底清创。

(2) 整复及固定骨折。

(3) 清除创面，将开放性骨折转变为闭合性骨折。

(4) 预防感染。

4. 骨折的早期并发症包括休克、脂肪栓塞综合征、重要内脏器官损伤、重要周围组织损伤、骨筋膜室综合征。现分述如下：

(1) 休克（shock）：是机体遭受强烈的致病因素侵袭后，由于有效循环血量锐减，组织血流灌注广泛、持续、显著减少，致全身微循环功能不良，生命重要器官严重障碍的综合症候群。此时机体功能失去代偿，组织缺血缺氧，神经-体液因子失调。其主要特点是重要脏器组织中的微循环灌流不足，代谢紊乱和全身各系统的功能障碍。有效循环血量依赖于充足的血容量、有效的心搏出量和完善的周围血管张力 3 个因素。当其中任何一个因素的改变超出了人体的代偿限度时，即可导致有效循环血量的急剧下降，造成全身组织、器官氧合血液灌流不足和细胞缺氧而发生休克。

(2) 脂肪栓塞综合征（FES）：是指骨盆或长骨骨折后 24～48 小时出现呼吸困难、意识障碍和瘀点。很少发生于上肢骨折病人，儿童发生率仅为成人的 1%。随着骨折积极的开放手术治疗，其发生率有大幅度下降。但 FES 仍然是创伤骨折后威胁病人生命的严重并发症。

(3) 重要内脏器官损伤：包括肝脾破裂，肺损伤，膀胱和尿道损伤，直肠损伤。

(4) 重要周围组织损伤：包括血管、神经、脊髓损伤。

(5) 骨筋膜室综合征：是由骨、骨间膜、肌间隔和深筋膜形成的骨筋膜室内肌肉和神经因急性缺血而产生的一系列早期症候群。

5. 休克按病因分类可分为以下 7 种，即失血性休克、热力烧伤性休克、创伤性休克、感染性休克、过敏性休克、心源性休克和神经源性休克。现简要分述如下：

(1) 失血性休克：大量失血引起的休克称为失血性休克。常见于外伤引起的出血、消化性溃疡出血、食管曲张静脉破裂、妇产科疾病所引起的出血等。失血后是否发生休克不仅取决于失血的量，还取决于失血的速度，休克往往是在快速、大量（超过总血量的 30%～35%）失血而又得不到及时补充的情况下发生的。

(2) 热力烧伤性休克：烧伤休克绝大多数为继发性休克，通常发生在烧伤后最初数小时或十多个小时，属于低血容量性休克，是由于受伤局部有大量血浆液自毛细血管渗出至创面和组织间隙，造成有效循环血量减少。

(3) 创伤性休克：是由于机体遭受暴力作用后，发生了重要脏器损伤、严重出血等情况，使病人有效循环血量锐减导致微循环灌注不足，以及创伤后的剧烈疼痛、恐惧等多种因素综合形成的机体代偿失调的综合征。

（4）感染性休克：严重感染特别是革兰氏阴性菌感染常可引起感染性休克。感染性休克又称脓毒性休克，是指由微生物及其毒素等产物所引起的脓毒病综合征伴休克。感染灶中的微生物及其毒素、胞壁产物等侵入血循环，激活宿主的各种细胞和体液系统，作用于机体各种器官、系统并影响其灌注，导致组织细胞缺血缺氧、代谢紊乱、功能障碍，甚至多器官功能衰竭。

（5）过敏性休克：是外界某些抗原性物质进入已致敏的机体后，通过免疫机制在短时间内触发的一种严重的全身性过敏反应，多突然发生且严重程度剧烈，若不及时处理，常可危及生命。昆虫刺伤及服用某些药品（特别是含青霉素的药品）是最常引发过敏性休克的原因。

（6）心源性休克：是指由于心脏功能极度减退，导致心输出量显著减少并引起严重的急性周围循环衰竭的一组综合征。由于心脏排血功能衰竭，不能维持其最低限度的心输出量而导致血压下降和重要脏器和组织供血严重不足，从而出现一系列以缺血、缺氧、代谢障碍及重要脏器损害为特征的病理生理过程。本病死亡率极高，国内报道为 $70\% \sim 100\%$，及时、有效的综合抢救可增加病人生存率。

（7）神经源性休克：是动脉阻力调节功能严重障碍，引起血管扩张，导致周围血管阻力降低、有效血容量减少性休克，多见于严重创伤、剧烈疼痛刺激，以及高位脊髓麻醉或损伤。这类休克起病急，及时诊断、治疗预后良好。有时不经治疗即可自愈，有的则在应用缩血管药物后迅速好转。

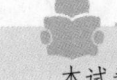

　　本试卷主要涉及烧伤的病因、伤情判断、烧伤面积计算方法、烧伤的救治，以及电烧伤和化学烧伤的特点和烧伤休克的救治等内容。

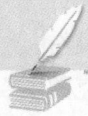

§7.6　烧伤科试卷

一、选择题

【A 型题】

1. 病人，男，5 岁。烧伤总面积为 30%（Ⅱ度），其烧伤严重程度为　　　　（　　）

　　A. 轻度　　B. 中度　　C. 重度　　D. 特重度　　E. 深度

2. 防治烧伤休克的主要措施是　　　　（　　）

　　A. 保暖　　B. 镇痛镇静　　C. 创面处理　　D. 补液治疗　　E. 多饮水

3. 病人手指并拢一手掌面积为其本人体表面积的　　　　（　　）

　　A. 0.5%　　B. 0.75%　　C. 1.0%　　D. 1.25%　　E. 1.5%

4. 老年人烧伤易发生休克和急性肾衰竭，且心功能差，输液时应注意维持尿量在每小时 （　　）

    A. 20～30 mL　　B. 10～20 mL　　C. 30～40 mL　　D. 40～50 mL

    E. 50 mL 以上

5. 烧伤休克补液治疗，第 1 个 8 小时胶体、晶体输液量为第 1 个 24 小时胶体、晶体补液总量的 （　　）

    A. 1/4　　B. 1/3　　C. 1/2　　D. 2/3　　E. 2/5

6. 下列叙述哪项错误 （　　）

    A. Ⅰ度烧伤仅伤及表皮，3～5 天愈合　　B. 浅Ⅱ度烧伤伤及真皮浅层，约 2 周愈合

    C. 深Ⅱ度烧伤伤及真皮深层，2～3 周愈合　　D. Ⅲ度烧伤伤及皮肤全层，甚至肌肉、骨骼等，一般需植皮才能愈合　　E. 窄条状或小块Ⅲ度烧伤可由周围皮肤爬行修复

7. 下列哪项不属于热烧伤 （　　）

    A. 热水烫伤　　B. 蒸汽烫伤　　C. 火焰烧伤　　D. 电烧伤　　E. 沸油烫伤

8. 大面积烧伤现场急救时，下列哪种情况可暂不做气管切开而转送上一级医院 （　　）

    A. 中度以上吸入性损伤　　B. 四肢烧伤面积 30％以下　　C. 头面颈部深度烧伤

    D. 上呼吸道梗阻者　　E. 面颈部严重水肿者

9. 一名 30 岁男性，体重 70 kg，被汽油火焰烧伤全身多处，50％TBSA（深Ⅱ度），第 1 个 8 小时的胶体、晶体输液量为 （　　）

    A. 2625 mL　　B. 2650 mL　　C. 3292 mL　　D. 3625 mL　　E. 5250 mL

10. 适于采用包扎疗法的烧伤创面是 （　　）

    A. 面颈部浅度烧伤　　B. 会阴部烧伤　　C. 四肢浅Ⅱ度及深Ⅱ度烧伤　　D. 四肢高压电接触伤　　E. Ⅲ度烧伤

11. 烧伤休克的主要原因是 （　　）

    A. 大量红细胞丧失　　B. 大量水分蒸发　　C. 疼痛　　D. 大量体液从血管内渗出

    E. 创面感染

12. 烧伤后病人出现休克症状时，最早的治疗措施中，下列哪项是错误的 （　　）

    A. 立即转往有条件的医院治疗　　B. 镇静止痛　　C. 立即静脉输液　　D. 保护创面，防止再损伤　　E. 注意合并伤的诊断及处理

【B 型题】

问题 13～14

    A. 失血性休克

    B. 低血容量性休克

    C. 感染性休克

    D. 神经源性休克

    E. 心源性休克

13. 烧伤早期多为 （　　）

14. 烧伤并发感染时可发生 　　　　　　　　　　　　　　　（　　）

【C 型题】

问题 15～16

A. 血浆渗至第三间隙

B. 血浆自创面丢失到体外

C. 两者均有

D. 两者均无

15. 烧伤休克的原因有 　　　　　　　　　　　　　　　　　（　　）

16. 组织水肿的原因有 　　　　　　　　　　　　　　　　　（　　）

【X 型题】

17. 下列哪些属于烧伤的治疗原则 　　　　　　　　　　　　（　　）

A. 保护烧伤区，防止和清除外源性污染　　B. 预防和治疗低血容量性休克　　C. 防治局部及全身性感染　　D. 促进创面愈合，减少瘢痕形成及功能障碍　　E. 防治器官的并发症

18. 有关烧伤急救措施正确的有 　　　　　　　　　　　　　（　　）

A. 迅速脱离致热原　　B. 镇静止痛　　C. 减少创面污染　　D. 衣服着火应用手立即将火扑灭　　E. 避免再损伤创面

19. 严重烧伤病人全身应用抗生素的原则 　　　　　　　　　（　　）

A. 必须采取经验用药　　B. 出现脓毒症早期表现时，无须等待血培养结果，考虑经验性用药　　C. 发生脓毒症时，创面局部宜应用广谱抗生素　　D. 抗生素联合应用过程中，应注意防止发生真菌感染　　E. 创面分泌物培养阳性后方可应用抗生素

20. 关于大面积烧伤病人切痂植皮术正确的是 　　　　　　　（　　）

A. 在严密监测下可以考虑休克期切痂植皮手术　　B. 伤后 1 个月以后采取切痂植皮手术　　C. 全身情况稳定后，应及早采取切痂植皮手术　　D. 一次性切痂植皮手术的范围不超过 10%　　E. 肢体行切痂手术时，禁止使用止血带

21. 符合中国新九分法计算方法的是 　　　　　　　　　　　（　　）

A. 头面颈合计 9%　　B. 躯体部 27%　　C. 双下肢 46%　　D. 双臀 9%　　E. 双上臂 9%

22. 大面积烧伤病人建立人工气道的指征 　　　　　　　　　（　　）

A. 极度烦躁　　B. 面颈部烧伤　　C. 合并吸入性损伤，有脱落的坏死黏膜，需反复吸引或灌洗者　　D. 昏迷，伴有胃潴留者　　E. 持续低氧血症，需行机械通气者

23. 烧伤病人休克期监测的项目包括 　　　　　　　　　　　（　　）

A. 尿量　　B. 中心静脉压　　C. B 超检查　　D. 动脉血气分析　　E. 大便常规

24. Ⅲ度烧伤面积达 80% 的病人，创面处理建议采取 　　　　（　　）

A. 暴露疗法　　B. 分次实施切痂植皮手术　　C. 功能部位力争恢复功能　　D. 肢体部位采取包扎疗法　　E. 采取蚕食脱痂植皮疗法

二、填空题

1. 计算烧伤体表面积的常用方法是_____法和_____法，临床上常将以上两种方法配合应用。

2. 烧伤严重程度分为_____、_____、_____、_____ 4类。

3. 据小儿头面部占体表面积大，腿短占体表面积小的特点，估计小儿烧伤面积为：头颈部为体表面积的_____%，双下肢及臀部为体表面积的_____%。

4. 成人特重度烧伤指烧伤总面积在_____%以上或Ⅲ度烧伤面积在_____%以上者。

5. 大面积烧伤病人应置于经彻底消毒的房间，房间墙壁、家具、地板每天用消毒液抹拖_____次，空气消毒_____次。

三、判断题

1. 男性病人，35 岁。开水烫伤双下趾后局部肿胀明显，有大小不等水疱，创面红润、潮湿，诉有剧痛，诊断为开水烫伤7%（浅Ⅱ度）。　　　　　　　　　　（　　）

2. 烧伤急救时，创面剧痛者、烦躁者可酌情使用哌替啶（度冷丁）、地西泮等镇痛镇静，但应尽量减少镇静止痛药的使用，避免掩盖病情。　　　　　　　　（　　）

3. 烧伤休克期，病人口渴明显，可予饮用大量白开水。　　　　　　　　（　　）

4. 烧伤休克延迟复苏是指由于通讯、交通或医疗条件等的限制，一些大面积深度烧伤病人伤后不能得到及时、有效的复苏治疗，入院时已发生明显休克，此时才开始给予液体复苏治疗。　　　　　　　　　　　　　　　　　　　　　　　　　　（　　）

5. Ⅱ度烧伤创面如采用包扎疗法，若未见敷料湿透或感染，浅烧伤可在 7～10 天、Ⅲ度烧伤可在 3～4 天更换第一次敷料。　　　　　　　　　　　　　　　（　　）

四、名词解释

1. 浅度烧伤
2. 深度烧伤
3. 中度烧伤
4. 重度烧伤
5. 烧伤休克

五、简答题

1. 试述烧伤深度的识别方法。
2. 试述烧伤面积的计算方法。
3. 试述热力烧伤的分类。
4. 试述电烧伤的特点。
5. 试述热力烧伤的治疗原则。

一、选择题

【A 型题】

题序	1	2	3	4	5	6	7	8	9	10	11	12
答案	D	D	C	A	C	C	D	B	A	C	D	A

【B 型题】

题序	13	14
答案	B	C

【C 型题】

题序	15	16
答案	C	A

【X 型题】

题序	17	18	19	20	21	22	23	24
答案	ABCDE	ABCE	BD	AC	ABC	CDE	ABD	ABC

二、填空题

1. 新九分　　手掌
2. 轻度　　中度　　重度　　特重度
3. 3.0　　25.5
4. 50　　20
5. 3　　3

三、判断题

题 序	答 案	解 析
1	√	Ⅱ度烧伤的特点是起水疱并伴明显疼痛，该病例符合上述特点。
2	√	不同深度的烧伤会出现不同程度的疼痛，慎用止痛药物，以免掩盖其他烧伤后的症状。
3	×	休克早期病人口渴，饮用大量白开水后一方面可以导致血液稀释，严重者可致水中毒。

题 序	答 案	解 析
4	√	烧伤休克延迟复苏,是指烧伤休克已发生并持续了一段时间后才开始的液体复苏治疗。我国的交通、网络和通讯设施正处于发展阶段,加上一些基层医疗条件较差,一些大面积深度烧伤病人不能得到及时有效的复苏治疗,入院时已发生明显休克,此时才开始给予液体复苏治疗,往往得不到预想的疗效,病人在后续病程中多脏器功能衰竭发生率高,死亡率也高。
5	√	烧伤换药的目的是为了处理感染创面,如果创面没感染就不必换药。

四、名词解释

1. 浅度烧伤:是指创面在伤后 21 天内自行愈合的烧伤,包括Ⅰ度烧伤、浅Ⅱ度和部分较浅的深Ⅱ度烧伤。

2. 深度烧伤:是指创面自行愈合需要 21 天以上的烧伤。包括较深或伴感染的深Ⅱ度烧伤、Ⅲ度烧伤和Ⅳ度烧伤,通常需要手术治疗。深Ⅱ度烧伤表皮发白或棕黄,去除坏死皮后,创面微湿或红白相间,感觉迟钝,可见粟粒大小的红色小点,一般需 3~4 周愈合,Ⅲ度烧伤局部表现可为苍白、黄褐色、焦黄,严重者呈焦灼状或炭化,皮肤失去弹性,触之硬如皮革,干燥无渗液,感觉差,需要手术植皮治疗,愈合后有瘢痕。

3. 中度烧伤:是指成人烧伤面积在 11%~30% 之间(小儿 5%~15%)或Ⅲ度烧伤面积在 10% 以下(小儿 5% 以下),并且无吸入性损伤或者严重并发症的烧伤。

4. 重度烧伤:是指成人烧伤面积在 31%~50%(小儿 16%~25%)或Ⅲ度烧伤面积在 10%~20%(小儿 10% 以下),或成人烧伤面积不足 31%(小儿不足 16%),但有下列情况之一者。①全身情况严重或有休克。②复合伤(严重创伤、冲击伤、放射伤、化学中毒等)。③中、重度吸入性损伤。④婴儿头面部烧伤超过 5%。

5. 烧伤休克:是指大面积烧伤的病人早期出现的休克症状,即因大面积皮肤组织损伤,导致大量血液进入组织间隙,造成组织水肿,有效循环血量减少,导致脑、心脏、肾脏等重要器官缺血缺氧所引起的临床病象。其主要表现为:恶心呕吐、心率增加、血压下降、尿量减少、烦躁不安等。临床治疗中,一般采用烧伤补液计算公式,依据病人的体重、烧伤面积及深度,计算病人所需的补液量,以维持病人生命体征。

五、简答题

1. 烧伤深度的识别采用三度四分法,即分为Ⅰ度、浅Ⅱ度、深Ⅱ度和Ⅲ度。Ⅰ度、浅Ⅱ度烧伤一般称浅度烧伤;深Ⅱ度和Ⅲ度烧伤则属深度烧伤。

(1) Ⅰ度烧伤:仅伤及表皮浅层,表面红斑状、干燥,烧灼感,3~7 天脱屑痊愈。

(2) 浅Ⅱ度烧伤:伤及表皮的生发层、真皮乳头层。局部红肿明显,大小不一的水疱形成,水疱皮如剥脱,创面红润、潮湿、疼痛明显。如不感染,1~2 周内愈合,一般不留瘢痕,多数有色素沉着。

(3) 深Ⅱ度烧伤:伤及真皮层,可有水疱,但去疱皮后,创面微湿,红白相间,痛觉较迟钝。如不感染,可融合修复,需时 3~4 周。但常有瘢痕增生。

(4) Ⅲ度烧伤:是全皮层烧伤甚至达到皮下、肌肉或骨骼。创面无水疱,呈蜡白或焦黄色甚至炭化,痛觉消失,局部温度低,皮层凝固性坏死后形成焦痂,触之如皮革,痂下可显树枝状栓塞的血管。因皮肤及其附件已全部烧毁，无上皮再生的来源，必须靠植皮而愈合。只有很局限的小面积Ⅲ度烧伤，才有可能靠周围健康皮肤的上皮爬行而收缩愈合。

2. 烧伤面积计算方法主要包括手掌法和中国新九分法：

（1）手掌法：手指并拢单掌面积为体表的1%。

（2）中国新九分法：详见下表。

中国新九分法标准

部 位			面 积	儿童面积
头颈	发部	3%	1×9%＝9%	9%＋（12－年龄）%
	面部	3%		
	颈部	3%		
两上肢	双上臂	8%	2×9%＝18%	18%
	双前臂	6%		
	双手	4%		
躯干	躯干前面	13%	3×9%＝27%	27%
	躯干后面	13%		
	会阴	1%		
	双臀	5%		
两下肢	双大腿	21%	5×9%＋1%＝46%	46%－（12－年龄）%
	双小腿	13%		
	双足	7%		

注：儿童因头部面积相对较大，两下肢相对较小，应根据年龄计算。

3. 热力烧伤通常是按照烧伤的原因、面积和深度进行分类，包括：

（1）热烧伤：由火焰、热水、蒸气、爆炸、热气流、热液和直接接触热物（如火炉、沥青）所引起的损伤。此为我们通常所说的热烧伤。

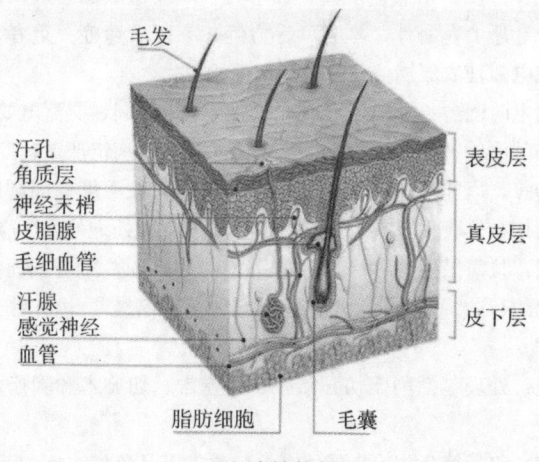

皮肤结构图

（2）化学烧伤：是由于身体接触到坏死性化学物质而引起的损伤，主要是强酸、强碱。由于酸很快使蛋白质凝固形成屏障，且易于被组织液中和；而碱则使蛋白水解、液化，继发感染，因此碱烧伤较酸烧伤更难处理。

（3）电烧伤：常引起广泛的组织凝固性坏死。组织的电阻强弱影响其受损的程度，电阻低的组织更易于受损。体内各组织电阻由小到大排列顺序为：血管、神经、肌肉、皮肤、脂肪、肌腱和骨组织。电烧伤的特点是电流入口和出口可能很小，但内部则有广泛的损害，易发生大出血并发症，电烧伤的特点另见第4题介绍。

（4）放射性烧伤：战时使用原子弹、氢弹，核爆炸时，落下的灰尘沾染皮肤，由于清洗不彻底、不及时而引起。平时，由于操作不当，不重视防护或意外事故的发生，都可以造成放射损伤，如X线、钴-60、加速器等。

（5）激光烧伤：激光烧伤多见于激光玩具（如激光笔）灼烧眼睛，严重者可致盲。

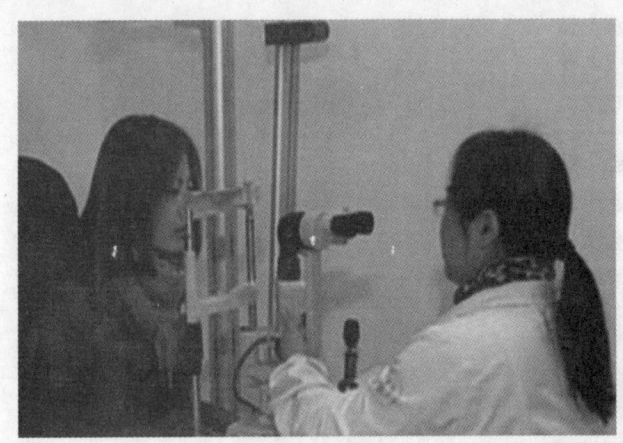

激光灼伤眼睛

4. 电烧伤的特点：当电流通过人体时，可产生热电效应、电生理效应、电化学效应和电弧、电火花等致人体皮肤、皮下组织、肌肉、血管、神经、骨关节和内部脏器的广泛损伤。

触电、雷击均可引起电烧伤。皮肤角质电阻高，触电时产热而造成出、入门的电烧伤。电击伤轻者仅有一过性神志丧失、头晕、恶心、心悸、耳鸣、乏力等，不留后遗症；重者可发生电休克或呼吸、心搏骤停。此外，电火花或电弧使衣服燃烧，热力烧伤面积较大。

一般地说，电压愈高、通电时间愈长，损伤愈严重；如果电压相同，交流电要比直流电的危害大。

5. 热力烧伤的治疗，因烧伤的原因、创面面积大小、创面的深度、病情严重程度的不同而不同。

对于小面积浅度创面的治疗，以非手术创面处理为主，而小面积深度创面则以手术创面处理为主，对于大面积热力烧伤，因为伤在体表反应在全身，其治疗除了创面处理外，还应当有全身的综合治疗。

（1）浅度烧伤的治疗原则：只需采用各种手术和非手术的方式创造适合创面愈合的环境，达到尽快的封闭创面，完成再生皮化的目的。非手术处理包括冷疗、早期清创、包扎疗法、暴露疗法、半暴露疗法、湿敷、浸泡或浸浴等。

（2）深度烧伤的治疗原则：处理包括削痂切开减张、磨痂术、切痂术和剥痂术，以及各类自体和异体的皮片、皮瓣移植术。

（3）热力烧伤的全身治疗：包括综合防治烧伤休克、抗感染以及免疫治疗和营养支持等。

§8

临床医学基本知识试卷

电子病历发展时间较短，其内涵和外延都在不断探索和发展中，尚未形成统一的定义。尽管不同的机构对电子病历的定义有所不同，但基本上都从电子病历应当包括的信息内容和电子病历系统应当具备的功能两个方面进行了描述。本试卷主要涉及电子病历和电子病历系统的基本概念、创建和使用、发展前景等内容。根据本试卷内容的特点，试卷中未设 A 型、B 型和 C 型选择题。

§8.1 电子病历系统和医院信息系统试卷

一、选择题

【X 型题】

1. 下述哪些属于电子病历的特点　　　　　　　　　　　　　　　　　　（　　）
   A. 信息量大　　B. 管理简单　　C. 共享性强　　D. 智能度高　　E. 安全性较低

2. 电子病历信息通过计算机进行采集，采集方式包括　　　　　　　　（　　）
   A. 文字输入　　B. 手写输入　　C. 表格输入　　D. 语音输入　　E. 图像输入

3. 电子护理文书是护士在护理活动过程中，使用医院信息系统所生成的哪些数字化信息
   　　　　　　　　　　　　　　　　　　　　　　　　　　　　　　　（　　）
   A. 文字　　B. 符号　　C. 图表与图形　　D. 数据　　E. 影像

4. 电子护理文书录入时应遵循的原则包括　　　　　　　　　　　　　（　　）
   A. 客观　　B. 真实　　C. 准确　　D. 及时　　E. 完整

5. 电子护理记录的入档资料包括　　　　　　　　　　　　　　　　　（　　）
   A. 体温单　　B. 长期和临时医嘱单　　C. 长期医嘱执行单　　D. 护理记录单
   E. 手术清点记录单

6. 电子病历系统的功能包括电子病历内容的　　　　　　　　　　　　（　　）
   A. 收集　　B. 储存　　C. 展现　　D. 检索　　E. 处理

7. 电子病历系统的医嘱录入功能应支持　　　　　　　　　　　　　　（　　）
   A. 长期和临时医嘱的录入　　B. 成组医嘱和自定义成套医嘱　　C. 医嘱痕迹保留
   D. 过敏药物提示　　E. 处方规则提示

8. 电子病历系统的质量管理功能应包括　　　　　　　　　　　　　　（　　）
   A. 系统质量监控　　B. 系统预警功能　　C. 系统反馈功能　　D. 病历归档功能
   E. 智能评分功能

9. 电子病历系统的主要功能包括 （ ）

A. 住院病历管理功能　　B. 医嘱管理功能　　C. 电子病历扩展功能　　D. 临床知识库功能　　E. 医疗质量管理与控制功能

二、填空题

1. 医院信息系统由_____、_____、_____、_____、_____等组成。
2. 电子病历的基本内容由病历概要、_____、_____、_____、_____、_____、_____等7个业务域的临床信息记录构成。
3. 医学图像存储与传输系统（PACS）的主要功能是_____、_____、_____、_____、_____。
4. 电子病历系统由_____、_____、_____共同构成。
5. 电子护理文书是护士根据_____、_____及_____，对病人住院期间护理过程的客观记录。

三、判断题

1. 电子病历系统没有自动生成电子体温单（三测单）的功能。 （ ）
2. 任何用户向电子病历系统提供信息或提取信息，均需先经认证平台确认身份。 （ ）
3. 远程会诊不属于电子病历系统管理范围。 （ ）
4. 电子病历系统不具有检查和发现各种缺陷的功能。 （ ）
5. 护士长有审阅修改护士电子病历的责任。 （ ）

四、名词解释

1. 医学图像存储与传输系统（PACS）
2. 电子护理文书
3. 静态信息与动态信息
4. 电子病历功能等级
5. 电脑医嘱

五、简答题

1. 简述电子病历系统的应用现状。
2. 试述电子病历（EMR）和电子病历系统的基本概念。
3. 何谓医院信息系统（HIS）？
4. 试述电子病历的特点。

参考答案

一、选择题

【X 型题】

题序	1	2	3	4	5	6	7	8	9
答案	ACD	ACDE	ABCDE	ABCDE	ABDE	ABCDE	ABCDE	ABCDE	ABCDE

二、填空题

1. 临床诊疗部分　　药品管理部分　　费用管理部分　　综合管理与统计分析部分　　外部接口部分
2. 门（急）诊诊疗记录　　住院诊疗记录　　健康体检记录　　转诊（院）记录　　法定医学证明及报告　　医疗机构信息
3. 图像的获取与传输　　图像管理　　图像处理与显示　　影像报告　　图像储存
4. 互联网　　医院信息系统（HIS）　　终端用户
5. 医嘱　　病情　　护理级别

三、判断题

题　序	答　案	解　析
1	×	电子病历系统根据护士采集后输入的信息资料，可以自动生成体温单（三测单）。
2	√	为保证电子病历系统的安全性和寻查输入内容的责任人，电子病历系统在任何用户向电子病历系统提供信息或提取信息，均需先经认证平台确认身份。
3	×	远程会诊应属于电子病历系统管理范围。
4	×	电子病历系统具有检查和发现各种缺陷的功能，并予以警示、反馈和追踪。
5	√	护士长有审阅修改护士电子病历的责任，修改时电子病历系统应当进行身份识别、保存历次修改痕迹、记录准确的修改时间，修改人应签名。

四、名词解释

1. 医学图像存储与传输系统（PACS）：PACS 是英文 picture archiving & communication system 的缩写，其组成主要有计算机、网络设备、存储器及软件，其功能是对各类医学图像进行存储与传输。目前许多医院已实现全院影像资源的共享，称为 Hospital PACS。PACS 的未来将是组建本地区、跨地区的 PACS 网络，实现全社会医学影像的网络化。
2. 电子护理文书：是护士在护理活动过程中，使用医院信息系统所生成的文字、符号、图表、图形、数据、影像等数字化信息，并能实现存储、管理、传输和重现的病历资料，是护士根据医嘱、病情及护理级别，对病人住院期间护理过程的客观记录。

3. 静态信息与动态信息：电子病历系统中的信息可分为动态信息与静态信息两大类。

（1）静态信息：可提供纸质病历的全部信息，包括门急诊病历信息、住院病历信息、社区病历信息等。

（2）动态信息：可实时提供病人住院期间全部医疗、护理等活动信息，如实验室和特殊检查资料、动态生命体征变化资料等。此外，还可实时提供影像学、病理学、药学方面的信息和咨询，以及统计学如各类统计表、医疗费用使用情况、医保支付状况等。

4. 电子病历功能等级：电子病历系统功能分为必需、推荐和可选3个等级。

（1）必需功能：必需功能是指电子病历系统必须具备的功能。

（2）推荐功能：推荐功能是指电子病历系统目前可以暂不具备，但在下一步发展中应当重点扩展的功能。

（3）可选功能：可选功能是指为进一步完善电子病历系统，医疗机构根据实际情况选择实现的功能。

5. 电脑医嘱：由医师直接输入电脑的医嘱称为"电脑医嘱"，其大致的处理程序如下。

（1）医师在医师工作站将医嘱内容输入电脑后，提交给护士工作站，护士在护士工作站提取、转抄医嘱，并打印成"医嘱本"。

（2）护士逐条校对医嘱无误后，将临时医嘱打印在"临时医嘱单"上，将长期医嘱打印在"长期医嘱单"上，并将长期医嘱单和临时医嘱单置入病案内保存。

（3）将医嘱打印成分类执行单，如"注射单""服药单""输液单""小治疗单"，护士根据分类执行单执行医嘱。

五、简答题

1. 电子病历系统应用现状如下：英、美等国已全面采用电子病历系统；我国也制订了推进以电子病历为核心的医院信息化建设方案。目前我国三级医院及部分二级医院已建立了电子病历系统，并正在不断提高系统运行质量和继续推广运用范围，终将最终取代纸质病历。

2. 电子病历与病历系统的基本概念如下：

（1）电子病历（electronic medical record，EMR）：是医疗机构的医务人员对门诊、住院病人（或保健对象）临床诊疗和指导干预所使用的信息、系统生成的文字、符号、图表、图形、数据以及影像等数字化的医疗服务工作记录，是居民个人在医疗机构历次就诊过程中产生和被记录的完整、详细的临床信息资源。电子病历可在医疗卫生服务中作为主要的信息源，取代纸张病历。这里定义的电子病历主要指所要包含的信息内容，是静态的概念。

（2）电子病历系统（electronic medical record system，EMRS）：是基于计算机和信息网络的电子病历收集、储存、展现、检索和处理系统。这里定义的电子病历系统主要指系统功能方面，是动态的概念。电子病历系统强调发挥信息技术的优势，提供超越纸张病历的服务功能。电子病历系统从3个方面展现了其主要功能，分别为：医疗信息的记录、存储和访问功能；利用医学知识库辅助医师进行临床决策的功能；为公共卫生和科研服务的信息再利用功能。尽管从概念上可以严格区分电子病历与电子病历系统，但由于两者关系非常紧密，有时并不严格区分，常用电子病历一词统称电子病历与电子病历系统。

3. 医院信息系统（hospital information system，HIS）是指利用计算机软硬件技术、网络通讯技术等现代化手段，对医院及其所属各部门对人流、物流、财流进行综合管理，对在医疗活动各阶段产生的数据进行采集、存储、处理、提取、传输、汇总、加工成各种信息，从而为医院的整体运行提供全面的自动化的管理及各种服务的信息系统。医院信息系统是现代化医院建设中不可缺少的基础设施与支撑环境。

4. 电子病历的特点包括：

（1）信息量大：电子病历系统存储的信息量远远大于纸质住院病历，可为临床医疗、护理工作提供有力支持。

（2）共享性强：在网络系统的支持下，电子病历系统存储的内容可实现医院内和远程资源共享，为资源利用提供了广阔的空间。

（3）智能程度高：在计算机软件支持下，电子病历系统可实现多种数据分析、整理、决策等功能，例如语音输入功能、体温单自动生成功能、预防医疗事故报警功能、医疗费用结算功能等，从而全面提高医院工作效率。

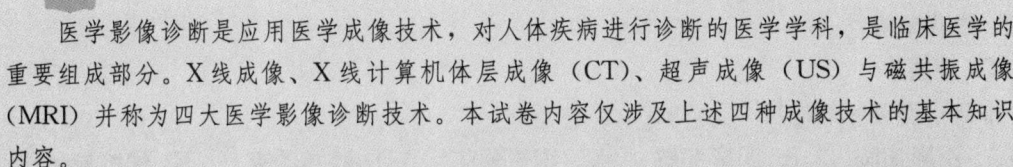

医学影像诊断是应用医学成像技术，对人体疾病进行诊断的医学学科，是临床医学的重要组成部分。X线成像、X线计算机体层成像（CT）、超声成像（US）与磁共振成像（MRI）并称为四大医学影像诊断技术。本试卷内容仅涉及上述四种成像技术的基本知识内容。

§8.2　医学影像诊断试卷

一、选择题

【A 型题】

1. 口服胆囊造影宜选择下述哪种对比剂　　　　　　　　　　　　　　　　（　　）
   A. 碘化油　　B. 碘番酸　　C. 碘苯酯　　D. 碘卡明　　E. 碘化钠

2. 对泌尿系阳性结石，应选何种检查为宜　　　　　　　　　　　　　　　（　　）
   A. 腹部平片　　B. CT　　C. 腹膜后充气造影　　D. 逆行肾盂造影　　E. 静脉肾盂造影

3. 碘造影剂可发生过敏反应，除哪项外均属于轻度反应　　　　　　　　　（　　）
   A. 恶心、呕吐　　B. 气喘、呼吸困难　　C. 荨麻疹　　D. 头昏、头痛　　E. 面色潮红

4. 骨与关节 X 线摄片检查常规要求　　　　　　　　　　　　　　　　　（　　）
   A. 正侧位摄片　　B. 双侧对照摄片　　C. 左右斜位摄片　　D. 正侧位摄片必要时双侧对照　　E. 正侧位片，包括周围软组织及邻近一个关节

5. 消化道常用的造影剂是　　　　　　　　　　　　　　　　　　　　　（　　）

A. 碘化油　　B. 泛影葡胺　　C. 优维显　　D. 硫酸钡　　E. 阿米培克

6. 乳腺钼靶摄影最佳时间是　　　　　　　　　　　　　　　　　　（　　）

A. 月经期　　B. 月经中期　　C. 与经期无关　　D. 月经干净后1周内　　E. 月经前期

7. 颅内肿瘤的最佳检查方法是　　　　　　　　　　　　　　　　　　（　　）

A. 透视　　B. 摄片　　C. CT　　D. B超　　E. MRI

8. 常规静脉尿路造影的适应证不包括　　　　　　　　　　　　　　　（　　）

A. 肾结核　　B. 肾畸形　　C. 尿路结石　　D. 了解腹膜后肿块与泌尿系统的关系　　E. 急性泌尿系炎症

9. 早期肺癌筛查的最佳影像学检查方法是　　　　　　　　　　　　　（　　）

A. X线摄片　　B. 超声检查　　C. CT平扫检查　　D. 低能CT肺小结节筛查

E. 磁共振检查

【X型题】

10. 非离子型碘制剂包括　　　　　　　　　　　　　　　　　　　　（　　）

A. 泛影葡胺　　B. 胆影葡胺　　C. 磁显葡胺　　D. 欧乃派克　　E. 优维显

11. 影像诊断成像技术包括　　　　　　　　　　　　　　　　　　　（　　）

A. X线成像　　B. X线断层扫描成像（CT）　　C. 核素成像　　D. 磁共振成像（MRI）　　E. 超声成像（US）

12. X线检查技术包括　　　　　　　　　　　　　　　　　　　　　（　　）

A. X线摄影（拍片）　　B. X线透视　　C. 软X线检查　　D. 数字减影血管造影

E. X线造影检查

13. CT检查技术包括　　　　　　　　　　　　　　　　　　　　　（　　）

A. CT平扫　　B. CT高分辨率扫描　　C. CT放大扫描　　D. CT灌注成像

E. CT对比增强扫描

14. 胆囊结石超声图像的典型表现包括　　　　　　　　　　　　　　（　　）

A. 胆囊内出现强光团　　B. 强光团后方有声影　　C. 未粘连或嵌顿者强光团可随体位改变位置　　D. 探头下存在压痛　　E. 增厚的胆囊壁内出现小的囊泡状暗区

15. 骨肉瘤的手术治疗方式包括　　　　　　　　　　　　　　　　　（　　）

A. 截肢　　B. 骨移植　　C. 灭活再植　　D. 转移病灶清除　　E. 人工骨关节置换

二、填空题

1. X线成像技术包括＿＿＿＿和＿＿＿＿，数字X线成像包括＿＿＿＿和＿＿＿＿。

2. 普通X线成像的载体是＿＿＿＿，计算机X线成像（CR）的载体是＿＿＿＿，直接数字X线成像（DR）的载体是＿＿＿＿。

3. X线成像的基本条件包括具有一定穿透力的＿＿＿＿、人体组织存在＿＿＿＿、＿＿＿＿、＿＿＿＿。

4. CT 设备的种类包括＿＿＿＿、＿＿＿＿、＿＿＿＿、＿＿＿＿、＿＿＿＿、＿＿＿＿等。

5. 放射性核素检查可用于＿＿＿＿。

三、判断题

1. 直接 X 线成像技术是目前最先进的 X 线成像技术。 （　　）

2. 增强 MRI 检查前需静脉注射对比剂 Gd-DTPA，因此检查前需做碘过敏实验。 （　　）

3. 进行磁共振血管成像（MRA）检查时，病人应静脉注射碘造影剂。 （　　）

4. 超声成像适用于全身各系统疾病的检查、诊断。 （　　）

5. 碘剂过敏试验阴性者，造影过程中仍有可能出现严重反应。 （　　）

四、名词解释

1. 数字减影血管造影（DSA）

2. 像素、体素与矩阵

3. CT 图像后处理技术

4. 超声

5. 彩色超声诊断仪

五、简答题

1. 试述数字 X 线成像的优越性。

2. 试述 CT 成像主要优势。

3. 试述 CT 的检查前准备和注意事项。

4. 试述超声的物理特性。

5. 试述超声检查的应用范围。

6. 试述超声检查的主要方法及其图像特点。

7. 试述磁共振成像（MRI）的优缺点。

8. 试述磁共振成像检查的禁忌和注意事项。

9. 试述碘剂过敏试验的方法。

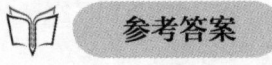 参考答案

一、选择题

【A 型题】

题序	1	2	3	4	5	6	7	8	9
答案	B	A	B	E	D	D	E	E	D

题序	10	11	12	13	14	15
答案	BE	ABDE	ABCDE	ABCDE	ABC	ABCDE

二、填空题

1. 普通 X 线成像　　数字 X 线成像　　计算机 X 线成像（CR）　　　直接数字 X 线成像（DR）
2. X 线感光胶片　　影像板（IP）　　平板探测器（FPD）
3. X 线　　密度和厚度差异　　X 线成像载体　　X 线成像设备
4. 单层 CT　　螺旋 CT　　双源 CT　　能谱 CT　　电子束 CT　　彩色 CT
5. 骨转移瘤的早期诊断

三、判断题

题　序	答　案	解　析
1	√	直接 X 线数字成像技术（DR）是用平板探测器（FPD）直接将 X 线信息转换成电信号，再进行数字化处理，整个转换过程在平板探测器内完成，具有 X 线信息损失小、噪声小、图像质量好、成像快的特点，而且扩大了 X 线检查的范围，是目前最先进的 X 线成像技术。
2	×	对比增强 MRI 检查所使用的对比剂为 Gd-DTPA，此对比剂并非碘制剂，故检查前不需做碘过敏实验。
3	×	MRI 检查可以直接进行血管成像，不用对比剂，采用时间飞跃对比法即可整体显示血管，类似 X 线血管造影效果，此即 MR 血管成像（MRA）。
4	×	由于骨骼和肺、胃肠道内气体对入射超声波的全反射，会影响检查效果，限制了超声检查在骨科、胃肠道和肺部等方面的应用。
5	√	值得注意的是碘剂过敏试验阴性者，造影过程中仍有可能出现严重反应，故应加强防范。因此，造影检查现场应备有注射器和肾上腺素等急救物品。

四、名词解释

1. 数字减影血管造影（DSA）：DSA（digital subtraction angiography）是一种计算机处理数字化影像信息的技术，以消除骨骼和软组织影像，突出显示血管影像。DSA 的成像过程是，首先将不含对比剂的图像（蒙片）和含对比剂的血管造影图像（造影片）转变成数字化信息；然后两者相减而获得数字化减影图像，其结果是消除了造影血管以外的结构，突出了被造影器官的血管影像。DSA 是诊断心血管疾病的金标准，也是血管内介入治疗不可缺少的成像手段。

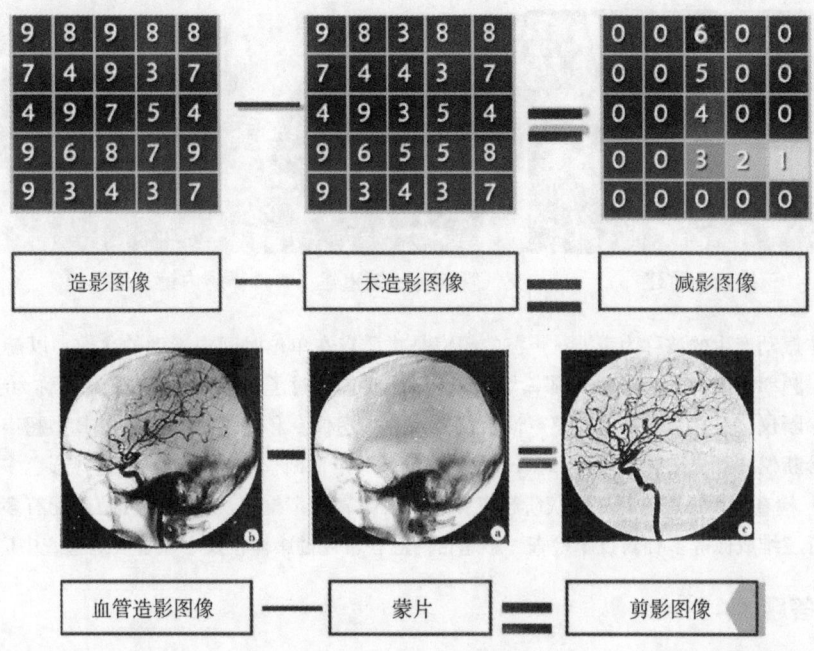

数字减影原理示意图

2. 像素、体素与矩阵：

（1）像素：像素是一个二维概念，像素越小图像分辨率越高。

（2）体素：CT图像的形成有如将选定层面分成若干个体积相同的长方体，称为体素，体素是一个三维概念。

（3）矩阵：扫描所得信息经计算而获得每个体素的X射线衰减系数或吸收系数，再排列成矩阵，即数字矩阵，数字矩阵可存储于磁盘或光盘中。经数字/模拟转换器（D/A）把数字矩阵中的每个数字转为由黑到白不等灰度的小方块，即像素。许多按矩阵排列的像素即构成CT图像，所以CT图像是重建图像。

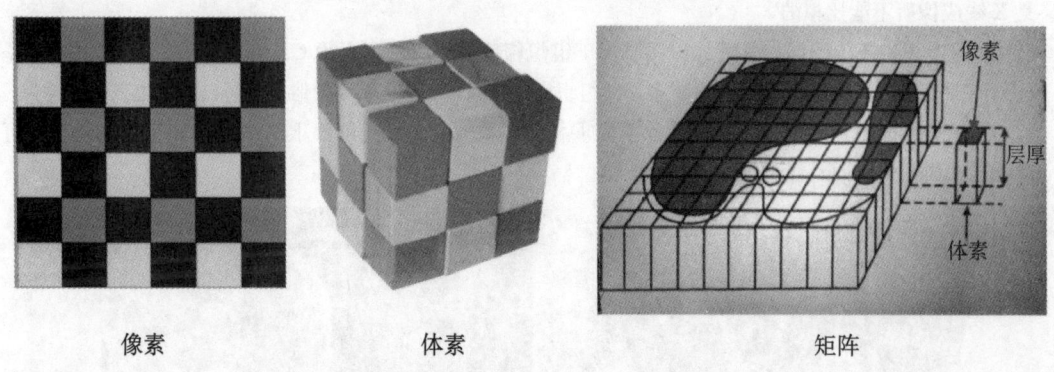

像素　　　　　　　体素　　　　　　　矩阵

3. CT图像后处理技术：螺旋CT扫描可获得连续多方位横断层面数据，经过计算机后处理，不仅可重组冠状、矢状乃至任意方位的断层图像，还可建立三维图像、透明图像、仿真内镜图像等。

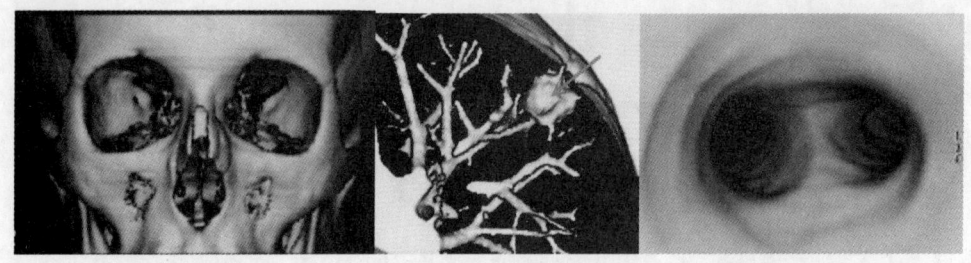

| 三维表面重建 | 支气管肺癌三维重建 | 仿内镜三维重建 |

4. 超声：物体振动产生的波称为声波；声波的频率是指质点在单位时间内振动的次数，以赫兹（Hz）为单位测量；频率越高，音调越高，频率大于 20 khz 的声波超过了人耳听觉阈的上限，称为超声波。

5. 彩色超声诊断仪：又称彩色多普勒超声诊断仪，简称彩超仪。彩超仪是二维黑白 B 型超声诊断仪与彩色多普勒诊断仪的双机融合，兼具 B 型、M 型和 D 型超声诊断仪的功能，除可进行彩色多普勒血流显像（CDFI）检查外，还可进行二维灰阶超声和频谱多普勒超声检查，先进的机型还配有多种新技术软件，可进行三维成像等多种新技术检查。彩超目前已在常规健康体检及心血管疾病检查中广泛使用。

五、简答题

1. 数字化 X 线成像和传统模拟 X 线成像相比较，具有以下特点：

（1）密度分辨力高：普通 X 线摄片的模拟图像，其密度分辨力只能达到 26 灰阶；而数字图像的密度分辨力可达到 210 灰阶，可以获得图像更清晰、层次更丰富的 X 线图片。

（2）可进行后图像处理：可以根据诊断需要，有针对性地对图像进行处理，如调整亮度、对比度等，以达到改善图像质量，增加诊断信息，提高诊断准确性的目的。

（3）图像信息可以高保真地存储：图像信息除可随时调阅外，还可通过影像归档和通信系统（PACS）传输图像，进行资源共享和远程会诊。此外，也可通过激光扫描打印机打印成胶片提供给病人保存。

（4）线剂量减少：可较普通 X 线成像减少 1/3～1/5 的 X 线剂量。

2. CT 成像主要优势如下：

（1）图像密度分辨率高：CT 的密度分辨率比 X 线平片高 10～20 倍，能够清晰显示密度差别小的软组织结构和器官（例如脑、纵隔、腹盆部器官），且能敏感地发现病灶并显示其特征（例如脑出血），这是 X 线成像所不能比拟的。

（2）图像是黑白灰阶图像：灰阶的深浅取决于组织密度，组织密度可用 CT 值来表示，CT 值的单位是 HU。CT 值越高代表组织吸收 X 量越多，即组织密度越高，相应的 CT 图像灰阶越白；反之灰阶则越黑。

（3）图像是断面图像：可消除组织器官影像重叠的现象，准确反应断面上组织器官的解剖结构，并可重组冠状面和矢状面及任意斜面或曲面图像。

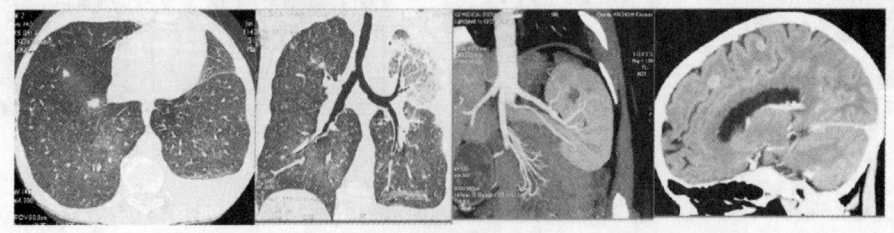

CT 断层图像

（4）图像可行密度量化分析：CT 是数字化成像，故图像上的影像（包括病变影像）除用高、中和低密度形容外，还可用量化指标 CT 值来表示（CT 值单位为 HU）。人体各种组织结构及其病变的 CT 值范围为－1000～＋1000 HU。为了使图像上感兴趣的组织结构达到最佳的观察效果，需根据其 CT 值范围选用不同的窗设置，其中包括窗位和窗宽。例如在胸部 CT 图像上，肺窗（窗位－700 HU、窗宽1500 HU）可最佳地显示肺部组织及其病变。

（5）可进行图像后处理：CT 是数字化成像，且能获取不同方位的断层图像，因此能够运用计算机软件对成像数据进行多种后处理，包括各种二维显示、三维显示技术以及其他多种分析技术。如此，进一步拓展了 CT 的应用领域，提高了 CT 的诊断价值。

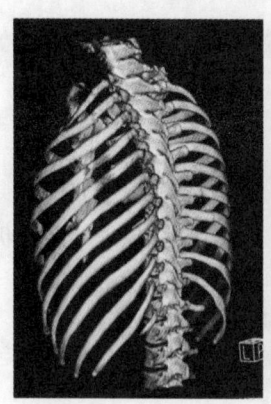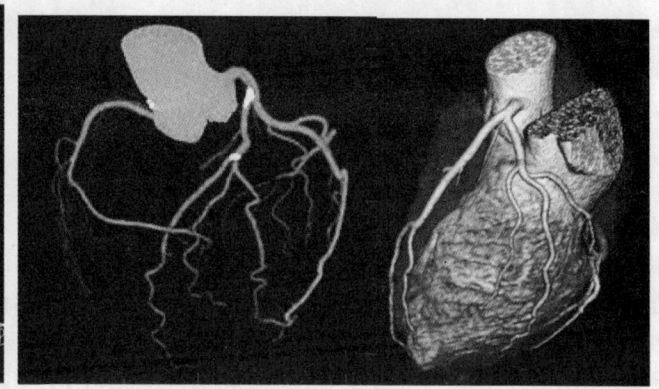

CT 三维重建图像

3. CT 的检查前准备和注意事项如下：

（1）检查费用较高，常规 X 线检查不能诊断时才可选用。诊断已经明确者无须再做 CT 检查。

（2）对神志不清、烦躁不安和不合作的病人，应予以镇静，以保证 CT 扫描的图像质量。

（3）为了提高病变的检出率，或确定病变的性质，有时候需做静脉注射含碘对比剂以增强显影效果，因此扫描前应做好碘剂过敏试验。

（4）腹部 CT 扫描前宜禁食 3～4 小时，并口服 1‰对比剂 300～500 mL 以充盈显示肠曲。盆腔扫描需使膀胱充胀。

4. 超声波的物理特性是超声成像的声学理论基础，超声波具有以下物理特性：

（1）束射性或指向性：超声波频率极高，而波长很短，超声波束射入人体后在介质中呈直线传播，具有良好的束射性或指向性，这便是超声对人体器官进行定向探测的基础。

（2）反射、折射和散射：超声束传播途中遇到具有不同声阻抗的界面时，部分声束发生折射、部分声束发生反射。超声检查室探头接受的是反射波的声束。

（3）超声的衰减：超声波在传播过程中会遇到诸多因素的影响，而产生不同程度的衰减，衰减的程度与组织密度和超声摄入深度密切相关。不同人体组织对入射超声的吸收衰减程度不一。

（4）多普勒效应（Doppler effect）：是指超声遇到运动的介质界面时，反射波的频率会发生改变，即产生频移现象。当界面朝向探头运动时，频率增高，称为"蓝移"；当界面背离探头运动时，则频率减低，称为"红移"。界面运动速度越快，频移的数值就越大，反之亦然。根据波的"红移"或"蓝移"的程度，可以计算出波源循着观测方向运动的速度。利用多普勒效应，可以检测组织或血流运动，包括方向和速度。

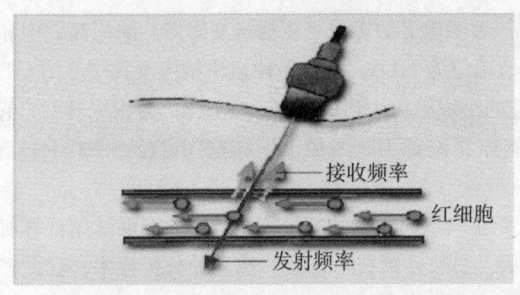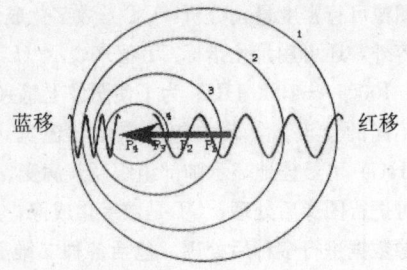

多普勒效应

5. 由于超声检查设备简单、应用广泛、用费较低，因此已成为常规体检的主要项目之一。超声检查通过不同的检查技术，主要应用于以下几个方面：

(1) 能清晰地显示肝、胰、脾、肾、子宫等实质性器官和胆囊、膀胱等含液体器官的正常结构与病理解剖，能准确地鉴别囊性和实质性病变。

(2) 能清晰地显示从胚囊形成的早孕到分娩前的整个妊娠过程。

(3) 能全面、直观、实时地显示心脏和大血管的解剖结构，以及心脏、瓣膜的运动状态和血流状况。

(4) 腔内超声通过食管、直肠或阴道等探查，提高对深部器官疾病的诊断能力。

(5) 超声引导定位穿刺技术可进一步提高临床诊断与治疗水平（包括包裹性积液的定位）。

(6) 利用多种腔内探头、术中探头，有助于某些微小病变的早期发现、肿瘤侵犯范围的精确定位、有无周围淋巴结转移存在等，有利于肿瘤的分期和制订合理的治疗方案。

6. 超声检查的主要方法及其图像特点如下：

(1) 二维超声检查：二维超声检查又称 B 型超声检查，简称 B 超，能够实时动态清晰显示脏器形态、解剖层次及毗邻关系，以及血管和其他管状结构的分布，是目前应用最为广泛的超声检查方法。

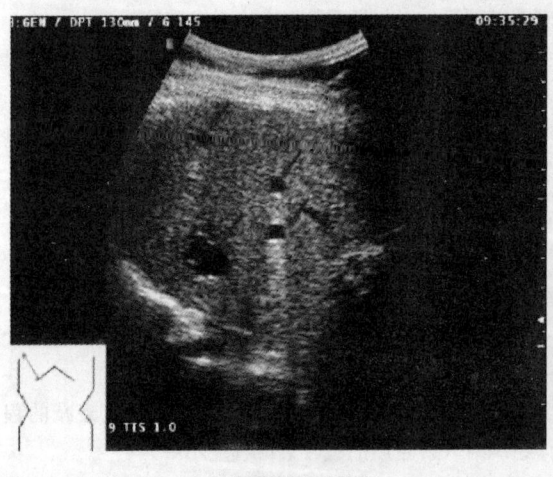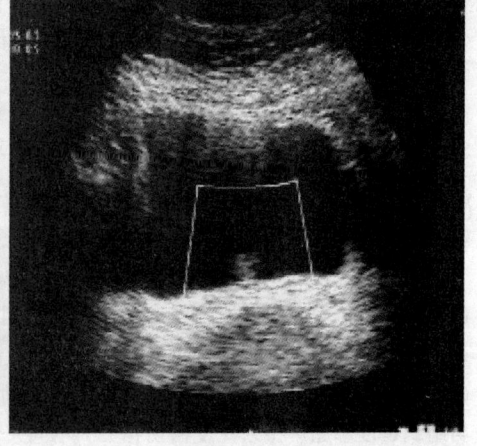

多发肝囊肿 B 超图　　　　　　　　膀胱肿瘤 B 超图

(2) M 型超声检查：又称超声心动图检查。超声心动图是指应用超声测距原理，脉冲超声波透过胸壁、软组织测量其下各心壁、心室及瓣膜等结构的周期性活动，在显示器上显示为各结构相应的活动和时间之间的关系曲线，用记录仪记录这些曲线，即为超声心动图。

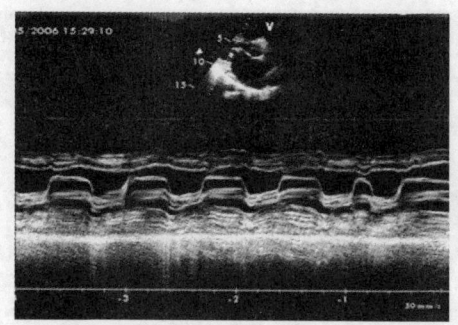

M 型超声心动图（二尖瓣狭窄）

（3）D 型超声：又称多普勒超声，是利用超声多普勒效应的成像技术，即超声射束在运动体上反射回波改变频率的超声，其所产生的频移可以由音响、曲线图或彩色血流图表现出来，D 型超声主要是检查运动的器官和流动的体液，如心脏、血管及其中流动的血液（包括胎儿心动），用以了解运动状态，测量血流速度及方向。D 型超声包括频谱多普勒超声和彩色多普勒血流成像。

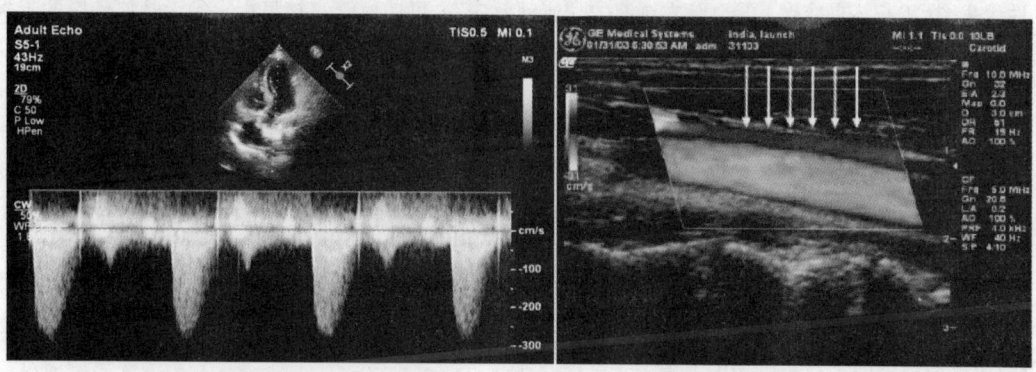

主动脉频谱多普勒超声图像　　　　　　　彩色多普勒血流成像

（4）超声检查新技术：超声检查新技术近年来不断涌现包括组织多普勒成像（DTI）、声学造影检查、三维超声成像、腔内超声检查等。

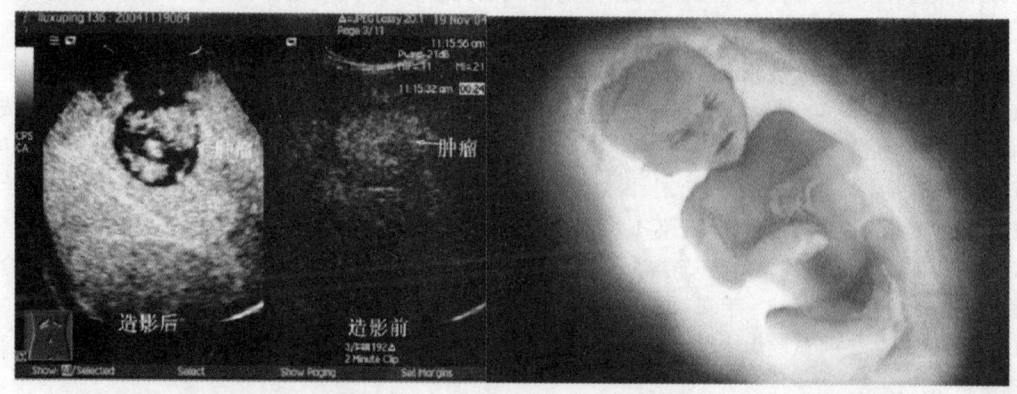

肿瘤声学造影图像　　　　　　　　正常胎儿 24 周三维图像

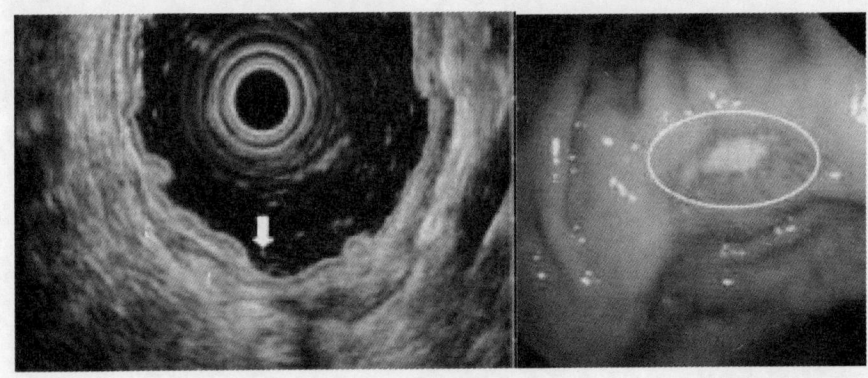

良性胃溃疡腔内超声图像

7. 磁共振成像（MRI）的优缺点如下：

（1）优点：与 CT 扫描相比较，MRI 的优点如下。①多参数成像，除显示解剖形态外，尚可提供病理和生化的信息。②可获取任何方位包括横断、冠状、矢状和不同倾斜层面的 MRI 图像，因此其定位和定性诊断比 CT 扫描更准确。③血管内血液的"流动效应"，可使血管直接显影。④无骨骼伪影的干扰。⑤无 X 线辐射损伤和碘剂过敏反应之虞。⑥MRI 新技术，如 PWI、DWI、MRS、BOLD-fMRI 等可在疾病尚未出现形态变化之前，利用功能变化形成图像，以进行疾病的早期诊断或研究某一脑病结构的功能。

（2）缺点：①成像速度较慢，设备的成本和维持费用高。②骨骼和钙化病变的显像欠佳。③检查时病人可出现幽闭恐怖症状。

8. 磁共振成像检查的禁忌和注意事项如下：

（1）设备产生的强磁场，对铁磁性物体有强大的吸引力，因此安装心脏起搏器和体内有金属性手术夹、支架、人工关节及其他金属异物的病人禁忌做 MRI 检查。

（2）3 个月以内的孕妇禁忌 MRI 检查。

（3）增强检查所用的含钆造影剂无过敏之虞，但对肾脏功能有损害，故肾功能严重受损者禁用此类对比剂。

（4）检查对人体不造成辐射损害。

（5）严禁医务人员、病人及家属将金属性医疗器械及其他任何铁磁性物体（如发夹、硬币、别针）带入检查室。

9. 使用碘剂造影前，应常规做碘过敏试验，可采用下列方法之一：

（1）皮内试验：取 30％试验用造影剂皮内注射 0.1 mL，10～15 分钟后局部红肿范围超过 1 cm，或伴有"伪足"形成者为阳性。

（2）结膜试验：将造影剂 1～2 滴滴入眼结合膜囊内，3～4 分钟后眼结合膜充血和有刺激征者为阳性。

（3）舌下试验：以造影剂数滴滴于舌下，5 分钟后感唇麻舌胀者为阳性。

（4）口服试验：5％～10％碘化钾溶液 5～10 mL 口服，每天 3 次，连续 2～3 天。阳性反应包括结合膜充血、流涎、恶心、呕吐、手麻和皮疹等。

（5）静脉试验：30％试验用造影剂 1 mL 静脉注射，观察 1 分钟，阳性者有恶心、呕吐、荨麻疹等，严重者可出现休克。

肿瘤（tumour）是指机体在各种致瘤因子作用下，局部组织细胞增生所形成的新生物（neogrowth），因为这种新生物多呈占位性块状突起，又称赘生物（neoplasm）。肿瘤可分为恶性与良性两大类，本试卷主要涉及肿瘤的涵义、病因、发生与发展、分类、诊断与治疗方法等内容。

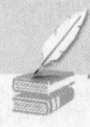

§8.3　肿瘤学试卷

一、选择题

【A 型题】

1. 目前我国每年新发恶性肿瘤病人数在　　　　　　　　　　　　　　　　　　（　　）
   A. 50 万人以上　　B. 100 万人以上　　C. 200 万人以上　　D. 400 万人以上
   E. 500 万人以上

2. 70 岁以上人群恶性肿瘤的占总体人群发病率的　　　　　　　　　　　　　　（　　）
   A. 20％以上　　B. 30％以上　　C. 40％以上　　D. 60％以上　　E. 70％以上

3. 诊断恶性肿瘤的主要组织学依据是　　　　　　　　　　　　　　　　　　　（　　）
   A. 结构紊乱　　B. 组织坏死　　C. 异型性明显　　D. 血管丰富　　E. 浸润周围组织

4. 区别良性肿瘤与恶性肿瘤的主要临床依据是　　　　　　　　　　　　　　　（　　）
   A. 肿瘤的体积　　B. 肿瘤的部位　　C. 肿瘤的硬度　　D. 肿瘤的活动度　　E. 肿瘤的生长方式

5. 恶性肿瘤的治疗原则为　　　　　　　　　　　　　　　　　　　　　　　　（　　）
   A. 有计划的综合治疗　　B. 手术加靶向治疗　　C. 先手术再放疗　　D. 先手术再化疗
   E. 手术加生物治疗

6. 诊断恶性肿瘤最可靠的依据是　　　　　　　　　　　　　　　　　　　　　（　　）
   A. 病理学检查　　B. CT 检查　　C. MRI 检查　　D. 内镜检查　　E. X 线检查

7. 下列疾病哪项属于癌前疾病　　　　　　　　　　　　　　　　　　　　　　（　　）
   A. 纤维囊性乳腺病　　B. 慢性浅表性胃炎　　C. 皮肤瘢痕　　D. 肺结核球　　E. 乳腺腺病

8. 我国每年死于恶性肿瘤的人数约占每年总死亡人数的　　　　　　　　　　　（　　）
   A. 1/3　　B. 1/4　　C. 1/6　　D. 1/8　　E. 1/10

9. 甲胎蛋白（AFP）检测阳性，提示病人患有　　　　　　　　　　　　　　　（　　）
   A. 胃癌　　B. 肺癌　　C. 肝癌　　D. 乳腺癌　　E. 结肠癌

【B 型题】

问题 10～12

A. 白血病

B. 骨肉瘤

C. 脂肪母细胞瘤

D. 皮下脂肪瘤

E. 胃癌

10. 源于上皮组织的恶性肿瘤 （　　）

11. 源于间叶组织的恶性肿瘤 （　　）

12. 特殊命名的肿瘤 （　　）

【C 型题】

问题 13～14

A. 脂肪肝

B. 肺癌

C. 瘢痕疙瘩

D. 子宫肌瘤

13. 良性肿瘤 （　　）

14. 恶性肿瘤 （　　）

【X 型题】

15. 良性肿瘤特点 （　　）

A. 膨胀性生长　　　B. 细胞分化成熟　　　C. 有完整包膜　　　D. 有转移性　　　E. 边界清楚

16. 骨转移倾向性较高的肿瘤包括 （　　）

A. 胃癌　　　B. 肺癌　　　C. 颅内肿瘤　　　D. 乳腺癌　　　E. 肾癌

17. 对化学治疗药物敏感的恶性肿瘤有 （　　）

A. 卵巢癌　　　B. 乳腺癌　　　C. 小细胞肺癌　　　D. 骨肉瘤　　　E. 睾丸癌

18. 机体内在的恶性肿瘤发病危险因素包括 （　　）

A. 遗传因素　　　B. 免疫因素　　　C. 激素水平　　　D. 年龄因素　　　E. 营养状况

19. 肿瘤的实验室检查下列哪些叙述是正确的 （　　）

A. Bence-Jones 蛋白阳性提示有多发性骨髓瘤　　　B. 甲胎蛋白阳性提示有胰腺癌

C. BRCA-1 基因阳性者易患卵巢癌和乳腺癌　　　D. 酸性磷酸酶增高可见于前列腺癌

E. 癌胚抗原增高是大肠癌术后复发的指标之一

二、填空题

1. 我国发病率最高的 3 种恶性肿瘤是_____、_____、_____。

2. 恶性肿瘤的病理学分类包括癌前病变、_____、_____、_____。

3. 主要根据_____、_____、_____及_____进行肿瘤分期。

4. 我国男性发病前 3 位的肿瘤是_____、_____、_____。

5. 请写出下下述恶性肿瘤相关的癌前病变或其他因素：肝癌与_____相关，鼻咽癌与_____有关，宫颈癌与_____有关，胃癌与_____有关，大肠癌与_____有关。

三、判断题

1. 我国女性发病率最高的恶性肿瘤是宫颈癌。 （　　）

2. 我国男性发病率最高的恶性肿瘤是肺癌。 （　　）

3. 肺腺癌是放射治疗和化学治疗的重要适应证。 （　　）

4. P53 蛋白在维持细胞正常生长、抑制恶性增殖中起着重要作用，是迄今为止发现的与人类肿瘤相关性最高的抑癌基因。 （　　）

5. 乳腺癌的主要转移途径是血行转移。 （　　）

四、名词解释

1. 良性肿瘤
2. 恶性肿瘤
3. 原位癌
4. 肿瘤标志物
5. 靶向治疗
6. 生物治疗
7. TNM 分期系统

五、简答题

1. 试述恶性肿瘤发病的相关因素。
2. 试述肿瘤的发生机制。
3. 试述恶性肿瘤的发生发展过程。
4. 恶性肿瘤早期诊断的意义和早期诊断新技术。
5. 试述恶性肿瘤的治疗方法。
6. 试述化学治疗常见的副作用。
7. 试述恶性肿瘤的三级预防。

一、选择题

【A 型题】

题序	1	2	3	4	5	6	7	8	9
答案	C	C	C	E	A	A	A	B	C

【B 型题】

题序	11	12	13
答案	E	B	A

【C 型题】

题序	14	15
答案	D	B

【X 型题】

题序	16	17	18	19	20
答案	ABCE	BDE	ABCDE	ABCD	ACDE

二、填空题

1. 肺癌　　肝癌　　胃癌
2. 原位癌　　浸润癌　　转移癌
3. 肿瘤的大小　　浸润深度　　扩散范围　　转移情况
4. 肺癌　　胃癌　　肝癌
5. 乙型病毒性肝炎　　EB病毒反复感染　　人乳头瘤病毒　　萎缩性胃炎　　肠道腺瘤性息肉

三、判断题

题　序	答　案	解　析
1	×	我国女性发病率最高的5种恶性肿瘤的顺序是乳腺癌、肺癌、结直肠癌、胃癌和肝癌。
2	√	我国男性发病率最高的是肺癌，约占癌症总发病率的23%，其次依序为胃癌、肝癌、食管癌和结直肠癌等。

题　序	答　案	解　析
3	×	肺癌分为小细胞癌和非小细胞癌，前者恶性程度高、生长快、转移早、预后差；后者包括肺腺癌、肺鳞癌和大细胞癌，预后相对较好。腺癌起源于支气管黏膜上皮或黏液腺，多为周围型肺癌。早期一般症状少，常于 X 线或 CT 检查中偶然发现，对放疗、化疗多不敏感，常取手术加靶向治疗。
4	√	p53 基因是一种抑癌基因，定位于人类染色体 17 p13.1，编码 393 个氨基酸组成的 53 ku 的核内磷酸化蛋白，被称为 P53 蛋白。p53 基因是细胞生长周期中的负调节因子，与细胞周期的调控、DNA 修复、细胞分化、细胞凋亡等重要的生物学功能有关。p53 突变可见于胃癌、肝癌、大肠癌、膀胱癌、乳腺癌、前列腺癌、淋巴造血系统肿瘤、胶质细胞瘤、软组织肉瘤等恶性肿瘤。
5	×	乳腺癌早期以淋巴转移为主，主要转移至附近区域如腋窝等处，血行转移一般较晚。

四、名词解释

1. 良性肿瘤：是指无浸润和转移能力的肿瘤。良性肿瘤常具有包膜完整、边界清楚、呈膨胀性生长、生长缓慢、肿瘤细胞分化成熟等特点，对机体危害较小，主要是造成局部压迫和管道阻塞。皮下脂肪瘤、肾囊肿、子宫肌瘤等均属良性肿瘤。

2. 恶性肿瘤：具有细胞分化和增殖异常、生长失去控制、浸润性和转移性生长等生物学特征，是对人类危害极大的一类肿瘤，如肺癌、胃癌、宫颈癌、肝癌、皮肤癌等，皆属于此类。

3. 原位癌：是指癌细胞仅局限在皮肤或黏膜内，还未通过皮肤或黏膜下面的基底侵犯到周围组织。原位癌肉眼观察无明显病变，仅在显微镜下才可见。常见的有乳腺、子宫、皮肤、胃、直肠等部位的原位癌。

4. 肿瘤标志物：又称肿瘤标记物，是指特征性存在于恶性肿瘤细胞，或由恶性肿瘤细胞异常产生的物质，或是宿主对肿瘤的刺激反应而产生的物质，并能反映肿瘤发生、发展，监测肿瘤对治疗反应的一类物质。肿瘤标志物存在于肿瘤病人的组织、体液和排泄物中，能够用免疫学、生物学及化学的方法检测到。

5. 靶向治疗：是在细胞分子水平上，针对已经明确的致癌位点的治疗方式（该位点可以是肿瘤细胞内部的一个蛋白分子，也可以是一个基因片段）。根据致癌位点，可设计相应的治疗药物，药物进入人体后会特异地选择致癌位点并与之相结合，发挥治疗作用，使肿瘤细胞特异性死亡，而不会波及肿瘤周围的正常组织细胞，所以分子靶向治疗又被称为"生物导弹"。

6. 生物治疗：是一个广泛的概念，涉及一切应用生物大分子进行治疗的方法，包括抗体、多肽或蛋白质疫苗、基因疫苗、体内基因治疗等。生物治疗适用于多种实体肿瘤，包括恶性黑色素瘤、前列腺癌、肾癌、膀胱癌、卵巢癌、结肠癌、直肠癌、乳腺癌、宫颈癌、肺癌、喉癌、鼻咽癌、胰腺癌、肝癌、胃癌等实体瘤手术后防止复发，达到延长生存期、提高生活质量和抑制肿瘤恶化的目的。

7. TNM 分期系统：是国际通用的肿瘤分期系统，该分期系统可提供多方面的肿瘤详细信息，具有较高的临床应用价值，但各种不同的肿瘤其分期指标也不相同。TNM 分期系统中"T"表示肿瘤的大小，"N"代表区域淋巴结受累情况，"M"代表远处转移情况。

五、简答题

1. 恶性肿瘤发病的相关因素如下：

(1) 环境因素：空气、水和土地的污染是造成地区性恶性肿瘤高发的重要因素，特别是与重金属污染密切相关。

(2) 职业因素：世界卫生组织认定制鞋修鞋、打扫烟囱、制作家具、勘探、生产铝和橡胶等的从业人员会增高恶性肿瘤发病风险。

(3) 饮食与生活习惯因素：世界卫生组织认定烟草、酒精饮料、室内煤气、含砷的饮用水与恶性肿瘤发病密切相关，还认为香肠、培根、熏肉、汉堡包等加工肉制品也存在一定的致癌风险。

(4) 病毒感染：如 EB 病毒与鼻咽癌发病密切相关。

(5) 遗传因素：现已发现两种直接与遗传性乳腺癌有关的抑癌基因，命名为乳腺癌 1 号和 2 号基因（BRCA1/2），拥有这个基因突变的家族倾向于具有高乳腺癌发生率。

(6) 年龄、免疫状况等因素：年龄越大、免疫水平越低，肿瘤的发病率越高。

(7) 其他因素：如艾滋病病人免疫功能低下，肿瘤高发；某些肿瘤的发生依赖于一定的激素环境，这类肿瘤称为激素依赖性肿瘤，如乳腺癌、前列腺癌等。

2. 肿瘤的发生机制如下：人类对肿瘤发病机制的认识经历一个漫长的过程，从过去单一和物理致癌、化学致癌、病毒致癌、突变致癌学说上升到多步骤、多因素综合致癌理论。从细胞水平上看，肿瘤的发生是极偶然的事件；从遗传上看，肿瘤都是由一个细胞发展而来，由一个失去了增殖控制的细胞发展而来。细胞的恶性转化需要发生多个遗传改变，即一个细胞发生多次遗传突变。肿瘤发生过程中所经历的增生、良性肿瘤、原位癌和浸润癌多步骤过程中，始终贯穿一系列分子事件变化。此外，抑癌基因如 APC、DCC、p53 等的突变和丢失降低了机体对肿瘤的免疫能力，是促使肿瘤发生、发展的另一重要因素。总之，肿瘤发生是一个渐进式的过程，涉及多级反应和突变的积累。

3. 恶性肿瘤的发生发展过程如下：一般致癌因素作用 30～40 年，经 10 年左右的癌前阶段恶变为原位癌。原位癌历时 3～5 年，在促癌因素作用下发展成浸润癌；浸润癌病程一般 1 年左右。

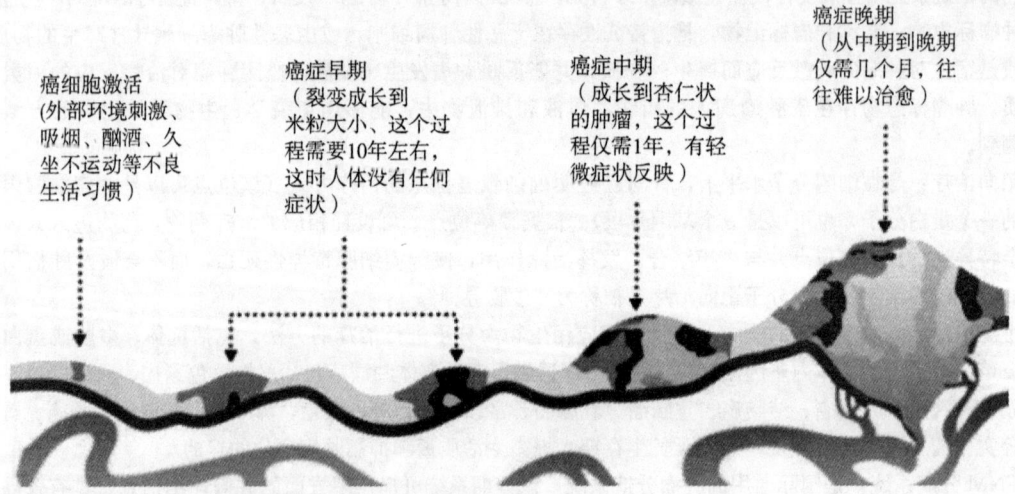

癌细胞激活
(外部环境刺激、吸烟、酗酒、久坐不运动等不良生活习惯）

癌症早期
（裂变成长到米粒大小、这个过程需要10年左右，这时人体没有任何症状）

癌症中期
（成长到杏仁状的肿瘤，这个过程仅需1年，有轻微症状反映）

癌症晚期
（从中期到晚期仅需几个月，往往难以治愈）

4. 恶性肿瘤早期诊断的意义和早期诊断新技术如下：

(1) 意义：肿瘤如能早期明确诊断，可显著提高病人的治愈率和 5 年生存率。

(2) 早期诊断新技术：近 10 年左右，癌症早期诊断技术取得了重大进展，蛋白指纹图谱技术可极早期定性检测出恶性肿瘤的存在，流式细胞分析技术可以判断肿瘤恶性程度及推测其预后，PET/CT 可以早期对恶性肿瘤进行定位。综合应用这些技术对恶性肿瘤高危人群进行检测，有望使恶性肿瘤在癌前病变阶段即被发现，成为非致命性疾病。

5. 恶性肿瘤不是"不治之症"，目前恶性肿瘤的治愈率已达 30% 以上，主要治疗方法有手术治疗、化学药物治疗（简称化疗）、放射治疗（简称放疗）、靶向治疗、生物治疗等，并多根据病人具体情况选择综合治疗方法。

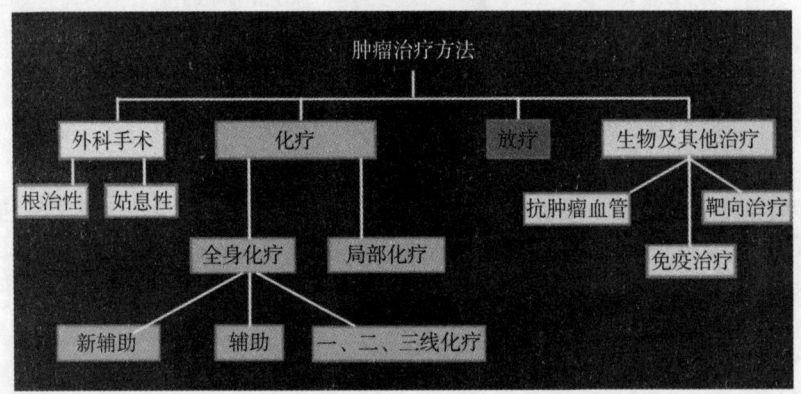

6. 化学治疗药物的副作用较多，常给病人带来精神上和躯体上的痛苦，使用时应认真选择适应证并斟酌利弊。常见的副作用如下：

（1）肺毒性：发热、气急和干咳等。

（2）神经毒性：常可导致周围神经炎、自主神经功能紊乱等，亦可造成中枢神经系统损害，导致精神错乱、抑郁、昏睡、共济失调，视神经炎；听神经损害等。

（3）脱发：脱发的程度与药物的浓度和剂量有关。

（4）局部反应：可造成静脉炎及局部组织坏死。

（5）肾毒性：严重者可出现肾衰竭，要多加注意。

（6）肝损害：易引起肝细胞炎症、坏死等，造成不同程度的肝功能损害。

（7）心脏毒性：不少化学治疗药物对心脏有毒性，如多柔比星（阿霉素）、柔红霉素、甲氨蝶呤、环磷酰胺、氟尿嘧啶等。使用后可出现心悸、胸闷、心肌缺血、心律失常、急性心力衰竭等。

（8）骨髓抑制：白细胞减少，严重时血小板、红细胞、血红蛋白均降低。

（9）胃肠道毒性：主要表现为食欲减退、恶心、呕吐、腹痛、腹泻、口腔炎、食管炎等。

（10）免疫抑制：免疫功能低下，可导致加快肿瘤复发或转移进程。

7. 世界卫生组织认为，三分之一的癌症可以预防，三分之一的癌症可以早期发现并治愈，三分之一的癌症病人可以通过有效的综合治疗而减轻痛苦、延长生命、提高生活质量，部分有望治愈。恶性肿瘤的三级预防措施如下：

（1）一级预防：即病因预防，包括降低致癌因素（如环境治理等）、治疗癌前疾病（如肝硬化、原位癌等）等。

（2）二级预防：又称"三早预防"，即早发现、早诊断、早治疗，包括推广定期体检和防癌普查等。

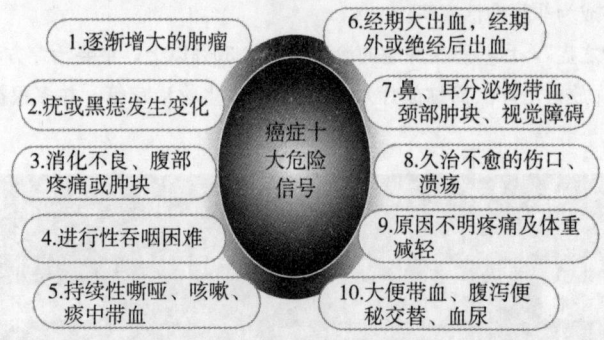

（3）三级预防：又称临床预防，是指对现患肿瘤病人采取防止复发、减少并发症、防止致残、提高生存率和康复率，以及减轻由肿瘤引起的疼痛等措施，以期延长病人生命和改善生活质量。

　　加强监护病房（intensive care unit，ICU）是指对收治的各类危重病病人，运用各种先进的医疗技术、现代化的监护和抢救设备，对其实施集中的加强治疗和护理，以最大限度的确保病人的生存及随后的生命质量。本试卷内容涉及 ICU 的范畴、对象、目的、方法以及注意事项等。

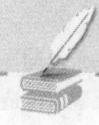

§8.4　加强监护病房（ICU）试卷

一、选择题

【A 型题】

1. 一体式临床监护仪可监护的基本生理参数不包括　　　　　　　　　　　　　　　　（　　）

　　A. 心电　　B. 呼吸　　C. 血糖　　D. 血压　　E. 血氧饱和度

2. 目前应用最多的远程监护为　　　　　　　　　　　　　　　　　　　　　　　　　（　　）

　　A. 胎心监护　　B. 呼吸监护　　C. 血氧饱和度监护　　D. 心电图监护　　E. 血糖监护

3. 新生儿的正常呼吸频率为　　　　　　　　　　　　　　　　　　　　　　　　　　（　　）

　　A. 30 次/min 左右　　B. 35 次/min 左右　　C. 40 次/min 左右　　D. 45 次/min 左右

　　E. 50 次/min 左右

4. 正常成人呼吸与脉搏的比是　　　　　　　　　　　　　　　　　　　　　　　　　（　　）

　　A. 1∶2　　B. 1∶3　　C. 1∶4　　D. 1∶5　　E. 1∶6

5. 按我国现行规定，血压的诊断标准为　　　　　　　　　　　　　　　　　　　　　（　　）

A. 110/70 mm Hg B. 120/70 mm Hg C. 130/80 mm Hg D. 140/80 mm Hg

E. 140/90 mm Hg

【B 型题】

问题 6~9

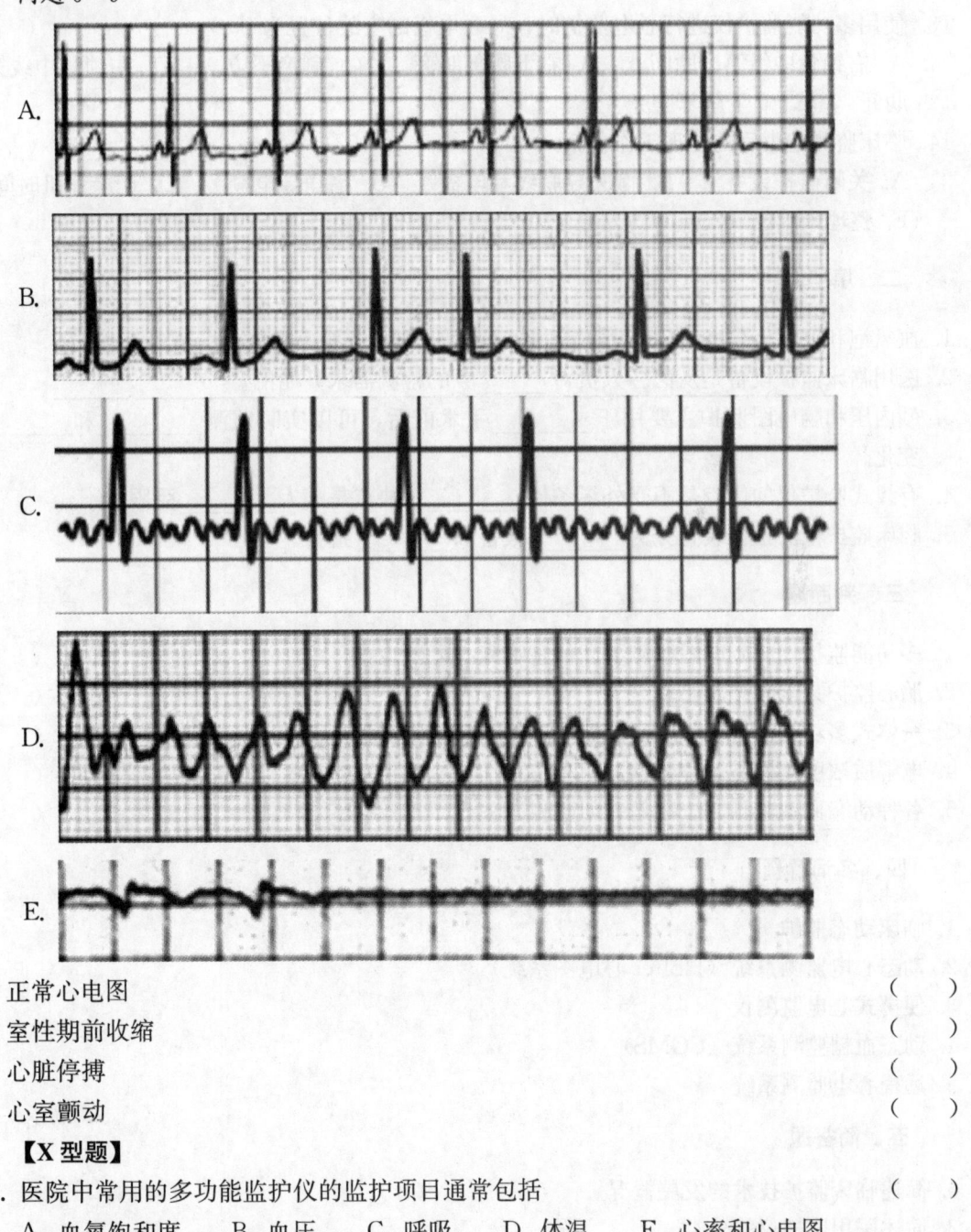

6. 正常心电图   ( )

7. 室性期前收缩   ( )

8. 心脏停搏   ( )

9. 心室颤动   ( )

【X 型题】

10. 医院中常用的多功能监护仪的监护项目通常包括   ( )

    A. 血氧饱和度   B. 血压   C. 呼吸   D. 体温   E. 心率和心电图

11. 心电监测可在屏幕上显示   ( )

A. 心率　　　B. 洋地黄中毒　　　C. 心律　　　D. 高血钾　　　E. 心电图形

12. 呼吸监测可在屏幕上显示　　　　　　　　　　　　　　　　　　　　　（　　）

A. 呼吸频率　　　B. 呼吸节律　　　C. 胸式或腹式呼吸　　　D. 鼾声或喘鸣呼吸

E. 呼吸波形图

13. 使用多功能监护仪进行心电监护时，导联电极的安放位置为　　　　　　（　　）

A. 右锁骨中线第 2 肋间　　　B. 右下腰部脐旁　　　C. 剑突下方　　　D. 左锁骨中线第 2

肋间　　　E. 右下腹部脐旁

14. 临床监测结束后的处理工作包括　　　　　　　　　　　　　　　　　　　（　　）

A. 关闭监护设备　　　B. 撤去导联线和电极　　　C. 擦净导电糊　　　D. 记录停机时间

E. 整理床单位

二、填空题

1. 血氧饱和度（SpO_2）的正常值应不低于_____，主要反映的是_____功能。

2. 医用临床监护设备是从医务人员对_____的检测需求开始的。

3. 颅内压和脑电图监护主要用于_____手术前后，可以实时监测_____和_____变化。

4. 有线式监护仪的优点是不受外界条件_____，缺点是病人_____受限。

5. 临床监护仪的报警装置分为_____报警和_____报警。

三、判断题

1. 多功能监护仪的心电图监测可以代替临床心电图检查。　　　　　　　　（　　）

2. 胎心监护只能监测胎心率。　　　　　　　　　　　　　　　　　　　　（　　）

3. 一体式多功能监护仪不能监测血 pH 和血电解质浓度。　　　　　　　　（　　）

4. 电解质浓度监测是一种无创监测方法。　　　　　　　　　　　　　　　（　　）

5. 各种动态血糖监测方法都是有创监测方法。　　　　　　　　　　　　　（　　）

四、名词解释

1. 临床动态监护

2. 动态心电监测系统（Holter 心电图系统）

3. 便携式心电监测仪

4. 动态血糖监测系统（CGMS）

5. 远程心电监测系统

五、简答题

1. 简述临床监护技术的发展概况。

2. 简述医用监护仪的分类。

3. 试述现代医用监护仪的结构、原理与功能。

4. 试述临床常用的一体式多功能监护仪的监测内容。

5. 简述动态心电监测系统（Holter 心电图系统）的主要临床应用。

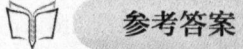 参考答案

一、选择题

【A 型题】

题序	1	2	3	4	5
答案	C	D	D	C	E

【B 型题】

题序	6	7	8	9
答案	A	B	E	D

【X 型题】

题序	10	11	12	13	14
答案	ABCDE	ACE	ABE	ABCDE	ABCDE

二、填空题

1. 94％   呼吸

2. 心电图（ECG）

3. 颅脑   脑水肿   脑电图

4. 干扰   活动

5. 光   声

三、判断题

题序	答案	解析
1	×	多功能临床监护仪监测心电图时，使用的并非标准 12 导联体系，而是采用简化变通的 3 个或 5 个导联电极，因此不能全面细致的显示心电图改变，不能准确反映如心脏传导阻滞、心肌缺血状况、高血钾等许多病理情况。
2	×	胎心监护是胎心胎动宫缩图的简称，应用胎心率电子监护仪将胎心率曲线和宫缩压力波形记下来供临床分析的图形，是正确评估胎儿宫内状况（如胎儿缺氧）主要检测手段。
3	√	只有使用插件式监护仪并插入相应的模块插件，才能对血 pH 和电解质浓度进行监测；麻醉科专用监护仪一般也可对前述指标进行监测。

题 序	答 案	解 析
4	×	电解质浓度动态监测是一种有创监测方法，监测时需将针形传感器通过静脉穿刺将其置入血管内才能进行监测。
5	×	近年来出现了一种表式无创动态血糖监测仪，它是通过电化学传感器和电渗透原理检测皮下组织液中的葡萄糖浓度。

四、名词解释

1. 临床动态监护：临床动态监护是对人体重要的生理、生化指标进行实时连续性的检测，并将所获信息进行存储、显示、分析，对超出设定范围的参数发出报警的系统。它可以实时、连续、长时间的检测病人的重要生命特征参数，具有重要的临床价值，是重危病人护理的重要手段。

2. 动态心电监测系统：动态心电图（dynamic electrocardiography，DCG）于 1957 年由美国人 Holter 首创，故又称 Holter 心电图。1961 年美国推出"Holter 心电图系统"应用于临床，1978 年引入我国。Holter 心电图系统可连续记录 24～72 小时心电活动的全过程，包括休息、活动、进餐、工作、学习和睡眠等不同情况下的心电图资料，可发现常规心电图不易发现的心律失常和心肌缺血，是临床分析病情、确立诊断、判断疗效的重要客观依据。

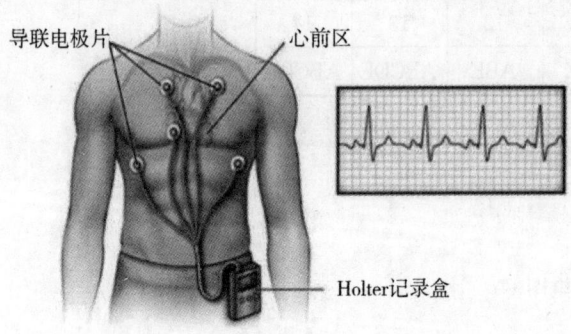

3. 便携式心电监测仪：由于心脏病的发生具有突发性的特点，病人不可能长时间地住在医院，但又需实时得到医护人员的监护，便携式心电监测仪就发挥了重要作用。该类型设备具有方便携带、易操作和廉价等优点，适合于心血管疾病病人及其高危人群使用。

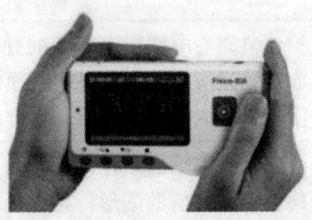

4. 动态血糖监测系统（CGMS）：是最新高科技产品，能持续、动态地监测血糖变化。该系统通过埋藏于皮下的葡萄糖感应探头（传感器）采集血糖数据，再经血糖发射器和血糖接收器获取和储存血糖信息，最后通过信息提取器的计算机处理，即可提供每天血糖图、多天血糖图、血糖波动趋势分析等资料。

动态血糖监测系统每 3 分钟自动记录血糖数据一次，一般可检测 72 小时内的动态血糖变化，绘制出精确的每日血糖变化曲线，在曲线上标有饮食、运动等事件。通过血糖变化曲线图可以为糖尿病病人临床的及时诊断和合理治疗提供重要依据。

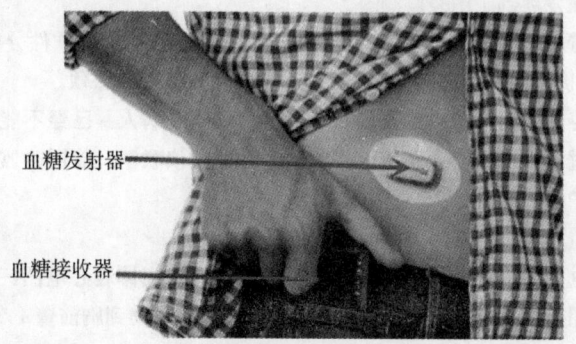

5. 远程心电监测系统：远程移动心电监护系统是随着网络技术的发展而出现的，通过数字式全信息记录发射器，可以连续采集病人各种生活状态下的心电信息，监测心脏电生理变化。利用移动 GPRS 信息发射技术，发送监测数据，自动分析、诊断、预警，接收医师可据此下达医嘱，实现远程医疗的目的。

五、简答题

1. 临床监护技术的发展概况如下：医用临床监护设备是从医务人员对心电图（ECG）的检测需求开始的。20 世纪 60 年代前后完成了 ECG 持续床旁监测，70 年代建立了血压持续监测，80 年代又建立了血氧的持续监测。进入 21 世纪后，随着计算机和信息处理技术的不断发展，以及临床对危重病人和潜在危险病人的监护要求也不断提高，特别是医院重症监护病房（ICU/CCU）对监护系统的需求不断提高。目前，监护系统除要求具有多参数生命体征监护功能外，还要求在监护质量以及医院监护网络方面有进一步的提高，以更好地满足临床监护、药物评价和现代化医院管理的需要。

2. 医用监护仪的分类如下：

   （1）按仪器构造功能分类：可分为一体式监护仪和插件式监护仪。

   （2）按仪器接受方式分类：可分为有线式和遥测式监护仪。

   （3）按功能分类：可分为通用型和专用型监护仪。

   （4）按使用范围分类：可分为床边、中央和离院监护仪。

   （5）按监护仪的作用分类：可分为纯监护仪和抢救、治疗用监护仪。

   （6）按监测参数分类：可分为单参数和多参数监护仪。

3. 医用监护仪通常由信息采集、信息数字化处理、信号显示与储存等部分组成，其工作原理如下图，并具有下述功能：

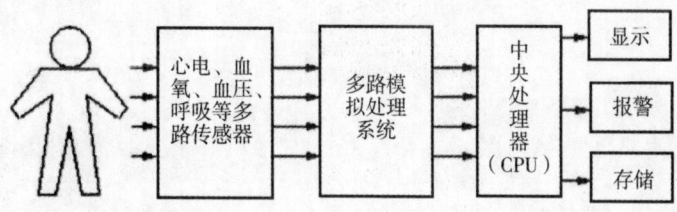

（1）显示功能：医用监护仪最初只能用数字显示，以后逐步发展到数字和波形同屏显示和彩色显示。

（2）监测功能：目前，医用监护仪不仅能监测心电图（ECG）、血压（BP）、血氧饱和度（SpO$_2$）、体温（T）、呼吸（R）等基本参数，还可以连续监测有创血压、心输出量、特殊麻醉气体等参数。此外，监测功能还从数字监测发展到了图表监测等。

（3）分析功能：随着电路的高度集成化，监护仪逐渐发展到有强大的软件分析功能，如心律失常分析、起搏分析、ST段分析等，并可根据临床需要进行监测信息储存、回顾。

（4）联网功能：随着通信网络的快速发展，单台监护仪监测病人，已经不能满足大量病人信息的处理和监测的需要。通过中央网络信息系统，将医院多台监护仪联网，能同时监测多个病人，使每个病人都能得到及时的监护和治疗。

4. 一体式监护仪只能监测已设定好的监测内容，主要包括：

（1）心电监护：心电监护本质上是动态阅读长时间记录的常规体表心电图，通常采用简化的心电图导联来代替体表心电图导联系统，一般是将4个肢体导联分别移动到胸前壁4个角落，这样既可保证较良好的监测质量，又不影响病人床上活动和各种诊疗措施的实施。

（2）呼吸监测：采用阻抗法原理，通过在胸部安置的心电监测导联电极在监测心电图的同时获得吸活动曲线及呼吸频率。

（3）体温监测：电测温度计监测皮肤或中心温度。

（4）无创血压监测：采用袖带充气式血压监测或脉波测压法（用一脉搏指套传感器，实现无创连续测压）。

（5）血氧饱和度监测：根据血红蛋白的光吸收特性设计，传感器为指夹式或耳贴式，在血氧饱和度70％～100％范围内测量准确度高，误差在±2％内。

（6）血pH及电解质浓度的监测：利用针型传感器，通过静脉穿刺将其置入血管，可连续显示血pH及钾、钠、钙离子浓度，避免了反复抽取病人血液测定电解质，减轻病人痛苦。

5. 动态心电监测系统（Holter心电图系统）的临床应用如下：

（1）观察正常人（包括小儿）心电图中心率和心律的动态变化。

（2）对各种心律失常病人可检测出有无威胁生命的心律失常，以便得到及时合理的治疗。如室性早搏病人进行Holter动态心电图检查时，常见检测出成对或室性心动过速。

（3）常用于各种心血管疾病，如心肌梗死、心肌病、心肌炎等心脏病所致各种心律失常的检测。

（4）动态心电图广泛用于抗心律失常药物的疗效的评价研究工作。

（5）动态心电图用于突发晕厥的病人，可以发现心源性晕厥的病例，便病人得到及时治疗。

§9

临床专科护理学试卷

内科护理学是关于认识疾病及其预防和治疗、护理病人、促进康复、增进健康的学科，是护理学专业必修课，是护理高等人才必须具备的学科知识。临床护理能力是高等护理人才能力结构的重要组成部分。本试卷内容涉及呼吸、循环、消化、泌尿、血液、内分泌与代谢和传染性疾病等的护理。

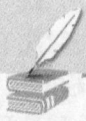

§9.1 内科护理学试卷

一、选择题

【A 型题】

1. 世界卫生组织规定的高血压标准是 （ ）
   A. 血压≥160/95 mmHg　　B. 血压≥140/90 mmHg　　C. 血压≥160/90 mmHg
   D. 血压≥160/105 mmHg　　E. 血压≥128/90 mmHg

2. 引起猝死最常见的心律失常是 （ ）
   A. 心房颤动　　B. 心房扑动　　C. 心室颤动　　D. 阵发性室上性心动过速　　E. 频发性室性期前收缩

3. 急性心肌梗死病人第 1 周必须 （ ）
   A. 绝对卧床　　B. 床上四肢活动　　C. 由人搀扶室内行走　　D. 日常生活自行料理
   E. 开始功能锻炼

4. 下列哪种病人临床上不出现发绀 （ ）
   A. 急性肺炎　　B. 慢性阻塞性肺气肿　　C. 自发性气胸　　D. 严重贫血　　E. 右心衰

5. 不宜用于治疗胃溃疡的药物是 （ ）
   A. 前列腺合成剂　　B. 甲氰咪胍　　C. 丙谷胺　　D. 三钾橼络合铋　　E. 阿托品

6. 胃肠道中起消化作用的最主要的消化液是 （ ）
   A. 胃液　　B. 胰液　　C. 肠液　　D. 唾液　　E. 胆汁

7. 上消化道出血病人的饮食护理，下列哪项不正确 （ ）
   A. 严重呕血者要暂时禁食 8～24 小时　　B. 溃疡伴小量出血一般不需禁食　　C. 食管静脉曲张破裂出血要禁食　　D. 一般溃疡出血可进牛奶等流质　　E. 大便隐血试验持续阳性，应暂时禁食

8. 三腔气囊管使用注意事项中，下列哪项不妥 （ ）
   A. 充气量要适当　　B. 牵引宜适度　　C. 经常抽吸胃内容物　　D. 拔管前宜服石蜡油　　E. 出血停止后口服少量流质

9. 肝硬化腹水产生的机制不包括 （　　）

A. 门静脉内压增高　　B. 血清白蛋白减少　　C. 肾小球滤过减少　　D. 醛固酮分泌增多　　E. 脾功能亢进

10. 引起再生障碍性贫血最主要的原因是什么 （　　）

A. 造血原料缺乏　　B. 无效性红细胞生成　　C. 红细胞破坏过多　　D. 骨髓造血功能低下　　E. 失血

11. 正常止血取决于以下哪项因素 （　　）

A. 血小板的质和量及血管壁的正常　　B. 皮肤的完整性和凝血因素的正常　　C. 血小板的质和量及凝血因素的正常　　D. 血小板的质和量、血管壁及凝血因素的正常　　E. 机体正常免疫功能

12. 铁剂可用于治疗 （　　）

A. 巨幼细胞贫血　　B. 溶血性贫血　　C. 小细胞低色素性贫血　　D. 自身免疫性贫血　　E. 再生障碍性贫血

13. 嗜铬细胞瘤的诊断试验中，下列哪项最有价值 （　　）

A. 组胺激发试验　　B. 腹膜后空气造影　　C. 酚妥拉明（Rigitin）试验　　D. 铬胺试验　　E. 测定 24 小时尿中肾上腺素及去甲肾上腺素总量

14. 甲亢治疗方法中，哪种最易引起甲状腺功能减退 （　　）

A. 甲硫氧嘧啶　　B. 他巴唑　　C. 放射性^{131}I　　D. 手术切除甲状腺　　E. 中药治疗

15. 糖尿病膳食治疗的目的中，下列哪项是错误的 （　　）

A. 调整膳食中糖的供给量　　B. 减轻胰岛细胞的负担　　C. 纠正糖代谢紊乱　　D. 降低血糖　　E. 消除症状

16. 急性肾衰竭少尿无尿早期主要死亡原因是 （　　）

A. 低钙血症　　B. 低钠血症　　C. 高钾血症　　D. 低钾血症　　E. 高镁血症

17. 成人引起肾性高血压最常见的疾病是 （　　）

A. 肾动脉缩窄　　B. 慢性肾盂肾炎　　C. 急性肾小球肾炎　　D. 肾动脉硬化　　E. 慢性肾炎

18. 下列哪项为少尿期 （　　）

A. 24 小时尿量少于 200 mL　　B. 24 小时尿量少于 100 mL　　C. 24 小时尿量少于 400 mL　　D. 24 小时尿量少于 300 mL　　E. 24 小时尿量少于 500 mL

19. 血尿是指尿离心沉淀后镜检每高倍视野有多少个红细胞 （　　）

A. 1～2 个　　B. 2 个　　C. 3 个以上　　D. 5 个　　E. 10 个以上

20. 肺性脑病早期病人头痛、烦躁、失眠时可用的镇静药为 （　　）

A. 巴比妥类药　　B. 奋乃静或 10% 水合氯醛　　C. 地西泮　　D. 艾司唑仑　　E. 安眠酮

【B 型题】

问题 21～24

A. 贫血重而出血轻

B. 贫血与出血相一致

C. 有贫血而无出血

D. 无贫血而有皮下出血

E. 贫血轻而出血重

21. 原发性血小板减少性紫癜 （　）

22. 溶血性贫血 （　）

23. 再生障碍性贫血 （　）

24. 过敏性紫癜 （　）

问题 25～27

A. 高血压

B. 高血脂

C. 高热

D. 尿多、尿相对密度高

E. 尿糖阳性

25. 嗜铬细胞瘤 （　）

26. 糖尿病 （　）

27. 甲状腺危象 （　）

【C 型题】

问题 28～29

A. 阵发性夜间呼吸困难

B. 周围性发绀

C. 两者均是

D. 两者均无

28. 左心功能不全的表现 （　）

29. 右心功能不全的表现 （　）

问题 30～32

A. 糖尿病

B. 尿崩症

C. 两者均有

D. 两者均无

30. 尿相对密度低 （　）

31. 尿糖阳性 （　）

32. 烦渴多尿 （　）

【X 型题】

33. 有关妊娠期生殖系统的变化，下述哪些是正确的 （　）

273

A. 子宫增大主要是子宫肌细胞肥大及数目增多　　B. 子宫峡部变软　　C. 输卵管伸长　　D. 阴道 pH 值增高，以防止感染　　E. 外阴部皮肤增厚

34. 肝硬化腹水病人的护理措施有　　　　　　　　　　　　　　　　　　（　　）

A. 安置病人半卧位　　B. 给予低盐饮食　　C. 定期测量腹围和体重　　D. 准确记录每天出入水量　　E. 经常给予冷敷

35. 体温在生理情况下波动可表现为　　　　　　　　　　　　　　　　　　（　　）

A. 早晨略低，下午略高　　B. 24 小时波动幅度<1 ℃　　C. 老年人体温略低

D. 月经前或妊娠妇女体温略低　　E. 进食后体温略高

36. 吸气性呼吸困难的特点是　　　　　　　　　　　　　　　　　　　　　（　　）

A. 呼吸深而慢　　B. 严重时出现三凹征　　C. 吸气时间大于呼气时间　　D. 呼吸频率增加　　E. 高调的吸气性哮鸣音

37. 高血压危象可有　　　　　　　　　　　　　　　　　　　　　　　　　（　　）

A. 血压显著升高　　B. 心力衰竭　　C. 脑血管痉挛　　D. 心绞痛　　E. 呕吐和神志改变

38. 溃疡病呕血病人的正确护理措施是　　　　　　　　　　　　　　　　　（　　）

A. 卧床休息　　B. 禁食 4 小时　　C. 早期使用三腔气囊管　　D. 定期测量生命体征

E. 禁用巴比妥类药物

39. 糖尿病饮食治疗的原则包括　　　　　　　　　　　　　　　　　　　　（　　）

A. 按理想体重计算总热量　　B. 体重超过理想体重 20% 者应减少总热量　　C. 饮食分配应根据病人习惯，最好少吃多餐　　D. 饮食固定后则不要更改　　E. 糖类占饮食总热量的 50%～60%

40. 急性白血病治疗原则包括　　　　　　　　　　　　　　　　　　　　　（　　）

A. 防治感染　　B. 纠正贫血　　C. 控制出血　　D. 抗生素治疗　　E. 骨髓移植术

二、填空题

1. 急性心肌梗死的诱因包括紧张、劳累、情绪激动、_____、_____、_____等。

2. 呼吸困难按其发病机制和临床表现的不同，可分为_____、_____、混合性呼吸困难 3 种类型。

3. 溃疡病常见的并发症有上消化道出血、_____、_____、_____。

4. 肝素的药理作用是_____、_____。

5. 临床上以水肿、高血压、血尿和蛋白尿为主要表现者应考虑为_____。

6. 急性肾小球肾炎的三大并发症是_____、_____、_____。

7. 纤维胃镜检查前应禁食_____小时。

三、判断题

1. 病人出现端坐呼吸、发绀、咳粉红色泡沫痰、两肺布满湿啰音、心率快等是大叶性肺炎

的临床表现。 （　　）

2. 判断消化道出血停止的依据是症状渐趋好转，血压、脉搏稳定，大便隐血试验阴性。 （　　）

3. 口服葡萄糖耐量试验的方法是：空腹抽血 1 次，口服葡萄糖 75 g 后分别在 30 分钟、60 分钟、120 分钟、180 分钟时各抽血 1 次测血糖及胰岛素。 （　　）

4. 蜘蛛痣常见部位有肩部、颈部。 （　　）

5. 流行性出血热的传播媒介是螨。 （　　）

四、名词解释

1. 阻塞性肺气肿

2. DIC

3. 三凹征

4. 单纯性甲状腺肿

5. 铁锈色痰

五、简答题

1. 试述心力衰竭病人水肿的原因及特点。

2. 试述大咯血的处理原则。

3. 试述贫血的护理要点。

4. 试述甲状腺危象的临床表现。

5. 试述急性呼吸窘迫综合征的护理要点。

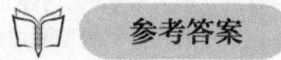

参考答案

一、选择题

【A 型题】

题序	1	2	3	4	5	6	7	8	9	10	11	12
答案	B	C	A	D	E	B	E	E	E	D	D	C
题序	13	14	15	16	17	18	19	20				
答案	E	C	A	C	E	C	C	B				

【B 型题】

题序	21	22	23	24	25	26	27
答案	B	C	A	D	A	D	C

题序	28	29	30	31	32
答案	A	B	B	A	C

【X型题】

题序	33	34	35	36	37	38	39	40
答案	BCE	ABCD	ABCE	ABE	ABCD	AD	ABC	ABCDE

二、填空题

1. 饮食过饱　　排便用力　　感染
2. 吸气性呼吸困难　　呼气性呼吸困难
3. 急性穿孔　　幽门梗阻　　癌变
4. 抗凝血作用　　降血脂作用
5. 急性肾小球肾炎
6. 急性心力衰竭　　高血压脑病　　急性肾衰竭
7. 12小时

三、判断题

题　序	答　案	解　析
1	√	大叶性肺炎,又名肺炎球菌肺炎,是由肺炎双球菌等细菌感染引起的呈大叶性分布的肺部急性炎症。临床表现有突然寒战、高热、咳嗽、胸痛、咳铁锈色痰。血白细胞计数增高;典型的X线表现为肺段、叶实变。病程短,及时应用青霉素等抗生素治疗可获痊愈。
2	√	消化道出血停止的指征有:病人2～3天内停止排黑便、暗红色血便、呕血。心电监护监测血压心率趋于平稳,血常规监测血红蛋白无下降趋势,或逐渐上升。行胃镜检查未发现胃内残留积血,特别是无新鲜及活动性的出血,结肠镜检查未发现肠腔内新鲜血液。
3	√	口服葡萄糖耐量实验应该在空腹时进行,葡萄糖可以稀释成25％的浓度,避免胃肠道出现不适,空腹以及服糖后的30、60、120、180分钟共抽4次血,如果病人有低血糖病史,应该延长实验时间,并与第4和第5小时才采血测血糖,在实验过程中病人如果有面色苍白、恶心和晕厥的情况应该立即停止实验。口服葡萄糖耐量实验可同时检测胰岛素,了解机体内胰岛分泌胰岛素的水平。
4	×	蜘蛛痣出现部位多在上腔静脉分布的区域内,如面部、颈部,按压蜘蛛痣的中心部位可出现蜘蛛足消失。
5	√	目前认为出血热的传播方式呈现多途径多样性,但以动物源性传播为主。其中有媒介传播通过带病毒的革螨、恙螨叮咬人体进行传播出血热。

四、名词解释

1. 阻塞性肺气肿:是由于吸烟、感染、大气污染等有害因素的刺激,引起终末细支气管远端的呼吸道弹性减退，过度膨胀、充气和肺容量增大，并伴有气管壁的破坏。

2. DIC：即弥散性血管内凝血，是一种发生在很多疾病基础上，由致病因素激活凝血系统，导致全身微血栓形成，凝血因子被大量消耗并激发纤溶亢进，引起全身出血的综合征。

3. 三凹征：严重呼吸困难时病人呈张口端坐呼吸，同时可出现三凹征，即胸骨上窝、锁骨上窝及肋间隙在吸气时明显下降形成凹陷。

4. 单纯性甲状腺肿：是由多种原因引起的非炎症性或非肿瘤性甲状腺肿大，不伴有甲状腺功能减退或亢进表现。

5. 铁锈色痰：肺炎链球菌肺炎病人，因渗入肺泡内的红细胞被破坏，含铁血黄素混入痰中，而出现铁锈色痰。

五、简答题

1. 心力衰竭病人的水肿主要是由于水钠潴留、静脉淤血而毛细血管压增高所致。水肿的特点为：水肿出现于身体的下垂部（重力性水肿）；仰卧时则以腰骶部最显著；能下床活动者，以脚、踝内侧较明显；水肿为对称性、凹陷性。

2. 大咯血的处理原则如下：

(1) 消除紧张情绪，必要时可用小量镇静药。宜取侧卧位，便于将血咯出，保持呼吸道通畅。若有窒息，应立即取头低脚高 45°的俯卧位，并轻拍背部，迅速排出在呼吸道和口咽部的血块，可用较粗的鼻导管进行机器吸引，或借助支气管镜夹取血块。

(2) 高浓度氧疗（>60%）。

(3) 垂体后叶素静脉注射或静脉滴注，速度需缓慢。

(4) 咯血过多要输血。反复大咯血，药物治疗不易控制，根据病情和病变范围做肺段或肺叶切除治疗。

(5) 咯血停止后可给予温或凉的流质饮食。卧床休息、避免咳嗽，保持大便通畅。

3. 贫血的护理要点如下：

(1) 根据病情注意卧床休息。

(2) 给予高蛋白、高维生素、富有营养和易消化的食物。

(3) 观察用药反应和治疗效果，预防出血、感染。

4. 甲状腺危象的临床表现如下：

(1) 突起高热，常超过 39 ℃，有时可达 40 ℃以上。

(2) 烦躁不安、恐惧、谵妄甚至昏迷。

(3) 心率常在 140 次/min 以上，严重者可达 240 次/min，可伴心房颤动或心房扑动。

(4) 呼吸急促，大汗淋漓，常有恶心、呕吐、腹泻、脱水及水盐代谢紊乱。重者可致休克。

(5) 可出现心力衰竭及肺水肿等。

5. 成人呼吸窘迫综合征的护理要点如下：

(1) 病情允许时采取端坐位，以利膈肌下降，胸廓扩张，从而增大呼吸量。

(2) 以采用间歇吸氧法为宜。

(3) 做好心理护理，以减轻病人烦躁焦虑情绪，必要时给予镇静药。

(4) 做好口腔及皮肤护理，注意更换体位，预防压疮。

(5) 给予易消化、富营养、高热量流质或半流质饮食。

§9.2 传染科护理学试卷

传染病学是研究各种传染病在人体中发生、发展、传播规律和诊断、治疗、预防方法的学科。

传染病是指由病原微生物（病毒、细菌、立克次体、螺旋体、衣原体、支原体、真菌和寄生虫）感染人体后产生的有传染性、在一定条件下可造成流行的疾病。许多严重危害人类健康的传染病如霍乱、鼠疫、天花等已在我国得到基本控制，但诸如艾滋病、传染性非典型肺炎（SARS）、人感染高致病性禽流感、新型冠状病毒肺炎、埃博拉出血热、塞卡病毒病等传染病又相继出现与流行，必须引起人们的高度重视。

§9.2.1 传染病学试卷

一、选择题

【A 型题】

1. 感染过程最常见的表现是 （ ）
   A. 病原体被清除　　B. 隐性感染　　C. 显性感染　　D. 病原携带状态　　E. 潜伏性感染

2. 下列发疹性感染中，哪项的皮疹出现最早 （ ）
   A. 水痘、风疹　　B. 猩红热　　C. 麻疹　　D. 斑疹伤寒　　E. 伤寒

3. 初次抗原刺激后，先产生的对传染病早期诊断有帮助的是 （ ）
   A. IgG　　B. IgA　　C. IgM　　D. IgD　　E. IgE

4. 保护易感人群采用的各种免疫措施中最重要的是 （ ）
   A. 转移因子等免疫激活剂　　B. 高效价免疫球蛋白　　C. 丙种球蛋白　　D. 疫苗或菌苗　　E. 药物预防

5. 下列哪项是提示乙型肝炎病毒活动性复制的指标 （ ）
   A. HBsAg　　B. 抗 HBs　　C. HBeAg　　D. 抗 HBe　　E. 抗 HBc

6. 预防乙型肝炎的最佳措施是 （ ）
   A. 隔离、治疗病人　　B. 管理带病毒者　　C. 严格消毒制度，加强血源管理　　D. 疫苗预防　　E. 免疫球蛋白注射

7. 流行性出血热早期休克的主要原因是 （ ）

A. 弥散性血管内凝血　　B. 血管透性增加、血浆外渗、血容量锐减　　C. 心肌损害

D. 肾功能不全　　E. 腔道出血、继发感染

8. 钩体病最常见的临床类型是　　　　　　　　　　　　　　　　　　　　　（　　）

A. 流感伤寒型（感染中毒型）　　B. 黄疸出血型　　C. 肺出血型　　D. 肾衰竭型

E. 脑膜炎型

9. 流行性乙型脑炎的治疗重点是积极处理　　　　　　　　　　　　　　　　（　　）

A. 高热、惊厥、循环衰竭　　B. 高热、惊厥、呼吸衰竭　　C. 高热、惊厥、昏迷

D. 昏迷、惊厥、呼吸衰竭　　E. 高热、昏迷、休克

10. 确诊伤寒最有力的论据是　　　　　　　　　　　　　　　　　　　　　　（　　）

A. 长程稽留高热、相对缓脉　　B. 玫瑰疹　　C. 血常规中白细胞减少，嗜酸性粒细胞消失　　D. 肥达反应阳性　　E. 血培养阳性

11. 流脑败血症期最具特征性的体征是　　　　　　　　　　　　　　　　　　（　　）

A. 脑膜刺激征　　B. 休克、循环衰竭　　C. 瘀点、瘀斑　　D. 唇周单纯疱疹

E. 巴氏征阳性

12. 抢救霍乱病人最关键的措施是　　　　　　　　　　　　　　　　　　　　（　　）

A. 补充液体与电解质　　B. 使用抗菌药物　　C. 使用抑制肠黏膜分泌药　　D. 利尿，防治肾衰竭　　E. 使用血管活性药物

13. 下列传染病中，哪种属于甲类传染病　　　　　　　　　　　　　　　　　（　　）

A. 艾滋病　　B. 鼠疫　　C. 传染性非典型肺炎　　D. 肺炭疽　　E. 人感染高致病性禽流感

14. 反映肝细胞受损最重要的血清酶学指标是　　　　　　　　　　　　　　　（　　）

A. AST　　B. ALP　　C. ALT　　D. γ-GT　　E. LDH

15. 当 HBV 前 C 区 1 896 位核苷酸基因突变导致终止密码出现时，可导致哪种抗原消失（　　）

A. HBsAg　　B. HBeAg　　C. HBcAg　　D. HBxAg　　E. preS$_2$

16. HBV 慢性感染者具有 HBsAg 阳性、HBeAg 阳性、抗 HBC 阳性、HBV-DNA 阳性，而 ALT 正常者，应诊断为　　　　　　　　　　　　　　　　　　　　　（　　）

A. HBeAg 阳性慢性乙型病毒性肝炎　　B. 非活动性 HBsAg 携带者　　C. 慢性 HBV 携带者　　D. HBeAg 阴性慢性乙型病毒性肝炎　　E. 隐匿性慢性乙型病毒性肝炎

17. 手足口病的好发季节是　　　　　　　　　　　　　　　　　　　　　　　（　　）

A. 1～2 月　　B. 4～7 月　　C. 8～9 月　　D. 10～12 月　　E. 全年

18. HIV 不能通过下列哪种途径传播　　　　　　　　　　　　　　　　　　　（　　）

A. 性接触　　B. 输血　　C. 母婴　　D. 握手　　E. 共用注射器注射

【X 型题】

19. 血常规检查中白细胞分类计数在传染病诊断中的正确概念是　　　　　　　（　　）

A. 白细胞数显著增多常见于流脑、败血症、猩红热　　B. 伤寒、副伤寒与布氏菌病白细胞数正常或减少　　C. 流感、登革热、病毒性肝炎时白细胞数常减少或正常

279

D. 寄生虫感染时嗜酸性粒细胞增多　　　　E. 嗜酸性粒细胞减少见于伤寒、流脑

20. 下列哪项属于主动免疫制剂　　　　　　　　　　　　　　　　（　　　）

　　A. 疫苗　　　B. 菌苗　　　C. 抗毒素　　　D. 类毒素　　　E. 丙种球蛋白

21. 根据我国传染病防治法，对下列哪些疾病应采取甲类传染病的预防、控制措施　（　　　）

　　A. 鼠疫病人及病原携带者　　　B. 霍乱病人及病原携带者　　　C. 艾滋病病人　　　D. 肺
　　炭疽病人　　　E. 麻风病病人

22. 艾滋病的传播方式包括　　　　　　　　　　　　　　　　　　（　　　）

　　A. 性接触传播　　　B. 注射途径传播　　　C. 母婴传播　　　D. 器官移植传播　　　E. 人
　　工授精传播

23. 可引起慢性病毒携带者的肝炎病毒是　　　　　　　　　　　　（　　　）

　　A. HAV　　　B. HBV　　　C. HCV　　　D. HDV　　　E. HEV

24. 可接种丙种球蛋白进行被动免疫预防的疾病是　　　　　　　　（　　　）

　　A. 甲型病毒性肝炎密切接触者　　　B. 麻疹密切接触者　　　C. 丙型病毒性肝炎密切接
　　触者　　　D. 脊髓灰质炎密切接触者　　　E. 戊型病毒性肝炎密切接触者

25. 可从血培养获得病原体的是　　　　　　　　　　　　　　　　（　　　）

　　A. 败血症　　　B. 菌血症　　　C. 毒血症　　　D. 脓毒血症　　　E. 变应性亚败血症

26. 引起侵袭性腹泻，导致排黏液血便的病原体是　　　　　　　　（　　　）

　　A. 志贺菌　　　B. 空肠弯曲菌　　　C. 侵袭性大肠埃希菌　　　D. 葡萄球菌　　　E. 伤寒
　　沙门菌

27. 引起分泌性腹泻，导致排水样便的病原体是　　　　　　　　　（　　　）

　　A. 葡萄球菌　　　B. 霍乱弧菌　　　C. 产肠毒素性大肠埃希菌　　　D. 肉毒杆菌
　　E. 幽门螺杆菌

28. 人感染高致病性禽流感流行病学接触史是指　　　　　　　　　（　　　）

　　A. 发病前1周内曾到过疫点　　　B. 有病死禽接触史　　　C. 与被感染的禽或其分泌物、
　　排泄物等有密切接触　　　D. 与人感染高致病性禽流感病人有密切接触　　　E. 实验室从
　　事有关人感染高致病性禽流感病毒研究

29. 下列哪些消毒方法可以用于对 HIV 的消毒　　　　　　　　　（　　　）

　　A. 56 ℃，30 分钟　　　B. 0.2% 的次氯酸钠　　　C. 0.1% 的甲醛　　　D. γ 射线
　　E. 紫外线

30. 按照我国现行规定应在哪些种类的学校中组织学生学习艾滋病防治知识　（　　　）

　　A. 高等院校　　　B. 中等职业学校　　　C. 普通中学　　　D. 普通小学　　　E. 军队院校

二、填空题

1. 钩体病病原治疗的首选药是_____，血吸虫病病因治疗的首选药物是_____，治疗
　肠内、肠外阿米巴病的首选药物是_____。

2. 敏感株所引起间日疟的病因治疗最佳方案是联合应用_____与_____。

3. 血吸虫病的异位损害常见于＿＿＿＿＿与＿＿＿＿＿。

4. 溶组织阿米巴的致病型是＿＿＿＿＿，传染型是＿＿＿＿＿，在阿米巴肝脓肿的脓液中可找到＿＿＿＿＿，而不能找到＿＿＿＿＿。

5. 对于 HBsAg 阳性母亲的新生儿，预防乙型病毒性肝炎的最佳方案是联合应用＿＿＿＿＿与＿＿＿＿＿。

6. 为了加强对脊髓灰质炎的监测，对于急性弛缓性瘫痪的儿童均应于瘫痪发生＿＿＿＿＿日内，送验粪便＿＿＿＿＿份，每份相隔＿＿＿＿＿小时，冷藏运送至实验室进行病毒分离。

7. 在我国已列入儿童计划免疫的免疫制剂有＿＿＿＿＿，＿＿＿＿＿，＿＿＿＿＿与＿＿＿＿＿4 种。

8. 对于疑似艾滋病病人及 HIV 感染者的确诊，必须经过＿＿＿＿＿两次阳性，再做＿＿＿＿＿或＿＿＿＿＿确诊试验而确定。

9. 流脑的确诊可采取＿＿＿＿＿与＿＿＿＿＿涂片革兰氏染色检查，亦可取＿＿＿＿＿与＿＿＿＿＿行细菌培养。

10. HBV 复制与传染性的指标有＿＿＿＿＿、＿＿＿＿＿和＿＿＿＿＿。其中对于判断病毒复制程度、传染性大小、抗病毒药疗效等有重要的意义的是＿＿＿＿＿。

三、判断题

1. HBsAg 具有抗原性，无感染性，它可诱导机体产生保护性抗体。（　　）

2. B 超检查是阿米巴肝脓肿的确诊方法。（　　）

3. 皮肤瘀斑是确诊流脑败血症的唯一条件。（　　）

4. 霍乱病人在恢复期出现反应性发热，是由于循环改善后大量肠毒素被吸收所致。（　　）

5. 肝肺综合征是指慢性肝炎和肝硬化病人可出现气促、呼吸困难、肺水肿、间质性肺炎、胸腔积液和低氧血症等病理和功能改变。（　　）

四、名词解释

1. 慢性 HBV 感染

2. 肝肺综合征

3. 炭疽

4. 人感染高致病性禽流感疫区

5. 艾滋病行为干预措施

五、问答题

1. 试述血液常规检查在传染病诊断的价值。

2. 试述慢性乙型病毒性肝炎治疗的总体目标和关键性治疗措施。

3. 试述托幼机构及小学等集体单位对手足口病的预防控制措施。

4. 试述 HIV 职业暴露的传染源。

5. 试述艾滋病医护人员的防护要点。

参考答案

一、选择题

【A 型题】

题序	1	2	3	4	5	6	7	8	9	10	11	12
答案	B	A	C	D	C	D	B	A	B	E	C	A
题序	13	14	15	16	17	18						
答案	B	C	B	C	B	D						

【X 型题】

题序	19	20	21	22	23	24	25	26	27	28	29	30
答案	ABCE	ABD	ABCDE	ABCDE	BCD	ABD	ABCD	ABC	ABC	ABCDE	AB	ABC

二、填空题

1. 青霉素　吡喹酮　甲硝唑
2. 氯喹　伯氨喹
3. 肺　脑
4. 滋养体　包囊　滋养体　包囊
5. 乙型肝炎疫苗　高效价乙肝免疫球蛋白
6. 14　2　24~48
7. 卡介苗　乙型肝炎疫苗　脊髓灰质炎三价混合疫苗　百白破混合制剂
8. ELISA 初筛试验　蛋白印迹试验　固相放射免疫沉淀试验
9. 脑脊液　瘀斑渗液　血液　脑脊液
10. HBeAg　HBcAg　HBV-DNA　HBV-DNA

三、判断题

题序	答案	解　析
1	√	成年人感染乙型肝炎病毒大多会自动转阴：大多成年感染者表现为急性乙型病毒性肝炎（感染半年内），急性感染大部分（90％）会自愈，即在 3 个月内表面抗原阳性转为阴性并产生表面抗体，另外 10％如免疫功能差，不能产生足够的乙型肝炎表面抗体来中和表面抗原，血清中乙型肝炎表面抗原可以持续阳性；即转为慢性乙型肝炎病毒携带者。

题 序	答 案	解 析
2	×	阿米巴肝脓肿是由于溶组织阿米巴滋养体进入肝脏，使肝发生坏死而形成，为阿米巴结肠炎的并发症，但也可无阿米巴结肠炎单独存在，以长期发热、右上腹或右下胸痛、全身消耗以及肝大、肝脏压痛、血白细胞增多等为主要临床表现，B超波检查可显示肝区液平面，如果肝穿刺获得典型的脓液或脓液中找到阿米巴滋养体，或对特异性抗阿米巴药治疗有良好效应，即可确诊为阿米巴肝脓肿。
3	×	流脑是一种经呼吸道传播、由脑膜炎双球菌感染、多见于10岁以下儿童、易暴发于冬春季的烈性传染病，病亡率很高（约16％）。该病病程可分为潜伏期、败血症期、脑脊髓膜炎期和恢复期，皮肤瘀斑是败血症期的症状，此外尚可出现高热、惊厥、颅内压增高及严重感染的血常规。
4	√	这是因为霍乱病人在大量的输液后，病人的循环得到改善，而残存的肠内毒素继续吸收，约1/3的病人出现反应性发热，一般波动在38 ℃～39.1 ℃，持续1～3天后消退，不必给予治疗。
5	√	肝肺综合征是指慢性肝炎和肝硬化病人可出现气促、呼吸困难、肺水肿、间质性肺炎、胸腔积液和低氧血症等病理和功能改变。

四、名词解释

1. 慢性HBV感染：有乙型病毒性肝炎或HBsAg阳性史超过6个月，现HBsAg和/或HBV、DNA仍为阳性者，可诊断为慢性HBV感染。

2. 肝肺综合征：是指慢性肝炎和肝硬化病人可出现气促、呼吸困难、肺水肿、间质性肺炎、胸腔积液和低氧血症等病理和功能改变。

3. 炭疽：是由炭疽芽孢杆菌引起的动物源性传染病。牛、羊、猪、犬等家畜极易受感染。通过接触受感染的动物及污染的畜产品和外周污染环境吸入而传染人类。

4. 人感染高致病性禽流感疫区：是指人感染高致病性禽流感疫点周围半径3 km的范围。

5. 艾滋病行为干预措施：是指能够有效减少艾滋病传播的各种措施，包括针对经注射吸毒传播艾滋病的美沙酮维持治疗等措施；针对经性传播艾滋病的安全套推广使用措施，以及规范、方便的性病诊疗措施；针对经母婴传播艾滋病的抗病毒药预防和人工代乳品喂养等措施；早期发现感染者和有助于危险行为改变的自愿咨询检测措施；健康教育措施；提高个人规范意识以及减少危险行为的针对性同伴教育措施。

五、问答题

1. 血常规检查在传染病诊断中的意义如下：血液常规检查中以白细胞计数和分类的用途最广。白细胞总数显著增多常见于化脓性细菌感染，如流行性脑脊髓膜炎、败血症和猩红热等。革兰氏阴性杆菌感染时白细胞总数往往升高不明显甚至减少，例如布氏菌病、伤寒及副伤寒等。病毒性感染时白细胞总数通常减少或正常，如流行性感冒、登革热和病毒性肝炎等。原虫感染时白细胞总数也常减少，如疟疾、黑热病等。蠕虫感染时嗜酸性粒细胞通常增多，如钩虫、血吸虫、肺吸虫感染等。嗜酸性粒细胞减少则见于伤寒、流行性脑脊髓膜炎等。

2. 慢性乙型病毒性肝炎治疗的总体目标和关键性治疗措施如下：

(1) 总体目标：最大限度地长期抑制或消除 HBV，减轻肝细胞炎性坏死及肝纤维化，延缓和阻止疾病发展，减少和防止肝脏失代偿、肝硬化、肝细胞癌及其并发症的发生，从而改善生活质量和延长存活时间。

(2) 治疗措施：主要包括抗病毒、免疫调节、抗炎保肝、抗纤维化和对症治疗，其中抗病毒治疗是关键，只要有适应证，且条件允许，就应进行规范的抗病毒治疗。

目前已应用于临床的抗 HBV 药物有：干扰素 α（IFN-α）包括普通干扰素和聚乙二醇干扰素；核苷（酸）类似物包括拉米夫定、阿德福韦酯、恩替卡韦、替比夫定等。

3. 托幼机构及小学等集体单位的预防控制手足口病的措施如下：

(1) 本病流行季节，教室和宿舍等场所要保持良好通风。

(2) 每天对玩具、个人卫生用具、餐具等物品进行清洗消毒。

(3) 进行清扫或消毒工作（尤其清扫厕所）时，工作人员应戴手套。清洗工作结束后应立即洗手。

(4) 每天对门把手、楼梯扶手、桌面等物体表面用漂白粉等进行擦拭消毒。

(5) 教育指导儿童养成正确洗手的习惯。

(6) 每天进行晨检，发现可疑患儿时，采取及时送诊、居家休息的措施。对患儿所用的物品要立即进行消毒处理。

(7) 患儿增多时，要及时向卫生和教育部门报告，根据疫情控制需要教育和卫生部门可决定采取托幼机构或小学放假措施。

4. 就医务人员而言，工作中常见的 HIV 暴露源包括：HIV 感染者或 AIDS 病人的血液、含血体液、精液、阴道分泌物，含 HIV 的实验室样本、生物制品、器官等。艾滋病的潜伏期很长，HIV 感染者从外表无法辨认，却具有传染性。另外，因艾滋病没有特异的临床表现，病人常到各科（内科、皮肤科、神经科、口腔科等）就医，就诊时不易及时做出正确诊断，所以医务人员在临床工作中面对更多的是潜在的传染源。

在医务人员的工作中，许多情况并不会直接接触 HIV 感染者的血液、有感染性的体液或含有 HIV 的其他体液而发生职业暴露，因此也不会感染 HIV。例如：在不直接接触血液和感染性体液的情况下给 HIV 感染者或艾滋病病人做常规体检；接触到 HIV 感染者或艾滋病病人的尿液或汗液，和艾滋病病人谈话、握手等均不会感染 HIV。

5. 医护人员接触艾滋病病人时需穿隔离衣，戴一次性手套。接触病人之后及接触另一个病人之前必须洗手。护士操作前应向病人做好解释，取得合作，对不合作的病人或污染危险性较大的操作应由技术熟练的两人配合，操作可尽量集中安排，并严格按照规范操作程序进行。当进行侵入性治疗及护理操作如手术、穿刺、注射等时，注意不要误伤自己。使用注射器时，要保证针头安牢在针管上，采血后不要将注射器针套套回去。有条件的单位最好使用真空采血管及相应蝶形针具等，以保护抽血者不直接接触血液标本。用过的利器必须放到特殊的容器中。如果手套被血液或体液污染，则必须及时更换手套或洗净手套，防止通过污染的手套将病毒传给其他病人；用后的针具应置于坚硬的厚塑料容器内，统一消毒毁形处理。

传染病是指由病原微生物或寄生虫感染人体后产生的有传染性、在一定条件下造成流行的疾病。传染病的致病因素是病原体，它在人体内发生发展的过程与其他致病因素所造成的疾病有本质上的区别：有病原体，包括病原微生物与寄生虫；有传染性；有流行病学特征；有感染后免疫，如主动免疫。本试卷内容涉及传染性非典型肺炎、人感染高致病性禽流感、手足口病等知识。

§9.2.2　传染性非典型肺炎、人感染高致病性禽流感、手足口病基本知识专题试卷

一、选择题

【A 型题】

1. 传染性非典型肺炎多以发热为首发症状，体温一般是　　　　　　　　（　　）
   A. <37.5 ℃　　B. >37 ℃　　　C. >38.5 ℃　　　D. >38 ℃　　　E. >36.5 ℃

2. 接触疑似传染性非典型肺炎病人和临床诊断病人的医务人员，脱离隔离区后需进行医学观察的天数为　　　　　　　　（　　）
   A. 1 周　　B. 8 天　　C. 15 天　　　D. 10～14 天　　　E. 6 天

3. 《公众预防传染性非典型肺炎指导原则》指出传染性非典型肺炎最有效的预防措施是
   　　　　　　　　（　　）
   A. 生活、工作场所通风　　　B. 不与传染性非典型肺炎或疑似传染性非典型肺炎病人接触
   C. 注意个人卫生　　　D. 在人群密度高或不通风的场所内戴口罩　　　E. 服用中西药物

4. 手足口病的好发季节是　　　　　　　　（　　）
   A. 1～2 月　　B. 4～7 月　　　C. 8～9 月　　　D. 10～12 月　　　E. 全年

5. 手足口病的多发年龄是　　　　　　　　（　　）
   A. 5 岁以下　　B. 2 岁以下　　　C. 学龄前　　　D. 18 岁以下　　　E. 各种年龄

【X 型题】

6. 传染性非典型肺炎病人胸片检查可见　　　　　　　　（　　）
   A. 不同程度的片状、斑片状浸润性阴影　　　B. 呈网状改变　　　C. 大片状阴影
   D. 常为多叶或双侧改变　　　E. 阴影消散吸收较快，肺部阴影与症状体征相符

7. 传染性非典型肺炎病人出院必须具备的标准是　　　　　　　　（　　）
   A. 体温正常 7 天以上　　　B. 呼吸系统症状明显改善　　　C. X 线胸片有明显吸收

D. 心功能恢复正常　　　　E. 肝功能基本正常

8. 传染性非典型肺炎的传播方式为　　　　　　　　　　　　　　　（　　）

　　A. 短距离空气飞沫　　B. 接触病人呼吸道分泌物　　C. 密切接触　　D. 性传播

　　E. 血液传播

9. 禽流感流行病学接触史是指　　　　　　　　　　　　　　　　　（　　）

　　A. 发病前1周内曾到过疫点　　B. 有病死禽接触史　　C. 与被感染的禽或其分泌物、排泄物等有密切接触　　D. 与禽流感病人有密切接触　　E. 实验室从事有关禽流感病毒研究

10. 能够灭活肠道病毒的因素有　　　　　　　　　　　　　　　　（　　）

　　A. 胃酸　　B. 高锰酸钾　　C. 紫外线照射　　D. 漂白粉　　E. 乙醚

二、填空题

1. 传染性非典型肺炎病人发热超过38.5 ℃者，可使用解热镇痛药，但儿童忌用阿司匹林，因该药有可能引起_____。

2. 传染性非典型肺炎的主要传播途径包括_____、_____、_____。

3. 与传染性非典型肺炎病人有接触史者，应进行医学观察或隔离，一般为_____天。

4. 棉纱口罩更换的时限为_____小时。

5. 人感染高致病性禽流感的主要传播途径是_____。

6. 手足口病主要是由_____引起的传染病。

7. 手足口病主要的侵犯部位是_____、_____、_____、_____4个部位。

8. 手足口病皮肤损害的"四不特征"是_____、_____、_____、_____。

9. 手足口病的皮疹"四不像"是指，不像_____、不像_____、不像_____、不像_____。

三、判断题

1. 传染性非典型肺炎病人早期不能用抗病毒药。　　　　　　　　　（　　）

2. 传染性非典型肺炎病区空气消毒可用0.5%的过氧乙酸喷雾。　　（　　）

3. 传染性非典型肺炎的潜伏期病人和恢复期病人均有很强的传染性。（　　）

4. 成年人感染手足口病后多不发病，但能够传播病毒。　　　　　　（　　）

5. 手足口病患儿的衣物、玩具等用品可用煮沸或紫外线照射进行消毒。（　　）

四、名词解释

1. 传染性非典型肺炎

2. 人感染高致病性禽流感疫区

五、简答题

1. 简述传染性非典型肺炎的症状和体征。

2. 简述重症传染性非典型肺炎的诊断标准。

3. 试述传染性非典型肺炎的预防。

4. 何谓人感染高致病性禽流感?

5. 试述人感染高致病性禽流感的主要临床表现。

6. 简述人感染高致病性禽流感的并发症。

7. 试述手足口病的临床诊断要点。

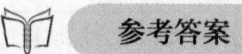 参考答案

一、选择题

【A 型题】

题序	1	2	3	4	5
答案	D	D	A	B	A

【X 型题】

题序	6	7	8	9	10
答案	ABCD	ABC	ABC	ABCDE	BCD

二、填空题

1. Reye 综合征

2. 近距离飞沫传播   接触传播   实验室传播

3. 14

4. 4

5. 呼吸道传播

6. 肠道病毒属的柯萨奇病毒

7. 手   足   口   臀

8. 不痛   不痒   不结痂   不结瘢

9. 蚊虫咬   药物疹   口唇牙龈疱疹   水痘

三、判断题

题序	答案	解析
1	×	传染性非典型肺炎病人目前尚无特异性治疗。与其他病毒感染一样,抗菌药物治疗无效。
2	√	传染性非典型肺炎时期用的消毒液是:①84 消毒液,在家庭整个地面进行消毒。②用运高度白醋进行熏烤,净化空气,防止细菌传染。③过氧乙酸消毒液车,喷洒家具等用品进行消毒。

题 序	答 案	解 析
3	×	传染性非典型肺炎的潜伏期病人起病急，传染性强，以发热为首发症状，可有畏寒；治愈后一般不会传染给周围的人群了，但是有再次感染的可能性。因为传染性非典型肺炎属于一种病毒感染，根据冠状病毒类的属性，感染后并不会有持久的抗体，治愈后仍会有可能再次被传染。
4	√	手足口病是由多种肠道病毒引起的常见传染病，以婴幼儿发病为主，少年儿童和成人感染后多不发病，但可以传播疾病。
5	√	手足口病病人生活用品可采用以下方法消毒：耐热物品用 65 ℃以上的热水浸泡 30 分钟或者煮沸 3 分钟；污染的玩具、桌椅和衣物等使用含氯的消毒剂（84 消毒液或漂白粉）浸泡（浓度按使用说明）。孩子的痰、唾液和粪便、擦拭用纸等都最好倒入适量消毒剂，搅拌消毒后再丢入厕所。

四、名词解释

1. 传染性非典型肺炎（infectious atypical pneumonia，IAP）：是由 SARS 冠状病毒引起的急性呼吸系统传染病，现称严重急性呼吸综合征（severe acute respiratory syndrome，SARS），主要通过短距离飞沫、接触病人呼吸道分泌物及密切接触传播。临床上以急性起病、发热、头痛、肌肉酸痛、乏力、干咳少痰为特征，严重者出现气促或呼吸窘迫。

2. 人感染高致病性禽流感疫区：是指人感染高致病性禽流感疫点周围半径 3 km 的范围。

五、简答题

1. 传染性非典型肺炎的症状与体征如下：起病急，以发热为首发症状，体温一般＞38 ℃，偶有畏寒；可伴有头痛、关节酸痛、肌肉酸痛、乏力、腹泻；常无上呼吸道卡他症状；可有咳嗽，多为干咳、少痰，偶有血丝痰；可有胸闷，严重者出现呼吸加速、气促，或明显呼吸窘迫。肺部体征不明显，部分病人可闻少许湿啰音，或有肺实变体征。

2. 重症传染性非典型肺炎的诊断标准如下：符合以下 5 项标准中的一种即可诊断。其 5 项标准是：

（1）呼吸困难，呼吸频率＞30 次/min。

（2）低氧血症，在吸氧 3～5 L/min 条件下，动脉氧分压＜70 mmHg，或脉搏容积血氧饱和度（SpO$_2$）小于 93%，或可诊为急性肺损伤或急性窘迫综合征。

（3）多叶肺病变且病变范围超过 1/3 或 X 线胸片显示 48 小时内病灶进展大于 50%。

（4）休克或多器官功能障碍综合征。

（5）具有严重基础性疾病或合并其他感染或年龄大于 50 岁。

3. 传染性非典型性肺炎的预防如下：

（1）培养良好的个人健康生活习惯：①保持良好的个人卫生习惯，打喷嚏、咳嗽和清洁鼻子后要洗手。②洗手后用清洁的毛巾和纸巾擦干。③不共用毛巾。④均衡饮食、根据气候增减衣服，定期运动，充分休息。⑤减轻压力和避免吸烟，以增强抵抗力。

（2）确保室内空气流通：①经常打开所有窗户，使空气流通。②保持空调的良好性能，并经常清洗隔尘网。③避免前往空气流通不畅、人口密集的公共场所。

4. 人感染高致病性禽流感是甲型禽流感病毒引起的一种禽类疾病。近年已确定可直接感染人类引起疾病，严重者可因并发症导致病人死亡，称为人感染高致病性禽流感。根据我国传染病防治法本病列为乙类传染病，并应采取甲类传染病的预防、控制措施。

5. 人感染高致病性禽流感的潜伏期一般为 $1\sim7$ 天。人类感染禽流感病毒后可引起轻重不同的临床表现。轻者仅有普通的感冒症状。重症病人一般均为 H_5N_1 亚性病毒感染，急性起病，持续高热在 39 ℃以上，可伴有流涕、鼻塞、咳嗽、咽痛、头痛、肌肉酸痛和全身不适。部分病人可有恶心、腹痛、腹泻、稀水样便等消化道症状。

重症病人病情发展迅速，几乎所有病人都有临床表现明显的肺炎，可出现急性肺损伤、急性呼吸窘迫综合征（ARDS）、肺出血、胸腔积液、全血细胞减少、多脏器功能衰竭、休克及瑞氏综合征（Reye syndrome）等多种并发症。可继发细菌感染，发生败血症。发病 1 周内很快进展为呼吸窘迫，肺部有实变体征，随即发展为呼吸衰竭，大多数病例终至死亡。

6. 人感染高致病性禽流感进展快、预后差，可出现急性呼吸窘迫综合征、肺出血、胸腔积液、全血细胞减少、肾衰竭、败血症、休克及瑞氏综合征等多种并发症。病人常死于严重呼吸衰竭。

7. 手足口病的临床诊断要点如下：

（1）以发热，手、足、口、臀部出现斑丘疹、疱疹为主要表现，可伴有上呼吸道感染症状。

（2）部分病例仅表现为手、足、臀部皮疹或疱疹性咽峡炎。

（3）重症病例可出现神经系统受累、呼吸及循环衰竭等表现，实验室检查可有末梢血白细胞增高、血糖增高及脑脊液改变，脑电图、磁共振、胸部 X 线检查可有异常。

　　艾滋病是一种危害性极大的传染病，由感染人类免疫缺陷病毒（HIV）引起。HIV 是一种能攻击人体免疫系统的病毒。它把人体免疫系统中最重要的 $CD4^+T$ 淋巴细胞作为主要攻击目标，大量破坏该细胞，使人体丧失免疫功能。因此，人体易于感染各种疾病，并可发生恶性肿瘤，病死率较高。HIV 在人体内的平均潜伏期为 $8\sim9$ 年，在艾滋病病毒潜伏期内，可以没有任何症状地生活和工作多年。本试卷内容涉及以上知识点。

§9.2.3　艾滋病基本知识专题试卷

一、选择题

【A 型题】

1. HIV 不能通过下列哪种途径传播　　　　　　　　　　　　　　（　）

　　A. 性接触　　B. 输血　　C. 母婴　　D. 握手　　E. 共用注射器注射

2. HIV 不可以用下列哪种方法消毒 （　）

　　A. 高压湿热消毒法　　B. 75％乙醇　　C. 0.2％的次氯酸钠　　D. 焚烧　　E. 紫外线

3. 据估计，我国现有艾滋病病毒感染者和病人约 74 万，已死于艾滋病的病人超过 （　）

　　A. 1 万　　B. 5 万　　C. 10 万　　D. 20 万　　E. 25 万

【X 型题】

4. 下列哪些消毒方法可以用于对 HIV 的消毒 （　）

　　A. 56 ℃，30 分钟　　B. 0.2％的次氯酸钠　　C. 0.1％的甲醛　　D. γ 射线

　　E. 紫外线

5. 感染 HIV 后，下列哪些物质可能具有传染性 （　）

　　A. 精液　　B. 血液　　C. 乳汁　　D. 艾滋病病人的骨灰　　E. 眼泪

6. HIV 的传播途径有 （　）

　　A. 性接触　　B. 注射　　C. 母婴　　D. 人工受精　　E. 与感染者握手

7. HIV 感染的高危人群有 （　）

　　A. 同性恋者　　B. 性乱交者　　C. 静脉吸毒者　　D. 医务工作者　　E. 住同一宿舍者

8. 目前抗 HIV 的药物有 （　）

　　A. 核苷类逆转录酶抑制剂　　B. 非核苷类逆转录酶抑制剂　　C. 博来霉素　　D. 蛋白酶抑制剂　　E. 戊烷脒

9. 按照我国现行规定应在哪些种类的学校中组织学生学习艾滋病防治知识 （　）

　　A. 高等院校　　B. 中等职业学校　　C. 普通中学　　D. 普通小学　　E. 军队院校

10. 世界卫生组织将 HIV 感染分为 A、B、C 三大类，C 类包括 （　）

　　A. 严重机会性感染　　B. 淋巴结肿大　　C. 神经系统症状　　D. 肿瘤　　E. 消化系统症状

二、填空题

1. AIDS 是由_____引起的致命性慢性传染病。

2. AIDS 的传染源为_____、_____。

3. _____是艾滋病传播的最主要途径。

4. 目前治疗 HIV 感染的抗病毒药有_____、_____和_____ 3 大类。

5. 艾滋病的潜伏期为_____年。

6. 艾滋病的临床表现可分为 4 期，即_____、_____、_____、_____。

7. 艾滋病病人在艾滋病期的 5 种主要表现是_____、_____、_____、_____、_____。

8. 艾滋病血液传播的具体途径包括_____、_____、_____。

三、判断题

1. 艾滋病病毒感染者和艾滋病病人有义务将患病事实及时告知与其有性关系者。 （　）

2. 未经本人或者其监护人同意，任何单位或者个人不得公开艾滋病病毒感染者、艾滋病病人及其家属的姓名、住址、工作单位、肖像、病史资料以及其他可能推断出其具体身份的信息。   （   ）
3. 按照我国现行规定艾滋病病毒感染者和艾滋病病人不允许登记结婚。   （   ）
4. 目前艾滋病在我国全人群总体中处于高流行状态。   （   ）
5. 我国规定，向农村艾滋病病人和城镇经济困难的艾滋病病人免费提供抗艾滋病病毒治疗药品。   （   ）

四、名词解释

1. 艾滋病
2. 艾滋病监测
3. 标准防护原则
4. 艾滋病检测
5. 行为干预措施

五、简答题

1. 试述艾滋病病人最常见的严重机会性感染和其主要临床表现和诊断方法。
2. 试述进行抗 HIV 治疗的适应证。
3. 简述艾滋病防治工作的基本原则。

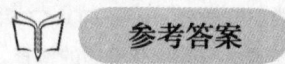 参考答案

一、选择题

【A 型题】

题序	1	2	3
答案	D	E	C

【X 型题】

题序	4	5	6	7	8	9	10
答案	AB	ABCE	ABCD	ABC	ABD	ABC	ACD

二、填空题

1. HIV
2. 病人　　无症状 HIV 携带者
3. 性接触传播途径

4. 核苷类逆转录酶抑制剂　　　非核苷类逆转录酶抑制剂　　　蛋白酶抑制剂

5. 2～10

6. 急性 HIV 感染期　　　无症状 HIV 感染期　　　持续性全身淋巴结肿大综合征期　　　艾滋病期

7. 艾滋病相关综合征　　　神经系统症状　　　严重机会性感染　　　继发性肿瘤　　　其他并发症症状

8. 输血传播　　　血液制品传播　　　共用污染的针具和医疗机械

三、判断题

题　序	答　案	解　析
1	√	人类免疫缺陷病毒感染者和艾滋病病人应对社会承担义务和责任，认真听从医务人员的医学指导，服从卫生防疫部门管理。到医疗机构就诊时，应当主动向医务人员说明自身的感染情况，防止将病毒传播给他人。
2	√	从事人类免疫缺陷病毒感染者和艾滋病病人诊断、治疗及管理工作的人员，不得向无关人员泄漏有关信息。任何单位和个人不得将人类免疫缺陷病毒感染者和艾滋病病人的姓名、住址等个人情况分布或传播，防止社会歧视。
3	×	现在没有明确的法律规定艾滋病病人没有结婚的权利，一般都是暂缓结婚，患有艾滋病的病人需要接受流行病学的检查和指导，将患有艾滋病的事实告知与其有性关系者，就医时需要告知医师自己是艾滋病的病人，采取必要的措施，以免感染他人。
4	×	艾滋病高发的人群，主要是存在于同志人群，有娱乐场所卖淫的人群，吸毒人群感染艾滋病的可能性比较大，性行为关系比较混乱、多个性伴侣的人群，也易感染艾滋病。
5	√	国家针对艾滋病病人的管理，实现艾滋病抗病毒药的免费治疗，每年有一定的经费进行人类免疫缺陷病毒载量，或者 CD4$^+$T 淋巴细胞的检测。国家公民可以自愿到当地疾病预防控制中心进行艾滋病的检查，这些检查都是免费的，只需要带身份证登记就可以。

四、名词解释

1. 艾滋病：其医学全称是"获得性免疫缺陷综合征"，英语缩写为 AIDS，是由人类免疫缺陷病毒（HIV）侵入人体后引发的一种病死率极高的严重传染病。人类是人类免疫缺陷病毒的唯一携带者。

2. 艾滋病监测：是指连续、系统地收集各类人群中艾滋病（或者人类免疫缺陷病毒感染）及其相关因素的分布资料，对这些资料综合分析，为有关部门制定预防控制策略和措施提供及时可靠的信息和依据，并对预防控制措施进行效果评价。

3. 标准防护原则：是指医务人员将所有病人的血液、其他体液以及被血液、其他体液污染的物品均视为具有传染性的病原物质，医务人员在接触这些物质时，必须采取防护措施。

4. 艾滋病检测：是指采用实验室方法对人体血液、其他体液、组织器官、血液衍生物等进行人类免疫缺陷病毒、人类免疫缺陷病毒抗体及相关免疫指标检测，包括监测、检验检疫、自愿咨询检测、临床诊断、血液及血液制品筛查工作中的艾滋病检测。

5. 行为干预措施：是指能够有效减少艾滋病传播的各种措施，包括：针对经注射吸毒传播艾滋病的美沙酮维持治疗等措施；针对经性传播艾滋病的安全套推广使用措施，以及规范、方便的性病诊疗措施；针对母婴传播艾滋病的抗病毒药预防和人工代乳品喂养等措施；早期发现感染者和有助于危险行为改变的自愿咨询检测措施；健康教育措施；提高个人规范意识以及减少危险行为的针对性同伴教育措施。

五、简答题

1. 艾滋病最常见的严重机会性感染为肺孢子菌肺炎。主要临床表现为慢性咳嗽及发热，呼吸急促和发绀，动脉血氧分压降低。肺部 X 线征为间质性肺炎。
   诊断须依靠痰或支气管灌洗液进行抹片染色找肺孢子虫滋养体和包囊。

2. 目前认为不论 $CD4^+T$ 细胞计数如何，当外周血 HIV 负荷量达 $1000\sim10000$ 拷贝/mL 以上时，就应该进行抗病毒治疗。此外，无症状病人 $CD4^+T$ 细胞低于 $0.5\times10^9/L$ 和有症状的病人均应开始抗病毒治疗。

3. 艾滋病防治工作坚持预防为主、防治结合的方针，建立政府组织领导、部门各负其责、全社会共同参与的机制，加强宣传教育，采取行为干预和关怀救助等措施，实行综合防治。

　　新型冠状病毒肺炎（corona virus disease 2019，COVID-19）简称"新冠肺炎"，世界卫生组织命名为"2019 冠状病毒病"，是指 2019 新型冠状病毒感染导致的肺炎。2019 年年底以来世界各地陆续发现了多例不明原因肺炎病例，现已证实为 2019 新型冠状病毒感染引起的急性呼吸道传染病。2020 年 2 月 11 日，世界卫生组织在瑞士日内瓦宣布，将新型冠状病毒感染的肺炎命名为"COVID-19"。2020 年 2 月 21 日，国家卫生健康委员会发布了关于修订新型冠状病毒肺炎英文命名事宜的通知，决定将"新型冠状病毒肺炎"英文名称修订为"COVID-19"，与世界卫生组织命名保持一致，中文名称保持不变。截止 2020 年 3 月 4 日，国家卫生健康委员会发布了《新型冠状病毒肺炎诊疗方案（试行第七版）》。本试卷内容包括"COVID-19"的流行病学状况、各国发病和抗疫状况、疫苗研制情况，以及抗疫工作中存在的问题等。

§9.2.4　新型冠状病毒肺炎试卷

一、选择题

【A 型题】

1. 正确戴口罩的方法是　　　　　　　　　　　　　　　　　　　　　　　　　　（　　）
   A. 深色面朝内，浅色面朝外　　B. 可以两面轮流使用　　C. 将折面展开，完全包住嘴、鼻、下颌，使口罩与面部完全贴合　　D. 将有金属条的一端戴在下方　　E. 带口

罩是反复使用

2. 对于新冠肺炎的密切接触者，下列描述中错误说法的是 （ ）

A. 医学隔离 7～14 天　　B. 医学隔离 1 周　　C. 医学隔离 21 天　　D. 医学隔离 1 个月　　E. 居家或集中进行医学隔离

3. 根据突发公共卫生事件性质、危害程度、涉及范围，突发公共卫生事件中一级响应代表什么含义 （ ）

A. 特别重大　　B. 重大　　C. 较大　　D. 一般　　E. 普遍

4. 医疗机构应加强日常环境表面清洁和消毒工作，有明显污染的情况下，应先去污，再实施消毒，可选用下列哪种含氯消毒液 （ ）

A. 500 mg/L　　B. 1 000 mg/L　　C. 2 000 mg/L　　D. 1 500 mg/L　　E. 2 500 mg/L

5. 新冠肺炎早期胸部影像表现为 （ ）

A. 多发小斑片影及间质改变，外带明显　　B. 进一步发展为双肺磨玻璃影、浸润影

C. 严重者出现肺实变　　D. 单一小面积病灶　　E. "铺路石"征

6. 目前对新型冠状病毒肺炎密切接触者医学观察期定为几天 （ ）

A. 7 天　　B. 14 天　　C. 21 天　　D. 2～3 天　　E. 30 天

7. 测量体温如何判断自己发热，平静状态下超过 （ ）

A. 36.8 ℃　　B. 37 ℃　　C. 37.3 ℃　　D. 37.7 ℃　　E. 39 ℃

【X 型题】

8. 手卫生是预防疾病传播的重要手段，当手部有可见脏污，应当如何处理 （ ）

A. 流动水洗手　　B. 纸巾毛巾擦拭　　C. 使用肥皂和流动水洗手　　D. 佩戴手套

E. 使用酒精或手清洁剂擦拭

9. 预防新型冠状病毒传染的方法包括 （ ）

A. 勤洗手　　B. 常开窗　　C. 避免用手直接接触眼睛、鼻子和嘴巴　　D. 尽量减少前往人群聚集区域　　E. 佩戴医用口罩或 N95 口罩

10. 目前，新型冠状病毒肺炎病人主要临床表现为 （ ）

A. 发热　　B. 乏力　　C. 咳嗽　　D. 缺氧　　E. 肺部等器官衰竭

11. 预防新型冠状病毒肺炎，戴哪种口罩才有用 （ ）

A. 活性炭口罩　　B. 普通棉布口罩　　C. 医用外科口罩　　D. N95 医用防护口罩

E. 含铅口罩

12. 怀疑自己有新型冠状病毒感染的症状时该怎么办 （ ）

A. 佩戴口罩　　B. 与对方保持 1～2 m 以上社交距离　　C. 不与其他人同室居住

D. 不与其他人同桌进餐　　E. 不与外卖投送人员直接接触

13. 外出进门后需要 （ ）

A. 脱衣服　　B. 摘口罩　　C. 洗手　　D. 洗澡　　E. 换鞋

14. 预防新型冠状病毒的方法有哪些 （ ）

A. 隔离传染源　　B. 自我保护　　C. 阻断传播途径　　D. 尽量减少外出门

E. 不要去人群聚集的地方

15. 我们应如何应对新型冠状病毒 （　　）

    A. 做饭要做熟　　　B. 生熟要分开　　　C. 慎摸动物　　　D. 妥善放垃圾　　　E. 人与人之间之间保持 1 m 以上

二、填空题

1. 冠状病毒在_____年从_____的身体里被分离出来。

2. 目前所知，冠状病毒科只感染_____，与人和动物的许多疾病有关。

3. 2019 年末，引发肺炎疫情、被世界卫生组织（WHO）命名为_____的新型冠状病毒，是目前已知的第 7 种可以感染人的冠状病毒。引发严重急性呼吸综合征（SARS）的是 SARS-CoV，引发中东呼吸综合征（MERS）的是 MERS-CoV。

4. 新近暴发的 2019 新型冠状病毒肺炎（COVID-19）具有较高的传染性，其临床主要表现为新型冠状病毒肺炎（COVID-19）。_____是临床筛检和诊断_____的首选方式之一，正确认识 COVID-19 的 CT 表现对于明确诊断具有重要意义。

5. 冠状病毒仅感染_____，可引起人和动物_____、_____和_____疾病。

三、判断题

1. 新冠肺炎的传染源是昆虫。 （　　）

2. 新冠肺炎属甲类传染病。 （　　）

3. 新冠肺炎和人感染高致病性禽流感应按甲类传染病处理。 （　　）

4. 脊髓灰质炎已在全球彻底消灭。 （　　）

5. 麻风病属于乙类传染病。 （　　）

四、名词解释

1. 冠状病毒

2. 新冠肺炎核酸检测

3. 新冠肺炎抗体检测

4. 甲类传染病

5. 天花

五、简答题

1. 试述传染病的分类。

2. 试述甲类传染病的处理。

3. 试述新冠肺炎的典型症状。

4. 试述正确的新冠肺炎防护手段。

5. 试述疑似新冠肺炎病例在就诊途中应该注意的事项。

参考答案

一、选择题

【A 型题】

题序	1	2	3	4	5	6	7
答案	C	B	A	A	A	B	C

【X 型题】

题序	8	9	10	11	12	13	14	15
答案	CE	ABCDE	ABCDE	BCD	ABCDE	ABCE	ABCDE	ABCDE

二、填空题

1. 1965　鸡
2. 脊椎动物
3. SARS-CoV-2
4. CT　COVID-19
5. 脊椎动物　呼吸道　消化道　神经系统

三、判断题

题　序	答　案	解　析
1	×	新冠肺炎的传染源是新型冠状病毒。
2	×	新冠肺炎按传染病分类属乙类传染病。
3	√	新冠肺炎和人感染高致病性禽流感按传染病分类应属乙类传染病，但国家规定这两种病应按甲类传染病处理。
4	×	脊髓灰质炎俗称小儿麻痹症，是由脊髓灰质炎病毒引起的严重危害儿童健康的急性传染病，病人多为 1～6 岁儿童，主要症状是发热，全身不适，严重时肢体疼痛，并发生分布不规则和轻重不等的弛缓性瘫痪，口服脊灰减毒活疫苗推广后，全球消灭脊灰行动取得了令人瞩目的成绩，但是实现全球消灭本病的目标尚存在许多障碍和挑战。2008 年在尼日利亚脊灰死灰复燃后，蔓延到邻近的 8 个国家。而 1995～1996 年及 1999 年，我国云南和青海省发生了分别由缅甸和印度输入的脊髓灰质炎病毒的野毒株病例，经当地疾病预防控制部门采取紧急措施后，才未发生二代病例。
5	×	麻风病按传染病分类属丙类传染病。

四、名词解释

1. 冠状病毒：冠状病毒在系统分类上属套式病毒目，冠状病毒科，冠状病毒属。是自然界广泛存在的一大类病毒，是目前已知 RNA 病毒中基因最大的病毒。引发新型冠状病毒肺炎的 2019 新型冠状病毒（2019-nCoV）是目前已知的第 7 种可以感染人的冠状病毒。其余 6 种分别是 HCoV-229E、HCoV-OC43、HCoV-NL63、HCoV-HKU1、引发严重急性呼吸综合征（SARS）的 SARS-CoV 和引发中东呼吸综合征（MERS）的 MERS-CoV。

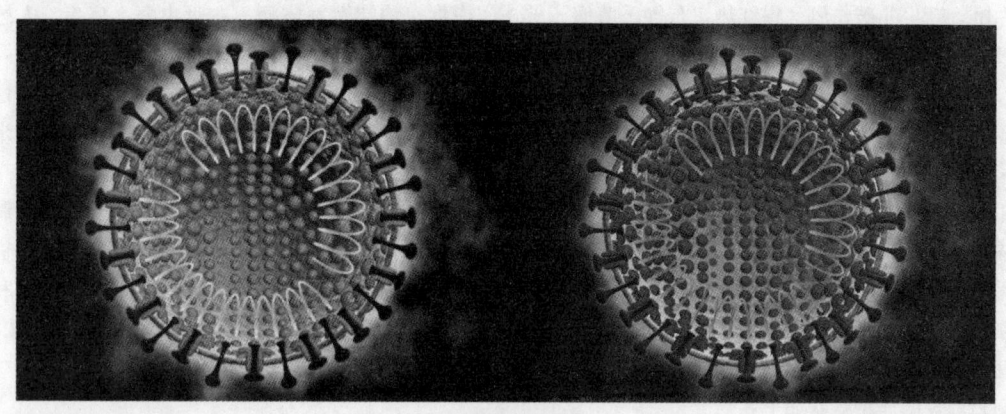

新型冠状病毒

2. 新冠肺炎核酸检测：主要是依据每一个生物的核酸都是不一样的，都有特定的核酸序列以及 DNA 序列。病毒的特点就是形态非常之小，在普通的光学显微镜下是看不到的。但是可以根据每种病毒都有独特的基因序列来检测，只要检测出人体内有新冠病毒基因序列，并且采用荧光定量 PCR 的方法，把这个基因序列扩增后，带有病毒的病人会检测出荧光信号增强，这样就可以显示阳性的结果。如果检测样本中没有病毒，就不可能有靶基因的扩增，就检测不到荧光信号增强，这样的结果就属于新冠肺炎核酸检测阴性。

3. 新冠肺炎抗体检测：新型冠状病毒感染人体后可刺激人体的浆细胞产生特异性抗体，也就是 IgM 抗体和 IgG 抗体两类。通常情况下，IgM 抗体产生早，一经感染，快速产生，维持时间短，消失快，血液中检测阳性，可作为早期感染的指标。IgG 抗体产生晚，维持时间长，消失快，血液中检测阳性，可作为感染和既往感染的指标。

4. 甲类传染病：指的是鼠疫和霍乱，它们是烈性传染病，是需要强制管理的。任何人发现了甲类传染病都要及时上报，一般要求城镇不超过 2 小时，农村不超过 6 小时。早期发现传染源才能及时的进行管理、及时的上报传染病，有利于切断传染病的传播途径、防止传染病继续传播，并且对病人可以及时的治疗、防止病情进展。

5. 天花（small pox）：是由天花病毒感染人引起的一种烈性传染病，痊愈后可获终生免疫。天花是最古老也是死亡率最高的传染病之一，传染性强，病情重，没有患过天花或没有接种过天花疫苗的人，均能被感染，主要表现为严重的病毒血症，染病后死亡率高。最基本有效而又最简便的预防方法是接种牛痘。天花临床表现有重型和轻型，重型天花病死率约为 25.5%，45% 的病例出现融合性皮疹，79% 有出血现象；轻型天花病死率为 0.1%～1.0%。天花病毒是痘病毒的一种，人被感染后无特效药可治，病人在痊愈后脸上会留有麻子，"天花"由此得名。

297

五、简答题

1. 我国法定的传染病分为甲、乙、丙3类共39种：
   (1) 甲类传染病：又称为强制管理传染病。其包括：鼠疫、霍乱。
   (2) 乙类传染病：又称严格管理传染病。其包括：严重急性呼吸综合征（传染性非典型肺炎）、艾滋病、病毒性肝炎、脊髓灰质炎、人感染高致病性禽流感、麻疹、流行性出血热、狂犬病、流行性乙型脑炎、登革热、炭疽、细菌性和阿米巴性痢疾、肺结核、伤寒和副伤寒、流行性脑脊髓膜炎、百日咳、白喉、新生儿破伤风、猩红热、布鲁氏菌病、淋病、梅毒、钩端螺旋体病、血吸虫病、疟疾、人感染H7N9禽流感。
   (3) 丙类传染病：又称监测管理传染病。其包括：流行性感冒、流行性腮腺炎、风疹、急性出血性结膜炎、麻风病、流行性和地方性斑疹伤寒、黑热病、包虫病、丝虫病、除霍乱、细菌性痢疾和阿米巴痢疾、伤寒和副伤寒以外的感染性腹泻病、手足口病。

2. 甲类传染病的处理措施：卫生行政部门和防疫部门接到甲类传染病报告后，应立即对病人采取强制性隔离和治疗措施。拒绝隔离治疗或者隔离期未满擅自脱离隔离治疗的，可以由公安机关协助医疗机构采取强制隔离治疗措施。医疗机构发现乙类或者丙类传染病病人，应当根据病情采取必要的治疗和控制传播措施。医疗机构对本单位内被传染病病原体污染的场所、物品以及医疗废物，必须依照法律、法规的规定实施消毒和无害化处置。

3. 新冠肺炎的典型症状如下：
   (1) 以发热、乏力、干咳为主要表现。
   (2) 少数病人伴有鼻塞、流涕、咽痛和腹泻等症状。
   (3) 重症病人多在发病1周后出现呼吸困难和/或低氧血症，严重者快速进展为急性呼吸窘迫综合征。
   (4) 脓毒症休克和难以纠正的代谢性酸中毒。
   (5) 凝血功能障碍及多器官功能衰竭。

4. 正确的防护新冠肺炎手段可有效预防新型冠状病毒感染，其主要内容如下：
   (1) 要保持基本的手和呼吸道卫生，如用肥皂水和清水勤洗手。
   (2) 养成安全的饮食习惯，如烹调时彻底煮熟食物。
   (3) 在可能的情况下避免与表现出呼吸道疾病症状（例如咳嗽和打喷嚏）的人密切接触。
   (4) 避免在未加防护的情况下接触野生或养殖动物。
   (5) 避免前往人多密集的场所。

5. 疑似新冠肺炎病例在就诊途中应注意以下事项：
   (1) 前往医院的路上，病人应该佩戴医用外科口罩或N95口罩。
   (2) 应避免乘坐公共交通工具前往医院，路上打开车窗。
   (3) 时刻佩戴口罩和随时保持手卫生。
   (4) 在路上和医院时，尽可能远离其他人，保持至少1m的社交距离。
   (5) 建议使用医用乙醇、含氯消毒剂或过氧乙酸对所有可能被呼吸道分泌物或体液污染的表面进行消毒。

§9.3 外科护理学试卷

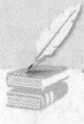

外科护理学是护理学的一大分支，它包含了医学基础理论、外科学基础理论、护理学基础理论，是针对外科疾病病人进行整体护理的一门应用性科学。本试卷内容涉及外科基础护理学相关知识点。

§9.3.1 外科基础护理学试卷

一、选择题

【A 型题】

1. 休克病人的神志意识变化可反映 　　　　　　　　　　　　　　　　　（　　）
   A. 血容量的变化　　　B. 周围阻力的变化　　　C. 心排血量的变化　　　D. 脑部血液灌流情况　　E. 组织缺氧程度

2. 败血症的含义是 　　　　　　　　　　　　　　　　　　　　　　　　（　　）
   A. 血内既有细菌也有细菌毒素并产生症状者　　　B. 仅化验发现血液已有细菌而无症状者　　C. 由细菌毒素进入血液而引起症状者　　　D. 化脓性细菌栓子进入血液并随血流播散而不断产生症状者　　　E. 以上都不对

3. 破伤风最早发生强直性痉挛的肌群是 　　　　　　　　　　　　　　　（　　）
   A. 咽肌　　B. 面肌　　C. 咀嚼肌　　D. 颈背肌　　E. 腹肌

4. 急性乳腺炎多发生于 　　　　　　　　　　　　　　　　　　　　　　（　　）
   A. 产后哺乳期的经产妇　　　B. 产后哺乳期的初产妇　　　C. 任何哺乳期的妇女
   D. 青年妇女　　　E. 乳房较大的产妇

5. 幽门梗阻病人术前胃肠道准备内容为 　　　　　　　　　　　　　　　（　　）
   A. 禁食输液　　B. 术前 3 天每晚洗胃　　C. 清洁灌肠　　　D. 口服肠道制菌药
   E. 应用维生素 K

6. 下列哪种情况无须预防应用抗生素 　　　　　　　　　　　　　　　　（　　）
   A. 结肠手术　　B. 胃癌根治术　　C. 髂内动脉瘤手术　　　D. 慢性阑尾炎阑尾切除术
   E. 胰十二指肠切除术

7. 关于胸膜腔闭式引流装置，下列哪项是正确的 　　　　　　　　　　　（　　）

A. 水封瓶长玻管在水下 3～4 cm，水封瓶低引流口 60 cm　　B. 水封瓶长玻管在水下 3～4 cm，水封瓶低引流口 40 cm　　C. 水封瓶长玻管在水下 4～6 cm，水封瓶低引流口 30 cm　　D. 水封瓶长玻管在水下 4～6 cm，水封瓶低引流口 60 cm　　E. 水封瓶长玻管在水下 2～3 cm，水封瓶低引流口 50 cm

8. 膀胱肿瘤行肠代膀胱术后，膀胱冲洗最重要的是　　　　　　　　　　　（　　）

A. 严防引流管被肠黏液阻塞　　B. 膀胱冲洗速度要快　　C. 膀胱冲洗速度要慢

D. 冲洗中观察膀胱出血　　D. 冲洗管位置要固定

9. 下列哪种疾病最易引起无痛性血尿　　　　　　　　　　　　　　　　（　　）

A. 肾结核　　B. 肾结石　　C. 肾癌　　D. 肾母细胞瘤　　E. 肾脓肿

10. 体外冲击波碎石最适宜于多大的结石　　　　　　　　　　　　　　　（　　）

A. ＞2.5 cm　　B. ＜2.5 cm　　C. ≥2.5 cm　　D. ＞3 cm　　E. ＜3 cm

11. 处理骨折病人时，应首先掌握的原则是　　　　　　　　　　　　　　（　　）

A. 抢救生命　　B. 妥善处理伤口，并简单有效固定　　C. 迅速安全转移伤员

D. 输液并输血　　E. 立即将骨折端嵌入进行复位

12. 最严重的石膏综合征是　　　　　　　　　　　　　　　　　　　　　（　　）

A. 呼吸困难　　B. 剧烈疼痛　　C. 急性胃扩张　　D. 寒颤　　E. 末梢血运差

13. 脊柱骨折最严重的并发症　　　　　　　　　　　　　　　　　　　　（　　）

A. 脂肪栓塞　　B. 骨筋膜室综合征　　C. 压疮　　D. 脊髓损伤　　E. 周围神经损伤

14. 老年人烧伤易发生休克和急性肾衰竭，输液时应注意维持每小时尿量在　　（　　）

A. 20～30 mL　　B. 10～20 mL　　C. 30～40 mL　　D. 40～50 mL　　E. 50 mL

15. 大面积烧伤现场急救时，下列哪种情况需要气管切开后方可转院　　　　（　　）

A. 呼吸道烧伤　　B. 严重休克　　C. 头部烧伤　　D. 上呼吸道梗阻　　E. 心搏骤停

16. 适宜包扎疗法的烧伤创面是　　　　　　　　　　　　　　　　　　　（　　）

A. 面颈部浅度烧伤　　B. 会阴部烧伤　　C. 四肢浅Ⅱ度及深Ⅱ度烧伤　　D. 四肢高压电接触伤　　E. Ⅲ度烧伤

17. 烧伤休克的主要原因是　　　　　　　　　　　　　　　　　　　　　（　　）

A. 大量红细胞丧失　　B. 大量水分蒸发　　C. 疼痛　　D. 大量体液从血管内渗出

E. 创面感染

18. 下列哪种部位严重损伤易发生挤压综合征　　　　　　　　　　　　　（　　）

A. 胸部　　B. 手和前臂　　C. 肾区　　D. 脊柱　　E. 臀部和大腿

19. 中老年男性出现无痛血尿，应首先考虑　　　　　　　　　　　　　　（　　）

A. 前列腺增生　　B. 前列腺炎　　C. 膀胱肿瘤　　D. 膀胱炎　　E. 肾结石

20. 防治烧伤休克的主要措施是　　　　　　　　　　　　　　　　　　　（　　）

A. 保暖　　B. 镇痛镇静　　C. 创面处理　　D. 补液治疗　　E. 多饮水

【B 型题】

问题 21～23

A. 尿淀粉酶升高

B. 碱性磷酸酶升高

C. 腹膜后组织积气

D. 创伤后直肠指诊套染血

E. 常可出现休克

21. 十二指肠降段破裂　　　　　　　　　　　　　　（　　）

22. 脾破裂　　　　　　　　　　　　　　　　　　　（　　）

23. 胆道阻塞　　　　　　　　　　　　　　　　　　（　　）

问题 24～25

A. 无痛性间歇性肉眼全程血尿

B. 终末血尿

C. 全程血尿

D. 先疼痛后血尿

E. 尿道滴血

24. 肾结核　　　　　　　　　　　　　　　　　　　（　　）

25. 前尿道损伤　　　　　　　　　　　　　　　　　（　　）

问题 26～28

A. 肱动脉损伤

B. 桡神经损伤

C. 尺神经损伤

D. 股骨转子骨折

E. 旋骨内、外动脉损伤

26. 股骨颈骨折股骨头缺血坏死是由于　　　　　　　（　　）

27. 肱骨干中、下 1/3 处骨折常引起　　　　　　　　（　　）

28. 伸直型肱骨髁上骨折最常引起　　　　　　　　　（　　）

问题 29～30

A. 烧伤面积×体重×1.8 mL＋（60～80）/kg

B. 烧伤面积×体重×2 mL＋100 mL/kg

C. 烧伤面积×体重×2 mL＋（60～80）/kg

D. 烧伤面积×体重×1.5 mL＋1000 mL/kg

E. 烧伤面积×体重×1.5 mL＋2000 mL/kg

29. 成人烧伤后第 1 个 24 小时补液量　　　　　　　（　　）

30. 儿童烧伤后第 1 个 24 小时补液量　　　　　　　（　　）

【C 型题】

问题 31～32

A. 绝对卧床休息

B. 注意尿颜色的变化

C. 两者均是

D. 两者均否

31. 肾实质手术后 （ ）

32. 膀胱肿瘤电切术后 （ ）

问题33～35

A. 呕吐物为血性

B. 呕吐物为胃液及胆汁

C. 两者均是

D. 两者均否

33. 低位性小肠梗阻 （ ）

34. 绞窄性肠梗阻 （ ）

35. 急性胃肠炎 （ ）

【X型题】

36. 手术进行中的无菌原则有 （ ）

A. 手术台边缘以下视为有菌区　　B. 无菌区布单被浸湿后应加盖无菌巾　　C. 切开肠腔以前应用盐水垫保护周围组织　　D. 缝皮肤前需用碘酊、乙醇消毒　　E. 手套破了用碘酊、乙醇消毒

37. 前列腺增生病人的术后护理主要有哪些 （ ）

A. 妥善牵引固定导尿管，保持引流管的通畅　　B. 有血尿则应加快膀胱冲洗液的速度　　C. 术后1周内禁用肛管排气或灌肠　　D. 预防压疮及保持大便通畅　　E. 情况允许时尽早下床活动

38. 预防切口感染应采取哪些措施 （ ）

A. 严格无菌损伤　　B. 做好术前准备，纠正贫血和低蛋白血症　　C. 切口使用有效的抗生素　　D. 严密止血　　E. 必要时，正确地放置引流物

39. 下列哪些属于烧伤的治疗原则 （ ）

A. 保护烧伤区，防止和清除外源性污染　　B. 预防和治疗低血容量性休克　　C. 防治局部及全身性感染　　D. 促进创面愈合，减少瘢痕形成及功能障碍　　E. 防治重要器官的并发症

40. 原发性醛固酮增多症的主要临床表现有 （ ）

A. 高血压　　B. 烦渴多尿　　C. 满月脸　　D. 肌无力　　E. 糖尿病

二、填空题

1. 外科感染常分为_____和_____感染两大类。

2. 恶性肿瘤的扩散方式包括_____、_____、_____以及_____4种。

3. 胸外科手术后，安置胸膜腔闭式引流管的目的包括_____以及_____。

4. 膀胱肿瘤主要症状为_____、_____、_____。

5. 皮肤牵引适用于_____者的四肢骨折，骨牵引适宜_____长骨骨折脱位。

6. 外科常见的休克有_____及_____。

三、判断题

1. 非特异性感染包括疖、痈、丹毒、急性乳腺炎、脊椎结核。　　　　　　（　　）

2. 急症手术，尤其是急腹症手术，需常规灌肠。　　　　　　　　　　　（　　）

3. 肾肿瘤的主要症状为血尿、膀胱刺激征、腰部钝痛。　　　　　　　　（　　）

4. 膀胱肿瘤血尿严重程度与癌症大小、恶性程度常一致。　　　　　　　（　　）

5. 肾、输尿管结石主要症状为疼痛、血尿、脓尿、肾脏肿大。　　　　　（　　）

四、名词解释

1. 脓毒血症

2. 病理性骨折

3. 气胸

4. 骨筋膜室综合征

5. 血尿

五、简答题

1. 试述绞窄性肠梗阻的临床特点。

2. 试述休克病人的观察要点。

3. 试述骨盆骨折常见的合并损伤。

4. 试述烧伤严重程度的分度。

5. 试述痔的治疗方法。

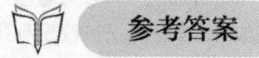　参考答案

一、选择题

【A 型题】

题序	1	2	3	4	5	6	7	8	9	10	11	12
答案	E	A	C	B	B	D	A	A	C	B	B	C
题序	13	14	15	16	17	18	19	20				
答案	D	A	D	C	D	E	C	D				

【B 型题】

题序	21	22	23	24	25	26	27	28	29	30
答案	C	E	B	B	E	E	B	A	E	A

题序	31	32	33	34	35
答案	C	B	D	A	B

【X 型题】

题序	36	37	38	39	40
答案	ABC	ABCD	ABDE	ABCDE	ABD

二、填空题

1. 非特异性   特异性
2. 直接浸润   淋巴转移   血行转移   种植
3. 排出积液和气体   促进肺复张
4. 血尿   膀胱刺激征   肿块
5. 儿童和年老   青壮年
6. 低血容量休克   感染性休克

三、判断题

题序	答案	解析
1	×	非特异性感染常见的致病菌主要包括葡萄球菌、链球菌、大肠埃希菌等，其主要特点是感染后出现化脓的症状，临床常见的有疖、痈、丹毒、急性乳腺炎、急性阑尾炎等。对于感染需要及时的应用抗生素控制，预防感染症状。
2	×	并不是说任何一种属于急腹症的病变现象都必须灌肠，有一些肠内病变如果经过了灌肠处理后会导致内部有可能病变加重甚至是会诱发其他方面的并发症，所以在面对急腹症时，需要通过详细的检查之后而确定是否进行常规灌肠。
3	×	肾肿瘤是泌尿系统较常见的肿瘤之一，多为恶性。肾恶性肿瘤最常见的临床症状是无痛性血尿、腰痛和肾肿块等。如果肾脏肿块没有穿透肾盂，可能没有血尿症状。
4	×	出血量多少与肿瘤大小、数目及恶性程度不成比例。
5	√	患有肾脏输尿管结石的主要症状：①腰腹部的疼痛，疼痛常常位于结石所在的梗阻部位，因结石造成输尿管或肾盂输尿管连接梗阻，尿液无法排出，故而产生强烈的疼痛，称为肾绞痛。②尿急，尿频，尿痛或血尿，结石刺激周围黏膜造成感染，继而出现尿频、尿急、尿痛或者血尿。③消化道伴随症状，上尿路的结石可引起恶心呕吐腹胀等消化道症状。④肾结石梗阻可引起肾积水，检查时能触到肿大的肾脏。

四、名词解释

1. 脓毒血症：是化脓性病灶的细菌栓子间歇进入血液循环，并带至身体其他部位发生转移性脓肿。

2. 病理性骨折：骨骼发生病变时，如骨质疏松、骨髓炎、骨肿瘤及骨结核等导致骨质破坏，受外力时发生的骨折，称为病理性骨折。

3. 气胸：胸膜腔内积气称为气胸。

4. 骨筋膜室综合征：由于骨折的血肿和组织水肿，使其室内容物体积增加或包扎过紧，局部压迫使筋膜室容积过小，导致骨筋膜室内压力增高所致。

5. 血尿：将尿液离心沉淀后，在显微镜下每高倍视野有 2 个以上红细胞或 24 小时尿红细胞计数超过 1×10^6 个称为血尿。

五、简答题

1. 绞窄性肠梗阻的临床特点如下：

（1）腹痛：由阵发性疼痛转为持续性疼痛，或持续性疼痛伴阵发性加重。

（2）呕吐：持续而剧烈，呕吐物中可含有血性液体。

（3）出现腹膜刺激征。

（4）体温升高，脉搏加快，白细胞计数增高。

（5）出现休克征象。

（6）腹胀不对称，腹部扪及压痛性包块。

（7）肛门排出或腹穿抽出血性液体。

（8）经胃肠减压，腹胀减轻，但腹痛无明显好转；经输液治疗后，缺水、血浓缩现象改善不明显。

2. 休克病人观察的要点如下：

（1）观察脉搏、呼吸和血压：根据病情 15～30 分钟测量 1 次。

（2）观察体温：每 4 小时测 1 次，低于正常时要保温，高温时应给予物理降温，避免体温骤降，以免虚脱加重休克。

（3）观察意识：当中枢神经细胞轻度缺氧时，病人表现烦躁不安或兴奋，甚至狂躁；随着休克加重，由兴奋转抑制，病人表现精神不振，反应迟钝，甚至昏迷，对此病人应适当加以约束以防意外损伤，亦可使用镇静药，但需注意血压。

（4）观察皮肤：注意皮肤色泽及肢端温度，如面色苍白常表示有大出血，口唇或指甲发绀提示微循环血流淤滞；当胸前、腹壁或四肢出现瘀斑时，提示有弥散性血管内凝血（DIC）出现；如四肢厥冷表示休克加重，应予保温。

（5）观察尿液：注意尿液颜色、比重、pH 值；病情重或尿少者应留置导尿管，每小时记录一次尿量，要求每小时尿量多于 20～30 mL，如每小时尿量在 15 mL 以下或尿闭，应及时报告医师处理，以防急性肾衰竭；保持尿管通畅，预防泌尿系逆行感染。

（6）观察心率变化：如脉数，末梢发绀伴有颈静脉怒张，呼吸困难，咳血性泡沫痰，提示心力衰竭，应及时报告医师处理。

（7）观察中心静脉压（CVP）：可作为调整血容量及心功能之标志。休克病人 CVP 在 10 cmH$_2$O 以下应补充血容量，不宜使其超过 12～15 cmH$_2$O，否则有发生肺水肿危险，如 CPV 高于 15 cmH$_2$O，而休克尚未纠正者，应给予强心药。

3. 骨盆骨折常见的合并损伤如下：

（1）尿道损伤：耻骨及坐骨骨折移位时，会阴部的内侧韧带可撕裂和移位，造成尿道完全或部分撕裂。骨折片亦可直接刺伤尿道。

（2）膀胱破裂：当膀胱充盈时或骨折片直接刺伤膀胱而发生，损伤裂口常较大，尿液流向腹膜腔，引起尿外渗及腹膜炎。

（3）腹膜后血肿：骨盆腔内血管丰富，骨折可引起骨盆内广泛出血，出现休克。

（4）神经损伤：骨盆骨折可伤及腰骶神经及坐骨神经丛。

（5）直肠损伤：见于严重骨盆骨折时，伴有肛门流血、下腹痛或里急后重时，应想到直肠损伤。指诊直肠有触痛，手指有血迹，有时可摸到直肠裂口。

4. 烧伤严重分度如下：

（1）轻度烧伤：总面积在 9％以下的Ⅱ度烧伤。

（2）中度烧伤：总面积 10％～29％或Ⅲ度面积在 10％以下的烧伤。

（3）重度烧伤：总面积 30％～49％或Ⅲ度面积在 10％～19％，或总面积虽不足上述百分比，但有下列情况之一者。①伴有休克等并发症。②有较严重的复合伤或合并伤（严重创伤、化学中毒以及冲击伤等）。③中、重度吸入性损伤。

（4）特重度烧伤：总面积在 50％以上，或Ⅲ度烧伤面积在 20％以上；或已有严重并发症。

5. 痔的治疗方法如下：

（1）注射疗法，常用 5％鱼肝油酸钠。

（2）红外线凝固疗法，适用于Ⅰ、Ⅱ期内痔。

（3）胶圈套扎疗法，可治疗Ⅰ、Ⅱ、Ⅲ期内痔。

外科感染是指需要手术治疗的感染性疾病及发生在外伤、术后的感染，如阑尾炎、伤口感染等。外科感染包括：一般化脓性感染，特异性感染，与手术伤口及外伤有关的感染，器械检查或插管后的感染。其特点有混合感染；局部症状明显而突出；愈合后形成瘢痕，影响功能。创伤是指机械性致伤因子所造成的损伤，为动力作用造成的组织连续性破坏和功能障碍，包括皮肤、血管、关节及其他部位的创伤。本试卷内容包括以上知识点。

§9.3.2 外科感染与创伤专题试卷

一、选择题

【A 型题】

1. 下述哪项属特异性感染 　　　　　　　　　　　　　　　　　　　　　　（　　）

A. 金黄色葡萄球菌感染　　B. 变形杆菌感染　　C. 铜绿假单胞菌感染　　D. 链球菌感染　　E. 假丝酵母菌病

2. 破伤风病人最先受影响的肌群是 　　　　　　　　　　　　　　　　　　（　　）

A. 面部表情肌　　B. 四肢肌　　C. 膈肌　　D. 咀嚼肌　　E. 颈肌

3. 上唇痈可并发　　　　　　　　　　　　　　　　　　　　　　（　　）

A. 面部蜂窝织炎　　B. 眼睑炎　　C. 口腔炎　　D. 牙龈炎　　E. 化脓性海绵状静脉窦炎

4. 治疗下肢急性丹毒，首选抗生素是　　　　　　　　　　　　　（　　）

A. 四环素　　B. 红霉素　　C. 庆大霉素　　D. 氯霉素　　E. 青霉素

5. 预防破伤风最有效最可靠的方法是　　　　　　　　　　　　　（　　）

A. 彻底清创　　B. 应用青霉素　　C. 注射 TAT　　D. 注射人体破伤风免疫球蛋白

E. 注射破伤风类毒素

【B 型题】

问题 6～9

A. 脓液稠厚，色黄，不臭

B. 脓液稀薄，淡红色，量多

C. 脓液稠，有粪臭

D. 脓液淡绿色，有甜腥臭

E. 脓液具有恶臭

6. 铜绿假单胞菌感染　　　　　　　　　　　　　　　　　　　　（　　）

7. 链球菌感染　　　　　　　　　　　　　　　　　　　　　　　（　　）

8. 金黄色葡萄球菌感染　　　　　　　　　　　　　　　　　　　（　　）

9. 大肠埃希菌感染　　　　　　　　　　　　　　　　　　　　　（　　）

问题 10～13

A. 细菌仅在一个毛囊内产生的化脓性感染

B. 细菌进入血液中，大量繁殖，产生大量毒素，全身中毒症状严重者

C. 大量细菌毒素进入血液循环，产生全身中毒症状

D. 局部病灶内化脓的细菌栓子，间歇地进入血液循环，并在身体他处器官或组织内产生转移性脓肿者

E. 少量的细菌间歇侵入血液循环内，而又被人体防御系统所消灭，不引起全身中毒反应者

10. 败血症　　　　　　　　　　　　　　　　　　　　　　　　　（　　）

11. 脓血症　　　　　　　　　　　　　　　　　　　　　　　　　（　　）

12. 毒血症　　　　　　　　　　　　　　　　　　　　　　　　　（　　）

13. 菌血症　　　　　　　　　　　　　　　　　　　　　　　　　（　　）

【X 型题】

14. 特异性感染包括　　　　　　　　　　　　　　　　　　　　　（　　）

A. 结核　　B. 霉菌　　C. 破伤风　　D. 气性坏疽　　E. 炭疽

15. 非特异性感染的演变，可能出现的结果是　　　　　　　　　　（　　）

A. 炎症扩散　　B. 炎症好转　　C. 局部化脓　　D. 转变为特异性感染　　E. 转变

为慢性炎症

16. 气性坏疽的处理原则是 （   ）

A. 高压氧治疗　　B. 应用大量抗生素，首选为青霉素　　C. 彻底清创，广泛多处切开　　D. 支持疗法，包括输血及营养支持　　E. 中药治疗

17. 外科清创术的原则是 （   ）

A. 彻底清除创口内污物及异物　　B. 创面止血　　C. 切除失活组织　　D. 一期缝合伤口　　E. 伤口内置引流物

18. 创伤的并发症包括 （   ）

A. 应激性溃疡　　B. 器官功能障碍　　C. 感染　　D. 多发性骨折　　E. 脂肪栓塞综合征

19. 创伤包扎的目的是 （   ）

A. 止痛　　B. 减少污染　　C. 固定　　D. 止血　　E. 保护伤口

20. 致命性创伤是指 （   ）

A. 大出血　　B. 窒息　　C. 开放性或张力性气胸　　D. 多发性骨折　　E. 颅脑损伤

二、填空题

1. 丹毒是皮肤淋巴管网的急性感染，其致病菌为＿＿＿＿＿。

2. 手部急性化脓性感染如甲沟炎、腱鞘炎等，致病菌主要是＿＿＿＿＿。

3. 气性坏疽的治疗，除全身支持疗法外，主要措施有＿＿＿＿＿、＿＿＿＿＿和＿＿＿＿＿。

4. 使用止血带时，应每隔1小时放松＿＿＿＿＿分钟，且使用时间一般不应超过＿＿＿＿＿小时。

5. 常用的止血方法有＿＿＿＿＿、＿＿＿＿＿、＿＿＿＿＿和＿＿＿＿＿。

6. 重大灾害事故现场处理批量伤员时，重要的是＿＿＿＿＿。

7. 创伤的伤口按清洁程度可分为＿＿＿＿＿、＿＿＿＿＿和＿＿＿＿＿。

三、判断题

1. 非特异性感染又称化脓性感染。 （   ）

2. 气性坏疽最重要的治疗方法是早期使用气性坏疽抗毒血清。 （   ）

3. 脓毒症系指病原体毒素进入人体者。 （   ）

4. 菌血症系指血培养检出病原菌者。 （   ）

5. 痈的发病年龄以儿童和青壮年为主。 （   ）

四、名词解释

1. 条件性感染

2. 特异性感染

3. 非特异性感染

4. 肠源性感染

5. 创伤

五、简答题

1. 试述外科感染的特点。

2. 试述各种细菌感染的脓液特点。

3. 简述全身性外科感染的含义。

4. 破伤风的预防措施有哪些？

5. 试述气性坏疽的临床表现及诊断要点。

6. 试述清创术的要求。

7. 试述闭合性创伤与开放性创伤的主要区别。

8. 简述严重创伤后常见的重要并发症。

9. 简述创伤急救的原则。

10. 为什么对开放性创伤特别强调进行早期的清创缝合处理？

 参考答案

一、选择题

【A 型题】

题序	1	2	3	4	5
答案	E	D	E	E	E

【B 型题】

题序	6	7	8	9	10	11	12	13
答案	D	B	A	C	B	D	C	E

【X 型题】

题序	14	15	16	17	18	19	20
答案	ACDE	ABCE	ABCD	ABCD	ABCDE	ABCDE	ABC

二、填空题

1. 乙型溶血性链球菌

2. 金黄色葡萄球菌

3. 急症清创   应用抗生素   高压氧治疗

4. 1～2   4

5. 指压法   加压包扎法   填塞法   止血带法

6. 分清轻、重伤

7. 清洁伤口　　　污染伤口　　　感染伤口

三、判断题

题　序	答　案	解　析
1	√	非特异性感染又称化脓性感染或一般感染，如疖、痈、丹毒、急性乳腺炎、急性阑尾炎等。
2	×	气性坏疽最重要的治疗是早期彻底清创，其次因为气性坏疽是厌氧菌感染的一种，应尽快做高压氧治疗。
3	×	细菌、真菌、病毒及寄生虫等都可引起感染而导致脓毒血症。
4	√	菌血症多是细菌由局部病灶入血，全身无中毒症状，但血液中可查到细菌。主要发生在炎症的早期阶段，肝脾和骨髓的巨噬细胞可组成防线，以清除细菌。
5	×	痈病是指发生在皮肉之间的急性化脓性疾病。一般都多发于颈后、背部，而且以成年人，尤其是中年和老年患者为多。

四、名词解释

1. 条件性感染：在人体局部和/或全身的抗感染能力降低的条件下，本来栖居于人体但未致病的菌群可以变成致病微生物，所引起的感染称为条件性或机会性感染。

2. 特异性感染：特异性感染在致病菌、病程演变及治疗处置等方面与一般感染不同。结核、破伤风、气性坏疽、炭疽、念珠菌病等属特异性感染，引起感染的致病菌如结核分枝杆菌、破伤风梭菌、产气荚膜梭菌、炭疽杆菌、白假丝酵母菌等的致病作用不同于一般性感染的病菌，可以引起较为独特的病变。

3. 非特异性感染：又称化脓性感染或一般感染，占外科感染的大多数。常见有疖、痈、丹毒、急性淋巴结炎、急性乳腺炎、急性阑尾炎、急性腹膜炎等。致病菌有金黄色葡萄球菌、溶血性链球菌、大肠埃希菌、变形杆菌、铜绿假单胞菌（绿脓杆菌）等，可由单一病菌导致感染，也可由几种病菌共同致病形成混合感染。病变通常先有急性炎症反应，继而形成局部化脓。

4. 肠源性感染：肠道是人体中最大的"储菌所"和"内毒素库"。健康情况下，肠黏膜有严密的屏障功能。在严重创伤等危重的病人，肠黏膜屏障功能受损或衰竭时，肠内致病菌和内毒素可经肠道移位而导致肠源性感染。

5. 创伤：创伤有广义和狭义之分，广义的是指机械、物理、化学或生物等因素造成的机体损伤；狭义的是指机械性致伤因素作用于机体所造成的组织结构完整性破坏或功能障碍。

五、简答题

1. 外科感染的特点如下：

(1) 多为混合感染。

(2) 局部症状明显。

(3) 受累组织或器官愈合后形成瘢痕组织，影响功能。

2. 各种细菌感染的脓液特点如下：

(1) 金黄色葡萄球菌感染：脓液稠厚、黄色、不臭，常发生转移性脓肿。

(2) 链球菌感染：脓液稀薄、淡红色、量多，易引起败血症，但一般不发生转移性脓肿。

(3) 大肠埃希菌感染：脓液稠厚、有粪臭。

(4) 铜绿假单胞菌感染：脓液淡绿色，有特殊的甜腥臭。

(5) 变形杆菌感染：脓液具有特殊的恶臭。

3. 随着分子生物学的发展和对感染病理生理的进一步认识，当前国际通用的全身性外科感染是指脓毒症和菌血症。

(1) 脓毒症：是指因感染引起的全身性炎症反应，体温、循环、呼吸有明显的改变者，用以区别一般非侵入性的局部感染。

(2) 菌血症：是脓毒症中的一种，即血培养检出病原菌者。但其不限于以往多偏向于一过性菌血症的概念，如拔牙、内镜检查时血液在短时间出现细菌，目前多指临床有明显感染症状的菌血症。

4. 破伤风的预防措施如下：

(1) 主动免疫：注射破伤风类毒素。①基础注射：3 次。第 1 次 0.5 mL，以后 2 次各为 1 mL。两次之间，间隔 4～6 周。②强化注射：第 2 年再注射 1 mL，以后每 5～10 年再重复强化注射 1 次。

(2) 被动免疫：伤员过去若未曾做过主动免疫，应予被动免疫。注射破伤风抗毒素（TAT）1500 U，或注射人体破伤风免疫球蛋白 250～500 U。

5. (1) 气性坏疽的临床表现：①患肢胀痛剧烈。②局部肿胀明显，压痛剧烈。③病情进一步发展，局部肌肉坏死，流出稀薄恶臭的浆液性血性分泌物。④伤口周围皮肤有捻发音。⑤全身中毒症状明显，如高热、脉搏快速。⑥进行性贫血。

(2) 气性坏疽的诊断要点：①典型临床表现。②伤口分泌物涂片检查有大量革兰氏阳性杆菌。③白细胞计数减少。④X 线照片显示病肢肌群间有气体。⑤细菌培养出产气荚膜梭菌可确诊。

6. 清创术的要求是：①清除伤口内的污物和异物。②彻底止血。③切除失去活力的坏死组织。

7. 闭合性创伤与开放性创伤的主要区别如下：

(1) 闭合性创伤的受伤部位皮肤或体表黏膜仍保持完整；开放性创伤则相反，常是指体腔或骨与伤口相通，如开放性气胸、开放性骨折等。

(2) 开放性创伤时，由于受伤部位的皮肤或黏膜丧失其屏障功能，故易受污染而致感染。闭合性创伤则否。

(3) 对开放性创伤应争取早期施行清创和一期缝合伤口。

8. 严重创伤后常见的重要并发症如下：

(1) 感染：除开放性创伤局部容易发生感染外，闭合性创伤由于局部抵抗力降低也可能并发感染。由于伤后误吸、呼吸道分泌物潴留、肺不张等，可继发肺部感染。伤后还可能发生破伤风或气性坏疽等特殊感染。

(2) 创伤性休克：由于伤后失血、失液或由于神经系统受强烈刺激，或因伤后心脏压塞、纵隔移位、摆动等导致有效循环血量减少和微循环障碍。

(3) 器官功能减退或衰竭：挤压伤常并发急性肾衰竭；颅脑伤或烧伤可并发"应激性溃疡"；多发伤或大管状骨骨折可并发急性呼吸窘迫综合征。严重时，甚至可发生多器官功能衰竭。

9. 创伤急救的原则如下：

(1) 抢救生命第一，确保伤员安全。

(2) 预防和及时治疗并发症。

(3) 用最简便和可靠的方法进行抢救，尽可能争取时间；避免因进行抢救而引起新的创伤。

10. 清创缝合是治疗开放性创伤最基本、最有效和最重要的手段和方法。开放性创伤后 6～12 小时以内，污染伤口的致病菌仅停留在伤口表面和浅层，尚未向深层侵入，此时如能及时清创处理，将伤口内可导致感染的异物、失活的组织及污染的病菌等彻底清除，使污染而尚未感染的伤口变成清洁伤口，并行一期缝合，即可使伤口一期甲级愈合。

水电解质失衡不仅发生在外科，也是临床各科疾病发展到一定严重程度时都可能出现的问题，水电解质失衡的护理是护理人员应该掌握的基本知识和技能。本试卷内容涉及各种类型的水失衡（如等渗、低渗、高渗失水，轻度、中度和重度失水等）；各种类型的酸碱失衡（如代谢性和呼吸性失衡，轻、中、重度失衡等）；以及电解质失衡（如强电解质失衡和弱电解质失衡等）。此外，本试卷还涉及各类水电解质失衡的诊断与治疗等内容。

§9.3.3 外科水电解质失衡的护理试卷

一、选择题

【A 型题】

1. 平衡盐溶液的配方是 （ ）
   A. 1/3 复方氯化钠溶液和 2/3 的 1.9％乳酸钠溶液　　B. 1/3 的 1.9％乳酸钠溶液和 2/3 复方氯化钠溶液　　C. 1/3 的 5％碳酸氢钠溶液和 2/3 生理盐水　　D. 2/3 的 5％碳酸氢钠溶液和 1/3 生理盐水　　E. 1/3 的 11.2％乳酸钠溶液和 2/3 生理盐水

2. 高血钾引起心律失常应立即 （ ）
   A. 静脉注射 11.2％乳酸钠溶液 60 mL　　B. 静脉注射 11.2％乳酸钠溶液 120 mL
   C. 静脉注射 10％葡萄糖酸钙溶液 20 mL　　D. 静脉注射 25％葡萄糖溶液 60 mL
   E. 静脉注射 25％葡萄糖溶液 100 mL

3. 关于水电解质代谢、酸碱平衡紊乱的防治，哪项不正确 （ ）
   A. 禁食病人应补液 2 000～2 500 mL　　B. 中度出汗应多补低渗液体 500～1 000 mL
   C. 大量出汗应多补低渗液体 1 000～1 500 mL　　D. 气管切开病人应多补低渗液体 1 000 mL　　E. 体温每升高 1 ℃，每千克体重应多补低渗液体 4～6 mL

4. 代谢性酸中毒时 （ ）
   A. 呼吸浅快　　B. 呼吸深大　　C. 对呼吸无影响　　D. 钾离子进入细胞内　　E. 尿液呈碱性

5. 高血钾最常见的病因是 （　　）

A. 急性肾衰竭多尿期　　B. 急性肠梗阻　　C. 长期应用利尿药　　D. 长期应用皮质激素　　E. 挤压伤（严重）

6. 休克发生持续时间超过多少小时容易继发内脏器官的损害 （　　）

A. 8 小时　　B. 9 小时　　C. 10 小时　　D. 12 小时　　E. 14 小时

7. 造成休克死亡的三大原因是 （　　）

A. 心、脑、肾衰竭　　B. 心、肺、肾衰竭　　C. 心、肝、肾衰竭　　D. 肝、肺、肾衰竭　　E. 心、肝、肺衰竭

8. 休克病人的体位一般应采取 （　　）

A. 头低躯干抬高位　　B. 头和躯干部抬高 15°～20°，下肢抬高 20°～30°　　C. 头和躯干抬高 20°～30°，下肢抬高 15°～20°　　D. 头和躯干部抬高 25°～30°，下肢抬高 20°～30°　　E. 头和躯干部及下肢都抬高 20°～30°

9. 休克病人尿量稳定在每小时多少以上时，表示休克已纠正 （　　）

A. 25 mL　　B. 30 mL　　C. 35 mL　　D. 20 mL　　E. 50 mL

【X 型题】

10. 高钾血症的处理原则是 （　　）

A. 积极防治心律失常　　B. 立即停止钾盐摄入　　C. 降低血清钾浓度　　D. 原发病治疗　　E. 改善肾功能

11. 等渗性缺水常见的病因有 （　　）

A. 肠瘘　　B. 大量呕吐　　C. 大创面慢性渗液　　D. 高热、大量出汗　　E. 腹腔内感染

12. 引起等渗性缺水的原因有 （　　）

A. 急性消化道液体丧失　　B. 大量出汗　　C. 肠梗阻早期大量呕吐　　D. 大面积烧伤 48 小时内　　E. 十二指肠早期

13. 对休克病人的一般监测项目包括 （　　）

A. 中心静脉压　　B. 肺动脉楔压　　C. 血压　　D. 心脏指数　　E. 动脉血气分析

14. 有效循环血量主要依赖 （　　）

A. 有充足的血容量　　B. 有良好的肺功能　　C. 有效的心排血量　　D. 良好的周围血管张力　　E. 水、电解质平衡

15. 感染性休克控制感染的主要措施包括 （　　）

A. 处理原发感染灶　　B. 应用抗菌药物　　C. 改善病人一般情况　　D. 增强病人抵抗力　　E. 应用大量激素

二、填空题

1. 水中毒常见并发症为_____。

2. 血钠浓度低于_____表明病有低钠血症。

3. 纠正酸中毒后出现抽搐，可能的原因是_____。

4. 低钠血症可因_____、_____、_____所致。

5. 高渗性缺水，其缺水程度为中度，缺水量为体重的_____%。

三、判断题

1. 人体每天正常水代谢量为 1000～5000 mL。 （　　）

2. 成人每天需摄入的盐量为 8～12 g。 （　　）

3. 儿童补钙应在临睡前进行，同时应补充足量的维生素 D，以保证钙的充分吸收。 （　　）

4. 小儿多动症常与遗传因素有关。 （　　）

5. 疾病致死的濒死期较短，暴力致死的濒死期较长。 （　　）

四、名词解释

1. 高钾血症
2. 二氧化碳结合力
3. 电解质
4. 水中毒
5. 呼吸性酸中毒

五、简答题

1. 试述高钾血症的主要临床表现。
2. 试述临床补钾的原则及注意事项。
3. 试述临床常见的电解质紊乱及其主要临床表现。
4. 试述电解质的分类。
5. 简述低血钾的常见病因。

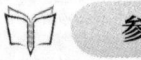 参考答案

一、选择题

【A 型题】

题序	1	2	3	4	5	6	7	8	9
答案	B	C	E	B	E	C	B	A	B

题序	10	11	12	13	14	15
答案	ABCDE	ABE	ACDE	ABCDE	ACD	ABCD

二、填空题

1. 肺水肿
2. 135 mmol/L
3. 低血钙
4. 血钠丢失　　钠摄入量不足　　血钠被稀释
5. 4%～6%

三、判断题

题　序	答　案	解　析
1	×	正常成人 24 小时液体出入量为 2000～2500 mL。
2	×	成人每天需摄入的盐量为 5～6 g。
3	√	睡眠期间最是长身体的时候，也是骨骼对钙吸收力最强的时候，因此儿童补钙应在临睡前进行，同时应补充足量的维生素 D，而且最好用食补和晒太阳或服用鱼肝油的方式，以保证钙的充分吸收。
4	√	儿童多动症现称注意缺陷多动障碍（ADHD），又称脑功能轻微失调综合征，是一种常见的儿童行为异常疾病。这类患儿的智力正常或基本正常，但学习、行为及情绪方面有缺陷，主要表现为注意力不集中，注意短暂，活动过多，情绪易冲动，学习成绩普遍较差，在家庭及学校均难与人相处，日常生活中常常使家长和教师感到没有办法。本病患病率国外报道为 5%～10%，国内调查为 3%～5%，男孩多于女孩，早产儿及剖宫产儿患本病的概率较高，约为 6% 以上。
5	×	濒死期指的是死亡过程中的开始阶段。亦称挣扎期、濒死挣扎期或临终状态。这期间多为面容苦闷，时有鼾声，血压升高等现象。然后意识消失，各种反射减退或消失，血压降低，脉搏与呼吸变弱或周期性呼吸，最后过度到临床性死亡。濒死期持续时间长短不一，可由数秒至数小时。一般情况下，心脏破裂、脑损伤、高空坠落等暴力性死亡者濒死期都短；病死与某些中毒死亡其濒死期较长。

四、名词解释

1. 高钾血症（hyperkalemia）：是一种主要由于肾脏功能受损、钾过量摄入或应用某些药物导致的血清钾浓度高于 5.5 mmol/L 的病理状态。病人主要表现为肌肉无力、麻痹、心肌收缩功能降低，严重者可导致心律失常和心脏骤停，心电图也会出现特殊表现。该病可以通过调整饮食结构及药物来进行治疗。钾离子（K^+）是机体最重要的阳离子之一，它的主要生理作用是维持细胞的新陈代谢、调节渗透压和酸碱平衡，在维持神经、肌肉细胞正常生理功能方面起着重要作用。体内 98% 的钾分布在细胞内，2% 在细胞外。正常血钾浓度为 3.5～5.5 mmol/L。

2. 二氧化碳结合力（CO_2CP）：指的是将静脉血标本在室温下分离出血浆，与正常人肺泡气平衡后，所测得的血浆 CO_2 含量。CO_2CP 可用两种单位来表示：若以体积分数（％）来表示，则正常值为 50％～70％，平均 58％；若以浓度（mmol/L）来表示，则正常值为 23～31 mmol/L，平均 27 mmol/L。它表示来自碳酸氢盐和碳酸的 CO_2 总量，故同时受代谢和呼吸性因素的影响。因此，不能单凭 CO_2CP 一项指标来判断酸碱中毒的类型。它主要是指血浆中呈结合状态的 CO_2，故反映了体内的碱储备量。

3. 电解质：是溶于水溶液中或在熔融状态下就能够导电的化合物。根据其电离程度可分为强电解质和弱电解质，几乎全部电离的是强电解质，只有少部分电离的是弱电解质。

4. 水中毒：是总入水量超过排出量，水潴留体内致血浆渗透压下降和循环血量增多。

5. 呼吸性酸中毒：是肺泡通气及换气功能减弱，不能充分排出体内生成的 CO_2，致血液中 $PaCO_2$ 增高引起的高碳酸血症。

五、简答题

1. 高钾血症的主要临床表现如下：

（1）神经肌肉功能异常：早期常有远端肢体感觉异常、麻木，为时不长；进一步发展，典型病人可有肢体软弱无力甚至软瘫，严重者出现吞咽、发声及呼吸困难。

（2）中枢神经系统：表现为烦躁不安、神志淡漠、昏厥及昏迷。

（3）心功能失常：早期出现皮肤苍白湿冷，可能与高钾刺激血管收缩有关；典型病人血压下降、心动过缓、心律不齐，甚至心搏骤停。

2. 临床补钾的原则及注意事项如下：

（1）口服补钾：口服补钾是最安全的补钾方式，如 10％氯化钾或枸橼酸钾。

（2）静脉补钾：不能口服可静脉补给，常用 10％氯化钾注射液。静脉补钾必须注意以下几点。① "见尿补钾"：一般以尿量超过 40 mL/d 或 500 mL/d 方可补钾。②补钾量依血清钾水平而定，如仅是禁食者，一般每天给予生理需要量氯化钾 2～3 g 即可；严重缺钾者，每天补氯化钾总量不宜超过 6～8 g，但严重腹泻、急性肾衰竭多尿期等特殊情况例外。

（3）补钾浓度：不宜超过 40 mmol/L（氯化钾 3 g/L），禁止直接静脉注射，以免血钾突然升高，导致心脏停搏。

（4）补钾速度：不宜超过 20～40 mmol/h。成人静脉滴注速度不超过 80 滴/min。

3. 临床常见的电解质紊乱有高钠血症、低钠血症、高钾血症、低钾血症、高钙血症、低钙血症、低镁血症、高镁血症，现分述如下：

（1）高钠血症：可出现乏力、唇舌干燥，皮肤失去弹性，烦躁不安，甚至躁狂、幻觉、谵妄和昏迷等。

（2）低钠血症：可出现味觉减退、肌肉酸痛、恶心、呕吐昏迷、反射消失等。

（3）高钾血症：可出现肌肉疼痛、无力、情绪不稳、躁动不安、意识障碍、嗜睡、昏迷等。

（4）低钾血症：可出现食欲缺乏、腹胀、口渴、恶心、呕吐、胸闷、心悸、记忆力减退、抑郁状态等。

（5）高钙血症：可出现反应迟钝、情感淡漠、记忆障碍、幻觉、妄想、抑郁、嗜睡、昏迷等。

（6）低钙血症：常见神手足抽搐、癫痫样发作、感觉异常、肌张力增高、腱反射亢进、肌肉压痛、意识障碍、呼吸衰竭等。

（7）低镁血症：临床可表现眩晕、肌肉无力、震颤、痉挛、听觉过敏、眼球震颤、运动失调、幻觉等。

（8）高镁血症：可出现瘫痪、呼吸麻痹、四肢腱反射迟钝或消失等。

4. 电解质可分为强电解质和弱电解质，现分述如下：

（1）强电解质（strong electrolyte）：是在水溶液中或熔融状态中几乎完全发生电离的电解质，完全电离，不存在电离平衡。强电解质一般有强酸、强碱，活泼金属氧化物和大多数盐，如硫酸、盐酸、碳酸钙、硫酸铜等。

(2) 弱电解质（weak electrolyte）：是在水溶液中或熔融状态下不完全发生电离的电解质。强弱电解质导电的性质与物质的溶解度无关。弱电解质一般有弱酸、弱碱，少部分盐，如醋酸、一水合氨（$NH_3 \cdot H_2O$）、醋酸铅、氯化汞。另外，水是极弱电解质。

5. 低血钾常见病因如下：

(1) 钾摄入不足：见于长期进食不足或静脉营养液中钾盐补充不足、补液病人长期接受不含钾盐的液体。

(2) 钾丧失增加：如呕吐、腹泻、胃肠道引流、醛固酮增多症、急性肾衰竭多尿期、应用排钾的利尿药及肾小管性酸中毒等。

(3) 钾离子向细胞内转移：大量输入葡萄糖和胰岛素或发生代谢性碱中毒时，会导致钾离子由细胞外转移至细胞内。

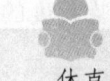

　　休克一词由英文单词 shock 音译而来。休克不但在战场上，同时也是内科、外科、妇科、产科、儿科等专科常见的急性危重病症。本试卷内容包括休克的一般知识和休克病人护理评估要点，以及休克病人的一般护理措施等内容。

§9.3.4　休克护理试卷

一、选择题

【A 型题】

1. 休克的根本病因是 （　）

A. 血压下降　　B. 中心静脉压下降　　C. 心排血量下降　　D. 有效循环血量下降

E. 微循环障碍

2. 休克指数是指 （　）

A. 脉率/收缩压　　B. 脉率/舒张压　　C. 脉率/脉压　　D. 收缩压/脉压　　E. 舒张压/脉率

3. 某病人严重创伤，血压降低，脉搏细数，面色苍白，诊断为休克，治疗时最应注意的是

（　）

A. 急性肾衰竭的发生　　B. 及时扩充血容量　　C. 及时使用甘露醇　　D. 避免使用

血管收缩药 E. 药物对各脏器的毒性

4. 某人外伤后出血、烦躁、肢端湿冷、脉搏 105 次/min、脉压低,应考虑为 （ ）
   A. 无休克 B. 休克早期 c. 休克中期 D. 休克晚期 E. DIC 形成

5. 休克时病人的体位应处于 （ ）
   A. 半卧位 B. 头低足高位 C. 中凹卧位（头与下肢抬高 10°～30°） D. 头高足低位 E. 侧卧位

6. 休克经处理后,微循环改善的最主要的临床指标是 （ ）
   A. 神志恢复清楚 B. 皮肤颜色转红 C. 肢体温度上升 D. 血压回升 E. 尿量增加

7. 抗休克治疗首要而基本的措施是 （ ）
   A. 补充血容量 B. 改善心功能 C. 纠正酸中毒 D. 改善周围血管张力
   E. 防治急性肾衰竭

8. 血压下降在休克中的意义为 （ ）
   A. 是诊断休克的唯一依据 B. 是休克最常见的临床表现 C. 是估计休克程度的主要指标 D. 是组织细胞缺氧的主要指标 E. 是休克最早的临床表现

9. 病人,女性,45 岁,遭车祸撞伤,造成脾破裂;体格检查血压 80/60 mmHg,神志尚清楚,脉搏 120 次/min,表情淡漠,口渴,面色苍白。该病人估计出血量为 （ ）
   A. 400～500 mL B. 600～700 mL C. 800～1600 mL D. 1700～2400 mL
   E. ＞2400 mL

10. 一成人烧伤面积 50%,入院后经注射吗啡、头孢类抗生素和补充生理盐水 1000 mL 后仍有休克,应考虑为 （ ）
    A. 神经性休克 B. 感染性休克 C. 心源性休克 D. 低血容量性休克
    E. 中毒性休克

11. 病人,男性,40 岁,腹痛、发热 48 小时,血压 80/50 mmHg,神志清楚,面色苍白,四肢湿冷,全腹肌紧张,肠鸣音消失,诊断应为 （ ）
    A. 低血容量性休克 B. 感染性休克 C. 神经源性休克 D. 心源性休克
    E. 过敏性休克

12. 早期休克的主要体征是 （ ）
    A. 昏迷 B. 末梢发绀 C. 心率增快 D. 血压下降 E. 脉压变小

13. 休克时少尿或无尿的主要原因为 （ ）
    A. 肾血流锐减,肾小球滤过率降低 B. 酸中毒 C. 饮水量太少 D. 肾上腺分泌醛固酮增加 E. 血液黏稠度增加

14. 晚期休克并发皮肤及消化道出血疑有弥散性血管内凝血时,不宜使用下列哪种药物 （ ）
    A. EACA B. 肝素 C. 双嘧达莫 D. 抗血纤溶芳酸 E. 止血剂

15. 微循环衰竭期（休克晚期）时病人会出现? （ ）
    A. 表情淡漠 B. 皮肤苍白 C. 尿量减少 D. 血压下降 E. 全身广泛出血

问题 16～18

    A. 中心静脉压很低，尿量多

    B. 中心静脉压偏低，尿量少

    C. 中心静脉压偏低，尿量多

    D. 中心静脉压偏高，尿量多

    E. 中心静脉压很高，尿量少

16. 提示血容量不足   （   ）

17. 说明血容量已补足   （   ）

18. 可能有心功能不全存在   （   ）

【C型题】

问题 19～20

    A. 肺

    B. 肾

    C. 心脏

    D. 肝

19. 休克代偿期儿茶酚胺分泌增加但不减少血液供应的脏器   （   ）

20. 休克时很少发生不可逆变化的脏器   （   ）

【X型题】

21. 外科常见的休克包括   （   ）

    A. 出血性休克   B. 过敏性休克   C. 心源性休克   D. 创伤性休克   E. 感染性休克

22. 休克可发生的并发症包括   （   ）

    A. 心力衰竭   B. 急性呼吸衰竭   C. 急性肾功能衰竭   D. 脑功能障碍

    E. 急性肝衰竭

23. 下列哪些疾病可以引起休克   （   ）

    A. 急性肠梗阻   B. 战伤   C. 异位妊娠和异常分娩   D. 小儿败血症   E. 药物注射过敏

24. 休克的治疗原则包括   （   ）

    A. 去除病因   B. 恢复有效循环血量   C. 纠正微循环障碍   D. 改善心脏功能

    E. 保护重要脏器功能

25. 低血容量休克的主要特点包括   （   ）

    A. 低血压   B. 中心静脉压降低   C. 每搏输出量增加   D. 外周阻力增高

    E. 心动过速

二、填空题

1. 休克的本质是_____，引起死亡的主要原因是_____。

2. 休克根据发病的原因可分为_____、_____、_____、_____和_____5类。

3. 维持有效循环血量主要依赖_____、_____和_____，其中任何一个因素的改变超出人体代偿限度时，均可导致有效循环血量的急剧减少，而发生休克。

4. 外科常见的休克类型有_____、_____、_____。

5. 休克早期最典型的改变是_____，而_____。

6. 休克病人补液首选_____。

7. 休克病人急救措施有_____、_____、_____、_____、_____等。

8. 护理休克病人时，应间歇给氧，流量一般为_____。

9. 休克病人的一般观察指标有_____、_____、_____、_____等，其中最简单而有效的观察指标是_____。

10. 休克病人的辅助检查项目有_____、_____、_____、_____等。

三、判断题

1. 肾上腺素为各类早期休克的首选治疗措施。 （   ）

2. 休克病人应取头低脚高体位，以尽可能保证脑部供血。 （   ）

3. 弥散性血管内凝血（DIC）病人早期应用肝素进行治疗。 （   ）

4. 休克时血糖增高。 （   ）

5. 只要收缩压低于 90 mmHg，就可以诊断为休克。 （   ）

四、名词解释

1. 休克

2. 休克指数

3. 有效循环血量

4. 弥散性血管内凝血（DIC）

5. 多器官功能障碍综合征（MODS）

五、简答题

1. 试述休克病人护理评估要点。

2. 试述休克病人的一般护理措施。

3. 简述休克病人急救的主要措施。

4. 试述休克病人病情观察的主要内容。

5. 试述休克病人扩充血容量的护理要点。

一、选择题

【A 型题】

题序	1	2	3	4	5	6	7	8	9	10	11	12
答案	D	A	B	B	C	E	A	C	C	D	B	C
题序	13	14	15									
答案	A	E	E									

【B 型题】

题序	16	17	18
答案	B	D	E

【C 型题】

题序	19	20
答案	C	D

【X 型题】

题序	21	22	23	24	25
答案	ADE	ABCDE	ABCDE	ABCDE	ABDE

二、填空题

1. 有效循环血量锐减　　多器官功能衰竭
2. 低血容量性休克　　感染性休克　　心源性休克　　神经源性休克　　过敏性休克
3. 充足的血容量　　有效的心排血量　　良好的周围血管张力
4. 低血容量性休克　　感染性休克　　创伤性休克
5. 血压基本不变　　脉压差减小
6. 平衡盐溶液
7. 处理原发病因　　保持呼吸道通畅　　仰卧中凹位　　注意保暖　　吸氧
8. 4～6 L/min
9. 血压　　神志　　尿量　　皮肤黏膜颜色　　呼吸　　尿量
10. 血常规　　血气分析　　中心静脉压　　动脉血乳酸盐　　血电解质

三、判断题

题序	答案	解析
1	×	休克的治疗应根据发病原因采用相应的治疗方法，例如失血性休克应以保证气道通畅和止血、补液等为主的治疗。肾上腺素是一种激素和神经传送体，由肾上腺释放。肾上腺素会使心脏收缩力上升，使心脏、肝和骨骼肌的血管扩张和皮肤、黏膜的血管收缩，主要用于过敏性休克、支气管哮喘及心搏骤停的抢救。
2	×	休克病人应采取中凹卧位，即头与下肢均抬高 $10°\sim30°$，抬高头胸部，有利于气道通畅，改善缺氧症状，抬高下肢，有利于下肢静脉血回流，增加回心血量。
3	√	肝素是人体内正常抗凝物质之一，它对已形成的血栓没有作用，但在 DIC 早期（高凝期或消耗性低凝期）应用肝素可防止新的微血栓形成，可缓解病情和阻止疾病继续发展。但当 DIC 已处于继发性纤溶亢进期时则应慎用肝素。
4	√	休克时儿茶酚胺的释出能促进胰高糖素的生成，抑制胰岛素的产生和其外周作用，加速肌肉和肝内糖原分解，以及刺激垂体分泌促肾上腺皮质激素，故休克时血糖增高。
5	×	根据临床表现，并结合收缩压降至 90 mmHg 以下、脉压＜20 mmHg，即可诊断为休克。低血压不一定是休克，休克必须有微循环障碍和组织灌注不足的临床表现。

四、名词解释

1. 休克：是各种原因引起的有效循环血量锐减，组织器官缺血缺氧，造成细胞代谢紊乱和功能受损为共同特点的病理生理改变的临床综合征。根据临床表现，结合收缩压降至 90 mmHg（12 kPa）以下，脉压＜20 mmHg（2.67 kPa），即可诊断为休克。

2. 休克指数：用来评估休克严重程度的指标，等于脉率除以收缩压，正常为 1/2，休克指数越大说明休克越严重。

3. 有效循环血量：是指单位时间内通过心血管系统进行循环的血量，但不包括储存于肝、脾和淋巴血窦中或停滞于毛细血管中的血量。

4. 弥散性血管内凝血（DIC）：是指在某些致病因子作用下，凝血因子或血小板被激活，大量促凝物质入血，凝血酶增加，广泛的微血栓形成，从而引起一个以凝血功能失常为主要特征的病理过程。主要临床表现为出血、休克、器官功能障碍和溶血性贫血。

5. 多器官功能障碍综合征（MODS）：多器官功能障碍综合征（multiple organ dysfunction syndrome，MODS）是指机体在遭受严重创伤、休克、感染及外科大手术等急性疾病过程中，有两个或两个以上的器官或系统同时或序贯发生功能障碍，以至不能维持内环境稳定的临床综合征。

五、简答题

1. 休克病人护理评估要点如下：

(1) 休克的原因与分类。

(2) 生命体征状况：血压与脉压、体温脉搏、呼吸型态、意识状态。

(3) 尿量、尿相对密度，皮肤黏膜颜色及温度。

(4) 实验室检查结果：包括血常规、血气分析、电解质测定、中心静脉压、心排血量等。

(5) 药物效果及副作用。

2. 休克病人的一般护理措施如下：

(1) 执行危重症疾病一般护理常规。

(2) 发现病人休克后，分秒必争进行抢救，设专人护理。

(3) 采取去枕平卧或中凹位，注意保暖。

(4) 保持呼吸道通畅，立即给予氧气吸入，提高血氧饱和度，改善组织缺氧状态。

(5) 遵医嘱迅速建立两条以上的静脉通路，根据血压情况按医嘱使用扩容及血管活性药物，并应注意补液速度，以防脑水肿。

(6) 密切观察病情变化，严格记录出入量，尤其注意观察尿量，准确做好护理记录。

(7) 对心源性休克病人，注意心率变化，严格控制输液速度，每分钟不超过 40 滴。

(8) 对过敏性休克病人，遵医嘱用氢化可的松或地塞米松加入 5% 葡萄糖液内静脉滴注，或用 0.1% 肾上腺素 1 mL 皮下注射。

(9) 对急性中毒引起的休克病人应迅速洗胃，减少毒物吸收，遵医嘱及时应用解毒药物。

(10) 对感染性休克病人，及时遵医嘱用大量抗生素和激素治疗。

3. 休克病人急救的主要措施包括：

(1) 给氧，流量一般 4～6 L/min。

(2) 建立两个静脉通道，以确保迅速有效地补充血容量。

(3) 密切观察生命体征与中心静脉压的变化。

(4) 观察尿量与尿相对密度。

(5) 安置头胸及双下肢各抬高 10°～30°卧位，以增加回心血量及心排血量，也有利于呼吸。

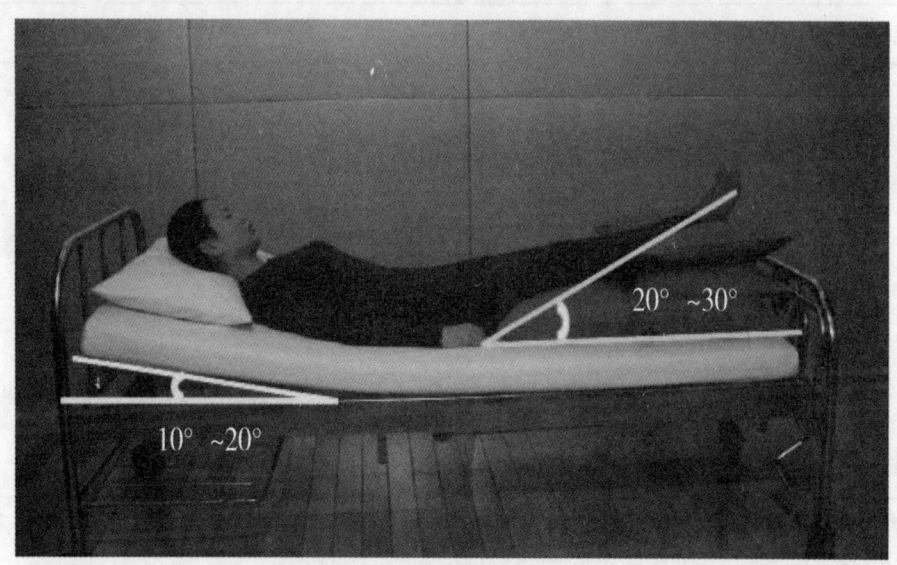

中凹卧位

（6）注意保暖。

4. 休克病人病情观察的主要内容如下：

（1）观察脉搏、呼吸和血压：根据病情 15～30 分钟测量 1 次。

（2）观察体温：每 4 小时测 1 次，低于正常时要保温，高温时应给予物理降温，避免体温骤降，以免虚脱加重休克。

（3）观察意识：当中枢神经细胞轻度缺氧时，病人表现烦躁不安或兴奋，甚至狂躁；随着休克加重，由兴奋转抑制，病人表现精神不振，反应迟钝，甚至昏迷，对此病人应适当加以约束以防意外损伤，亦可使用镇静药，但需注意血压。

（4）观察皮肤：注意皮肤色泽及肢端温度，如面色苍白常表示有大出血，口唇或指甲发绀提示微循环血流淤滞；当胸前、腹壁或四肢出现瘀斑时，提示有弥散性血管内凝血（DIC）出现；如四肢厥冷表示休克加重，应予保温。

（5）观察尿液：注意尿液颜色、尿相对密度、pH 值；病情重或尿少者应留置导尿管，每小时记录一次尿量，要求每小时尿量多于 20～30 mL，如每小时尿量在 15 mL 以下或尿闭，应及时报告医师处理，以防急性肾衰竭；保持尿管通畅，预防泌尿系逆行感染。

（6）观察心率变化：如脉数、末梢发绀伴有颈静脉怒张，呼吸困难，咳血性泡沫痰，提示心力衰竭，应及时报告医师处理。

（7）观察中心静脉压（CVP）：可作为调整血容量及心功能之标志。休克病人 CVP 在 10 cmH$_2$O 以下应补充血容量，不宜使其超过 12～15 cmH$_2$O，否则有发生肺水肿危险，如 CPV 高于 15 cmH$_2$O，而休克尚未纠正者，应给予强心药。

5. 休克病人扩充血容量的护理要点如下：

（1）建立两个静脉通道，以确保迅速有效地补充血容量。

（2）密切观察生命体征与中心静脉压的变化，并根据血压和中心静脉压的状况指导补液；同时还要注意有无急性肺水肿、急性心力衰竭的表现，以便及时调整补液的量和速度。

中心静脉压与补液的关系

中心静脉压	血 压	原 因	处理原则
低	低	血容量严重不足	充分补液
低	正常	血容量不足	适当补液
高	低	心功能不全或血容量相对过多	给予强心药、纠正酸中毒、舒张血管
高	正常	容量血管过度收缩	舒张血管
正常	低	心功能不全或血容量不足	补液试验*

* 补液试验：取等渗盐水 250 mL，于 5～10 分钟内经静脉注入。如血压升高而中心静脉压不变，提示血容量不足；如血压不变而中心静脉压升高 3～5 cmH$_2$O（0.29～0.49 kPa），则提示心功能不全。

（3）观察尿量与尿比重，以判断有无急性肾衰竭、补液量是否足够、休克有无好转。

（4）安置头胸及双下肢各抬高 10°～30°卧位，以增加回心血量及心排血量，也有利于呼吸。

（5）认真记录出入水量，为进一步治疗提供参考依据。

麻醉（anesthesia）是指用药物或其他方法使病人整个机体或机体的一部分痛觉暂时消失，为手术创造良好条件的技术；疼痛是一种与实际的或者潜在的组织损伤，或与这种损伤的描述有关的一种令人不愉快的感觉和情感体验，包括了感觉、情感、认知和社会成分的痛苦体验；围手术期是围绕手术的一个全过程，从病人决定接受手术治疗开始，到手术治疗直至基本康复，包含手术前、手术中及手术后的一段时间，具体是指从确定手术治疗时起，直到与这次手术有关的治疗基本结束为止，时间在术前 5～7 天至术后 7～12 天。本试卷内容涉及基础理论知识，总结了临床实践经验，内容的实用性和可操作性等。

§9.3.5 麻醉、疼痛及围手术期护理基本知识试卷

一、选择题

【A 型题】

1. 局部浸润麻醉选用普鲁卡因时，其常用浓度为　　　　　　　　　（　　）
   A. 0.5%　　B. 1%　　C. 1.5%　　D. 2%　　E. 2.5%

2. 为预防局部麻醉药的毒性反应，常用的术前用药是　　　　　　　　（　　）
   A. 吗啡　　B. 哌替啶　　C. 巴比妥类药物　　D. 阿托品　　E. 氯霉素

3. 全身麻醉术后未清醒时最合适的体位是　　　　　　　　　　　　（　　）
   A. 仰卧位　　B. 侧卧位　　C. 半坐卧位　　D. 平卧头偏一侧　　E. 头低脚高位

4. 应用局部浸润麻醉不妥的是　　　　　　　　　　　　　　　　　（　　）
   A. 局部麻醉药中加入肾上腺素　　B. 每次注药前应抽回血　　C. 肌膜、骨膜等处应减少用药剂量　　D. 不宜在感染部位应用　　E. 0.5%利多卡因最大量为 500 mg

5. 麻醉中血压升高常见的原因不包括　　　　　　　　　　　　　　（　　）
   A. 气管内插管和拔管的刺激　　B. 麻醉过浅　　C. 局部麻醉药中肾上腺素过多　　
   D. 颅内压增高　　E. 过度通气

6. 下列哪项不是预防局部麻醉药中毒的措施　　　　　　　　　　　（　　）

A. 一次用药量不超过限量　　B. 避免误入血管　　C. 局部麻醉药中加少许肾上腺素

D. 麻醉前给予适量阿托品　　E. 对局部麻醉药过敏者不用该药

7. 局部麻醉药中加入肾上腺素时，下列哪项是错误的　　　　　　　　　　（　　）

   · A. 要现用现加　　B. 用量要准确　　C. 一次用量不超过 14 mg/kg 体重　　D. 药液色泽变黄不宜使用　　E. 高血压、冠心病者慎用

8. 表面麻醉常用局部麻醉药为　　　　　　　　　　　　　　　　　　　（　　）

   A. 1％普鲁卡因　　B. 0.5％利多卡因　　C. 1％利多卡因　　D. 0.1％丁卡因

   E. 1％丁卡因

9. ICU 床位数在综合医院一般为总床位数的　　　　　　　　　　　　　（　　）

   A. 2％　　B. 2％～3％　　C. 3％～4％　　D. 6％～8％　　E. 10％左右

【B 型题】

问题 10～12

   A. 升高血压

   B. 延长局部麻醉药的作用时效

   C. 减少呼吸道的分泌物

   D. 减少麻醉药用量

   E. 使病人情绪安定

10. 局部麻醉药中加入少量肾上腺素的目的是　　　　　　　　　　　　　（　　）

11. 麻醉前使用镇静药的目的是　　　　　　　　　　　　　　　　　　　（　　）

12. 麻醉前使用阿托品的目的是　　　　　　　　　　　　　　　　　　　（　　）

问题 13～16

   A. 高压蒸气灭菌法

   B. 75％乙醇浸泡法

   C. 10％甲醛溶液浸泡法

   D. 甲醛蒸气消毒法

   E. 环氧乙烷气体消毒法

13. 硬膜外穿刺包适用　　　　　　　　　　　　　　　　　　　　　　　（　　）

14. 硬膜外导管适用　　　　　　　　　　　　　　　　　　　　　　　　（　　）

15. 麻醉机适用　　　　　　　　　　　　　　　　　　　　　　　　　　（　　）

16. 钠石灰罐适用　　　　　　　　　　　　　　　　　　　　　　　　　（　　）

【X 型题】

17. 麻醉前用药的目的包括　　　　　　　　　　　　　　　　　　　　　（　　）

   A. 稳定病人的情绪　　B. 缩短麻醉药作用时间　　C. 减少术后肺部并发症　　D. 对抗麻醉药的毒副作用　　E. 增强血液循环

18. 预防局部麻醉药毒性反应的方法包括　　　　　　　　　　　　　　　（　　）

   A. 一次用量不超过限量　　B. 使用最低有效浓度　　C. 避免误入血管　　D. 麻醉前

适量使用巴比妥类药物 　　E. 药液中均加入少量肾上腺素

19. 手术体位不当所引起生理并发症有 （　　）
    A. 肺通气不足　　B. 血压下降　　C. 上呼吸道阻塞　　D. 肢体动脉搏动消失
    E. 头面部充血水肿

20. 外科手术后常见的并发症有 （　　）
    A. 术后发热与低体温　　B. 术后出血　　C. 术后应激反应　　D. 术后感染
    E. 切口裂开

二、填空题

1. 手术体位不当可引起_____和_____两类并发症。

2. 椎管内麻醉可分为_____和_____。

3. 全身麻醉分为_____、_____、_____。

4. 大手术后的静脉血栓形成常发生在_____。

5. 全身麻醉后呼吸系统的主要并发症为食管反流和误吸、_____、_____、
   和_____。

6. 麻醉方法主要分为_____和_____两大类。

7. 目前，术后镇痛的方法以_____和_____为好。

8. 术前准备应做以下两方面的工作，即_____和_____。

9. 手术切口裂开的原因主要有_____、_____和_____。

三、判断题

1. 麻醉前用药一般在麻醉前 2 小时肌内注射给药。 （　　）

2. 氯胺酮的主要不良反应是，可引起一过性呼吸暂停、噩梦、幻觉、眼压增高等。 （　　）

3. 普鲁卡因是常用的局部麻醉药，毒性较小，成人一次限量为 1000 mg。 （　　）

4. 上腹部手术拆线时间一般为术后 5～6 天。 （　　）

5. 手术病人应从术前 24 小时开始禁食，术前 2 小时开始禁水。 （　　）

四、名词解释

1. 表面麻醉

2. 静脉麻醉

3. 择期手术

4. 疼痛

5. 癌性疼痛阶梯疗法

6. 局部浸润麻醉

7. 吸入麻醉

8. 围手术期

9. 术后医嘱

10. 慢性疼痛

五、简答题

1. 试述胃肠道手术的术前准备。

2. 试述肝病病人术前的注意事项。

3. 试述麻醉前用药的目的。

4. 试述麻醉后苏醒期间的护理要点。

5. 试述癌性疼痛的三阶梯疗法的基本原则。

6. 试述心脏病病人手术前准备的问题。

7. 试述腹部手术切口裂开的原因及其预防和处理。

8. 试述麻醉前的一般准备与护理内容。

9. 试述常用的麻醉前用药。

10. 试述癌性疼痛三阶梯疗法的药物选择。

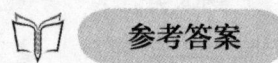

参考答案

一、选择题

【A 型题】

题序	1	2	3	4	5	6	7	8	9
答案	A	C	D	C	E	D	C	E	C

【B 型题】

题序	10	11	12	13	14	15	16
答案	B	E	C	A	C	E	D

【X 型题】

题序	17	18	19	20
答案	ACD	ABCD	ABCDE	ABDE

二、填空题

1. 生理 解剖

2. 蛛网膜下腔阻滞 硬膜外阻滞

3. 吸入麻醉 静脉麻醉 肌内注射麻醉

4. 下肢深动脉

5. 呼吸道梗阻　　通气量不足　　肺部并发症（肺炎、肺不张等）
6. 全身麻醉　　局部麻醉
7. 硬膜外镇痛　　病人自控镇痛
8. 心理准备　　提高手术耐受力
9. 营养不良　　术后腹压增加　　切口缝合的技术缺陷

三、判断题

题序	答案	解析
1	×	麻醉前用药应根据病情和麻醉方法确定用药的种类、剂量、给药途径和时间。术前晚可口服催眠药或镇静药，术日麻醉前半小时肌内注射镇静催眠药，剧痛病人加用镇痛药，全麻或椎管内麻醉病人加用抗胆碱药。
2	√	氯胺酮作为一种麻醉诱导药物，以及小儿麻醉常用药物，其主要不良反应包括：可能会使病人情绪发生紊乱，偶尔可能会造成苏醒时出现烦躁，术后可能会发生幻觉以及噩梦等，因此对于患有精神疾病的病人来说应当避免应用这种药物；这种药物还可能导致眼球震颤、复视、眼痉挛和增加眼内压，对于青光眼的病人是禁用的。
3	√	普鲁卡因浸润麻醉用 0.25%～0.5%水溶液，每小时不得超过 1.5 g。神经传导阻滞麻醉用 1%～2%水溶液，每小时不得超过 1.0 g，硬膜外阻滞用 2%水溶液，每小时不得超过 0.75 g。一次极量 1000 mg。
4	×	通常情况下，上腹部手术拆线时间一般为手术治疗后的 7～10 天，期间病人一定要避免伤口感染，要注意休息。
5	×	一般临床上需要做全身麻醉术前需要禁食 8～12 小时，禁水 4～6 小时。但临床上为了进一步保证病人的安全，一般头天晚上 10 时以后就不要进食进水了。

四、名词解释

1. 表面麻醉：是将穿透力强的局部麻醉药施用于黏膜表面，使其透过黏膜而阻滞黏膜下神经末梢，使黏膜产生麻醉现象。

2. 静脉麻醉：是将麻醉药直接注入静脉后进入血液循环，作用于中枢神经系统，产生全身麻醉。

3. 择期手术：是指急症和恶性肿瘤等需尽早进行的手术，但良性肿瘤、腹股沟疝等手术可在充分的术前准备后选择合适时机进行，此类手术称为择期手术。

4. 疼痛：国际疼痛研究协会把疼痛定义为与实际的或潜在的组织损伤相关联，或者可以用组织损伤描述的一种不愉快的感觉和情绪上的体验。疼痛是人对伤害性刺激的一种主观感受，是人的理性因素、情感因素和生理因素相互作用的结果。不同个体对疼痛的感受是不同的，同一个体在不同时期对疼痛的反应也不一样。

5. 癌性疼痛阶梯疗法：癌症疼痛剧烈而持续，对个人、家庭和社会均有很大影响。为此，WHO 推荐将癌性疼痛病人根据疼痛程度分为 3 个阶梯，并推荐每个阶梯的治疗药物，此即癌性疼痛三阶梯疗法。

6. 局部浸润麻醉：将局部麻醉药逐层注射于手术区的组织内，通过阻滞神经末梢达到麻醉作用。

7. 吸入麻醉：麻醉药经呼吸道吸入肺泡，进入血液循环，作用于中枢神经系统，产生全身麻醉。

8. 围手术期：应从病人决定需要手术治疗开始。术前期可能短至数分钟，如创伤病人在数分钟内就送进手术室；也可能是数周，以查清复杂病情，充分做好术前准备，以便更安全地耐受手术。术后要采取综合治疗措施，防治可能发生的并发症，尽快地恢复生理功能，所以术后期的长短可因不同疾病及术式而有所不同。

9. 术后医嘱：是指术后的专用医嘱，这一医疗文件的书写包括诊断、施行的手术、监测方法和治疗措施，例如止痛、抗生素应用、伤口护理及静脉输液各种管道、插管、引流物、吸氧等处理。

10. 慢性疼痛：是指疼痛持续超过某种急性疾病的一般病程或超过损伤愈合所需的一般时间，或疼痛复发持续超过1个月。

五、简答题

1. 胃肠道手术的术前准备包括：术前1～2天开始进流质饮食，术前12小时禁食，术前4小时禁止饮水。结肠或直肠手术前应口服肠道抗菌药物和泻剂，术前清理肠道，具体做法为：术前口服链霉素0.5 g，每天4次，共3天。或口服新霉素1 g，每天4次，共2天。服用或注射维生素K_1，2～3天。术前口服蓖麻油10 mL，每天1次，共2天。手术前晚清洁灌肠，排空肠道，减少肠腔内细菌的数量，预防手术后感染。

2. 肝病病人术前的注意事项包括：术前应做各项肝功能检查。肝功能损害者，手术耐受力削弱，须经较长时间严格准备，方可施行择期手术。肝功能有严重损害，表现有明显营养不良、腹水、黄疸者，一般不宜施行任何手术。急性肝炎病人，除急症抢救外，多不宜施行手术。对肝病病人，术前应通过各种途径改善全身情况，增加肝糖原储备，小量多次输新鲜血液纠正贫血及增加凝血因素，尚应给予多种维生素，如B族维生素、维生素C、维生素K等。

3. 麻醉前用药的目的如下：

(1) 稳定病人情绪，减轻病人焦虑、恐惧等心理应激状态。

(2) 抑制唾液及气管分泌物，保持呼吸道通畅，减少手术后肺部并发症。

(3) 对抗某些麻醉药的毒副作用和一些不利的神经反射。

(4) 提高痛阈；增强麻醉镇痛效果。

4. 麻醉后苏醒期间的护理要点如下：

(1) 保持呼吸道通畅：未苏醒的病人置于侧卧位或去枕仰卧，设法使呼吸道通畅，必要时可置入口咽导气管，密切观察呼吸道的通畅度、呼吸幅度和呼吸频率。

(2) 维持循环系统的稳定：监测循环系统的变化，如观察血压、脉搏、尿量、皮肤颜色、静脉输液速度及心电图等。

(3) 疼痛的处理：可给予病人麻醉性镇痛药，术后可应用神经阻滞或硬膜外隙注射镇痛药及病人自控镇痛。

(4) 体温的观察：术后应注意病人体温变化，夏天尤应注意防止高热，冬天注意保温。

(5) 一般处理：长时间未醒或苏醒后病人自己不能翻身者，应定时帮助病人翻身，注意膀胱充盈情况，设法使病人排尿，如不能自行排尿，应予导尿。

5. 癌性疼痛的三阶梯疗法的基本原则如下：

(1) 根据疼痛程度选择镇痛药。

(2) 口服给药：一般以口服药为主。

(3) 按时服药：根据药理特性有规律地按时给药。

(4) 个体化用药：应根据具体病人和疗效给药。

6. 心脏病病人手术前准备应注意的问题包括：

(1) 长期使用低盐和利尿药的病人，术前应注意纠正水电解质失衡。

(2) 贫血病人的氧合能力差，对心肌供氧有影响，术前应少量多次输血纠正。

(3) 心律失常病人，应根据不同原因区别对待。对偶发的室性早搏，一般不需特殊处理。心房纤颤，如伴有心室率增快，每分钟在 100 次以上者，用毛花苷 C 0.4 mg 加入 25％葡萄糖注射液 20 mL 中缓慢静脉注射，或口服普萘洛尔 10 mg，每天 3 次，将心律控制在正常范围内。冠心病病人如出现心动过缓，心室率每分钟在 50 次以下者，术前可皮下注射阿托品 0.5～1 mg，以使心率增快。

(4) 对有心力衰竭病史、心脏扩大、心电图显示心肌劳损的病人，手术前可考虑使用洋地黄类药物，一般口服地高辛 0.25 mg，每天 1～2 次。

7. 腹部手术切口裂开的原因及其预防和处理如下：

(1) 腹部手术切口裂开原因：①营养不良，组织愈合能力低。②术后腹压增高，如腹胀、剧烈咳嗽。③缝合腹壁的技术有缺点，如打结不紧，缝合时腹膜有撕裂等。

(2) 腹部手术切口裂开的预防：应根据可能发生的原因采取相应措施，如术前提高营养状况，强调在腹壁松弛状态下，精工缝合技术。对估计容易发生此类并发症的病人可采取：①术时用减张缝线，即在依层缝合腹壁的基础上，加用全层腹壁缝合。②及时处理腹胀。③咳嗽时，最好平卧以减轻咳嗽时横膈突然大幅度下降所骤然增加的腹内压力。④用腹带做腹部包扎。⑤预防感染。

(3) 腹部手术切口裂开的处理措施：腹壁切口完全或部分裂开，都应立即送手术室，在无菌条件下，用粗丝线或合金线作腹壁全层间断缝合。因常有腹胀肠麻痹，故应采用胃肠减压。

8. 麻醉前的一般准备与护理内容如下：

(1) 精神状态的准备：麻醉与手术不免使病人产生顾虑或紧张恐惧心理，因此应了解病人的心理状态，关心、安慰和鼓励病人，对病人做一些必要的解释，取得病人的信任与合作。对于十分紧张的病人，术前晚可用适量镇静药。

(2) 改善营养状况：营养不良可降低麻醉与手术的耐受力，术前应经口或其他途径补充营养，提高耐受力。

(3) 进行适应术中和术后需要的训练：有关术中体位、语言问答等的配合与术后饮食、体位、大小便、切口疼痛、长时间输液、吸氧、留置导尿管及各种引流管等，应让病人了解，争取配合。对于术后咳嗽、咳痰、排尿方法等，在术前进行训练。术前 2 周应停止吸烟。

(4) 胃肠道准备：择期手术成人一般麻醉前禁食 12 小时，禁饮 4 小时；小儿术前至少禁食 8 小时。禁食、禁饮的目的在于防止麻醉中和术后反流、呕吐，避免误吸致肺部感染甚至窒息等意外，其重要性应向病人及家属交代清楚。

(5) 膀胱的准备：病人入手术室前应嘱其排空膀胱，防止术中尿潴留。对于危重病人或大手术，术前留置导尿管，以利麻醉中观察尿量。

(6) 口腔准备：麻醉前应清洁口腔，有活动义齿的病人进手术室前应将活动义齿摘下，以防麻醉时致脱落误吸、误吞。

(7) 中等以上手术，麻醉前应检查血型和交叉配血，准备足量全血或血液成分。皮肤准备方面，如行腋路臂丛阻滞，麻醉前应剃除腋毛。

(8) 麻醉前应称病人体重，因为全身麻醉大多根据千克体重给药。

(9) 术前晚应巡视病人，发现病人感冒、发热、妇女月经来潮等情况时，除非急症，应推迟麻醉手术。

9. 常用的麻醉前用药包括：①镇静药，如地西泮、咪唑西泮、异丙嗪等。②催眠药，如苯巴比妥钠等。③镇痛药，如吗啡、哌替啶等。④抗胆碱药，如阿托品、东莨菪碱等。此类药物主要是抑制多种腺体分泌而减少呼吸道分泌物，保持呼吸道通畅，还可抑制迷走神经反射，对于心动过速、高热、甲状腺功能亢进症病人，不用阿托品而改用东莨菪碱。术前用药法：成人苯巴比妥钠 0.1 g 加阿托品 0.5 mg，麻醉前 30 分钟肌内注射。

10. 癌性疼痛三阶梯疗法的药物选择如下：

（1）第一阶梯：轻度疼痛时，选用非阿片类镇痛药，代表药物是阿司匹林。也可选用胃肠道反应较轻的布洛芬和对乙酰氨基酚等。

（2）第二阶梯：在轻、中度疼痛时，单用非阿片类镇痛药不能控制疼痛，应加用弱阿片类药以提高镇痛效果。代表药物为可待因。

（3）第三阶梯：选用强阿片类药，代表药物是吗啡。其选用应根据疼痛的强度（如中、重度癌性疼痛者）而不是根据癌症的预后或生命的时限。常用缓释或控释剂型。

（4）辅助用药：在癌性疼痛治疗中，常采取联合用药的方法，即加用一些辅助药以减少主药的用量和不良反应。辅助药有：①抗焦虑药，如地西泮和艾司唑仑等。②抗精神病药，如氯丙嗪和氟哌啶醇等。③抗抑郁药，如阿米替林。

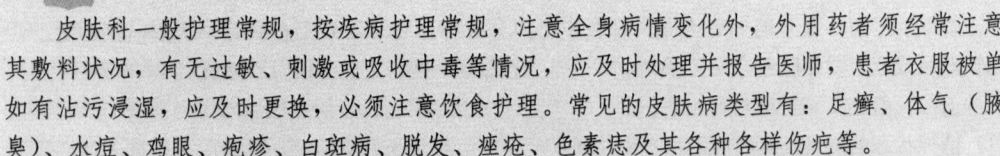

皮肤科一般护理常规，按疾病护理常规，注意全身病情变化外，外用药者须经常注意其敷料状况，有无过敏、刺激或吸收中毒等情况，应及时处理并报告医师，患者衣服被单如有沾污浸湿，应及时更换，必须注意饮食护理。常见的皮肤病类型有：足癣、体气（腋臭）、水痘、鸡眼、疱疹、白斑病、脱发、痤疮、色素痣及其各种各样伤疤等。

§9.4 皮肤科护理学试卷

一、选择题

【A 型题】

1. 应隔离治疗的皮肤病是 （ ）

A. 带状疱疹　　B. 盘状红斑狼疮　　C. 疥疮　　D. 药物性皮炎　　E. 丘疹样荨麻疹

2. 湿疹急性期皮疹无糜烂渗液者外搽 （ ）

A. 硼酸软膏　　B. 氧化锌油　　C. 水杨酸软膏　　D. 炉甘石洗剂　　E. 氧化锌糊剂

3. 疥疮皮损好发于 （ ）

A. 头部，面部和颈部　　B. 胸背部及腰部　　C. 四肢的伸侧　　D. 臀部及双下肢，手掌及足背　　E. 指缝、腕部屈侧、下腹部、股内侧

4. 天疱疮是 （ ）

A. 慢性大疱性皮肤黏膜疾病　　B. 细菌性疾病　　C. 过敏性疾病　　D. 病毒性疾病

E. 传染性疾病

5. 病人右腰背部皮肤疼痛，且有呈带状排列的群集米粒至黄豆大水疱，皮损局部治疗应选择 （　）

　　A. 软膏　　B. 湿敷　　C. 粉剂　　D. 酊剂　　E. 洗剂

6. 不符合皮肤病外用药剂型选择原则的是 （　）

　　A. 急性炎症性皮损，仅有潮红、斑丘疹而无糜烂，选用粉剂或振荡剂　　B. 有水疱选用湿敷　　C. 糜烂、渗出时选用软膏　　D. 亚急性炎症性皮损可选用油剂、糊剂或乳剂　　E. 慢性炎症性皮损选用软膏、糊剂或硬膏

7. 皮肤病最常见的自觉症状是 （　）

　　A. 疼痛　　B. 烧灼感　　C. 皮疹　　D. 麻木感　　E. 瘙痒

8. 疥疮是疥螨引起的皮肤病，易在下列哪种人群中流行 （　）

　　A. 集体人群　　B. 集体和家庭　　C. 儿童集体　　D. 学生集体　　E. 密集人群

【B 型题】

　　问题 9～11

　　A. 基底层

　　B. 透明层

　　C. 颗粒层

　　D. 棘细胞层

　　E. 角质层

9. 哪一层细胞靠半桥粒与邻近组织连接 （　）

10. 天疱疮是哪一层细胞松解所致 （　）

11. 哪一层皮肤组织无细胞核 （　）

　　问题 12～14

　　A. HSV-1

　　B. HSV-2

　　C. HPV

　　D. 柯萨奇病毒

　　E. 水痘-带状疱疹病毒

12. 能引起手足口病的病毒 （　）

13. 能引起带状疱疹的病毒 （　）

14. 能引起水痘的病毒 （　）

【C 型题】

　　问题 15～17

　　A. 化脓性细菌

　　B. 螺旋体

　　C. 两者均是

D. 两者均否

15. 梅毒的病原体是 （　　）
16. 丹毒的病原体是 （　　）
17. 鹅口疮的病原体是 （　　）

【X型题】

18. 常发生于幼儿的皮肤病有 （　　）
　　A. 红斑狼疮　　B. 脓疱疮　　C. 鹅口疮　　D. 天疱疮　　E. 足癣
19. 下列哪项属于皮肤病的原发性损害 （　　）
　　A. 风团　　B. 溃疡　　C. 皲裂　　D. 脓疱　　E. 丘疹
20. 皮肤病的护理应 （　　）
　　A. 避免病人食用辛辣食物及饮酒　　B. 对传染性皮肤病病人做好消毒隔离　　C. 对皮损处理应注意消毒隔离和无菌操作　　D. 涂药前，用肥皂洗净皮损面　　E. 嘱药疹病人牢记致敏药物，避免再使用

二、填空题

1. 疥疮是由_____引起的皮肤病，易在_____中流行。
2. 红斑狼疮分_____和_____两型。
3. 引起接触性皮炎的接触物质可分为_____、_____和_____三大类。
4. 亚急性湿疹可选用_____类的_____和/或_____。
5. 荨麻疹有多种特殊类型，请写出3种：_____、_____、_____。
6. 临床上易引起药疹的药物包括：_____、_____、_____、_____。
7. 日光可引起_____、_____和_____，甚至引起_____病变。
8. 带状疱疹是由_____引起的皮肤病，儿童首次感染时引起_____，成人则常引起_____。皮损特点：通常沿_____分布，一般不超过体表正中线。
9. 黏膜白斑如有_____、_____、_____、_____应考虑癌变可能。

三、判断题

1. 红斑狼疮病人应做日光浴，以增强体质。 （　　）
2. 丹毒系由乙型溶血性链球菌引起的慢性皮肤炎症。 （　　）
3. 真菌感染是一种严重感染，常继发于大量抗生素治疗后。 （　　）
4. 单纯疱疹由单纯疱疹病毒引起的，人类单纯疱疹病毒1型主要引起生殖器部位的皮肤黏膜以及新生儿的感染。 （　　）
5. 麻风病为乙类传染病。 （　　）

四、名词解释

1. 苔藓样变

2. 尿布皮炎

3. 固位性药疹

4. 药物性皮炎

5. 皮肤划痕症

五、简答题

1. 试述皮肤的生理功能。

2. 试述外用药物的治疗原则。

3. 试述使用外用药的注意事项。

4. 试述皮肤病病人的一般护理注意事项。

5. 试述婴儿尿布皮炎发生的原因及预防与护理。

6. 试述足癣按皮损形态分型、治疗原则、常见并发症。

7. 试述带状疱疹与单纯疱疹的区别。

8. 试述常见的维生素缺乏病的表现。

9. 试述红斑狼疮的临床分型。

10. 试述激光在皮肤科的原理及临床应用。

11. 试述男性淋病的主要类型。

12. 试述荨麻疹的常见病因。

13. 试述鸡眼与跖疣的鉴别。

14. 试述痣细胞痣手术切除的适应证。

15. 何谓淋病?

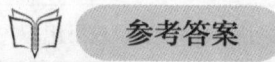

参考答案

一、选择题

【A 型题】

题序	1	2	3	4	5	6	7	8
答案	C	D	E	A	B	C	E	B

【B 型题】

题序	9	10	11	12	13	14
答案	A	D	E	D	E	E

题序	15	16	17
答案	B	A	D

【X 型题】

题序	18	19	20
答案	BC	ADE	ABCE

二、填空题

1. 疥螨   集体和家庭
2. 盘状红斑狼疮   系统性红斑狼疮
3. 动物性   植物性   化学性
4. 糖皮质激素   乳剂   糊剂
5. 皮肤划痕症   血管性水肿   日光性荨麻疹
6. 抗生素   解热镇痛类   镇静催眠药及抗癫痫药   异种血清制剂及疫苗   中药
7. 急性皮炎   慢性皮炎   皮肤过早老化   癌前期
8. 水痘-带状疱疹病毒   水痘   带状疱疹   一侧周围神经
9. 浸润   硬结   溃疡   长期不愈

三、判断题

题 序	答 案	解 析
1	×	红斑狼疮病人的病因有遗传、易感基因和环境因素。其中环境因素中的阳光紫外线使皮肤上皮细胞出现凋亡，新抗原暴露而成为自身抗原。
2	×	丹毒系由溶血性链球菌所致的皮肤、皮下组织内淋巴管及其周围组织的急性炎症。
3	√	皮肤出现真菌感染，可能是因为平时出汗比较多，清洁不到位引起的。还有可能是身体的免疫力下降，长期服用抗生素等原因引起。治疗上可以在患病皮肤表面使用抗真菌软膏，例如甲硝唑或者伊曲康唑等。
4	×	单纯疱疹由单纯疱疹病毒引起的，人类单纯疱疹病毒 1 型初发感染多发生在 5 岁以下幼儿，通过接吻或其他生活密切接触感染，主要引起生殖器以外的皮肤黏膜感染。
5	×	麻风是我国法定传染病，属于丙类。

四、名词解释

1. 苔藓样变：为境界清楚的皮肤局限性增厚，皮沟加深，皮嵴隆起，表面粗糙，常见于慢性瘙痒性皮肤病如神经性皮炎。
2. 尿布皮炎：由于尿布更换不及时，或尿布外加用橡皮布、油布或塑料布等，使婴儿臀部处于湿热状态，此时粪便中的细菌分解尿中的尿素产生氨刺激皮肤而引起的皮炎。

3. 固位性药疹：常由磺胺类药、索米痛、解热镇痛药、巴比妥等多种药物引起的皮疹。消退后留灰黑色色素斑，经久不褪，再次服药常于原处再次出疹并扩大。

4. 药物性皮炎：是药物通过内服、注射、吸入等途径进入人体，在皮肤黏膜上引起的炎症反应，严重者可累及机体的各个系统。

5. 皮肤划痕症：又称人工荨麻疹。用于搔抓或用钝器划过皮肤后，沿划痕发生条状隆起，伴瘙痒，不久即消退。可单独发生或与荨麻疹伴发。

五、简答题

1. 皮肤的生理功能主要有屏障作用、感觉作用、调节体温和分泌、排泄、吸收、代谢及参与免疫反应等作用。

2. 外用药的治疗原则如下：

（1）剂型选择：根据临床病程分期及皮损部位和特点选择剂型。急性炎症性皮损，仅有潮红、肿胀、斑丘疹而无糜烂时，选用粉剂或洗剂；有水疱、糜烂、渗出时选用湿敷；亚急性炎症性皮损，可选用油剂、糊剂或乳剂；慢性炎症性皮损选用软膏、糊剂或硬膏；如无皮疹（或有抓痕等继发损害）仅有瘙痒，选用醋剂或酊剂，也可选用乳剂、洗剂。

（2）药物选择：根据病因、病理变化和自觉症状等选择药物。对化脓性皮肤病，可选择抗菌药物；对真菌性皮肤病，可选用抗真菌药；如为变态反应性疾病，可选用抗过敏药；角化不全时可选角质促成剂；角化亢进时，选用角质松解剂；有渗出时应选用收敛剂等。

3. 使用外用药的注意事项如下：

（1）注意外用药的使用方法：可根据皮损的性质和治疗需要，采取不同的用药方法。如皮损浅在或药物的透入性强时，则可局部涂搽；如果苔藓样变明显，须促进药物深达时，外用软膏后可加塑料薄膜封包。

（2）对皮肤敏感性强的病人，要选择温和无刺激性的药物，或先用低浓度，再逐步提高浓度。采用新药或易致敏药物时，可先试用于较小面积，如无不良反应再大面积使用。

（3）嘱咐病人与医师密切配合，要详细说明使用药物的方法，如用药次数、部位、用量和方法等，如有反应须停药来诊。

（4）注意禁忌证，刺激性强的药物勿用于皮肤薄嫩处，高浓度水杨酸及芥子气软膏等不可应用于乳房下部、外阴及面部等处，幼儿也不可应用。

4. 皮肤病人的一般护理注意事项如下：

（1）心理护理：皮损致外观不雅，病人有自卑感，精神压力大；慢性期皮损，因久治未愈，易产生急躁、悲观的心理；与精神因素有关的皮肤病，如银屑病、神经性皮炎、瘙痒症等，会因不良的心理刺激而诱发和加重病情。护士应根据病人的具体情况，针对性地进行心理护理，解除或减轻病人的思想负担，树立信心，配合治疗。

（2）对生活能自理的病人，护士要指导其适应治疗和生活环境，教会病人一般外用药的使用方法。

（3）对传染性皮肤病的病人，做好消毒隔离。

（4）对变态反应性皮肤病病人，应避免食用有致敏的食物和药物，嘱其勿饮酒；对于瘙痒性疾病的病人，应避免食用辛辣等刺激性食物，嘱其不要搔抓；对于接触性过敏病人，应帮助其寻找致敏原，并设法避免再接触；有光敏感的病人应避免日光照射。

（5）对于皮损面积较大的病人，如重症药疹、天疱疮等，要注意消毒隔离的操作规程，保持局部清洁，防止继发细菌感染。室温要适宜以防着凉。要勤翻身。

（6）对于病情较重、伴有全身中毒症状的病人，要定时测体温、血压、脉搏，注意纠正水、电解质代谢与酸碱失衡和营养支持。

5. 尿布皮炎是由于尿布更换不及时，或于尿布外加用橡皮布、油布或塑料布等，使婴儿臀部较长期地处于湿热状态，此时粪便中的细菌（氨形成菌）分解尿中的尿素产生氨而刺激皮肤，引起皮炎。小儿腹泻护理不当时常易发生尿布皮炎。残留在尿布上的染料、洗涤剂及肥皂等，以及橡胶、塑料等直接接触皮肤也可成为发病原因。

尿布皮炎的预防与护理：应勤换尿布，保持婴儿外阴及臀部皮肤干燥及清洁；最好用吸水性强的、软的、白色旧布做尿布，洗时宜多用清水，充分洗净污物及残留肥皂等。使用一次性尿布更佳。不用油布、橡皮布或塑料布等包于尿布外。

6. 足癣按皮损形态分型、治疗原则和常见并发症如下：
（1）分型：鳞屑水疱型、浸渍糜烂型、角化过度型。
（2）治疗原则：鳞屑水疱型，可用复方雷琐辛搽剂，半浓度的复方水杨酸醑，也可考虑用10％冰醋酸溶液。浸渍糜烂型，可先用醋酸铅溶液、硼酸溶液等湿敷，待渗出多时再给予枯矾粉或足粉，待干燥脱皮后再改用2％～3％克霉唑霜、1％益康唑霜或10％十一烯酸膏或酊剂。角化过度型以软膏及霜剂为主，常用复方苯甲酸软膏、2％～3％克霉唑霜、1％益康唑霜等。如角化增厚较显著，应先用10％水杨酸软膏厚涂，外用油纸包扎，每晚1次，使其角质剥脱，然后再外用治癣药物。
（3）常见并发症：丹毒，淋巴管炎，淋巴结炎，疏松结缔组织炎，湿疹样皮炎，手、甲、股癣等。

7. 带状疱疹与单纯疱疹的区别如下：
（1）带状疱疹是由水痘-带状疱疹病毒引起的一种急性水疱性皮肤病。儿童首次感染时引起水痘，成人则常引起带状疱疹。好发于腰背部，通常沿一侧周围神经分布，一般不超过体表正中线。损害表现为群集米粒至小豆大水疱，周围有红晕，呈带状排列。本病以剧烈疼痛为特征。
（2）单纯疱疹是单纯疱疹病毒引起的。人类单纯疱疹病毒1型主要引起生殖器以外的皮肤、黏膜和器官的感染；2型主要引起生殖器部位的皮肤黏膜以及新生儿的感染。

8. 常见的维生素缺乏病的表现如下：
（1）维生素A缺乏：临床特征为皮肤干燥并出现非炎症性棘状毛囊性丘疹。除皮肤症状外并伴有眼干燥、角膜角化或夜盲等。
（2）维生素 B_2 缺乏：可致皮肤、阴囊、口腔综合征。表现为阴囊炎、舌炎、口角炎及面部脂溢性皮炎样损害。
（3）烟酸缺乏：主要累及皮肤、胃肠道及神经系统。典型者表现为皮炎、腹泻及痴呆，其中以皮炎最为显著。

9. 红斑狼疮是一种炎性结缔组织病。临床上分为两型：盘状红斑狼疮和系统性红斑狼疮。盘状红斑狼疮为慢性经过，主要侵犯皮肤。系统性红斑狼疮可呈急性、亚急性或慢性反复发作，侵犯全身多系统。约5％的盘状红斑狼疮病人，可转化为系统性红斑狼疮。

10. 激光治疗皮肤病主要是利用热力、压力、电磁场及光化效应使组织细胞变性坏死。临床用于治疗皮肤恶性肿瘤、血管瘤、色素痣等。

11. 男性淋病几乎全部是由性接触感染，主要有6型，现将其分述如下：
（1）淋菌性尿道炎：表现为急性尿道炎，90％的感染者有症状。初起为尿道口红肿、发痒、轻微刺痛，并有稀薄透明黏液流出，约2天后，分泌物变黏稠，为深黄色或黄绿色脓液，并有尿道刺激症状，还可伴发腹股沟淋巴结炎、包皮炎、包皮龟头炎或嵌顿包茎。
（2）附睾炎：发生于5％～10％未经治疗的男性淋病病人，表现为附睾触痛或肿胀。

（3）淋菌性前列腺炎：淋病奈瑟菌进入前列腺排泄管、腺体引起急性前列腺炎，出现发热、寒战、会阴疼痛及排尿困难，前列腺肿胀、压痛。

（4）男性同性恋淋病：男性同性恋病人中的咽部和直肠淋病奈瑟菌感染极为常见。

（5）淋菌性咽炎：咽部淋球菌感染率约为 20％，但此类感染中又有 80％无症状，只有少数病人有轻微咽痛和红肿，咽后壁或扁桃体隐窝淋病奈瑟菌培养阳性。

（6）成人淋菌性眼炎：成人很少发生，一旦发生很严重，淋病奈瑟菌脓性结膜炎可进一步损害角膜。

12. 荨麻疹的常见病因有：①食物，尤以鱼虾、蟹、蛋类最常见。②药物。③感染。④物理因素。⑤动、植物因素。⑥精神因素。⑦内脏和全身性疾病。

13. 鸡眼易发生在成人受压力的掌跖部，皮损为角质增生性损害，应与跖疣鉴别，后者常多发，不限于受压或摩擦部位，黄豆大小，除去表面角质层可见有白色软刺状疣体，表面常有小黑点，有不同程度疼痛。

14. 先天性痣细胞痣有发生黑色素瘤的可能，一般以手术切除为好。交界痣、混合痣发生在掌跖、腰围、腋窝、腹股沟等易摩擦部位，亦应考虑手术切除。后天性痣细胞痣若出现以下恶变体征应立即手术切除：①体积突然增大。②颜色变黑。③表面出现糜烂、渗出、出血、溃疡、肿胀。④自觉疼痛或瘙痒。⑤周围出现卫星病灶等。

15. 淋病是由淋病奈瑟菌导致的泌尿生殖系统感染，主要通过性交传染，偶尔通过间接接触感染，不仅可引起男性尿道炎、女性宫颈炎或尿道炎，还可经血行播散引起菌血症。

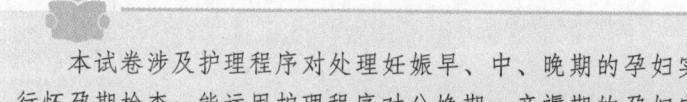

§9.5　妇产科护理学试卷

本试卷涉及护理程序对处理妊娠早、中、晚期的孕妇实行整体护理，并协助医师进行怀孕期检查；能运用护理程序对分娩期、产褥期的孕妇实行整体护理，能协助完成接生过程。

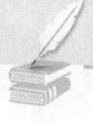

§9.5.1　产科护理学试卷

一、选择题

【A 型题】

1. 我国围生期的定义是　　　　　　　　　　　　　　　　　　　　　　　　（　　）

　　A. 胎龄满 28 周到出生后 28 足天　　　B. 胎龄满 28 周（体重≥1000 g）到出生后 7 足天

　　C. 胎龄满 20 周到出生后 28 足天　　　D. 胎龄满 20 周（体重≥1000 g）到出生后 7 足天

E. 胎龄满 28 周（体重≥1000 g）到出生后脐带结扎

2. 子痫病人最主要的死亡原因是 （　　）

    A. 脑水肿　　B. 脑出血　　C. 肾衰竭　　D. 急性重型肝炎　　E. 循环衰竭

3. 有下列哪项情况者暂不宜上避孕环 （　　）

    A. 月经后 3～7 天　　B. 平产 3 个月后　　C. 剖宫产后 6 个月　　D. 人工流产后立即

    E. 引产后立即

4. 关于妇女一生各阶段的生理特点，下列哪项错误 （　　）

    A. 有些新生儿可出现少量阴道流血或乳房肿大　　B. 幼年期儿童身体持续发育而生殖
器仍为幼稚型　　C. 月经初潮标志青春期的开始　　D. 围绝经期一般历时 3 年

    E. 60 岁以后卵巢功能衰退、老化，称为老年期

5. 下列哪种胎位分娩最困难 （　　）

    A. 右枕前位　　B. 右枕后位　　C. 左骶后位　　D. 左骶前位　　E. 额后位

6. 决定分娩的因素为 （　　）

    A. 产力、产道、胎儿　　B. 子宫肌肉收缩、规律性、对称性、缩复作用　　C. 第一产
程、第二产程、第三产程　　D. 潜伏期、活跃期、分娩期　　E. 产妇一般情况、骨盆
大小、胎儿大小

7. 保护会阴的要点是 （　　）

    A. 用手掌鱼际顶住会阴部　　B. 按分娩机转及时协助胎头俯屈和仰伸　　C. 指导产妇
适时放松或加强腹压　　D. 在阵缩间歇期娩出　　E. 胎头娩出后仍不能放松保护

【B 型题】

问题 8～9

    A. 胎龄＜37 周

    B. 胎龄 37～42 周

    C. 胎龄＞42 周

    D. 胎龄＜36 周

    E. 胎龄 38～43 周

8. 足月儿 （　　）

9. 早产儿 （　　）

    问题 10～13

    A. 吸宫不全

    B. 人工流产综合征

    C. 子宫穿孔

    D. 空气栓塞

    E. 吸宫不全并感染

10. 吸宫术后持续阴道出血、发热、下腹痛 （　　）

11. 吸宫术中病人突然面色苍白、出汗、胸闷、心动过缓、心律失常、血压下降 （　　）

12. 吸宫术后流血超过 10 天，血量多 （　　）

13. 吸宫术中病人突然下腹剧烈的牵扯痛伴血压下降、脉搏增快 （　　）

【C 型题】

问题 14～15

A. 心尖部 2 级收缩期杂音

B. 停经

C. 妊娠试验阳性

D. 早孕反应

14. 妊娠合并风湿性心脏病、早期心力衰竭表现 （　　）

15. 正常妊娠表现 （　　）

【X 型题】

16. 哪些情况下孕妇禁止使用硫酸镁 （　　）

A. 呼吸<16 次/min　　B. 膝反射消失　　C. 尿量<600 mL/d　　D. 心率>110 次/min

E. 血压<90/68 mmHg

17. 母乳喂养的好处包括 （　　）

A. 方便、经济、营养丰富　　B. 产后早期哺乳，可刺激子宫收缩引起出血　　C. 含有丰富的抗感染物质　　D. 含钙、磷比例适当，但难以吸收　　E. 可增加母子感情

18. 妊娠期高血压疾病的主要临床表现是 （　　）

A. 水、电解质代谢失调　　B. 高血压　　C. 阴道流血　　D. 水肿　　E. 蛋白尿

19. 决定产妇分娩的主要因素包括 （　　）

A. 产力　　B. 精神因素　　C. 产道　　D. 产程　　E. 胎儿

20. 产后出血的主要原因有 （　　）

A. 子宫收缩乏力　　B. 凝血功能障碍　　C. 软产道损伤　　D. 内分泌改变

E. 胎盘滞留

二、填空题

1. 妊娠晚期常见的出血性疾病有_____、_____。

2. 5 种法定的性病是_____、_____、_____、_____及_____。

3. 心脏病孕妇最危险的 3 个时期是：_____、_____及_____。

4. 难产的原因有_____、_____、_____。

5. 计划生育的具体内容包括_____、_____、_____以及_____。

三、判断题

1. 自然流产最常见的原因为环境因素。 （　　）

2. 胎儿娩出后 24 小时内，阴道流血超过 500 mL 者称为产后流血。 （　　）

3. 早吸吮通常是指分娩后 20 分钟内开始婴儿的首次哺乳喂养。 （　　）

4. <34 周出生的早产儿，早产儿应强调早吸吮。 (   )

5. 难产是指总产程超过 12 小时者。 (   )

四、名词解释

1. 胎先露
2. 早产儿
3. 羊水过多
4. 新生儿呼吸窘迫综合征
5. 葡萄胎

五、简答题

1. 试述妊娠对心脏病病人的影响。
2. 正常妊娠期有多少天？如何测定预产期？
3. 试述宫颈癌最早出现的症状及其诊断方法。
4. 试述 10 种孕妇应禁用或慎用的药物及其危害性。

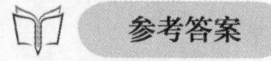 参考答案

一、选择题

【A 型题】

题序	1	2	3	4	5	6	7
答案	B	B	E	D	E	A	A

【B 型题】

题序	8	9	10	11	12	13
答案	B	A	E	B	A	C

【C 型题】

题序	14	15
答案	A	D

【X 型题】

题序	16	17	18	19	20
答案	ABC	ACE	BDE	ABCE	ABCE

二、填空题

1. 前置胎盘　　胎盘早剥
2. 梅毒　　淋病　　软下疳　　性病性淋巴肉芽肿　　腹股沟肉芽肿
3. 妊娠 32～34 周　　分娩第二产程　　产后 24 小时
4. 产力异常　　产道异常　　胎儿异常
5. 晚婚　　晚育　　节育　　提高人口素质

三、判断题

题 序	答 案	解 析
1	×	自然状态发生的流产称为自然流产。在所有临床确认的妊娠中，自然流产的发生率约为 15%。发生在 12 周以前的流产定义为早期流产，妊娠 12 周至不足 28 周的流产定义为晚期流产。
2	×	产后出血包括胎儿娩出后至胎盘娩出前、胎盘娩出至产后 2 小时以及产后 2～24 小时 3 个时期，多发生在前两期。产后出血为产妇重要死亡原因之一，在我国居首位产妇一旦发生产后出血，预后严重，休克较重持续时间较长者，即使获救，仍有可能发生严重的继发性垂体前叶功能减退〔席汉综合征（Sheehan syndrome）〕后遗症，故应特别重视做好防治工作。
3	√	早吸吮通常是指分娩后 20 分钟内开始婴儿的首次哺乳喂养。
4	×	<34 周出生的早产儿，由于吸吮吞咽反射不完善，一般不强调早吸吮。
5	×	从规律性子宫收缩开始到胎儿胎盘娩出为止的全过程称为总产程。总产程包括 3～4 个产程： (1) 第一产程：又称宫口开全期，从产妇出现间隔 5～6 分钟的规律性宫缩开始，到子宫颈口开全。初产妇的子宫颈较紧，扩张较慢，需 10～12 小时；经产妇的子宫颈较松，需 4～10 小时。 (2) 第二产程：又称胎儿娩出期，从子宫颈口开全到胎儿娩出。初产妇需 1～2 小时，经产妇在 1 个小时以内，有的仅数分钟。 (3) 第三产程：又称胎盘娩出期，从胎儿娩出到胎盘娩出。需 5～15 分钟，一般不超过 30 分钟。 现在，有人主张把产后 2 小时称为"第四产程"。因产后出血大多发生在这 2 小时内，在这段时间里产妇仍需留在产房观察。如一切正常，2 小时后产妇被送到休息室，分娩过程真正结束。

四、名词解释

1. 胎先露：最先进入骨盆入口的胎儿部分称为胎先露。

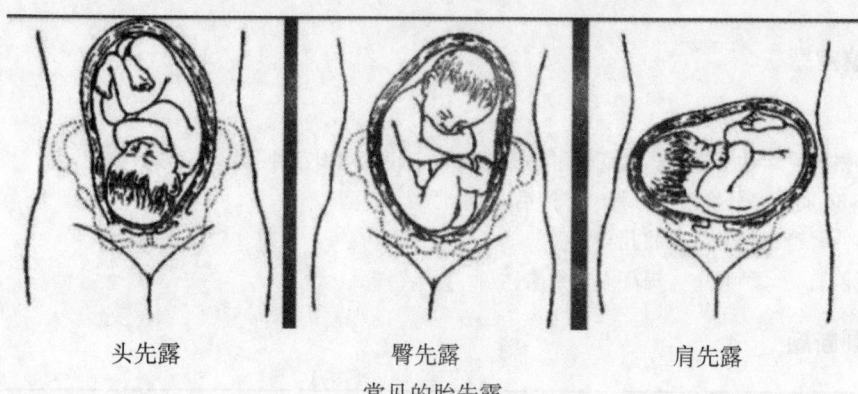

| 头先露 | 臀先露 | 肩先露 |

常见的胎先露

2. 早产儿：是指出生时胎龄达到 28 周，但未满 37 周，体重在 1000～2500 g 以下的活婴。

3. 羊水过多：足月妊娠时羊水量达到或超过 2000 mL 者。

4. 新生儿呼吸窘迫综合征：即新生儿肺透明膜病，指新生儿出生后不久即出现进行性呼吸困难和呼吸衰竭等症状，主要是由于缺乏肺泡表面活性物质所引起，导致肺泡进行性萎陷，患儿于生后 4～12 小时内出现进行性呼吸困难、呻吟、发绀、吸气三凹征，严重者发生呼吸衰竭。发病率与胎龄有关，胎龄越小，发病率越高，体重越轻病死率越高。

5. 葡萄胎：是一种滋养细胞的良性病变。胎盘的绒毛形成大小不等的水泡，由细蒂相连成串，形如葡萄，故名葡萄胎，又称水泡状胎块。

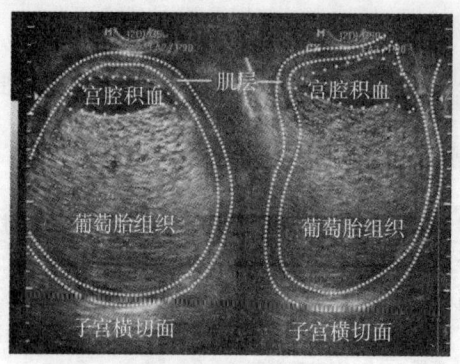

葡萄胎 B 超图像

五、简答题

1. 妊娠对心脏病病人的影响如下：妊娠时由于子宫血管网的扩大及胎盘血液循环的建立，使循环血量增加，心脏负担加重，心跳加速。妊娠 32～36 周，心脏每搏量可增加 30%，以后持续此水平直至分娩。同时因心脏扩大，膈肌上升，心脏被推向上向左移位。所以妊娠往往使心脏病病人病情加重。

2. 妊娠的月份以 4 周为 1 个月，共 10 个月，即 280 天左右。预产期月份推算方法为末次月经的月份减 3 或加 9。预产期日期推算为末次月经第 1 天的日期加上 7。

3. 宫颈癌最早出现的症状为接触性出血或绝经后间断性出血。其早期诊断方法如下。①子宫颈刮片细胞学检查：是发现宫颈前期病变和早期宫颈癌的主要方法，但取材部位必须正确，避免假阴性。②碘试验：正常子宫颈或阴道上皮含有糖原，可被碘液染为棕色。在不着色区进行活组织检查既可提高宫颈癌诊断率，又可了解癌肿蔓延范围。③阴道镜检查。④子宫颈和子宫颈管活体组织检查。

4. 孕妇禁用和慎用的药物包括：

(1) 沙利度胺（反应停）：可引起无肢症、短肢畸形、无耳症、无眼症、缺肾、肛门闭锁及心脏畸形。

(2) 抗肿瘤药：烷化剂、抗代谢药、抗肿瘤、抗生素等均可引起流产、死胎或胎儿畸形。

(3) 己烯雌酚：可致阴道腺病或生殖器先天畸形。

(4) 雄激素：可引起女性胎儿男性化，如阴蒂肥大及阴唇融合等。

(5) 肾上腺皮质激素：可引起胎儿腭裂畸形。

(6) 四环素：对钙盐有亲和力，可抑制骨骼生长，导致乳齿黄染。

(7) 链霉素：可引起新生儿听力障碍。

(8) 氯霉素：引起新生儿"灰婴综合征"，并抑制新生儿造血功能。

(9) 硫氧嘧啶或他巴唑：抑制胎儿甲状腺素的合成，造成新生儿甲状腺功能减退。

(10) 双香豆素及华法林：可引起胎儿死亡和脑出血。

随着生物-心理-社会医学模式的形成及护理模式的转变，妇科护理作为一门独立的护理学科，逐步走向以其专业知识，从生理、心理、社会等方面，为广大妇科病人以及健康女性提供全方位的整体护理和保健指导。因此，在本试卷坚持"三基五性"的基本原则，突出以服务为宗旨、以岗位需求为导向、以职业技能培养为根本，力求卫生职业教育的特色特点。本试卷充分体现以"人的健康为中心"的护理理念，将护理评估、护理诊断、护理目标、护理措施、护理评价等内容融入整个试卷中，同时注重内容的实用性，读者在阅读过程中必须结合护理对象的实际情况，制订相应的护理计划。

§9.5.2　妇科护理学试卷

一、选择题

【A 型题】

1. 能提高子宫平滑肌对催产素的敏感性和收缩力的激素是　　　　　　　（　　）

A. 孕激素　　B. 雌激素　　C. 绒毛膜促性腺激素　　D. 雄激素　　E. 胎盘生乳素

2. 使子宫内膜增生的激素是　　　　　　　　　　　　　　　　　　　　（　　）

A. 雌激素　　B. 孕激素　　C. 雄激素　　D. 促卵泡素　　E. 黄体生成素

3. 最易出现接触性出血的慢性宫颈炎类型是　　　　　　　　　　　　　（　　）

A. 宫颈糜烂　　B. 宫颈肥大　　C. 宫颈息肉　　D. 宫颈腺囊肿　　E. 宫颈黏膜炎

4. 绝经后不规则阴道流血首先考虑   （ ）

   A. 老年性阴道炎   B. 子宫肌瘤   C. 卵巢肿瘤   D. 子宫内膜癌   E. 绒毛膜癌

【B 型题】

问题 5～6

   A. 滴虫性阴道炎

   B. 真菌性阴道炎

   C. 老年性阴道炎

   D. 幼年性阴道炎

   E. 阿米巴阴道炎

5. 豆渣样白带   （ ）
6. 泡沫样白带   （ ）

【X 型题】

7. 慢性宫颈炎的治疗，下列哪些正确   （ ）

   A. 局部上药   B. 全身大量抗生素治疗   C. 微波疗法   D. 激光治疗   E. Leep
   刀治疗

8. 卵巢分泌的激素有   （ ）

   A. 雌激素   B. 孕激素   C. 雄激素   D. 卵泡刺激素   E. 黄体生成素

9. 下列可引起月经过少地因素有   （ ）

   A. 子宫发育不良   B. 性腺功能低下   C. 子宫内膜结核   D. 子宫内膜炎

   E. 子宫腔部分粘连

10. 发生阴痒有关地致病因素有   （ ）

    A. 阴虱   B. 蛲虫   C. 糖尿病   D. 尿液刺激   E. 外阴皮肤病

11. 出现哪些症状时，应考虑及时终止妊娠   （ ）

    A. 体温升高 38 ℃以上   B. 心率每分钟超过 120 次   C. 黄疸   D. 持续蛋白，
    精神萎靡不振   E. 尿中出现酮体

二、填空题

1. 卵巢囊肿的并发症包括＿＿＿＿、＿＿＿＿、＿＿＿＿、＿＿＿＿。
2. 我国 5 种法定的性病是＿＿＿＿、＿＿＿＿、＿＿＿＿、＿＿＿＿及＿＿＿＿。
3. 计划生育的具体内容包括＿＿＿＿、＿＿＿＿、＿＿＿＿以及＿＿＿＿。
4. 宫颈癌的早期症状主要表现为＿＿＿＿和＿＿＿＿，确诊的检查方法是＿＿＿＿。
5. 妇科检查最常用的内诊方法是，对未婚病人应选用＿＿＿＿。

三、判断题

1. 子宫脱垂的主要原因为卵巢功能衰退，缺乏雌激素，导致肌肉筋膜及韧带张力减退。

                                                                          （ ）

2. 卵巢肿瘤并发症有蒂扭转、破裂、感染、恶变。 （　　）

3. 宫颈炎的主要临床表现为接触性出血。 （　　）

4. 梅毒和淋病属法定性病。 （　　）

5. 外阴白色病变伴有溃疡者，需注意癌变。 （　　）

四、名词解释

1. 子宫内膜异位症

2. 宫颈癌

3. 盆腔炎

4. 尖锐湿疣

5. 细菌性阴道炎

五、简答题

1. 试述妇女保健的主要任务。

2. 试述双合诊和三合诊的区别。

3. 试述阴道自净作用。

参考答案

一、选择题

【A 型题】

题序	1	2	3	4
答案	B	A	C	D

【B 型题】

题序	5	6
答案	A	B

【X 型题】

题序	7	8	9	10	11
答案	ACDE	ABC	ABCDE	ABCDE	ABCD

二、填空题

1. 卵巢囊肿蒂扭转　　破裂　　感染　　恶变

2. 梅毒　　淋病　　软下疳　　性病性淋巴肉芽肿　　腹股沟肉芽肿

3. 晚婚　　晚育　　节育　　提高人口素质
4. 接触性出血　　绝经后间断性出血　　宫颈刮片
5. 双合诊肛腹诊

三、判断题

题序	答案	解　析
1	√	子宫脱垂是一种盆底功能障碍性疾病。子宫脱垂主要是由于盆腔筋膜、韧带、肌肉等松弛、薄弱，对子宫的支撑力量减弱所致。造成支持组织松弛薄弱的原因有分娩创伤、衰老等。多次阴道分娩史、子宫脱垂家族史等是子宫脱垂发生的高危因素。
2	√	卵巢肿瘤的并发症有 4 种：蒂扭转、卵巢肿瘤破破裂、卵巢肿瘤感染、卵巢肿瘤恶变。
3	×	宫颈炎的主要临床表现白带分泌增多、异常阴道出血、阴道分泌物刺激外阴出现瘙痒感、灼热或其他不适、性交时疼痛、腰腹部酸痛。
4	√	我国 5 种法定的性病是 梅毒、淋病、软下疳、性病性淋巴肉芽肿、腹股沟肉芽肿。
5	×	外阴白色病变包括外阴白色病损、外阴白斑或外阴营养不良，既往认为是血管营养失调，但是随着对该病的进一步认识，并未发现上述改变，而是外阴皮肤和黏膜组织发生色素改变和变性的病变。由于硬化性苔藓及鳞状上皮细胞增生病人的外阴皮肤黏膜多呈白色，故称为外阴白色病变，属于外阴上皮内非瘤样变，与癌症无明确关系。

四、名词解释

1. 子宫内膜异位症：子宫内膜组织（腺体和间质）出现在子宫体以外的部位时，称为子宫内膜异位症。
2. 宫颈癌：又称子宫颈癌，是发生在子宫颈部位的恶性肿瘤，是女性生殖道最常见的妇科恶性肿瘤。人乳头瘤病毒（HPV）是该病发生的最主要危险因素。
3. 盆腔炎：是指女性生殖器官、子宫周围结缔组织及盆腔腹膜的炎症。慢性盆腔炎症往往是急性期治疗不彻底迁延而来，其发病时间长，病情较顽固。细菌逆行感染，通过子宫、输卵管而到达盆腔。但在现实生活中，并不是所有的妇女都会患上盆腔炎，发病只是少数。这是因为女性生殖系统有自然的防御功能，在正常情况下，能抵御细菌的入侵，只有当机体的抵抗力下降，或由于其他原因使女性的自然防御功能遭到破坏时，才会导致盆腔炎的发生。
4. 尖锐湿疣：是由人乳头瘤病毒感染引起的鳞状上皮疣状增生病变的性传播疾病。
5. 细菌性阴道炎（bacterial vaginosis, BV）：是阴道内正常菌群失调所致的、以加德纳菌为主的多种细菌混合感染。是最常见的一种阴道疾病，多发生于生育年龄女性。

五、简答题

1. 妇女保健的主要任务如下：
(1) 提高产科质量：普及科学接生，开展围生期保健，加强高危妊娠及胎儿生长发育的监测，开展妇女保健咨询。
(2) 定期进行妇科病普查：一般应每 1～2 年普查一次，以普查生殖道癌为重点。
(3) 做好妇女各期保健工作：包括青春期保健，婚姻保健，孕期保健，产时保健，产褥期保健及哺乳期保健。

（4）做好妇女劳动保护：包括适当减轻负荷量，执行产假制度，建立工厂女工卫生室；孕晚期、哺乳期免夜班；孕期调轻不调重等。

2. 双合诊和三合诊的区别如下：双合诊是指检查者的一指或者两指进入阴道，另一手在腹部配合检查，它可以检查子宫颈、阴道、子宫体、输卵管等有无异常。三合诊就是经阴道、直肠、腹部的联合检查，一般用示指进阴道，中指进直肠，另手置下腹部协同触摸。这种方法可以查清骨盆腔较后部及直肠子宫陷凹的情况。

3. 阴道自净作用是指阴道上皮在卵巢分泌的雌激素影响下增生变厚，增加对病原体侵入的抵抗力，同时上皮细胞中含有丰富的糖原，在乳杆菌作用下分解为乳酸，维持阴道正常的酸性环境（pH≤4.5，多在3.8～4.4），使适应于弱碱性环境中繁殖的病原菌受到抑制的一种女性自身的自然防御功能。

§9.6　儿科护理学试卷

新生儿护理是指新生儿卧室应安静清洁，布置优雅，阳光充足。有条件的话，宝宝室内温度控制在 24 ℃～28 ℃，湿度为 60%～65%。本试卷内容包括新生儿的睡眠护理、口腔护理、皮肤护理，以及护理误区等内容。

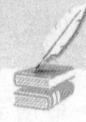

§9.6.1　新生儿护理试卷

一、选择题

【A 型题】

1. 新生儿生理性体重下降一般不超过　　　　　　　　　　　　　　　　　　（　）
   A. 出生时体重的 2%　　　B. 出生时体重的 4%　　　C. 出生时体重的 5%　　　D. 出生时体重的 8%　　　E. 出生时体重的 10%

2. 生理性黄疸多于　　　　　　　　　　　　　　　　　　　　　　　　　　（　）
   A. 生后第 24 小时内出现，3 天内进行性加重　　　B. 生后第 4～第 10 天出现，2 周左右消退　　　C. 生后第 2～第 3 天出现，2 周左右消退　　　D. 生后第 4～第 7 天出现，10 天左右消退　　　E. 生后 7 天出现，进行性加重

3. 新生儿溶血病中 A、B、O 血型不合的溶血症最确切的诊断依据为　　　　（　）
   A. 黄疸出现较早，进展很快　　　B. 贫血，肝脾大，网织红细胞增高　　　C. 母亲的血型

为 O 型，小儿血型为 A 型　　D. 新生儿血清胆红素增高同时，血色素明显下降

E. 血型抗体（游离、释放试验）阳性

4. 引起新生儿败血症的病原菌种类随不同的地区和年代而异，我国最常见的一直是（　　）

A. 葡萄球菌　　　B. 大肠埃希菌　　　C. B 群链球菌（GBS）　　　D. 表皮葡萄球菌

E. 绿脓杆菌

5. 新生儿败血症的感染途径最常见的是　　　　　　　　　　　　　　　　　（　　）

A. 母妊娠期血内有细菌时经胎盘血行感染胎儿　　　B. 胎膜早破　　　C. 产时胎儿通过产道时吸入　　　D. 产后感染　　　E. 羊水穿刺

6. 早产儿的呼吸特点是　　　　　　　　　　　　　　　　　　　　　　　（　　）

A. 皮肤发亮，水肿毳毛多　　　B. 皮肤色红润，皮下脂肪丰满，毳毛少　　　C. 肝葡萄糖醛酸基转移酶活性低　　　D. 呼吸常不规则，甚至呼吸暂停　　　E. 男女足月新生儿生后3～5 天出现乳腺肿大

7. 早产儿指　　　　　　　　　　　　　　　　　　　　　　　　　　　　（　　）

A. 胎龄＞20 周至 37 足周的新生儿　　　B. 胎龄＞28 周至＜37 足周的新生儿　　　C. 胎龄＞28 周至第 37 周的新生儿　　　D. 胎龄＞20 周至第 37 周的新生儿　　　E. 胎龄＞30周至＜37 足周的新生儿

8. 新生儿是指从出生到生后　　　　　　　　　　　　　　　　　　　　　（　　）

A. 14 天内的婴儿　　　B. 28 天内的婴儿　　　C. 30 天内的婴儿　　　D. 32 天内的婴儿

E. 60 天内的婴儿

9. 足月儿是指　　　　　　　　　　　　　　　　　　　　　　　　　　　（　　）

A. 胎龄＞30 周至＜40 周的新生儿　　　B. 胎龄＞37 周至＜40 周的新生儿　　　C. 胎龄＞37周至＜42 足周的新生儿　　　D. 胎龄＞20 周至第 37 周的新生儿　　　E. 胎龄＞30 周至＜37 足周的新生儿

10. 新生儿生后　　　　　　　　　　　　　　　　　　　　　　　　　　（　　）

A. 6 小时内排出胎便　　　B. 12 小时内排出胎便　　　C. 18 小时内排出胎便　　　D. 24小时内排出胎便　　　E. 36 小时内排出胎便

11. 新生儿血液中免疫球蛋白从母体通过胎盘获得的是　　　　　　　　　（　　）

A. IgA　　B. IgD　　C. IgG　　D. IgM　　E. IgE

12. 生后 24 小时内出现黄疸者，应首先考虑　　　　　　　　　　　　　（　　）

A. 新生儿肝炎　　　B. 胆道闭锁　　　C. 新生儿溶血病　　　D. 败血症　　　E. 母乳性黄疸

13. 保持呼吸道通畅首先应　　　　　　　　　　　　　　　　　　　　　（　　）

A. 供氧　　B. 人工呼吸　　C. 清除口鼻咽分泌物　　　D. 输液　　　E. 盐水冲洗

14. 早产儿高浓度持续吸氧的主要危害是引起　　　　　　　　　　　　　（　　）

A. 脑水肿　　　B. 肺水肿　　　C. 失明（眼型氧中毒）　　　D. 高氧血症　　　E. 脑坏死

15. 新生儿正常的呼吸频率是　　　　　　　　　　　　　　　　　　　　（　　）

A. 25～30 次/min　　　B. 30～35 次/min　　　C. 35～40 次/min　　　D. 40～45 次/min

E. 45～50 次/min

【X 型题】

16. 下列符合先天性甲状腺功能减退症临床表现的是 （　　）

A. 智能障碍　　B. 腹胀便秘　　C. 皮肤细白　　D. 黏液性水肿　　E. 身材矮小、四肢粗短、特殊面容

17. 检查甲状腺功能是检测血清 （　　）

A. T_3　　B. T_4　　C. TSH　　D. TRH　　E. FSH

18. 属于高危儿的小儿是 （　　）

A. 早产儿　　B. 手术助产儿　　C. 大于胎龄儿　　D. 适于胎龄儿　　E. 小于胎龄儿

19. 属于高危儿的小儿是 （　　）

A. 早产儿　　B. 手术助产儿　　C. 大于胎龄儿　　D. 适于胎龄儿　　E. 小于胎龄儿

20. 新生儿出现"马牙"或"板牙"，不正确的处理是 （　　）

A. 抗感染治疗　　B. 挑破　　C. 涂龙胆紫　　D. 无须处理　　E. 手术切除

21. 符合正常足月新生儿外表特点的一项是 （　　）

A. 皮肤红润　　B. 四肢呈伸直状　　C. 头发分条清楚　　D. 耳壳软骨发育良好

E. 足纹遍及整个足底

22. 属于新生儿原始的神经反射是 （　　）

A. 觅食反射　　B. 吸吮反射　　C. 握持反射　　D. 吞咽反射　　E. 拥抱反射

二、填空题

1. 新生儿常见的几种特殊生理状态是生理性体重下降、＿＿＿＿、＿＿＿＿和＿＿＿＿。

2. 新生儿护理中一般要求每＿＿＿＿翻身一次，应用＿＿＿＿拍击胸背，从＿＿＿＿向＿＿＿＿轮流反复拍击，一般新生儿拍击速度为＿＿＿＿。

3. 生理性黄疸与病理性黄疸的区别应从黄疸＿＿＿＿、＿＿＿＿、＿＿＿＿及其他临床表现和实验室检查结果来判断。

4. 吸引新生儿口鼻腔分泌物的顺序是先吸＿＿＿＿再吸＿＿＿＿。

5. 病理性黄疸的特点是＿＿＿＿、＿＿＿＿、＿＿＿＿，血清结合胆红素＿＿＿＿。

6. 新生儿胸外按压配合人工呼吸次数的比例是＿＿＿＿，每分钟的按压频率为＿＿＿＿。

三、判断题

1. 新生儿硬肿病又称寒冷损伤综合征。 （　　）

2. 前囟 1～1.5 岁时闭合，后囟 6～8 月龄闭合，颅缝 3～4 月龄闭合。 （　　）

3. 新生儿败血症患儿体温波动较大，应每 2～4 小时测温 1 次，体温较高者易多喂水。 （　　）

4. 婴幼儿灌肠时肛管插入深度为 4～5 cm。 （　　）

5. 麻疹皮疹出现的顺序是颈部、头面部、四肢、躯干。 （　　）

四、名词解释

1. 足月儿
2. 早产儿
3. 过期儿
4. 新生儿呼吸窘迫综合征
5. 高危新生儿

五、简答题

1. 简述新生儿硬肿病温箱复温的方法。
2. 试述病理性黄疸的特点。
3. 简述母乳喂养的好处。
4. 试述新生儿生后细菌性肺炎最常见的病原体。
5. 试述散发性先天性甲状腺功能减退症最主要的病因。

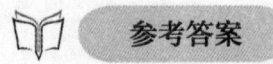 参考答案

一、选择题

【A 型题】

题序	1	2	3	4	5	6	7	8	9	10	11	12
答案	E	C	E	A	D	D	B	B	C	D	C	C

题序	13	14	15
答案	C	C	D

【X 型题】

题序	16	17	18	19	20	21	22
答案	ABDE	ABC	ABCE	ABDE	ABCE	ACDE	ABCE

二、填空题

1. 生理性黄疸　　乳腺肿大　　假月经
2. 2 小时　　半握空拳法　　外周　　肺门　　100 次/min
3. 出现时间　　严重程度　　发展过程　　持续时间
4. 口腔　　鼻腔
5. 黄疸出现早　　黄疸程度重　　黄疸发展快　　黄疸持续不退或退而复出　　>26 μmol/L

6. 30∶2　120 次/min

三、判断题

题 序	答 案	解 析
1	✓	新生儿硬肿病是新生儿因寒冷损伤、感染或早产引起的一种综合征，其中以寒冷损伤为最多见，称寒冷损伤综合征。以皮下脂肪硬化和水肿为特征。多发生在寒冷季节，多见于重症感染、窒息、早产及低出生体重儿。
2	×	正常情况下，新生儿后囟很小或已闭合，最迟生后 6～8 周闭合。前囟出生时斜径有 1.5～2.5 cm，出生后随着头部的发育，头围逐渐增大，前囟也会有增大。生后 6 个月，随着颅骨逐渐骨化而渐渐变小，通常在 1～1.5 岁闭合。
3	×	新生儿败血症的护理措施包括：①控制感染，清除局部感染灶，静脉输入有效抗生素。②维持体温正常，当体温过低或体温不升时应及时给予保暖措施，体温过高时应调节环境温度或给予物理降温。③保证营养供给，必要时静脉营养。④密切观察病情，预防并发症的发生。
4	×	婴幼儿不保留灌肠应挂灌肠筒于输液架上，液面距肛门 40～60 cm，润滑肛管前端，将肛管与灌肠筒上的玻璃接管相接，放出少量液体，排出管内气体，用止血钳夹紧橡胶管，左手持手纸分开病人臀部，显露肛门，按解剖特点插管，即先向前，再右后，轻轻插入直肠 10 cm 左右，松开止血钳，固定肛管，使溶液缓缓流入。
5	×	麻疹皮疹出现的顺序是头面部、颈部、躯干、四肢。

四、名词解释

1. 足月儿：是指胎龄满 37 周至不满 42 足周的新生儿。
2. 早产儿：是指胎龄满 28 周至不满 37 足周的新生儿。
3. 过期儿：是指胎龄满 42 周以上的新生儿。
4. 新生儿呼吸窘迫综合征：即新生儿肺透明膜病，指出生后不久即出现进行性的呼吸困难、青紫、呼气性呻吟、吸气性三凹征和呼吸衰竭。本病主要发生于早产儿，是新生儿期重要的呼吸系统疾病。
5. 高危新生儿：指已发生或有可能发生危重情况的新生儿。

五、简答题

1. 新生儿硬肿病温箱复温的方法如下：发生新生儿硬肿病需要及时的进行复温治疗，主要的目的就是在体内产热不足的情况下，通过提高环境的温度来恢复和保持正常的体温，如果肛温＞30 ℃，可以通过减少散热使体温回升，可以将患儿置于已经预热至 30 ℃左右的暖箱中，一般在 6～12 小时之内可恢复正常的体温；如果肛温＜30 ℃时，可能自身的产热功能难以恢复正常的体温，一般应将患儿置于保温箱比肛门温度高 1 ℃～2 ℃的暖箱中进行外加温，每小时提高保温箱的温度为 0.5 ℃～1 ℃，一般在 12～24 小时之内恢复正常体温。但是也需要注意，保温箱的温度不要超过 34 ℃。
2. 新生儿病理性黄疸的特点如下：
(1) 黄疸出现早，生后 24 小时内出现。

（2）黄疸程度重、发展快。

（3）黄疸持续不退或退而复现。

（4）血清结合胆红素>26 μmol/L。

3. 母乳喂养的好处如下：

（1）母乳喂养有利于婴儿健康成长，母乳中特别是初乳，含有婴儿所需要的丰富营养，是任何乳制品不可替代的优质乳，婴儿能吮吸到母乳，对婴儿的健康成长是十分有益的，可谓是百益无害。

（2）母乳喂养有利于增强婴儿抵抗力、免疫力。母乳中，尤其是初乳含有大量的婴儿需要的抗体，能抗感染。

（3）母乳喂养有利于婴儿消化和健康发育。由于母乳具有多方面的优点，且营养均衡、配比最佳，是其他食品不具有或不完全具有的优点。

（4）母乳喂养有利于增进母子情感。

（5）母乳喂养经济实惠。母乳不仅对婴儿健康成长有利，对新妈妈恢复身体好，而且比其他喂养品成本低廉，经济实惠。

（6）母乳喂养方便快捷。

（7）母乳干净、安全。

（8）母乳喂养可降低减少婴儿过敏现象。

4. 新生儿生后细菌性肺炎最常见的病原体是金黄色葡萄球菌或大肠埃希菌。

5. 散发性先天性甲状腺功能减退症最主要的病因是甲状腺发育异常。

> 儿科护理学是一门研究小儿生产发育、卫生保健、疾病预防和护理，以促进小儿身心健康的护理科学。本试卷内容涉及正常小儿身心方面的保健和健康促进，患病小儿的护理与疾病的预防，与儿童心理学、社会学、教育学等多门学科广泛联系。

§9.6.2　儿科护理学试卷

一、选择题

【A 型题】

1. 生长发育最快的年龄期是　　　　　　　　　　　　　　　　　　　　　（　　）

　　A. 新生儿期　　B. 婴儿期　　　C. 幼儿期　　　D. 学龄前期　　　E. 学龄期

2. 小儿各系统器官发育最早的是　　　　　　　　　　　　　　　　　　　（　　）

A. 生殖器官　　B. 神经系统　　C. 淋巴系统　　D. 脂肪组织　　E. 肌肉组织

3. 先天性心脏病中最常见的类型是　　　　　　　　　　　　　　　　（　　）

   A. 室间隔缺损　　B. 房间隔缺损　　C. 动脉导管未闭　　D. 法洛四联症　　E. 肺动脉瓣狭窄

4. 引起小儿佝偻病的主要原因是　　　　　　　　　　　　　　　　　（　　）

   A. 缺钙　　B. 晒太阳少　　C. 食物中蛋白质缺乏　　D. 甲状旁腺功能减退　　E. 食物中钙、磷比例不当

5. 维生素 D 缺乏性佝偻病的病因主要是　　　　　　　　　　　　　　（　　）

   A. 生长发育过快　　B. 疾病的影响　　C. 单纯母乳喂养　　D. 单纯牛奶喂养

   E. 内源性维生素 D 缺乏

6. 如果小儿 3 天前曾与麻疹病人接触，合适的处理是　　　　　　　　（　　）

   A. 立即接种麻疹疫苗　　B. 立即给予血清免疫球蛋白　　C. 肺炎痊愈后立即接种卡介苗　　D. 给予血清免疫球蛋白后 1 周接种麻疹疫苗　　E. 立即接种麻疹疫苗，1 周后给予免疫血清球蛋白

7. 新生儿生理性体重下降，最多不超过出生体重的　　　　　　　　　（　　）

   A. 10%　　B. 15%　　C. 20%　　D. 25%　　E. 30%

8. 确诊新生儿败血症的实验室检查是　　　　　　　　　　　　　　　（　　）

   A. 血常规　　B. 血培养　　C. 血沉　　D. 急性时相反应蛋白　　E. 纤维蛋白原

9. ABO 血型不合引起的新生儿溶血病最常见于　　　　　　　　　　（　　）

   A. 母亲血型为"A"，新生儿血型为"B"　　B. 母亲血型为"B"，新生儿血型为"A"
   C. 母亲血型为"O"，新生儿血型为"A"或"B"　　D. 母亲血型为"AB"，新生儿血型为"A"或"B"　　E. 母亲血型为"A"，新生儿血型为"A"

10. 国内引起新生儿败血症的最常见细菌是　　　　　　　　　　　　（　　）

    A. B 群链球菌　　B. 铜绿假单胞菌　　C. 葡萄球菌　　D. 厌氧菌　　E. 大肠埃希菌

11. 麻疹最常见的并发症是　　　　　　　　　　　　　　　　　　　（　　）

    A. 支气管肺炎　　B. 心肌炎　　C. 营养不良　　D. 脑炎和亚急性硬化性全脑炎

    E. 结核病恶化

12. 1 岁半小儿患婴儿腹泻伴重度脱水，有关静脉补液问题下列哪项不妥　（　　）

    A. 先盐后糖　　B. 先晶后胶　　C. 先慢后快　　D. 见尿补钾　　E. 注意药物的配伍禁忌

13. 男婴，6 个月，系早产儿，1 天惊厥 3 次来院急诊，下列哪项对诊断最有帮助　（　　）

    A. 完善的病史和体格检查　　B. 血常规检查　　C. X 线长骨摄片　　D. 脑电图检查

    E. 脑 CT 检查

14. 新生儿寒冷损伤综合征复温至正常的时间为　　　　　　　　　　（　　）

    A. 1～3 小时　　B. 4～6 小时　　C. 6～12 小时　　D. 12～24 小时　　E. 36～48

小时

15. 水痘的潜伏期为 （　）
    A. 1～3 天　　B. 3～5 天　　C. 5～7 天　　D. 7～10 天　　E. 10～21 天

16. 关于颅骨的发育，下述哪项错误 （　）
    A. 颅缝闭合时间为生后 6～8 周　　B. 后囟在出生时已很小或已闭合　　C. 前囟在
    1～1.5 岁时闭合　　D. 前囟早闭见于小头畸形　　E. 面部骨骼发育较颅骨晚

17. 一般主张应在生后多长时间开始添加辅食 （　）
    A. 2～3 个月时　　B. 3～4 个月时　　C. 6～7 个月时　　D. 7～8 个月时
    E. 4～6 个月时

18. 下列哪项不是维生素 D 缺乏性佝偻病初期的临床表现 （　）
    A. 易激惹　　B. 睡眠不安　　C. 多汗　　D. 枕秃　　E. 惊厥

【B 型题】
问题 19～20
    A. 佝偻病
    B. 服四环素类药物后
    C. 颅内压增高
    D. 脱水
    E. 头小畸形

19. 卤门与骨缝早闭见于 （　）

20. 卤门与骨缝晚闭见于 （　）

【X 型题】
21. 新生儿生理性黄疸的特点是 （　）
    A. 出生后 2～3 天出现　　B. 出生后 10～14 天消退　　C. 黄疸持续 2 周后仍不退
    D. 早产儿可至 3-4 周才消退　　E. 黄疸出现早，在 24 小时内出现

22. 佝偻病初期可有以下哪些症状与体征 （　）
    A. 鸡胸　　B. 多汗　　C. 枕部脱发　　D. 手镯征　　E. 颅骨软化

23. 导致锌缺乏的原因有 （　）
    A. 长期素食　　B. 慢性腹泻　　C. 肾病综合征　　D. 大面积烧伤　　E. 长期多汗

24. 关于 Rh 血型不合溶血病说法以下哪些正确 （　）
    A. 多在出生后 24 小时内出现黄疸　　B. 母亲为 Rh 阳性不会发生 Rh 溶血　　C. 溶血程
    度较 ABO 溶血病轻　　D. 很少在第一胎发生溶血　　E. 进入胎儿的为抗 RhD 抗体 IgM

25. 免疫重建包括 （　）
    A. 胎肝移植　　B. 骨髓移植　　C. 基因治疗　　D. 输注免疫球蛋白　　E. 输注胸腺素

26. 小儿支气管哮喘的治疗原则是 （　）
    A. 去除病因　　B. 控制发作　　C. 预防复发　　D. 坚持使用抗生素　　E. 使用抗
    过敏药物

27. 关于水痘，下列说法哪项正确 （　　）

    A. 水痘是一种传染性非常强的出疹性传染病   B. 与带状疱疹为同一病毒感染所致

    C. 皮肤和黏膜相继出现斑丘疹，水疱疹和结痂同时存在   D. 皮疹呈向心性分布

    E. 感染水痘后一般无永久免疫力

28. 肺炎患儿可出现 （　　）

    A. 心力衰竭   B. 中毒性脑病   C. 中毒性肠麻痹   D. 弥散性血管内凝血

    E. 酸中毒

29. 室间隔缺损常见的并发症 （　　）

    A. 支气管炎   B. 脑栓塞   C. 充血性心力衰竭   D. 肺水肿   E. 亚急性细菌性心内膜炎

30. 引起小儿脑性瘫痪的主要原因有 （　　）

    A. 窒息   B. 产伤   C. 早产   D. 核黄疸   E. 胎盘炎症

二、填空题

1. 引起维生素 D 缺乏的原因有＿＿＿＿、＿＿＿＿、＿＿＿＿、＿＿＿＿、＿＿＿＿。

2. 支气管肺炎主要症状为＿＿＿＿、＿＿＿＿、＿＿＿＿，肺部啰音的特点是＿＿＿＿。

3. 预防小儿佝偻病时的维生素 D 的剂量是＿＿＿＿U/d。

4. ABO 血型不合系指新生儿溶血症，较常见于＿＿＿＿型血母亲所分娩的新生儿。

5. 1～2 岁小儿体重计算公式为＿＿＿＿。

6. 婴儿辅助食品添加的原则是由＿＿＿＿到＿＿＿＿，由＿＿＿＿到＿＿＿＿。

7. 小儿急性上呼吸道感染主要侵犯＿＿＿＿、＿＿＿＿、＿＿＿＿。

8. 我国小儿恶性肿瘤中以＿＿＿＿发病率最高。

三、判断题

1. 前囟门闭合过早常见于小头畸形，闭合过晚见于佝偻病、脑积水等。 （　　）

2. 中度营养不良时体重低于正常均值的 25%。 （　　）

3. 世界卫生组织规定，新生儿系指在新生儿期内的婴儿。 （　　）

4. 慢性腹泻病程应大于 3 个月。 （　　）

5. 胎儿的附属物包括胎膜、胎盘、羊水和脐带。 （　　）

四、名词解释

1. 法洛四联症

2. 小儿脑性瘫痪

3. 小儿生理性腹泻

4. 小儿肥胖症

5. 小儿高热

五、简答题

1. 简述锌缺乏症的临床表现。
2. 试述小儿急性上呼吸道感染的临床特点。
3. 简述病毒性心肌炎的治疗。
4. 试述小儿心力衰竭的临床表现。
5. 试述婴幼儿高热应采取的急救处理。

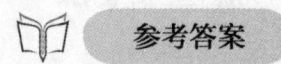

参考答案

一、选择题

【A 型题】

题序	1	2	3	4	5	6	7	8	9	10	11	12
答案	B	B	A	E	E	B	A	B	C	C	A	C
题序	13	14	15	16	17	18						
答案	A	C	E	A	E	E						

【B 型题】

题序	19	20
答案	E	A

【X 型题】

题序	21	22	23	24	25	26	27	28	29	30
答案	ABD	BC	ABCDE	ABD	ABCE	ABC	ABCD	ABCDE	ACDE	ABCDE

二、填空题

1. 日照不足　摄入不足　需要增多　疾病影响　药物影响
2. 发热　咳嗽　气促　固定的中、细湿啰音
3. 400
4. "O"
5. 9+（月龄－12）×0.25
6. 单一　多种　少量　适量
7. 鼻　鼻咽　咽部
8. 白血病

三、判断题

题 序	答 案	解 析
1	√	囟门看上去仅方寸之地，却能反映身体内部的情况，很多儿科疾病都可引起囟门的变化。如果前囟门早闭合，可能是头小畸形、脑萎缩以及颅骨发育异常所致。一般来说囟门闭合了不会是脑积水，如果是婴幼儿出现了脑积水，容易导致囟门增宽，病人往往会出现认知功能的下降，恶心，呕吐，以及出现癫痫发作，行走不稳，共济失调，肢体力量减弱等症状。
2	×	中度营养不良时体重低于正常体重的 25%～40%。
3	√	新生儿，就是指的是胎儿娩出母体并自脐带结扎起，至出生后满 28 天这一段时间的婴儿。
4	×	腹泻是指排便次数增多、粪质稀薄或带有黏液、脓血或未消化的食物，解液状便每天 3 次以上，或者是每天的粪便总量＞200 g。出现腹泻，连续超过 2 个月称为慢性腹泻。
5	√	胎儿怎么从母体摄入营养、然后排泄废物途径，就是胎儿的附属物，包括胎盘、胎膜、羊水、脐带。

四、名词解释

1. 法洛四联症：是存活婴儿中最常见的发绀型先天性心脏病，由肺动脉狭窄，室间隔缺损，主动脉骑跨，右心室肥厚 4 种畸形组成，其中以肺动脉狭窄最重要，对患儿的病理生理和临床表现有重要影响。

2. 小儿脑性瘫痪：简称脑瘫，是一组在小儿早期即发病的非进行性症候群，表现为非阵发性的中枢性随意肌功能受累，并可同时伴有癫痫、智力低下、语言和视觉障碍等。

3. 小儿生理性腹泻：多见于 6 个月以内婴儿，外观虚胖，常有湿疹，生后不久即出现腹泻，除大便次数增多外，无其他症状，食欲好，不影响生长发育；添加辅食后，大便即逐渐转为正常。

4. 小儿肥胖症：小儿肥胖症是体重超过同年龄、同性别、同身高正常儿均值 20% 以上者。

5. 小儿高热：小儿腋温达到 39.1 ℃～40.4 ℃时称为小儿高热。

五、简答题

1. 锌缺乏症的临床表现如下：
   (1) 消化功能减退。
   (2) 生长发育落后。
   (3) 免疫功能降低。
   (4) 智力发育延迟。
   (5) 反复口腔溃疡、创伤愈合延缓及夜盲症。

2. 小儿急性上呼吸道感染临床症状轻重不一，年长儿症状较轻，婴幼儿较重；年长儿以局部症状为主，婴幼儿以全身症状为主，严重者可发生高热惊厥；有时呼吸道症状较轻或无，而以胃肠道症状为主，可出现类似于急腹症样症状；上呼吸道感染常为某些传染病的前驱症状。另外，有两种特殊的上呼吸道感染，即疱疹性咽峡炎和咽结合膜热。

3. 病毒性心肌炎的治疗措施如下：

(1) 休息：急性期至少应休息到退热后 3～4 周。有心功能不全及心脏扩大者应强调绝对卧床休息，以减轻心脏负担，一般总的休息时间不少于 3～6 个月。

(2) 激素：可提高心肌糖原含量，促进心肌中酶的活力，改善心肌功能，同时可减轻心肌的炎性反应，并有抗休克作用。一般用于较重的急性病例，轻症病例多不主张应用。

(3) 控制心力衰竭：常用地高辛或西地兰等。由于心肌炎时对洋地黄制剂较敏感，容易中毒，故剂量应偏小，一般用有效剂量的 2/3 即可。

(4) 大剂量维生素 C：能清除自由基，增加冠状动脉血流量，改善心肌代谢，有助于心肌炎的恢复。

(5) 能量合剂：有加强心肌营养、改善心肌功能的作用。

(6) 抢救心源性休克：静脉滴注大剂量肾上腺皮质激素；静脉推注大剂量维生素 C；及时应用调节血管紧张度药物。

4. 心力衰竭在不同年龄小儿有不同的临床表现。年长儿的表现与成人相似，如烦躁、发绀、咳嗽、端坐呼吸等。婴幼儿心力衰竭多表现为全心衰，其临床特点有：①起病急骤，在原发病的基础上突然烦躁不安、面色苍白或青紫。②呼吸困难，呼吸急促，在吃奶时加重，吮吸奶困难，呼吸频率>60 次/min。③心率快，婴儿可达>180 次/min。心音低，出现奔马律。④肝大，可在短时间内进行性增大超过右肋下 1.5 cm 以上，边缘钝。

5. 婴幼儿高热应采取的急救处理如下：

(1) 宽衣解包去除体表散热的障碍。

(2) 给予冷湿敷。冷湿巾放置于前额、腋窝或腹股沟等处，或用 35%～50%乙醇或温水擦浴。必要时用冰枕、冰帽、冰袋冰敷或冷盐水保留灌肠，促使降温。

(3) 应用小剂量解热镇痛药或冬眠药，配合物理降温。

(4) 必要时给予吸氧、输液、抗感染等综合治疗措施。

神经内科护理以神经内科疾病的专科护理、检查和治疗知识为主要内容，从神经内科疾病的基础解剖、病理生理到各种临床表现、治疗护理以及用药监护等知识。本试卷内容涉及以上知识点。

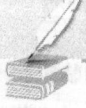

§9.7　神经内科护理学试卷

一、选择题

【A 型题】

1. 脑血栓形成的临床表现不包括 　　　　　　　　　　　　　　　　　　　　　　　　（　　）

A. 失语　　B. 意识障碍　　C. 血性脑脊液　　D. 偏瘫　　E. 偏盲

2. 病人意识不清,伴有躁动不安、错觉、幻觉或胡言乱语等精神症状,属于　　　　　（　　）

A. 昏迷　　B. 谵妄　　C. 妄想　　D. 昏睡　　E. 晕厥

3. 蛛网膜下腔出血急性期应绝对卧床休息　　　　　　　　　　　　　　　　（　　）

A. 48 小时　　B. 7 天　　C. 2 周　　D. 3 周　　E. 4 周

4. 癫痫发作时护理错误的是　　　　　　　　　　　　　　　　　　　　　（　　）

A. 让病人就地平卧　　B. 立即喂抗癫痫药　　C. 及时给氧　　D. 防止舌咬伤

E. 专人陪伴

5. 脑电图检查前病人准备不包括　　　　　　　　　　　　　　　　　　　（　　）

A. 洗头　　B. 进食　　C. 服抗癫痫药　　D. 心理指导　　E. 停服抗癫痫药

6. 确诊新型隐球菌性脑膜炎的主要实验室检查是　　　　　　　　　　　　（　　）

A. 脑脊液涂片墨汁染色　　B. 脑脊液细胞学检查　　C. 脑脊液生化检查　　D. 血液
细菌培养　　E. 脑脊液荧光素钠试验

7. 癔症性痉挛的主要表现,下列哪项是错误的　　　　　　　　　　　　　（　　）

A. 抽搐　　B. 痉挛　　C. 无发作先兆　　D. 病理反射阳性　　E. 不易跌伤

8. 颅后窝病变引起颅内压增高病人禁忌　　　　　　　　　　　　　　　　（　　）

A. 脑室穿刺　　B. 脱水药物　　C. 腰椎穿刺　　D. 抬高床头　　E. 心理指导

9. 脑室穿刺引流术后一般每天引流脑脊液量不超过　　　　　　　　　　　（　　）

A. 100 mL　　B. 200 mL　　C. 300 mL　　D. 400 mL　　E. 500 mL

10. 正常成人颅内压值为　　　　　　　　　　　　　　　　　　　　　　（　　）

A. 0.1~0.5 kPa　　B. 0.5~1.0 kPa　　C. 0.7~2.0 kPa　　D. 2.0~2.5 kPa
E. 2.5~3.0 kPa

11. 脑疝前驱症状不包括　　　　　　　　　　　　　　　　　　　　　　（　　）

A. 剧烈头痛　　B. 频繁呕吐　　C. 意识障碍加深　　D. 一侧瞳孔散大　　E. 体温
升高

12. 下列哪项不是急性炎症性脱髓鞘性多发性神经病的症状　　　　　　　（　　）

A. 运动障碍　　B. 感觉障碍　　C. 癫痫发作　　D. 呼吸障碍　　E. 心肌损害

13. 一病人呼之不应,压眶有反应,呼吸平稳,腹壁反射消失,瞳孔对光反射及腱反射存
在,其意识状态为　　　　　　　　　　　　　　　　　　　　　　　　　（　　）

A. 清醒　　B. 嗜睡　　C. 浅昏迷　　D. 中昏迷　　E. 深昏迷

14. 诊断脑出血最迅速、最可靠的检查是　　　　　　　　　　　　　　　（　　）

A. 脑脊液检查　　B. 头颅 CT 扫描　　C. 脑血管造影　　D. 脑电图检查　　E. 头
颅 MRI 检查

15. 发病最急的脑卒中是　　　　　　　　　　　　　　　　　　　　　　（　　）

A. 脑栓塞　　B. 脑血栓形成　　C. 脑出血　　D. 脑静脉血栓形成　　E. 蛛网膜下
腔出血

16. 典型偏头痛与普通型偏头痛的区别在于　　　　　　　　　　（　　）

　　　A. 畏光　　　B. 阳性家族史　　　C. 偏侧头痛　　　D. 视觉先兆　　　E. 恶心、呕吐

17. 低钾型周期性瘫痪病人24小时口服补钾总量为　　　　　　　（　　）

　　　A. 8 g　　　B. 10 g　　　C. 12 g　　　D. 15 g　　　E. 20 g

【B 型题】

问题 18～20

　　　A. 嗜睡

　　　B. 昏睡

　　　C. 昏迷

　　　D. 幻觉

　　　E. 错觉

18. 病人出现病理性倦睡时可被唤醒，但一旦刺激停止后又迅速入睡，此种意识障碍是（　　）

19. 病人意识完全消失，施以刺激不可能唤醒，此种意识障碍是　　　（　　）

20. 无客观事物作用于感觉器官而出现感知觉，说明病人有　　　　　（　　）

问题 21～23

　　　A. 意识及瞳孔变化

　　　B. 呼吸改变

　　　C. 高血压

　　　D. 肢体活动障碍

　　　E. 吞咽功能障碍

21. 重症肌无力病情观察的重点为　　　　　　　　　　　　　　　（　　）

22. 小脑幕裂孔疝早期主要表现为　　　　　　　　　　　　　　　（　　）

23. 脑出血最常见的病因为　　　　　　　　　　　　　　　　　　（　　）

问题 24～25

　　　A. 意识障碍

　　　B. 肢体抽搐

　　　C. 病理反射

　　　D. 大小便失禁

　　　E. 暗示治疗有效

24. 与癫痫大发作无关的是　　　　　　　　　　　　　　　　　　（　　）

25. 癔症性痉挛不出现　　　　　　　　　　　　　　　　　　　　（　　）

问题 26～27

　　　A. 控制血压

　　　B. 意识、瞳孔及生命体征

　　　C. 尿量及尿相对密度

　　　D. 肢体活动

E. 预防压疮

26. 预防脑出血性疾病的关键是 （　）

27. 预防鞍区肿瘤术后病人尿崩症发生的观察重点是 （　）

【C型题】

问题 28～29

A. 消化道出血

B. 血压升高

C. 两者均是

D. 两者均否

28. 大剂量糖皮质激素治疗重症肌无力时，常见的不良反应为 （　）

29. 胰岛素休克治疗精神病时常见的不良反应 （　）

【X型题】

30. 确诊蛛网膜下腔出血的指征包括 （　）

A. 剧烈头痛　　B. 呕吐　　C. 脑脊液为均匀血性　　D. 脑膜刺激征阳性　　E. 吞咽障碍

31. 内囊出血"三偏"征为 （　）

A. 对侧偏麻　　B. 同侧偏麻　　C. 双眼同向性偏盲　　D. 同侧偏瘫　　E. 对侧偏瘫

32. 引起瞳孔散大的原因有 （　）

A. 动眼神经损害　　B. 颈交感神经麻痹　　C. 抗胆碱药（如阿托品）　　D. 脑疝

E. 强光刺激

33. 颅内压增高的临床表现包括 （　）

A. 持续性头痛　　B. 喷射性呕吐　　C. 视盘水肿　　D. 婴幼儿头痛多在早期出现

E. 后期多出现视力障碍

34. 以下哪些临床表现表明病人已出现了脑死亡 （　）

A. 自主呼吸停止，须用呼吸机维持换气　　B. 脑干反射障碍，持续时间至少12小时

C. 脑电图呈一直线，对任何刺激无反应，至少持续30分钟　　D. 过深昏边，对外界刺激毫无反应　　E. 去大脑强直

35. 中枢性眩晕可有 （　）

A. 眼震　　B. 平衡障碍　　C. 恶心、呕吐　　D. 耳鸣　　E. 视物有旋转感

36. 腰穿的禁忌证为 （　）

A. 小脑肿瘤　　B. 病毒性脑膜炎　　C. 腰椎外伤畸形并颅内感染　　D. 蛛网膜下腔出血　　E. 腰部局部皮肤发炎

37. 原发性三叉神经痛的临床表现是 （　）

A. 多发生于中老年人，女略多于男　　B. 疼痛限于三叉神经分布区的1支或2支，以第2、第3支最多见，3支同时受累者极为罕见　　C. 通常无预兆，开始和停止都很突然，间歇期可完全正常　　D. 病程可呈周期性，每次发作期可为数天、数周或数月不

等　　E. 神经系统检查一般无阳性体征

38. 脑出血后致死的主要原因是　　　　　　　　　　　　　　　（　　）

A. 脑水肿　　B. 颅内压增高　　C. 脑疝形成　　D. 肺部感染　　E. 消化道出血

39. 可引起头痛的疾病有　　　　　　　　　　　　　　　　　　（　　）

A. 鼻窦炎　　B. 中耳炎　　C. 青光眼　　D. 低血糖　　E. 牙髓炎

40. 颅腔内容物包括　　　　　　　　　　　　　　　　　　　　（　　）

A. 脑组织　　B. 垂体　　C. 血管　　D. 脑脊液　　E. 血液

二、填空题

1. 根据癫痫发作临床特征可将癫痫分为＿＿＿＿＿＿＿发作、＿＿＿＿＿＿＿发作、＿＿＿＿＿＿＿发作、＿＿＿＿＿＿＿发作和＿＿＿＿＿＿＿。

2. 脑出血最常见的病因是＿＿＿＿＿＿＿和＿＿＿＿＿＿＿。

3. 肌无力危象首选药物为＿＿＿＿＿＿＿。

4. 尿崩症病人每24小时尿量在＿＿＿＿＿＿＿mL以上，尿相对密度在＿＿＿＿＿＿＿以下。

5. 脑血管造影术后病人卧床至少＿＿＿＿＿＿＿小时，以防止穿刺部位＿＿＿＿＿＿＿。

6. 脑膜刺激征主要表现为＿＿＿＿＿＿＿、＿＿＿＿＿＿＿和＿＿＿＿＿＿＿。

三、判断题

1. 急性枕骨大孔疝早期主要表现为呼吸、循环障碍。　　　　　（　　）

2. 人工冬眠治疗病人不宜翻身。　　　　　　　　　　　　　　（　　）

3. 随意运动功能的减弱和丧失称为瘫痪。　　　　　　　　　　（　　）

4. 后组脑神经损伤病人易致吞咽咳嗽功能障碍。　　　　　　　（　　）

5. 脑出血的病因最主要的是高血压及动脉粥样硬化。　　　　　（　　）

四、名词解释

1. 重症肌无力

2. 癫痫持续状态

3. 谵妄

4. 颅内压

5. 脑膜刺激征

五、简答题

1. 试述脑出血病人观察、护理要点。

2. 试述脑室穿刺引流术后的护理要点。

3. 简述急性炎症性脱髓鞘性多发性神经病的主要护理措施。

4. 试述癫痫大发作的处理。

5. 试述神经系统脑电图检查前的准备工作。

一、选择题

【A型题】

题序	1	2	3	4	5	6	7	8	9	10	11	12
答案	C	B	E	B	C	A	D	C	E	C	E	C
题序	13	14	15	16	17							
答案	C	B	A	D	B							

【B型题】

题序	18	19	20	21	22	23	24	25	26	27
答案	A	C	D	B	A	C	E	C	A	C

【C型题】

题序	28	29
答案	C	D

【X型题】

题序	30	31	32	33	34	35	36	37	38	39	40
答案	ABCD	ACE	ACD	ABCE	ABCD	ABCE	ACE	ABCDE	ABC	ABCDE	ADE

二、填空题

1. 癫痫大　癫痫小　局限性　精神运动性　癫痫持续状态
2. 高血压　动脉粥样硬化
3. 新斯的明
4. 4000　1.005
5. 4　出血
6. 颈项强直　克氏征阳性　布氏征阳性

三、判断题

题序	答案	解析
1	√	急性枕骨大孔疝早期主要表现生命体征的改变，往往较早出现呼吸和心跳的紊乱。

题 序	答 案	解 析
2	×	人工冬眠治疗病人要加强护理工作，适当的进行翻身以及按摩，以免引起一些压疮。
3	√	瘫痪是指随意运动功能的减低或丧失，是神经系统常见的症状。
4	√	当后组脑神经受损时，可能出现吞咽困难、饮水呛咳、声音嘶哑、咽部感觉及咽反射消失或减退、软腭的麻痹、胸锁乳突肌或斜方肌的无力，即表现为转头或耸肩无力。后组脑神经均起自延髓，他们密切相连，当受损时可能重时出现问题。
5	√	脑出血的病因大多出现脑出血的病人都伴有高血压，最常见的病因是高血压合并细、小动脉硬化，其他病因包括脑动静脉畸形、动脉瘤、血液病、梗死后出血、脑淀粉样血管病、烟雾病、脑动脉炎、抗凝或溶栓治疗、脑卒中等。

四、名词解释

1. 重症肌无力：是一种表现为神经肌肉接头之间传递障碍的获得性自身免疫性疾病。
2. 癫痫持续状态：癫痫大发作在短期内频繁发生，以致发作间隙中意识持续昏迷者。
3. 谵妄：是病人意识不清，并伴有躁动不安、错觉、幻觉或胡言乱语等精神症状。
4. 颅内压：颅腔内容物对颅腔所产生的压力称为颅内压，成人颅内压应不高于 200 mmH$_2$O。
5. 脑膜刺激征：指脑脊膜及神经根受刺激而引起的症状，主要表现为颈项强直、克氏征阳性、布氏征阳性。

五、简答题

1. 脑出血病人的观察、护理要点如下：
   (1) 尽量减少不必要的搬动。
   (2) 发病 72 小时内禁食，以静脉补液维持营养。
   (3) 及时处理高热。
   (4) 及时发现头痛、呕吐、意识障碍加深、血压急剧上升、脉搏深慢、一侧瞳孔散大等脑疝前驱症状。
   (5) 控制性降低血压。

2. 脑室穿刺引流的术后护理要点如下：
   (1) 控制性引流，每天引流量一般不超过 500 mL，以保持脑室内压在正常范围。
   (2) 记录每天脑脊液引流量。
   (3) 观察脑脊液的性状，若术后脑脊液中有大量鲜血常提示有脑室内出血，脑脊液混浊呈絮状提示有颅内感染。
   (4) 保持引流通畅，引流管不可受压、扭曲、成角，以免造成脑脊液流通受阻，出现急性颅内压增高。
   (5) 注意无菌操作，不可上提或抬高引流袋，防止逆行感染。
   (6) 引流时间一般不宜超过 7 天。
   (7) 应用抗生素，及时更换伤口敷料。

3. 急性炎症性脱髓鞘性多发性神经病的主要护理措施如下：
   (1) 严密观察病人的呼吸频率、呼吸节律、呼吸深度、心律、心率、血压及吞咽动作的变化，有异常情况及时通知医师。

（2）保持呼吸道的通畅，吸氧、吸痰，准备好气管插管、气管切开、心电监护及机械通气设备，随时准备配合抢救。

（3）给予精神安慰和鼓励，消除病人的紧张、恐惧心理。

（4）保持床单位整洁、干燥和做好皮肤护理，勤翻身，预防压疮。

（5）早期进行肢体的被动活动，防止肌肉萎缩和关节挛缩。

（6）病人不能吞咽时，尽早胃管鼻饲并按鼻饲法护理。

（7）保持大、小便通畅，保持会阴部清洁并做好留置导尿管的护理。

（8）为病人提供有关疾病治疗和康复知识的信息。

4. 癫痫大发作的处理如下：

（1）立即让病人就地平睡，解开衣领和腰带，头偏向一侧，保持呼吸道通畅，及时给氧。

（2）尽快将压舌板或毛巾、手帕置于病人口腔的一侧上下臼齿之间，防止咬破舌头及颊部。

（3）注意保暖和预防感冒，炎热季节要防止中暑。

（4）应有专人陪伴或加床栏，不能往病人嘴里灌汤喂药，防止吸入性肺炎。

（5）对抽搐的肢体不能用暴力硬压，以免骨折、脱臼等。

（6）少数病人在意识恢复过程中有短时间的兴奋躁动，应加以保护，防止自伤和他伤。

（7）积极控制抽搐，可选用地西泮、苯妥因钠、苯巴比妥等抗惊厥药。

（8）注意水电解质和酸碱平衡，防止酸中毒。

5. 神经系统脑电图检查前一天病人须洗头，去除头皮油脂以减低电阻，有利于脑电图形的显示。检查当天可进食，以免血糖下降影响检查结果。癫痫病人检查前 3 天应停服抗癫痫药，但要观察癫痫有无发作及发作的表现。

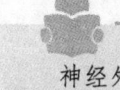

神经外科护理基于神经系统解剖生理的复杂性、临床护理和病情观察技能的特殊性，使神经外科护理成为一门专业性较强的临床实践专科。本试卷内容涉及神经外科解剖生理、专科检查与定位诊断方法、颅脑损伤、颅内肿瘤与护理等多方面知识。

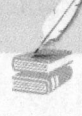

§9.8　神经外科护理学试卷

一、选择题

【A 型题】

1. 颅脑外伤病人出现下列哪项提示颅后窝骨折　　　　　　　　　　　　　　（　）

A. 脑脊液鼻漏　　　B. 吞咽咳嗽反射障碍　　　C. 脑脊液耳漏　　　D. "熊猫眼"征

E. 上睑下垂

2. 颅内压增高病人头痛的特点不正确的是　　　　　　　　　　　　　　　　（　　）

    A. 持续性　　　B. 阵发性加剧　　　C. 低头时加重　　　D. 清晨较轻　　　E. 咳嗽或喷嚏时加重

3. 颅内动脉瘤出血的诱因不包括　　　　　　　　　　　　　　　　　　　　（　　）

    A. 卧床休息　　　B. 情绪激动　　　C. 便秘　　　D. 高血压　　　E. 进食过量

4. 颅脑手术后继发出血多发生于术后　　　　　　　　　　　　　　　　　　（　　）

    A. 2～4 小时　　　B. 4～6 小时　　　C. 8～12 小时　　　D. 12～24 小时　　　E. 24～48 小时

5. 脑疝急救首选　　　　　　　　　　　　　　　　　　　　　　　　　　　（　　）

    A. 20％甘露醇　　　B. 地塞米松　　　C. 苯巴比妥钠　　　D. 呋塞米　　　E. 地西泮

6. 脊髓压迫综合征的主要表现不包括　　　　　　　　　　　　　　　　　　（　　）

    A. 运动障碍　　　B. 意识障碍　　　C. 感觉障碍　　　D. 反射障碍　　　E. 自主神经功能障碍

7. 颅脑外伤病人刺痛时睁眼，只能发音和屈肢，其 GCS 昏迷分级计分为　　（　　）

    A. 10 分　　　B. 9 分　　　C. 8 分　　　D. 7 分　　　E. 6 分

8. 颅后窝病变发生脑疝者，最有效的紧急处理措施是　　　　　　　　　　　（　　）

    A. 甘露醇脱水　　　B. 脑室穿刺外引流　　　C. 镇静镇痛　　　D. 开颅手术切除病变

    E. 使用激素类药物

9. 引起颅内压增高的疾病包括以下各项，但除外　　　　　　　　　　　　　（　　）

    A. 颅脑损伤　　　B. 颅内占位性病变　　　C. 脑血管疾病　　　D. 颅内先天性疾病

    E. 创伤性窒息

10. 使用 20％甘露醇治疗脑水肿应该　　　　　　　　　　　　　　　　　　（　　）

    A. 缓慢滴注　　　B. 快速推注　　　C. 一次剂量在半小时内滴完　　　D. 一次剂量在 2 小时内滴完　　　E. 速度快慢不影响疗效

11. 头部外伤致帽状腱膜下广泛血肿时，较合理的治疗措施是　　　　　　　（　　）

    A. 局部涂外用药，待其自行吸收　　　B. 局部加压包扎　　　C. 穿刺抽出液化的血性液体＋加压包扎＋给予适当药物　　　D. 切开止血＋置管引流　　　E. 观察，待其自行吸收

12. 开放性脑外伤的含意是　　　　　　　　　　　　　　　　　　　　　　（　　）

    A. 颅骨凹陷性骨折，骨折片刺破硬脑膜　　　B. 头皮裂伤，颅骨骨折，硬脑膜与外界相通　　　C. 头皮裂伤，颅骨直接与外界相通　　　D. 头皮裂伤，颅骨骨折，硬脑膜破裂，脑组织直接与外界相通　　　E. 颅骨骨折，骨折片刺破头皮暴露于空气中

13. 颅内最常见的恶性肿瘤为　　　　　　　　　　　　　　　　　　　　　（　　）

    A. 脑膜瘤　　　B. 血管网状细胞瘤　　　C. 转移癌　　　D. 神经胶质瘤　　　E. 先天性肿瘤

【B 型题】

问题 14～15

A. 1～2 天

B. 3～4 天

C. 2～4 天

D. 5～6 天

E. 8～10 天

14. 颅脑手术所致脑水肿高峰期为术后 （　　）

15. 开颅手术创腔引流拔管的时间为术后 （　　）

【X 型题】

16. 成年人的颅内肿瘤多为 （　　）
    A. 胶质瘤　　B. 髓母细胞瘤　　C. 脑膜瘤　　D. 垂体瘤　　E. 转移癌

17. 大脑半球肿瘤可出现下述哪些症状和体征 （　　）
    A. 精神症状　　B. 癫痫发作　　C. 感觉及运动功能障碍　　D. 语言功能障碍
    E. 视野改变

18. 伽玛刀是利用立体定向技术与计算机辅助的放疗设备，它的主要特点是 （　　）
    A. 治疗精度高　　B. 照射能量大　　C. 适用于脑内神经核团或神经通路的定向毁损
    D. 适用于所有的颅内肿瘤　　E. 适用于范围较局限的脑动静脉畸形

19. 颅内压增高是神经外科常见的临床病理综合征，是以下疾病的共有征象 （　　）
    A. 颅脑损伤　　B. 脑肿瘤　　C. 脑出血　　D. 脑积水　　E. 颅内炎症

20. 急性颅内压增高常见于 （　　）
    A. 急性颅内血肿　　B. 慢性硬膜下血肿　　C. 颅内肿瘤　　D. 蛛网膜下腔出血
    E. 高血压脑出血

二、填空题

1. 颅中窝骨折病人常出现_____漏。

2. 脊神经共有_____对，胸段_____对、腰段_____对、骶段_____对、尾神经_____对。脊神经主要支配相应节段肌肉的_____。

3. 颅内压是指颅内容物对颅腔壁所产生的压力，成人正常颅内压为_____mmH_2O，儿童为_____mmH_2O。

4. 对颅内压增高病人应严密观察_____、_____及_____的变化。

5. 婴幼儿颅内压增高的主要临床表现是_____、_____、_____。

三、判断题

1. 尿崩症常发生于脑干手术后病人。 （　　）

2. 颅脑手术后继发性出血是直接威胁病人生命的最严重并发症。 （　　）

3. 外伤性头皮血肿容易扩散到颈部皮下。 （　　）

4. 颅内压增高时常出头痛、呕吐和视盘水肿。 （　　）

5. 颅脑损伤后颅内压增高的治疗首选激素。 （　　）

四、名词解释

1. 脑震荡

2. 脑膜刺激征

3. 尿崩症

4. 脑疝

5. "熊猫眼"征

五、简答题

1. 试述神经外科病人病情观察主要内容。

2. 简述颅脑手术后并发血肿主要表现。

3. 采用分级法评估肢体肌力时，将肌力分为哪几级？

4. 简述颅内压增高的临床表现。

5. 试述脑疝病人的急救措施。

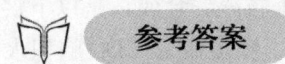 参考答案

一、选择题

【A 型题】

题序	1	2	3	4	5	6	7	8	9	10	11	12	13
答案	B	D	A	E	A	B	D	B	E	C	C	D	D

【B 型题】

题序	14	15
答案	C	B

【X 型题】

题序	16	17	18	19	20
答案	BCD	ABCDE	ABCE	ABCDE	AE

二、填空题

1. 脑脊液

2. 31   12   5   5   1   感觉和运动

3. 70～200   50～100

4. 意识   瞳孔   生命体征

5. 患儿头颅进行性增大   前囟未闭张力增高   双眼球呈"落日征"

三、判断题

题　序	答　案	解　析
1	×	尿崩症是一种神经内分泌性或肾脏功能异常导致的疾病。
2	√	病人在经历了大脑手术以后，有 3 个严重的并发症：第一个是手术后颅内再出血，如果发生了大面积再出血，必须要再做二次手术治疗；第二个就是脑水肿阶段；第三个肺部感染阶段。
3	×	外伤性头皮血肿多见于儿童，一般分为皮下血肿、帽状腱膜下血肿和颅骨膜下血肿 3 类。
4	√	颅内压增高的临床表现为头痛、头晕、恶心、呕吐、视盘水肿，也可以出现动脉血压升高、脉压增大、心率变缓，早期呼吸加深、加快，后期可出现潮式呼吸、间歇呼吸等呼吸抑制的情况。
5	×	颅内压增高大多数是与颅内肿瘤或者是脑水肿有关系，可以口服一些利尿的药物，如呋塞米、螺内酯，能够降低颅内压力，在紧急情况下通过静脉输液降低颅内压，可以应用甘露醇、甘油果糖等。

四、名词解释

1. 脑震荡：是指头部外伤后立即出现短暂的脑功能障碍，病理解剖无确定脑器质改变的一种轻型脑损伤。轻度意识障碍伤后立即出现，大多在半小时内，能迅速自行恢复，清醒后常嗜睡。

2. 脑膜刺激征：为脑脊膜及神经根受刺激而引起的临床表现。常见于颅内感染和蛛网膜下腔出血等病人。表现为：①颈项强直。②克氏征阳性。③布氏征阳性，并伴有原发病的症状如头痛、恶心、呕吐、体温升高等。

3. 尿崩症：是指每 24 小时尿量在 4000 mL 以上，相对密度在 1.005 以下，病人出现口渴、多饮。

4. 脑疝：当颅内某分腔有占位性病变时，该分腔的压力大于邻近腔的压力，脑组织从高压力区向低压力区移位，导致脑组织、血管及颅神经等重要结构受压和移位，有时被挤入硬脑膜的间隙或孔道中，从而出现一系列严重的临床症状和体征，称为脑疝。

5. "熊猫眼"征：颅前窝底骨折时，累及眶顶和筛骨，伴有鼻出血、眶周广泛淤血时的表现。

五、简答题

1. 神经外科病人病情观察内容有：①意识。②瞳孔。③生命体征。④颅内压增高表现。⑤肢体活动及癫痫发作情况。

2. 颅脑手术后并发血肿的主要表现有：①剧烈头痛、呕吐频繁。②术后意识清醒后，又出现嗜睡或躁动甚至进入昏迷状态。③术后出现一侧瞳孔散大，对光反射迟钝或消失。④一侧肢体瘫痪或失语。⑤血压升高、脉搏缓慢等。

3. 采用分级法评估肢体肌力时，将肌力分为 0～5 级，共 6 级：

(1) 0 级：完全瘫痪。

(2) 1 级：肌肉轻微收缩，但不能产生动作。

(3) 2 级：肢体能在床上移动，但不能对抗地心引力。

(4) 3级：肢体能抬离床面。但不能抵抗阻力。

(5) 4级：肢体不能抵抗较强阻力。

(6) 5级：正常肌力。

4. 颅内压增高的临床表现如下：

(1) 头痛：头痛常为持续性，伴阵发性加剧，夜间、清晨较重，咳嗽或喷嚏、用力、弯腰、低头时加重。

(2) 呕吐：是因迷走神经核团或神经根受刺激所引起，典型表现为与饮食无关的喷射性呕吐。

(3) 视盘水肿：系因颅内压增高引起眼底静脉回流受阻之故，可引起视力减退或失明。

(4) 其他表现：意识障碍、外展神经麻痹、癫痫发作、血压升高、呼吸深慢、脉搏减慢。儿童常有头围增大、颅缝分离、头皮静脉怒张、前囟门隆起及张力增高等。

5. 脑疝病人的急救措施如下：

(1) 立即快速静脉滴注 20％甘露醇 100～200 mL，以脱水利尿，降低颅内压。

(2) 病人原发病灶位于颅后窝或导水管阻塞，应协助医师行侧脑室穿刺，缓慢放出脑脊液，同时给予脱水药物，必要时行持续脑室引流。

(3) 遵医嘱使用地塞米松静脉滴注以减轻脑水肿。

(4) 保持呼吸道通畅，充足给氧。

(5) 配合医师紧急行术前检查和手术准备。

精神科护理学是建立在护理学基础上，对精神疾病进行防治的一门护理学。它是精神医学不可缺少的一个重要组成部分。精神科护理学是研究对精神疾病病人科学护理的理论和方法并及时运用于临床，以及探讨护理人员在预防精神疾病患者方面的作用；研究和实施接触、观察精神疾病人的有效途径，通过各项护理工作及护理人员的语言、行为与病人建立良好的护患关系，保证护理措施的有效实施。

§9.9　精神科护理试卷

一、选择题

【A 型题】

1. 胰岛素休克治疗精神病应注意预防病人出现　　　　　　　　　　　　　　　　（　　）

A. 自伤　　B. 伤人　　C. 低血糖　　D. 中毒性肝炎　　E. 内分泌改变

2. 电抽搐不宜用于治疗下列哪类精神病病人　　　　　　　　　　　　　　　　（　　）

A. 自伤、自杀行为　　B. 极度兴奋躁动　　C. 拒食　　D. 紧张性木僵　　E. 神经衰弱

3. 谵妄是指 （　）
A. 无意识障碍，症状多而阳性体征少　　B. 表情淡漠，回答理性，但迟钝　　C. 意识不清，胡言乱语、躁动不安　　D. 思维异常活跃、好说、好动，但意识清楚　　E. 对事物产生不能被纠正的错误的信念和判断

【B 型题】

问题 4~6

A. 脑出血

B. 精神分裂症

C. 脑膜刺激征

D. 颅脑损伤

E. 颅内压增高

4. 颅脑手术病人术后 24 小时出现剧烈头痛、喷射性呕吐、一侧瞳孔散大提示 （　）

5. 病人颈项强直，克氏征与布氏征均为阳性且伴有头痛等脑脊膜及神经根受刺激而引起的症状 （　）

6. 病人出现以认知、情感、意志行为的分裂，整个精神活动与周围环境不协调的临床特征是 （　）

【C 型题】

问题 7~9

A. 意识障碍

B. 幻觉

C. 两者均是

D. 两者均否

7. 昏迷主要表现为 （　）

8. 谵妄主要表现为 （　）

9. 神经症主要表现为 （　）

问题 10~12

A. 抽搐

B. 大小便失禁

C. 两者均是

D. 两者均否

10. 癫痫发作时常出现 （　）

11. 癔症性抽搐常不出现 （　）

12. 胰岛素休克治疗精神病，出现低血糖反应的表现为 （　）

【X 型题】

13. 精神病病人的特殊护理为 （　）
A. 防自杀与出走　　B. 日常生活护理　　C. 饮食护理　　D. 睡眠护理　　E. 防暴

力行为

14. 关于电抽搐治疗，下列哪几项正确 （　　）

A. 电抽搐治疗难以被病人或家属接受　　B. 电抽搐治疗只适应于躁狂、极度兴奋状态的精神病人　　C. 电抽搐治疗的不良反应是短暂的记忆障碍　　D. 电抽搐治疗也适应于严重抑郁、有强烈自伤、自杀的精神病人　　E. 药物治疗无效才采用电抽搐治疗

15. 精神疾病的康复和社区服务的宗旨是 （　　）

A. 功能训练　　B. 全面康复　　C. 重返社会　　D. 提高生活质量　　E. 完全治愈

16. 下列哪些情况应怀疑癔症诊断的可靠性 （　　）

A. 40岁以后首次发病　　B. 首次起病无明显心因　　C. 起病无明显继发性获益机制

D. 有自知力　　E. 有短暂幻觉

17. 病毒性脑炎病人可出现以下哪些神经精神症状 （　　）

A. 精神运动性兴奋或抑制　　B. 幻觉、妄想　　C. 意识障碍　　D. 自主神经症状

E. 癫痫发作

18. 器质性精神障碍的特点是 （　　）

A. 有明显的器质性病因　　B. 有明显的病理形态学改变　　C. 有智能、记忆、人格、意识障碍　　D. 精神刺激常是主要病因　　E. 可包括脑外伤性精神障碍、躯体疾病所致的精神障碍、中毒性精神障碍

19. 下列哪些是影响精神分裂症预后差的因素 （　　）

A. 有明显的阳性家族史　　B. 有分裂样的性格特征（敏感多疑，依赖性大，离群孤独，固执任性）　　C. 发病年龄较早　　D. 起病隐袭，反复发作　　E. 早期发现，早期治疗

20. 神经衰弱的主要临床表现 （　　）

A. 精神易兴奋，脑力易疲劳　　B. 头昏、头痛、睡眠障碍　　C. 多种躯体不适感和焦虑的情绪　　D. 有不同程度的意识障碍　　E. 人格障碍

二、填空题

1. 神经病病人的护理内容包括_____、_____、_____和_____。

2. 精神分裂症可分为单纯型、_____、_____和_____。

3. 神经症主要包括强迫症、_____、_____以及躯体形式障碍和_____5种临床类型。

4. 做胰岛素昏迷疗法的病人应预防_____。

5. 精神病人的观察内容有一般观察、_____、_____、_____、_____。

三、判断题

1. 一位脑瘤病人，住院后常找不到自己的床位与厕所，也记不得当日进食的内容，此症状是逆行性遗忘。 （　　）

2. 病人某夜回家把房前的小树看成是有人在监视他，此症状是幻觉。 （　　）

3. 病人肢体经人摆布成极不舒服的姿势而长时间维持不变，此症状就是蜡样屈曲。 （　　）

4. 焦虑症病人有较高的自杀倾向。 （　　）

5. 对于癔症病人最有效的治疗方法是给予足量的镇静药。 （　　）

四、名词解释

1. 妄想
2. 幻觉
3. 错觉
4. 电抽搐治疗
5. 心理治疗

五、简答题

1. 试述电休克治疗精神病的适应证。
2. 试述精神分裂症的概念及临床分型。
3. 试述精神病人的观察内容。
4. 试述胰岛素休克治疗后的护理要点。
5. 试述大剂量抗精神病药中毒的抢救及护理。

 参考答案

一、选择题

【A 型题】

题序	1	2	3
答案	C	E	C

【B 型题】

题序	4	5	6
答案	A	C	B

【C 型题】

题序	7	8	9	10	11	12
答案	A	C	D	C	B	D

题序	13	14	15	16	17	18	19	20
答案	ABCDE	ACD	ABCD	ABC	ABCDE	ABCE	ABCD	ABC

二、填空题

1. 安全护理　　生活护理　　饮食护理　　睡眠护理
2. 青春型　　紧张型　　偏执型
3. 焦虑症　　恐惧症　　神经衰弱
4. 低血糖
5. 精神状态观察　　躯体情况　　治疗不良反应　　心理状况

三、判断题

题序	答案	解析
1	×	逆行性遗忘是一个与药物镇静催眠作用相关的一种副作用。逆行性遗忘是在服药后不能记忆信息。所有的镇静催眠药都有逆行性遗忘副作用，其遗忘程度与药物种类及药物的血浆浓度有关，也就是接受的信息决定与遗忘的程度，即药物剂量越高，其血中浓度越高，遗忘也越严重，其机制是第二级记忆发生扰乱。
2	×	幻觉是在没有客观刺激作用于身体感受器官的时候，仍然存在体会的感知觉异常症状。如周围没有人，但是却能听见有人讲话或明明没有什么味道，但是却闻到特殊的气味等情况。
3	√	蜡样屈曲（waxy flexibility）在精神病学上被归为行为障碍的一种临床表现，示精神运动性抑制的一种病态。病人的姿势经常固定不变，肢体可以任人摆布，即使放在一个很不自然的位置也能保持较长时间而不主动改变，就像蜡人一样。
4	√	焦虑障碍出现急性发作也就是惊恐发作的时候，这个期间有一些病人会有自我伤害的想法，这种自我伤害可以减轻因为急性焦虑引起的内心痛苦，往往当焦虑伴有抑郁情绪体验的时候，这个时候就可能产生自杀的观念。
5	×	对于癔症病人一般通过心理治疗，辅以药物治疗，大多数病人的症状可以改善，发病次数减少。

四、名词解释

1. 妄想：是一种在病理基础上产生的不能被纠正的错误的信念和判断。
2. 幻觉：是指无客观事物作用于感觉器官而出现的类感知觉。
3. 错觉：是指对具体客观存在的事物的整体属性的错误感知，也就是把实际存在的事物被歪曲地感知为与实际完全不相符合的事物。
4. 电抽搐治疗：即电休克治疗，是以一定量的电流通过大脑，引起意识丧失和痉挛发作，从而达到治疗目的的一种方法。目前，有条件的地方已推广采用无抽搐电休克治疗。该方法是通电前给予麻醉药和肌肉松弛药，使得通电后不发生抽搐，更为安全，也易被病人和家属接受。

5. **心理治疗**：是一种以助人为目的的专业性人际互动（interaction）过程。治疗师通过言语和非言语的方式影响病人或其他求助者，引起心理和躯体功能的积极变化，达到治疗疾病、促进康复的目的。

五、简答题

1. 电休克治疗精神病的适应证如下：
   （1）严重的抑制状态，有强烈的自伤、自杀行为者。
   （2）极度兴奋躁动、冲动伤人、难以控制者。
   （3）精神分裂症有明显自责自罪、拒食、护理困难以及紧张性木僵病人。

2. 精神分裂症是以认知、情感、意志行为的分裂，整个精神活动与周围环境的不协调为主要特征的一类最常见的精神疾病。
   临床分型：单纯型、青春型、紧张型、偏执型、未定型。

3. 精神病病人的观察内容如下：
   （1）**一般观察**：全身有无外伤，个人卫生情况，生活自理程度，接触主动或被动。对人热情、冷淡、粗暴或抗拒。睡眠、饮食、排泄情况。对住院和治疗的态度。
   （2）**精神状态**：有无意识障碍，有无幻觉、错觉及感知综合障碍；有无思维中断、不连贯、破裂性思维和强迫观念；有无妄想；有无自杀、自伤、伤人、毁物及逃跑企图，情感的稳定性和协调性如何，意志行为有无目的性；有否愚蠢、离奇、刻板、模仿动作；有无本能活动增强。
   （3）**躯体情况**：体温、脉搏、呼吸、血压如何；一般健康状况如何；有无呼吸、消化、心血管等系统疾病。
   （4）**治疗不良反应及其他**：病人对治疗的态度如何；治疗效果及不良反应如何；有无皮疹、黄疸、锥体外系等症状；有无其他明显的不适。
   （5）**心理需求状况**。

4. 胰岛素休克治疗是将一定量的胰岛素注射到人体后，血糖逐渐降低，从而引起中枢神经系统的抑制及一系列自主神经功能的改变，以治疗精神病。若血糖降得过低，将会出现低血糖反应，如精神萎靡、心慌不安、脉数、出汗等，应立即口服 50％糖水 200 mL，必要时静脉注射 25％～50％葡萄糖注射液 40 mL，并及时报告医师。

5. 大剂量抗精神病药中毒的抢救及护理如下：
   （1）**处理措施**：
   1）洗胃：用 1：5000 高锰酸钾液反复洗胃。
   2）导泻及吸附：可用硫酸钠导泻（禁用硫酸镁，因镁离子有抑制中枢神经作用），药用炭吸附，以促进药物排泄及吸附胃内未洗净的药物。
   3）输液和利尿：一般先输液，稀释吸收入血的毒素后，再使用 20％甘露醇或呋塞米等利尿药，加速毒素从肾脏排出。
   4）解毒和护肝：选用拮抗剂对抗药物毒性，保护肝脏的解毒功能。
   5）低血压的处理：首先选用扩血管药改善微循环。在血容量充足情况下，如血压仍不回升者可选用间羟胺、多巴胺等升压药物，禁用肾上腺素。
   6）中枢兴奋药：可选用苯丙胺等，禁用士的宁、印防己毒素。

7）吸氧和给予大量能量合剂，改善脑细胞代谢，促进恢复。

8）严重中毒者，可采用腹膜透析或血液透析治疗。

9）防止继发感染和维持水、电解质平衡。

（2）护理措施：

1）按昏迷病人护理常规进行护理，备抢救用品及药物于床旁。

2）制订护理计划，密切观察生命体征，准确记录24小时出入水量，高热时做好物理降温，末梢循环不良者，注意保温，防止受凉。

3）做好病人晨晚间及生活护理，注意更换体位，防止压疮及其他并发感染。

4）注意饮食营养，不能进食者鼻饲流质饮食，及时补充水分，每天摄入量不少于3000 mL。

眼科学是研究视觉器官疾病的发生、发展和转归以及预防、诊断和治疗的医学科学。眼的结构精细，即使轻微损伤，都可能引起视力减退，甚至丧失，给个人、家庭和社会造成难以估量的损失。因此对眼病的防治和眼术后的护理具有重要意义。本试卷内容涉及眼科解剖生理、眼科检查、眼科常用技术操作、眼科门诊护理工作、眼科病房护理工作、眼科病疾病及护理、眼科手术室护理、眼科常用药物、眼病预防及眼保健等护理工作。

§9.10　眼科护理学试卷

一、选择题

【A 型题】

1. 急性闭角性青光眼病人角膜呈　　　　　　　　　　　　　　　　　　　　　（　　）

　　A. 雾状混浊　　B. 角膜后有沉着物　　C. 无损害　　D. 增厚　　E. 角膜弹性差

2. 沙眼的防治包括　　　　　　　　　　　　　　　　　　　　　　　　　　　（　　）

　　A. 一人一巾，局部滴15％磺胺醋酰钠眼药水　　B. 局部短暂滴药　　C. 滴药使瞳孔缩小，减少疼痛　　D. 不能行滤泡压榨术　　E. 沙眼病人所有用具一律分开使用

3. 角膜移植术前滴　　　　　　　　　　　　　　　　　　　　　　　　　　　（　　）

　　A. 阿托品眼药水　　B. 1％毛果芸香碱眼药水　　C. 15％磺胺醋酰钠眼药水

　　D. 0.25％氯霉素眼药水　　E. 0.1％利福平眼药水

4. 角膜移植术后角膜内皮排斥反应一般发生在术后　　　　　　　　　　　　　（　　）

A. 第3天　　B. 第7天　　C. 第10～第15天　　D. 第20天　　E. 第30天

5. 角膜移植术前1天冲洗结膜囊的次数是　　　　　　　　　　　　　　　　（　　）
   A. 1次　　B. 3次　　C. 2次　　D. 4次　　E. 5次

6. 有关闭角型青光眼的治疗原则下列哪项正确　　　　　　　　　　　　　（　　）
   A. 先用缩瞳剂或高渗剂迅速降低眼压　　B. 用碳酸酐酶房水生成剂　　C. 行虹膜全切术　　D. 行激光手术　　E. 行小梁打孔术

7. 球后注射药物直接发生作用于　　　　　　　　　　　　　　　　　　　（　　）
   A. 眼球中段　　B. 眼球后段　　C. 眼球前段　　D. 眼球侧段　　E. 眼球偏右段

8. 正常眼压为　　　　　　　　　　　　　　　　　　　　　　　　　　　（　　）
   A. 1.5～1.6 kPa　　B. 1.3～2.8 kPa　　C. 1.3～2.6 kPa　　D. 1.3～2.9 kPa
   E. 1.4～2.8 kPa

9. 匹罗卡品在眼病中的作用，下列哪项不正确　　　　　　　　　　　　　（　　）
   A. 用于治疗青光眼　　B. 使瞳孔缩小　　C. 开放前房角　　D. 降低眼压　　E. 解除眼肌痉挛

10. 滴眼药的注意事项哪项不妥　　　　　　　　　　　　　　　　　　　　（　　）
    A. 滴药前洗手　　B. 严格执行查对制度　　C. 易沉淀的混悬液要充分摇匀后再滴
    D. 每次滴3滴以上　　E. 同时滴多种眼药时每种间隔2～3分钟

11. 交感性眼炎一般发生在穿透性眼外伤后　　　　　　　　　　　　　　　（　　）
    A. 2周　　B. 2～8周　　C. 1周　　D. 2～8个月　　E. 2～8天

12. 急性结膜炎的临床症状是　　　　　　　　　　　　　　　　　　　　　（　　）
    A. 视力减退　　B. 角膜混浊　　C. 眼分泌物增多呈脓性　　D. 眼分泌物结痂
    E. 睑结膜、穹窿结膜不充血

13. 有关开角型青光眼的手术治疗时间哪项正确　　　　　　　　　　　　　（　　）
    A. 用药物治疗1周后　　B. 药物治疗眼压不能控制时　　C. 应用各种药物而且在最大药量治疗下眼压仍不能控制时　　D. 药物治疗2周后　　E. 眼压控制2天后

14. 阿托品用于治疗眼病哪项叙述正确　　　　　　　　　　　　　　　　　（　　）
    A. 增加眼内血管壁的通透性　　B. 降低眼内血管壁的通透性　　C. 解除睫状肌的收缩　　D. 直接止痛　　E. 直接抗炎

15. 急性虹膜睫状体炎时，局部治疗首先应该点用　　　　　　　　　　　　（　　）
    A. 抗生素　　B. 抗病毒药　　C. 麻痹散瞳药　　D. 抗生素加抗病毒药　　E. 抗真菌药

16. 沙眼的病原体是　　　　　　　　　　　　　　　　　　　　　　　　　（　　）
    A. 细菌　　B. 病毒　　C. 真菌　　D. 衣原体　　E. 螺旋体

17. 结膜炎的治疗中，哪一项是错误的　　　　　　　　　　　　　　　　　（　　）
    A. 冲洗结膜囊　　B. 冷敷　　C. 局部点用抗生素　　D. 全身应用抗生素　　E. 遮盖患眼

【B型题】
问题18～20

A. 视力不减退

B. 视力减退

C. 视力急剧减退

D. 视力减退至 0.1~0.2

E. 后期视力减退

18. 急性虹膜睫状体炎　　　　　　　　　　　　　　（　）

19. 急性结膜炎　　　　　　　　　　　　　　　　　（　）

20. 急性闭角型青光眼　　　　　　　　　　　　　　（　）

问题 21~24

A. 睫状体充血

B. 睑结膜、穹窿结膜充血

C. 上穹窿和上睑结膜充血

D. 角膜充血

E. 睫状体充血，角膜后有沉着物

21. 沙眼　　　　　　　　　　　　　　　　　　　　（　）

22. 急性结膜炎　　　　　　　　　　　　　　　　　（　）

23. 急性闭角型青光眼　　　　　　　　　　　　　　（　）

24. 急性虹膜睫状体炎　　　　　　　　　　　　　　（　）

问题 25~27

A. 瞳孔变形

B. 瞳孔垂直性椭圆形散大

C. 瞳孔缩小

D. 瞳孔无变化

E. 视物重影

25. 急性结膜炎　　　　　　　　　　　　　　　　　（　）

26. 急性闭角型青光眼　　　　　　　　　　　　　　（　）

27. 急性虹膜睫状体炎　　　　　　　　　　　　　　（　）

【C 型题】

问题 28~29

A. 葡萄膜炎

B. 视网膜脱离

C. 两者均有

D. 两者均无

28. 眼前有云雾状阴影见于　　　　　　　　　　　　（　）

29. 视物变形见于　　　　　　　　　　　　　　　　（　）

30. 交感性眼炎的病因未明，不可能的诱因是 （　）

    A. 眼球穿孔伤　　B. 眼眶骨折　　C. 眼内出血　　D. 眼球挫伤　　E. 眼眶肿瘤

31. 视力障碍包括 （　）

    A. 视力下降　　B. 夜盲　　C. 复视　　D. 视野缩小　　E. 眼前黑影飘动

32. 睑板腺囊肿的治疗方法为 （　）

    A. 可定期观察　　B. 局部热敷　　C. 局部应用糖皮质激素　　D. 手术切除

    E. 全身应用糖皮质激素

33. 结膜炎常见的眼部临床表现是 （　）

    A. 发痒　　B. 异物感　　C. 烧灼感　　D. 流泪　　E. 结膜充血

34. 属于青光眼危险因素的有 （　）

    A. 高眼压　　B. 糖尿病　　C. 心血管疾病　　D. 近视眼　　E. 青光眼家族史

35. 下列叙述正确的是 （　）

    A. 正常人眼压呈正态分布　　B. 眼压在 10～21 mmHg 属于安全眼压，不会发生青光眼　　C. 不能认为＞21 mmHg 的眼压为病理值　　D. ＞21 mmHg 的可能只是高眼压症　　E. 正常人眼压通常在 10～21 mmHg

36. 视网膜中央动脉阻塞的临床特征是 （　）

    A. 一眼突然发生无痛性完全失明　　B. 常见视网膜出血　　C. 樱桃红斑　　D. 视网膜动脉变细　　E. 视网膜混浊水肿

37. 由糖尿病引起的眼部并发症有 （　）

    A. 虹膜红变　　B. 新生血管性青光眼　　C. 虹膜睫状体炎　　D. 晶状体屈光度变化　　E. 白内障

38. 老年性白内障的分期为 （　）

    A. 手术前期　　B. 初发期　　C. 未成熟期　　D. 成熟期　　E. 过成熟期

39. 视网膜的生理功能有 （　）

    A. 光觉　　B. 色觉　　C. 形觉　　D. 感觉　　E. 触觉

40. 角膜移植术护理包括 （　）

    A. 术前滴 1% 匹罗卡品缩瞳　　B. 用 1% 泼尼松龙滴眼以预防排斥反应　　C. 术后观察角膜有无混浊和水肿　　D. 用 1% 阿托品滴眼以防止虹膜粘连　　E. 睡前戴金属眼罩以防角膜碰伤

二、填空题

1. 正常眼压为_____，测量眼压的方法包括_____和_____两种。

2. 急性虹膜睫状体炎病人视力_____，瞳孔_____，睫状体_____。

3. 急性结膜炎病人_____和_____充血。

4. 闭角型青光眼的手术治疗方法有_____、_____和_____。

5. 眼的屈光系统包括＿＿＿＿＿、＿＿＿＿＿、＿＿＿＿＿和＿＿＿＿＿。

三、判断题

1. 屈光不正分为近视和远视两种。　　　　　　　　　　　　　　（　　）
2. 老年性白内障的最佳手术期是未成熟期。　　　　　　　　　　（　　）
3. 采用球后注射法进行麻醉可以阻滞睫状神经节。　　　　　　　（　　）
4. 阿托品可使瞳孔充分缩小，防止虹膜与晶状体粘连而发生瞳孔闭锁。（　　）
5. 急性闭角型青光眼病人角膜弹性差。　　　　　　　　　　　　（　　）

四、名词解释

1. 白内障
2. 角膜移植
3. 青光眼
4. 沙眼
5. 干眼病

五、简答题

1. 试述沙眼的防治。
2. 试述老年性白内障的分期及最佳手术期。
3. 试述球后注射的目的。
4. 试述沙眼的后遗症与并发症及治疗。
5. 试述假性近视眼的防治要点。

参考答案

一、选择题

【A 型题】

题序	1	2	3	4	5	6	7	8	9	10	11	12
答案	A	A	B	C	B	A	B	B	E	D	B	C
题序	13	14	15	16	17							
答案	C	B	C	D	E							

【B 型题】

题序	18	19	20	21	22	23	24	25	26	27
答案	B	A	C	C	B	A	E	D	B	A

【C 型题】

题序	28	29
答案	C	B

【X 型题】

题序	30	31	32	33	34	35	36	37	38	39	40
答案	BCDE	ABCDE	BCDE	ABCDE	ABCDE	CDE	ACDE	ABCDE	BCDE	ABC	ABCDE

二、填空题

1. 10～21 mmHg（1.3～2.8 kPa）　　指触法　　眼压计测量法
2. 减退　　变形　　充血
3. 睑结膜　　穹窿结膜
4. 虹膜根部切除术　　小梁切除术　　激光虹膜根部打孔术
5. 角膜　　房水　　晶状体　　玻璃体

三、判断题

题　序	答　案	解　析
1	×	屈光不正可分为三大类：远视、近视、散光。
2	×	老年性白内障的最佳手术时机：当白内障到了一定程度，就是影响了视力、影响生活的时候，则需要进行手术治疗。标准就是 0.5 以下，对老年人来说就可以做手术。但对于有些特殊人群，如司机或退休后仍学习的人群，则可以提早进行手术。
3	√	内眼手术进行球后麻醉常规的有眶上和眶下两种进针方式，进针进到球后、肌锥内，在肌锥内进行麻醉药注射，主要是麻醉睫状神经节，从而使眼球的疼痛、运动及各种感觉消失，但是一般不会影响视神经。
4	×	阿托品是一种睫状肌的麻痹剂，起扩瞳作用，防止虹膜后粘连，迅速抗炎，防止眼组织损伤和出现的并发症。
5	×	急性闭角型青光眼是一种具有遗传倾向的解剖变异，包括眼轴短、角膜较小、前房浅、房角狭窄且晶状体较厚、位置相对靠前，而造成房水循环障碍而引起眼压升高。

四、名词解释

1. 白内障：透明的晶状体由于某种原因变混浊者称为白内障。
2. 角膜移植术：是以同种异体角膜移植片置换混浊病变的角膜，以增进视力的一种手术。
3. 青光眼：当眼球内的压力（眼压）超越了眼球内部组织，特别是视神经所能承受的限度，引起视神经萎缩和视野缺损时，称为青光眼。

4. 沙眼：是沙眼衣原体感染引起的慢性传染性结膜角膜炎。表现为结膜、角膜上皮和皮下组织的慢性增殖性炎症。

5. 干眼病：现称眼干燥症，是指各种原因引起的泪液的质和量或动力学异常，导致泪膜不稳定和眼表组织病变，并伴有眼部不适症状为特征的一类疾病的总称。

五、简答题

1. 沙眼的防治措施如下：

(1) 大力开展卫生宣传教育，向群众广泛宣传沙眼的危害性及防治方法。

(2) 搞好个人及集体卫生，控制沙眼传播途径的各个环节，提倡一人一巾，沙眼病人的洗脸用具与健康人分开使用。

(3) 局部滴药必须持久。

(4) 对滤泡及乳头较重的病人可采用滤泡压榨术或乳头摩擦法。

2. 老年性白内障分为初发期、未成熟期、成熟期、过成熟期，其中成熟期为最佳手术期。

3. 球后注射的目的为：

(1) 将药物注入球后，使药物在眼球后段直接发生作用。

(2) 内眼手术前，采用球后注射法进行麻醉，以阻滞睫状神经节。

4. 沙眼的后遗症与并发症及治疗如下：

(1) 睑内翻及倒睫：需做睑内翻矫正术。

(2) 上睑下垂：一般不需治疗，严重者行矫正术。

(3) 睑球粘连：一般不需治疗，严重者行粘连分离术。

(4) 眼干燥症：需长期滴用人工泪液。

(5) 角膜溃疡：按角膜溃疡一般治疗原则处理。

(6) 慢性泪囊炎：需做鼻腔泪囊吻合术。

5. 假性近视眼的防治要点如下：

(1) 从小养成良好的用眼卫生习惯，要有正确阅读姿势，不应在躺着、乘车或走路时看书。读书时，眼与阅读物的距离应保持在 30～35 cm；读书时应有良好的照明，勿在暗处或强光直接照射下看书；应避免长时间近距离阅读。工作或看电视，最好每隔 1 小时休息 10 分钟，以松弛调节功能。

(2) 建立眼的保健制度，定期做视力及眼部检查。

(3) 增强体质，注意营养，使眼部与全身均能正常发育。对真性近视应戴合适的眼镜矫正视力。眼镜应经常戴，才有可能保持良好视力和正常调节集合功能。假性近视多由睫状肌痉挛所致，故可使用睫状肌麻痹剂如 1% 阿托品或托吡卡胺（Tropicamide）眼药水滴眼，也可用针灸或雾视疗法（戴 1.5 D 的凸透镜）等使睫状肌松弛以提高视力。

耳鼻咽喉科护理学是研究听觉、平衡、嗅觉诸感官与呼吸、吞咽、发音、语言诸运动器官的解剖、生理和疾病现象的临床医学护理。耳鼻咽喉诸器官与整个机体有着广泛而紧密的联系。本试卷内容涉及以上知识点。

§9.11　耳鼻咽喉科护理学试卷

一、选择题

【A 型题】

1. 外耳道活动性异物的取出方法为　　　　　　　　　　　　　　　　　　　（　●　）
   A. 使其脱水，再行取出　　B. 必要时手术取出　　　C. 应设法停止其活动后再取出
   D. 用耵聍钩钩取　　E. 让其自行爬出

2. 喉气管异物最严重的并发症是　　　　　　　　　　　　　　　　　　　　（　　）
   A. 声嘶　　B. 喉痛　　C. 喉头梗阻　　D. 急性喉炎　　E. 肺部感染

3. 颞下颌关节脱位行复位后用颅颌绷带固定时间为　　　　　　　　　　　　（　　）
   A. 1～2 周　　B. 3～4 周　　C. 4～5 周　　D. 2～3 周　　E. 5～6 周

4. 耳源性脑脓肿病人的护理中最重要的是　　　　　　　　　　　　　　　　（　　）
   A. 防止大便污染床单　　B. 注意大便颜色　　C. 大便时勿用力过猛　　D. 腹泻严重时也不能用止泻药　　E. 每天做大便常规检查

5. 外耳道疖感染肿胀时选用　　　　　　　　　　　　　　　　　　　　　　（　　）
   A. 酚甘油滴耳　　B. 硼酸酒精滴耳　　C. 氟哌酸滴耳　　D. 鱼石脂甘油滴耳
   E. 氯甘油滴耳

6. 有关咽鼓管的叙述，哪项正确　　　　　　　　　　　　　　　　　　　　（　　）
   A. 调节中耳腔与外界气压平衡　　B. 其外 2/3 为骨部，内 1/3 为软骨部　　C. 起自鼓室，止于口咽部　　D. 维持听力功能　　E. 维持中耳及内耳的生理功能

7. 变应性鼻炎为　　　　　　　　　　　　　　　　　　　　　　　　　　　（　　）
   A. Ⅰ型超敏反应　　B. Ⅱ型超敏反应　　C. 鼻黏膜无水肿　　D. 主要变应原为食入物　　E. 与季节变化无关系

8. 下列哪项不属于气管异物的临床表现　　　　　　　　　　　　　　　　　（　　）
   A. 吸气性呼吸困难　　B. 吸气性喉喘鸣　　C. 出现三凹征　　D. 出现潮式呼吸
   E. 面色青紫

9. 耳源性颅内并发症病人禁用　　　　　　　　　　　　　　　　　　　　　（　　）

A. 止呕药　　B. 止泻药　　　C. 影响瞳孔变化的药物　　　D. 缓泻药　　E. 脱水药

10. 下列关于外耳道疖的叙述哪项正确 （　）

　　A. 软骨部毛囊皮脂腺化脓性感染　　B. 用鱼石脂甘油滴耳　　C. 疖肿成熟应切开引流　　D. 早期全身选用抗生素治疗　　E. 热敷治疗

11. 下列哪项不属于鼻咽癌的症状 （　）

　　A. 早期回吸鼻涕后痰中带血　　B. 颈淋巴结肿大　　C. 耳鸣耳闭塞感　　D. 听力减退　　E. 早期即出现贫血

12. 下列哪项不属于咽部的淋巴组织 （　）

　　A. 颈深淋巴结群　　B. 腺样体　　C. 腭扁桃体　　D. 舌扁桃体　　E. 咽鼓管扁桃体

13. 严格掌握扁桃体的手术指征是为了避免 （　）

　　A. 共鸣障碍　　B. 免疫监视障碍　　C. 咽淋巴的破坏　　D. 咽隐窝缺损　　E. 减少细菌生长繁殖

14. 耳源性颅内并发症有 （　）

　　A. 急性乳突炎　　B. 迷路炎　　C. 硬脑膜外脓肿　　D. 急性骨膜下脓肿　　E. 流行性乙型脑炎

15. 下列哪项不是鼻出血的全身原因 （　）

　　A. 凝血机制障碍　　B. 高血压　　C. 风湿性心脏病　　D. 妇女月经期　　E. 化学物质中毒

【B 型题】

问题 16~18

A. 利特尔动脉丛或克静脉丛

B. 鼻-鼻咽动脉丛

C. 鼻中隔后部动脉性出血

D. 下鼻道距下鼻甲前端 1~1.5 cm 下鼻甲附着处

E. 下鼻道距下鼻甲中段下鼻甲附着处 1~1.5 cm

16. 上颌窦穿刺部位 （　）

17. 老年人鼻出血部位 （　）

18. 小儿及青少年鼻出血部位 （　）

问题 19~21

A. Ⅰ型超敏反应

B. Ⅱ型超敏反应

C. Ⅲ型超敏反应

D. Ⅳ型超敏反应

E. 人工被动免疫反应

19. 扁桃体炎导致的自身变态反应疾病属 （　）

20. 角膜移植后排斥反应属 （　　）

21. 变应性鼻炎属 （　　）

【C型题】

问题 22～23

A. 颅底骨折

B. 内分泌疾患

C. 两者均是

D. 两者均否

22. 鼻出血的常见原因是 （　　）

23. 鼻腔感染的主要原因是 （　　）

问题 24～26

A. 急性喉炎

B. 中耳炎

C. 两者均是

D. 两者均否

24. 急性扁桃体炎的并发症有 （　　）

25. 喉头梗阻的常见原因有 （　　）

26. 咽鼓管功能障碍可致 （　　）

问题 27～29

A. 喉梗阻

B. 声嘶

C. 两者均有

D. 两者均无

27. 急性会厌炎可致 （　　）

28. 声带息肉及声带小结可致 （　　）

29. 喉异物可致 （　　）

【X型题】

30. 耳源性颅内并发症有 （　　）
A. 脑膜炎　　B. 硬膜脑下脓肿　　C. 脑脓肿　　D. 乙状窦栓塞性静脉炎　　E. 流行性乙型脑炎

31. 气管切开术后并发症有 （　　）
A. 皮下气肿　　B. 纵隔气肿　　C. 气胸　　D. 出血　　E. 拔管困难

32. 梅尼埃病主要临床表现包括 （　　）
A. 眩晕　　B. 幻觉　　C. 耳鸣　　D. 波动性听力下降　　E. 耳胀感

33. 气管切开术后护理应特别注意 （　　）
A. 严格无菌操作，吸痰导管一用一消毒　　B. 每4～6小时清洗、消毒内套管1次

C. 保持气管套管通畅　　D. 痰液黏稠时可给予呼吸道雾化吸入　　E. 储液瓶内应先放入 250 mL 消毒液

34. 鼻咽癌　　（　　）

A. 无地理分布及种族分布特点　　B. 在黄种人中发病率高　　C. 高发于青少年

D. 与 EB 病毒有密切关系　　E. 与吸烟有密切关系

35. 颞下颌关节脱位的处理包括　　（　　）

A. 及时复位是最佳治疗方法　　B. 复位时取半卧位　　C. 复位时需 3 人配合

D. 复位后限制下颌活动　　E. 复位后固定下颌 2～3 周

36. 鼻源性头痛的特点是　　（　　）

A. 多为钝痛、隐痛　　B. 多伴有鼻腔、鼻窦的病变　　C. 鼻腔收缩后疼痛可减轻

D. 有时间和部位规律　　E. 疼痛的部位常和受累的鼻有关

37. 面部疖肿易引起海绵窦感染的原因　　（　　）

A. 面部血管丰富，循环良好　　B. 面部淋巴管丰富　　C. 面部静脉无瓣膜　　D. 鼻腔和颅腔相近，感染直接扩散　　E. 面部静脉与海绵窦相通

38. 鼻疖的治疗要点是　　（　　）

A. 禁挤压　　B. 局部热敷　　C. 抗生素治疗　　D. 尽早切开引流　　E. 糖皮质激素治疗

39. 上颌窦穿刺冲洗术应注意　　（　　）

A. 穿刺部位和方向正确　　B. 切忌注入空气　　C. 冲洗时应密切观察病人之眼球和面颊部　　D. 若疑发生气栓，应急置病人头高位和右侧卧位　　E. 冲洗时若有较大阻力，应停止冲洗，寻找原因

40. 咽的生理功能包括以下哪几项　　（　　）

A. 言语形成　　B. 呼吸功能　　C. 吞咽功能　　D. 防疫保护功能　　E. 调节中耳气压功能

二、填空题

1. 外耳道疖肿成熟则_____，必要时选用_____或_____控制感染。
2. 耳源性颅内并发症病人疑有脑脓肿时，应严格_____，便秘时给予_____。
3. 颞下颌关节脱位的治疗方法通常是进行_____。
4. 喉头梗阻常见原因包括_____、_____、_____、_____、_____以及_____。
5. 慢性化脓性中耳炎临床分为_____、_____、_____3 型。

三、判断题

1. 鼻出血的首选止血方法是结扎止血法。　　（　　）
2. 外耳道植物性异物可用盯聍钩、异物夹和各种钳夹直接夹取。　　（　　）

3. 耳源性脑脓肿病人头痛剧烈时应及时使用止痛剂，以防颅内压增高。　　　（　　）

4. 萎缩性鼻炎病人鼻甲水肿，鼻腔宽大，腺体水肿致鼻腔干燥。　　　　（　　）

5. 局部止血法是鼻出血的首选治疗方法。　　　　　　　　　　　　　　（　　）

四、名词解释

1. 阻塞性睡眠呼吸暂停低通气综合征

2. 喉阻塞

3. 外耳道疖

4. 急性喉阻塞

5. 变应性鼻炎

五、简答题

1. 试述耳源性颅内并发症的护理要点。

2. 试述喉头梗阻的常见原因。

3. 试述急性扁桃体炎的并发症。

4. 试述喉的生理功能。

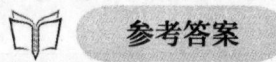
参考答案

一、选择题

【A 型题】

题序	1	2	3	4	5	6	7	8	9	10	11	12
答案	C	C	D	C	D	A	A	D	C	E	E	A
题序	13	14	15									
答案	B	C	D									

【B 型题】

题序	16	17	18	19	20	21
答案	D	C	A	C	D	A

【C 型题】

题序	22	23	24	25	26	27	28	29
答案	C	D	C	A	B	A	B	C

题序	30	31	32	33	34	35	36	37	38	39	40
答案	ABCD	ABCDE	ACDE	ABCD	BD	ADE	ABCDE	CE	ABC	ABCE	ABCDE

二、填空题

1. 切开引流　　抗生素　　磺胺类药
2. 卧床休息　　缓泻剂
3. 手法复位
4. 急性喉炎　　喉气管异物　　喉外伤　　喉部肿瘤　　过敏性疾病　　破伤风
5. 单纯型　　骨疡型　　胆脂瘤型

三、判断题

题　序	答　案	解　析
1	×	鼻出血的止血方法有：压迫法，包括前鼻孔填塞法和后鼻孔填塞法。烧灼法，包括化学药物烧灼法和高频电刀烧灼法。冷冻止血法。结扎止血法。
2	×	外耳道植物性异物：未膨胀者可用器械取出，最好用盯聍钩、异物夹或耳匙，切不可用钳类夹取，以防异物被推入深处。已膨胀发生嵌顿者可用 95％的乙醇滴耳，使其脱水，再行取出。
3	×	颅内压增高时，可用脱水疗法以降低颅内压，如用 20％甘露醇与 50％葡萄糖静脉交替注射。或用 25％山梨醇、30％尿素，酌情应用类固醇激素类药物等。
4	×	萎缩性鼻炎病人 CT 检查可见病人的鼻甲缩小、鼻腔扩宽，鼻窦还有发育不良的表现。
5	√	鼻出血的止血方法有：压迫法，包括前鼻孔填塞法和后鼻孔填塞法。烧灼法，包括化学药物烧灼法和高频电刀烧灼法。冷冻止血法。结扎止血法。

四、名词解释

1. 阻塞性睡眠呼吸暂停低通气综合征：由于上呼吸道阻塞造成的睡眠过程中的呼吸暂停现象。一般是指成人在 7 小时的夜间睡眠中，至少有 30 次呼吸暂停，每次发作时，口、鼻气流停止流通至少 10 秒以上。
2. 喉阻塞：因喉部或其邻近组织病变导致喉部通道阻塞而引起呼吸困难等症状，临床上称之为喉阻塞。
3. 外耳道疖：系外耳道软骨的毛囊或皮脂腺的局限性化脓性感染。
4. 急性喉阻塞：是因喉部或邻近组织的病变，引起喉腔肿胀或狭窄，使喉部通道发生阻塞，导致以呼吸困难为主的症候群。
5. 变应性鼻炎：是发生在鼻黏膜的变态反应性疾病，以鼻痒、喷嚏、鼻分泌亢进、鼻黏膜肿胀等为主要特点的疾病。

五、简答题

1. 耳源性颅内并发症的护理要点如下：
   (1) 密切观察生命体征、瞳孔及神志变化，并做好护理记录。
   (2) 高热或昏迷病人按高热及昏迷护理常规。
   (3) 疑有脑脓肿者，应严格卧床休息。便秘者给予缓泻剂，嘱病人大便时勿用力过猛。
   (4) 病人如有剧烈头痛、喷射性呕吐及瞳孔变化时，应及时通知医师进行处理。
   (5) 禁用影响瞳孔的药物，诊断不明者不用镇痛药。
   (6) 有明显开颅手术指征者，须剃光头，并做好术前准备。

2. 喉头梗阻的常见原因有：①急性喉炎。②喉气管异物。③喉外伤。④喉部肿瘤。⑤其他，如过敏性疾病、破伤风等。

3. 扁桃体周围脓肿为急性扁桃体炎的主要并发症，其次可引起咽旁脓肿、颈淋巴结炎、急性喉炎、支气管炎及急性中耳炎等。全身并发症有风湿热、脓毒血症、心内膜炎、心肌炎、关节炎、肾炎等。

4. 喉有呼吸、发声、保护、屏气等生理功能。

> 现代口腔医学，尤其是口腔颌面外科学的发展已扩展到上至颅底，下至颈部的区域。口腔由牙齿、颌骨、唇、颊、腭、舌、口底和涎腺等组织器官构成，共同完成咀嚼、消化、感觉、吞咽、表情、语言及呼吸等多种生理功能。本试卷内容涉及口腔解剖生理基础及一般口腔检查技能、口腔预防保健、口腔各专科疾病的护理和专科常用材料、器械、药物的使用等。

§9.12　口腔科护理学试卷

一、选择题

【A 型题】

1. 牙本质过敏的疼痛特点为　　　　　　　　　　　　　　　　　　　　　　（　　）
   A. 自发性疼痛　　B. 烧灼样疼痛　　C. 激惹性疼痛　　D. 刺激除去后疼痛仍不消失
   E. 持续性疼痛

2. 智齿冠周炎的疼痛表现为　　　　　　　　　　　　　　　　　　　　　　（　　）
   A. 自发性跳痛　　B. 向对侧放射　　C. 尖牙区肿痛不适　　D. 疼痛不影响咀嚼

E. 疼痛时无张口受限

3. 龋齿的危害哪项叙述不正确 （　　）

A. 能引起牙齿色、形、质的变化　　B. 可完全丧失咀嚼器官的功能及完整性　　C. 不会影响身体健康　　D. 能引起牙槽及颌骨的炎症　　E. 牙本质逐渐破坏消失

4. 下列哪项不属于全身疾病在口腔的表现 （　　）

A. 麻疹初期双侧颊黏膜出现 Koplik 斑　　B. 猩红热出现杨梅舌　　C. 维生素 C 缺乏症可致牙龈出血　　D. 糖尿病病人口臭如烂苹果味　　E. 白血病病人无颌下、颏下淋巴结肿大

5. 有关上颌窦解剖下列叙述哪项不正确 （　　）

A. 牙根感染可引起齿源性上颌窦炎　　B. 上颌窦开口于中鼻道　　C. 上颌窦窦口位置高，不易引流　　D. 因位置高，窦腔大，很难感染　　E. 平均容积为 13 mL

6. 唇裂整复术的最佳年龄为 （　　）

A. 6～12 月龄　　B. 18～24 月龄　　C. 3 岁　　D. >4 岁　　E. >5 岁

7. 下列哪项不属于牙本质过敏的症状特点 （　　）

A. 激惹性痛　　B. 刺激去除后疼痛立即消失　　C. 用探针在牙面可找到过敏点　　D. 温度刺激可引起疼痛　　E. 牙龈红肿

8. 口腔颌面部静脉的解剖特点是 （　　）

A. 静脉瓣少而坚韧　　B. 不易使血液反流　　C. 两眼眶外侧与口角连线区域称危险三角区　　D. 三角区内的感染处理不当易逆行传入颅内　　E. 属颈外静脉分支

9. 称为智齿的是 （　　）

A. 第一磨牙　　B. 第二磨牙　　C. 第三磨牙　　D. 第四磨牙　　E. 尖牙

10. 龋齿病人出现 （　　）

A. 咀嚼器官的功能及完整性丧失　　B. 牙齿过早脱落　　C. 牙髓质逐渐破坏　　D. 牙齿色、形质无变化　　F. 不影响身体健康

11. 全身疾病在口腔的表现哪项正确 （　　）

A. 维生素 C 缺乏口腔黏膜出现红斑　　B. 麻疹初期双颊黏膜出现中央带蓝白色的小点　　C. 糖尿病病人牙龈呈紫色　　D. 白血病病人牙龈萎缩　　E. 药物过敏不影响口腔黏膜

【B 型题】

问题 12～14

A. 维生素 B_2 缺乏

B. 维生素 C 缺乏

C. 磺胺类药、青霉素

D. 牙本质过敏

E. 氯、磷、砷中毒

12. 牙龈出血的病因之一是 （　　）

13. 口角炎的病因之一是 （　　）

14. 可致过敏性口炎的是 （　　）

【X 型题】

15. 智齿冠周炎的临床表现有 （　　）

A. 龈瓣充血　　B. 龈袋内有脓性物　　C. 冠周脓肿　　D. 第一、第二磨牙阻生

E. 第三磨牙阻生

16. 口腔的生理功能有 （　　）

A. 咀嚼功能　　B. 吮吸功能　　C. 辅助吞咽、呼吸功能　　D. 感觉功能　　E. 语言功能

17. 急性牙髓炎的临床特点包括 （　　）

A. 自发性阵发性痛　　B. 夜间痛　　C. 温度诱发或加重疼痛　　D. 疼痛不能定位

E. 明显叩痛

18. 为预防四环素牙的发生，哪些情况禁用四环素类药物 （　　）

A. 妊娠期间的妇女　　B. 哺乳期的妇女　　C. 8 岁以下的小儿　　D. 13 岁以下的小儿　　E. 年轻人

19. 口腔白斑的治疗中去除刺激因素十分重要，包括 （　　）

A. 戒烟　　B. 禁酒　　C. 少吃烫辣食物　　D. 少吃酸甜食物　　E. 去除残根、残冠不良修复体

20. 颞下颌关节紊乱病特征为 （　　）

A. 好发于 20～30 岁的青壮年　　B. 男性多见　　C. 发病率为 20％～50％　　D. 病因以精神因素、社会因素、咬牙合因素等为主　　E. 牙齿疼痛可诱发

二、填空题

1. 复发性口腔溃疡病人有剧烈的_____疼痛。

2. 牙周炎晚期的四大特征是_____、_____、_____、_____。

3. 龋齿病因的四联因素论包括_____、_____、_____、_____。

4. 妇女在妊娠期的_____和_____不能拔牙。

5. 智齿冠周炎慢性期处理应以_____、_____、_____及_____为主。

三、判断题

1. 牙本质过敏的主要表现是放射痛。 （　　）

2. 牙周病的临床表现为牙龈、牙周膜、牙槽骨呈慢性进行性破坏。 （　　）

3. 及时复位、限制下颌活动是颞下颌关节脱位的主要治疗方法。 （　　）

4. 舌系带过短，其矫正时间以 1～2 岁为宜。 （　　）

5. 吸烟、饮酒是发生牙周病的危险因素。 （　　）

四、名词解释

1. 龋齿
2. 牙本质过敏
3. 牙周病
4. 口腔单纯疱疹
5. 面部危险三角

五、简答题

1. 试述复发性口腔溃疡的临床表现。
2. 试述龋齿的危害。
3. 简述四环素牙的治疗及预防方法。
4. 简述急性牙髓炎的疼痛特点。
5. 试述牙周病治疗的目的及其在老年病人的特点。

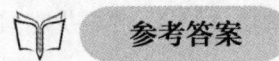 参考答案

一、选择题

【A 型题】

题序	1	2	3	4	5	6	7	8	9	10	11
答案	C	A	C	E	D	A	E	D	C	A	B

【B 型题】

题序	12	13	14
答案	B	A	C

【X 型题】

题序	15	16	17	18	19	20
答案	ABCE	ABCDE	ABCD	ABC	ABCE	ACD

二、填空题

1. 自发性
2. 牙周袋形成　　牙龈炎症　　牙槽骨吸收　　牙齿松动
3. 细菌　　食物　　宿主　　时间
4. 前 3 个月　　后 3 个月

5. 消炎　　镇痛　　建立引流　　对症处理

三、判断题

题　序	答　案	解　析
1	×	牙齿感觉过敏症又称牙本质过敏症或过敏性牙本质，常见症状是牙齿刺激痛、酸胀等。
2	√	牙周病的主要临床表现是牙龈炎症、出血、牙周袋形成、牙槽骨吸收、牙槽骨高度降低、牙齿机动、移位、咀嚼无力，严重者牙齿可自行脱落或者导致牙齿的拔除。
3	√	颞下颌关节急性脱位后，应及时进行复位，以免脱位髁突周围和关节窝内形成纤维结缔组织增生，导致复位困难。复位后应辅以限制下颌运动治疗。
4	√	矫正舌系带过短的最佳年龄是1～2岁，但不同的情况也应该区别对待。
5	√	牙周病的危险因素有局部危险因素和系统性危险因素。其中系统性危险因素中如遗传、糖尿病、大量吸烟、饮酒等不良因素有关。

四、名词解释

1. 龋齿：是牙齿硬组织包括牙釉质及牙本质逐渐破坏消失的一种疾病。

2. 牙本质过敏：牙本质暴露区受到机械、温度或甜、酸食物刺激后，引起牙齿敏感症状。

3. 牙周病：是指牙齿周围支持组织的原发性慢性进行性损害，以致牙齿松动、脱落，严重破坏咀嚼功能，是一种多发性口腔疾病。

4. 口腔单纯疱疹：患病率高，世界上约1/3的人曾患有此病。它可通过飞沫、唾液、疱疹液接触传染，胎儿还可经产道传染。

5. 面部危险三角：是指从鼻根到两侧口角连线形成的三角区。该区内静脉缺少瓣膜，并与海绵窦相通，感染可引起严重的颅内并发症，故称危险三角。

五、简答题

1. 复发性口腔溃疡的临床表现为：口腔黏膜反复出现孤立的圆形或椭圆形浅层小溃疡，可单发或多发于口腔黏膜的任何部位，有剧烈的自发性疼痛，病程呈自限性，一般10天左右可自愈。

2. 龋齿能引起牙齿色、形、质的变化，甚至完全丧失咀嚼器官的功能及完整性，并能引起牙槽及颌骨的炎症，影响身体健康。

3. 四环素牙的治疗及预防方法如下：
   (1) 四环素牙的治疗方法：复合树脂修复法，烤瓷冠修复，脱色法。
   (2) 预防四环素牙的方法：妊娠及哺乳期的妇女和8岁以下的小儿禁止服用四环素类药物。

4. 急性牙髓炎的疼痛特点为剧烈疼痛，疼痛性质具有以下特点：①自发性阵发性疼痛。②夜间痛。③温度刺激诱发或加剧疼痛。④疼痛不能自行定位，放射痛。

5. 牙周病治疗的目的是：消除感染、防止复发、促进牙周组织再生。而老年人牙周炎治疗的目的则侧重于消除感染，减少病痛，最大限度地改善咀嚼功能，维护口腔健康，增强体质。

放射治疗是利用放射线治疗各种肿瘤。放射治疗和外科手术治疗、化学药物治疗是现代临床治疗的三大手段。放射治疗是治疗恶性肿瘤的三大手段之一，与手术一样是针对肿瘤局部治疗，主要是指利用各种不同能量的射线对组织进行照射，以达到抑制和杀灭癌细胞的一种治疗方法。本试卷内容涉及放射治疗的概念、放射治疗时的护理、放射治疗后的不良反应及护理、放射治疗中常见急症处理和饮食护理等知识点。

§9.13　放射治疗护理学试卷

一、选择题

【A型题】

1. 下列哪项不是近距离后装治疗宫颈癌病人的护理措施 （　）
   A. 治疗前用 1∶1000 苯扎溴铵溶液冲洗阴道　　B. 有疼痛者不宜立即处理　　C. 清洁会阴部　　D. 宫颈癌出血者，用无菌纱布填塞　　E. 治疗后留观 1～2 小时，观察不良反应

2. 预防放射性肺炎的重要措施是 （　）
   A. 避免癌细胞扩散，禁用激素　　B. 少用抗生素　　C. 大剂量联合化学治疗
   D. 大剂量博来霉素　　E. 大面积照射时，放射剂量应控制在 30 Gy 以下

3. 下列哪项不是放射性皮肤损伤的临床表现 （　）
   A. 红斑　　B. 干性脱屑、水疱、瘙痒　　C. 湿性脱皮溃疡　　D. 剥脱性皮炎、坏死
   E. 皮疹

4. 处理放射治疗所致的喉源性呼吸困难的方法中，错误的是 （　）
   A. 吸氧　　B. 安静休息　　C. Ⅱ度呼吸困难者先化学治疗后气管切开　　D. 放射量以小剂量开始，逐渐增大　　E. Ⅲ度呼吸困难者紧急气管切开

5. 对放射治疗出现皮肤反应病人的护理方法，下列哪项是错误的 （　）
   A. 用肥皂清洗，保持皮肤清洁　　B. 不用刺激性的药物　　C. 防止皮肤摩擦
   D. 不要强行撕扯皮肤的脱屑　　E. Ⅲ级皮炎停止放射治疗

6. 下列哪项不是放射性直肠炎的临床表现 （　）
   A. 大便次数增多　　B. 里急后重　　C. 排便困难　　D. 慢性贫血　　E. 水样腹泻

7. 下列哪项不是放射治疗的并发症 （　）
   A. 皮肤炎　　B. 膀胱炎　　C. 直肠炎　　D. 血小板增加　　E. 肺炎

8. 下列哪项不是处理放射性直肠炎的措施 （　）

A. 大剂量使用抗生素　　B. 高蛋白、高维生素、少渣饮食　　C. 局部使用地塞米松
D. 口服碳酸氢钠　　E. 口服复方樟脑酊

9. 放射治疗价值不大的肿瘤为　　　　　　　　　　　　　　　　　　　　（　　）
　　A. 恶性淋巴瘤　　B. 神经母细胞瘤　　C. 鼻咽癌　　D. 宫颈癌　　E. 脂肪肉瘤

10. 护理近距离后装直肠癌病人时不妥的是　　　　　　　　　　　　　　　（　　）
　　A. 治疗前 2 天嘱病人进半流质　　B. 嘱病人收缩腹部，以防施源器下移　　C. 施源
　　器放入病变部位后须固定好　　D. 放施源器前应两次清洁灌肠　　E. 治疗结束后嘱病
　　人休息 20～30 分钟

11. 处理放射治疗引起高热的病人不妥的措施是　　　　　　　　　　　　　（　　）
　　A. 卧床休息　　B. 流质或半流质饮食　　C. 39 ℃以上暂停放射治疗　　D. 多饮水
　　E. 使用退热药

【B 型题】
问题 12～14
A. 直线加速器
B. 模拟定位器
C. X 线治疗机
D. ^{60}Co 治疗机
E. 放射治疗计划分流

12. 对皮肤损伤较重的外照射治疗机有　　　　　　　　　　　　　　　　　（　　）

13. 现已普遍使用，但始建于 1951 年的是　　　　　　　　　　　　　　　（　　）

14. 具有能量高、深度大、皮肤反应低等优点的是　　　　　　　　　　　　（　　）

【C 型题】
问题 15～17
A. 后装治疗
B. 电子线治疗
C. 两者均可
D. 两者均否

13. 皮肤癌可采用　　　　　　　　　　　　　　　　　　　　　　　　　　（　　）

14. 直肠癌可采用　　　　　　　　　　　　　　　　　　　　　　　　　　（　　）

15. 鼻咽癌可采用　　　　　　　　　　　　　　　　　　　　　　　　　　（　　）

【X 型题】
18. 放射性肺炎的防治措施是　　　　　　　　　　　　　　　　　　　　　（　　）
　　A. 限制放射量　　B. 限制放射面积　　C. 避免用大剂量博来霉素　　D. 应用大剂量
　　抗生素　　E. 应用大剂量皮质激素

19. 放射性膀胱炎的处理措施为　　　　　　　　　　　　　　　　　　　　（　　）
　　A. 多饮水　　B. 使用抗生素　　C. 口服苏打　　D. 口服复方樟脑酊　　E. 使用局

部地塞米松乳剂

20. 恶性肿瘤全身转移的治疗包括　　　　　　　　　　　　　　　　　　　　（　　）

A. 化疗治疗　　B. 手术治疗　　C. 免疫治疗　　D. 放射治疗　　E. 中医药治疗

二、填空题

1. 放射治疗按治疗方式分为＿＿＿＿＿和＿＿＿＿＿。

2. 放射治疗的放射源有 3 类，即＿＿＿＿＿、＿＿＿＿＿和＿＿＿＿＿。

3. 根据肿瘤组织来源和分化程度可将肿瘤按其对放射线的敏感程度分为＿＿＿＿＿、＿＿＿＿＿和＿＿＿＿＿。

4. 急性放射性肺炎通常发生在放射治疗后＿＿＿＿＿个月。

5. 放射治疗前拔牙者，需拔牙＿＿＿＿＿天后才能进行放射治疗；放射治疗后＿＿＿＿＿不宜拔牙。

6. 近距离后装治疗肺癌病人治疗＿＿＿＿＿小时后方可进食。

7. 肺组织接受＿＿＿＿＿以上照射剂量时，可出现放射性肺炎。

8. 对由肿瘤引起的发热可应用＿＿＿＿＿和＿＿＿＿＿药物。

三、判断题

1. 放射治疗时出现Ⅱ级皮炎时，应停止放射治疗。　　　　　　　　　　　　（　　）

2. 放射治疗前拔牙者，需拔牙后 1 周才能放射治疗。　　　　　　　　　　　（　　）

3. 术前放射治疗可以使肿瘤缩小，减少癌性粘连和肿瘤转移，以提高手术成功率。（　　）

4. 放射性膀胱炎很少合并泌尿道感染。　　　　　　　　　　　　　　　　　（　　）

5. 直线加速器能产生高能电子束、高能 X 线和 γ 射线。　　　　　　　　　（　　）

四、名词解释

1. 放射治疗

2. 远距离治疗

3. 近距离治疗

4. 半衰期

5. 姑息性放射治疗

五、简答题

1. 试述近距离后装治疗直肠癌的护理措施。

2. 试述肿瘤组织的放射敏感性。

3. 试述影响放射治疗的临床因素。

4. 试述放射治疗后常见的皮肤和黏膜放射反应的表现。

5. 试述皮肤和黏膜放射反应的处理方法。

一、选择题

【A 型题】

题序	1	2	3	4	5	6	7	8	9	10	11
答案	B	E	E	C	A	E	D	D	E	B	C

【B 型题】

题序	12	13	14
答案	C	D	A

【C 型题】

题序	15	16	17
答案	B	A	C

【X 型题】

题序	18	19	20
答案	ABCDE	ABC	ACE

二、填空题

1. 近距离治疗　　远距离治疗
2. 放射性核素　　X线　　加速器
3. 高度敏感　　中度敏感　　放射抗拒
4. 1～3
5. 10～14　　1年内
6. 1
7. 30 Gy
8. 抗肿瘤药　　激素类

三、判断题

题　序	答　案	解　析
1	×	放射性皮肤反应护理：①注意放疗期间皮肤护理。②Ⅰ度放射性皮肤反应，一般不用处理。③Ⅱ～Ⅲ度皮肤反应可用氢地油外用，局部用促进表皮生长的药物。④Ⅲ度皮肤反应要密切观察变化，必要时停止放疗。

题序	答案	解　析
2	×	放射治疗前拔牙根据病人体质情况，最少 2 周或积极消炎的同时方可进行放疗。因为放射线会对唾液腺造成伤害，使腺体分泌减少而黏稠，酸度增加，细菌容易滋生而形成放射性龋齿、牙龈红肿、齿槽溢脓。
3	√	放射治疗是通过放射线的电离辐射消灭肿瘤细胞，其目标是使肿瘤接受高剂量，正常组织接受低剂量。手术前放疗可以使肿瘤缩小，减少癌性粘连和肿瘤转移，以提高手术成功率。
4	×	放射性膀胱炎后期如果不很好地处理，膀胱会挛缩，膀胱挛缩之后，会有尿频、尿急、尿失禁能及血尿等，甚至膀胱的压力会增高，可引起肾脏积水、尿液反流，引起肾衰竭。
5	×	直线加速器是用于癌症放射治疗的大型医疗设备，它通过产生 X 射线和电子线，对病人体内的肿瘤进行直接照射，从而达到消除或减小肿瘤的目的。

四、名词解释

1. 放射治疗：使用放射线来治疗癌症病人，通过放射治疗使癌细胞被消灭，而正常的组织和细胞能得到康复。
2. 远距离治疗：又称外照射，是指放射源位于体外一定距离，集中照射人体的某一部位。
3. 近距离治疗：又称组织间隙放射治疗和腔内放射治疗，是将放射源直接放入病变组织或人体的天然管道内，如舌、鼻咽、食管、子宫颈等部位进行照射。
4. 半衰期：放射性核素其原子核数目衰变到原来数目一半所需的时间称为放射性核素的半衰期（$t_{1/2}$）。
5. 姑息性放射治疗：晚期肿瘤或放射治疗抗拒的肿瘤，通过放射治疗改善临床症状，达到止痛、止血、缓解肿瘤压迫，减轻痛苦，抑制肿瘤生长的目的。姑息性放射治疗一般只给予肿瘤根治量的 $1/3\sim1/2$ 的剂量。

五、简答题

1. 近距离后装治疗直肠癌的护理措施如下：
（1）治疗前 2 天嘱病人进半流质和少渣饮食。
（2）放施源器前进行两次清洁洗肠，肌内注射阿托品 0.5 mg，交代治疗时注意事项，嘱治疗时放松腹肌，以防施源器下移。
（3）扩张肛门后，将圆筒形施源器送进直肠病变部位，再用固定器进行固定。
（4）治疗结束后轻轻取出施源器进行消毒处理，嘱病人卧床休息 20～30 分钟。
2. 根据肿瘤组织来源和肿瘤分化程度可将肿瘤组织的放射敏感性分为 3 类：
（1）高度敏感的肿瘤：恶性淋巴瘤、精原细胞瘤、白血病、肾母细胞瘤、神经母细胞瘤、无性细胞瘤等。放射量（35～40）Gy/（4～6）w 则能杀灭肿瘤。
（2）中等度敏感的肿瘤：大多数上皮性肿瘤属这一类，例如鳞状上皮癌、未分化癌、低分化腺癌等。放射量需（50～70）Gy/（5～7）w 才能杀灭肿瘤。

（3）放射抗拒的肿瘤：细胞高度分化的肿瘤，如软组织肉瘤、骨肉瘤、大多数神经源性肿瘤等。这类肿瘤宜手术治疗，但可配合术后放疗，亦可进行近距离腔内和插植放射治疗，使肿瘤局部达到高剂量，而邻近的正常组织由于辐射剂量随距离增加而急剧下降，不会造成严重损伤，从而使正常器官得到保护。

3. 影响放射治疗的临床因素如下：

（1）全身情况：营养不良或贫血会降低敏感度，恶病质更无法耐受全部疗程。

（2）年龄：年轻人肿瘤敏感性高，但转移机会多；老年人肿瘤敏感性低，耐受性差。

（3）肿瘤分化程度：成熟细胞的分化程度高，其放射治疗敏感性低；反之，分化程度低，放疗就较敏感。

（4）肿瘤部位和瘤床组织：宫颈癌和食管癌同是鳞状细胞癌，因宫颈癌的周围组织耐受量高，给予大量放疗较少损害，治疗效果好；食管周围组织耐受力低，易造成食管穿孔，治疗效果就差。

（5）肿瘤的大小和分型：肿瘤过大势必影响效果。肿瘤大体分为糜烂型、菜花型、结节型、溃疡型，其疗效也按上述顺序逐次下降。

（6）肿瘤的临床期别及有无合并症：肿瘤早期较晚期敏感，有合并症特别是合并感染时使放射敏感性下降。

4. 恶性肿瘤放疗时对正常组织会引起一定损害，称为放射反应。

（1）皮肤反应：红斑、色素沉着、干性脱皮、湿性脱皮及坏死。常规治疗时不应该出现皮肤坏死，只有在 6 周之内皮肤接受超出 75 Gy 时，皮肤局部才可能出现坏死。放射治疗几个月或几年后皮肤可出现远期反应，表现为毛细血管扩张、皮肤萎缩、皮下组织增生和纤维化等。

（2）黏膜反应：最初表现为黏膜充血水肿，局部疼痛，继而出现黏膜上皮脱落糜烂，出现纤维性渗出物，形成白膜。

5. 皮肤和黏膜放射反应的处理方法如下：

（1）干性脱皮和瘙痒时可给予 1% 冰片滑石粉。出现湿性脱皮时应立即停止放疗，局部涂抹 2% 硼酸软膏、四环素可的松软膏，也可清洁换药后干燥暴露，经上述处理一般 10～14 天可痊愈。

（2）鼻咽、鼻腔、口腔和喉部的黏膜反应可致局部干燥和疼痛，宜保持口腔清洁，用复方氯己定含漱液或朵贝液或 4% 碳酸氢钠溶液漱口，生理盐水鼻咽冲洗，复方薄荷油或淡鱼肝油滴鼻，口服维生素 B_2 及中药导赤散。

高压氧医学是临床医学中的一门新兴学科，有其独特的疗效和广泛的发展前途。通过高压氧舱将病人置于高于一个大气压环境中吸收纯氧，对某些疾病进行治疗的方法称高压氧疗法。所吸氧的浓度为 85%～99%，血氧含量是常压下吸氧的数倍乃致数十倍，能有效地提高血氧张力，增加血氧含量，对于治疗某些急慢性缺氧性疾病有其特殊疗效。本试卷内容涉及高压氧疗法的定义、概述、设备、治疗机制、适应证、禁忌证和并发症，以及高压氧科的管理、消防安全和高压氧仓的正常运行等。

§9.14　高压氧科护理试卷

一、选择题

【A 型题】

1. 高压氧治疗的含义是　　　　　　　　　　　　　　　　　　　　　　　　（　　）
   A. 在常压下呼吸纯氧　　B. 在超过常压的环境下呼吸 50% 以下浓度的氧气　　C. 在超过 1 个大气压的密闭环境下，呼吸高浓度的氧气以治疗疾病的一种方法　　D. 在 1 个绝对压的环境下呼吸氧气与二氧化碳的混合气体　　E. 在高压环境下呼吸空气

2. 高压氧治疗时临床上常用的压力单位是　　　　　　　　　　　　　　　　（　　）
   A. 大气压　　B. 表压　　C. 绝对压　　D. 附加压　　E. 氧压

3. 标准大气压是指下列哪种条件下物体在单位面积上所承受的压力　　　　　（　　）
   A. 在海半面上，温度为 4 ℃　　B. 在纬度为 45° 的海平面上，温度为 0 ℃　　C. 在赤道海平面上，温度为 4 ℃　　D. 在赤道海平面上，温度为 0 ℃　　E. 在纬度为 45° 的海平面上，温度为 4 ℃

4. 在紧急情况下，工作人员快速减压出舱后出现皮肤瘙痒、关节剧痛、肢体屈曲等症状，此时应如何处理　　　　　　　　　　　　　　　　　　　　　　　　　　（　　）
   A. 舱旁观察 6～8 小时　　B. 舱旁吸氧观察 4 小时　　C. 给予镇静药以及大剂量维生素 E　　D. 重新进舱加压治疗　　E. 在减压各停留站吸氧

5. 高压氧治疗一氧化碳中毒的主要机制是　　　　　　　　　　　　　　　　（　　）
   A. 血液中物理溶解氧量增加　　B. 血液中结合氧量增加　　C. 血液中血红蛋白增加　　D. 氧和血红蛋白的亲和力增加　　E. 机体的摄氧能力增强

6. 在高压氧舱内输液有发生气栓症的危险，主要发生在　　　　　　　　　　（　　）
   A. 加压过程中　　B. 减压过程中　　C. 高压氧治疗整个过程中均可发生　　D. 0.3 MPa 以上的高压氧治疗中　　E. 0.2 MPa 以下的高压氧治疗中

7. 每次治疗完毕，舱内的紫外线空气消毒时间是 （ ）

    A. 10 分钟　　B. 20 分钟　　C. 30 分钟　　D. 1 小时　　E. 1.5 小时

8. 常压下吸纯氧的安全时限为 （ ）

    A. 4～6 小时　　B. 8～12 小时　　C. 12～24 小时　　D. 24～48 小时　　E. 50 小时以内

【B 型题】

问题 9～11

    A. 从开始加压至减压完毕的时间

    B. 从稳压结束至减压完毕时间

    C. 从稳压开始至减压开始的时间

    D. 从开始加压至开始稳压的时间

    E. 从开始加压至减压的时间

9. 加压时间为 （ ）

10. 稳压时间为 （ ）

11. 减压时间为 （ ）

问题 12～13

    A. 0.4 MPa

    B. 0.2 MPa

    C. 0.13 MPa

    D. 0.5 MPa

    E. 标准大气压

12. 水下 30 m 深处的压力相当于 （ ）

13. 温度为 0 ℃，纬度为 45°的海平面上每平方厘米所承受的压力为 （ ）

【X 型题】

14. 医用氧气的质量标准为 （ ）

    A. 无杂质、无有害气体　　B. 氧浓度不小于 99.5%　　C. 二氧化碳浓度不高于 0.01%　　D. 水气不高于 5 mL/瓶　　E. 温度不高于 22 ℃

15. 气体与液体接触时，气体向液体内溶解的速度和量决定于 （ ）

    A. 气体性质　　B. 液体的性质　　C. 气体分压的高低　　D. 环境温度　　E. 气体的溶解系数

16. 高压氧治疗恶性肿瘤的原理是 （ ）

    A. 高压氧直接杀灭癌细胞　　B. 高压氧抑制肿瘤细胞繁殖　　C. 高压氧增强化学治疗效果　　D. 高压氧增强机体抗癌免疫力　　E. 高压氧增强放射治疗效果

17. 高压氧治疗气性坏疽的指征及方法为 （ ）

    A. 一经确诊，简单清创后即行高压氧治疗　　B. 应同时使用广谱抗生素及注射抗毒血清　　C. 对疑似病例也可作预防性治疗　　D. 待截肢后再行高压氧治疗　　E. 治疗次数不得少于 15 次

18. 影响减压病发生的因素包括 （ ）
    A. 机体所受压力大小 B. 高压下暴露时间 C. 减压速度 D. 环境温度
    E. 精神紧张
19. 氧瓶使用后，瓶内应保持 1 kg/cm² 的剩余压力，目的在于 （ ）
    A. 表明该瓶未做过其他用途 B. 外界杂质不易进入瓶内 C. 再充气时，氧瓶无须清洗 D. 保护减压器不易损坏 E. 备取样验证气体性质
20. 在高压氧下哪些细菌生长会受抑制 （ ）
    A. 厌氧菌 B. 某些兼性厌氧菌 C. 某些需氧菌 D. 各种细菌 E. 各种耐药菌

二、填空题

1. 引起高压氧舱火灾的三要素包括_____、_____、_____。
2. 高压氧舱内灭火装置禁用_____和_____灭火器，最适宜用_____灭火装置。
3. 储存氧气瓶时，温度必须低于_____，离明火的距离要大于_____。
4. 按国家标准，以空气加压的高压氧舱内氧浓度不能超过_____%。
5. 高压氧治疗的毒副作用包括：加压时可能发生_____，稳压吸氧时可能发生_____，减压时可能发生_____。
6. 氧中毒的类型有_____、_____和_____。

三、名词解释

1. 高压氧疗法
2. 高压氧舱
3. 附加压
4. 绝对压
5. 标准大气压

四、简答题

1. 试述高压氧治疗的作用机制。
2. 试述高压氧治疗病人在入舱前要做的准备。
3. 试述高压氧治疗的不安全因素。
4. 试述当高压氧舱内发生火灾时的处理程序。
5. 试述高压氧治疗的禁忌证。

一、选择题

【A 型题】

题序	1	2	3	4	5	6	7	8
答案	C	C	D	D	A	B	C	C

【B 型题】

题序	9	10	11	12	13
答案	D	C	B	A	E

【X 型题】

题序	14	15	16	17	18	19	20
答案	ABCD	ABCDE	BCE	ABC	ABCD	ABC	ABC

二、填空题

1. 火种　　易燃物　　高浓度的氧
2. 二氧化碳　　四氯化碳　　高压喷水
3. 50 ℃　　10 m
4. 23
5. 气压伤　　氧中毒　　减压病
6. 肺型氧中毒　　眼型氧中毒　　脑型氧中毒

三、名词解释

1. 高压氧疗法：是指将病人置于超过 1 个大气压的密闭的特殊环境中，呼吸高浓度的氧气进行疾病治疗的一种方法。

2. 高压氧舱：创造高气压环境和向舱内供氧的设备，称为高压氧舱。高压氧舱由金属或有机玻璃制成。为了保证在高压氧舱内的安全、有效治疗，高压氧舱有一系列复杂装置，包括供氧供气系统、排氧通风系统、医疗监护系统，以及通讯照明、空气调节、消防灭火系统等，此外还有操作控制系统、氧气供应系统等。

3. 附加压：是指在大气压的基础上人为增加的压力，压力表上所显示的数值就是附加压，又称表压。

4. 绝对压：是指单位面积上实际所承受的压强。

5. 标准大气压：摄氏零度条件下，在纬度 45°的海平面上的大气压称为标准大气压。经测量，标准大气压为 760 mmHg/cm²，即每平方厘米承受 760 mmHg（约 1 kg）的压力。

四、简答题

1. 高压氧治疗的作用机制如下：

(1) 提高血氧分压和血氧含量，增加血氧弥散距离。

(2) 收缩血管，减少渗出，防治水肿。

(3) 抑制厌氧菌生长。

(4) 增加肿瘤细胞对化学治疗、放射治疗的敏感性。

(5) 加速组织内气泡的溶解和吸收。

2. 高压氧治疗病人在入舱前要做的准备如下：

(1) 在每次进舱主动向高压氧舱医务人员反映病情变化，进行必要的观察、检查或治疗。

(2) 了解高压氧舱内注意事项，严禁将火柴、打火机和汽油等易燃物品以及电动、闪光玩具、爆竹等带入舱内，有以上物品者，入舱前必须交给工作人员保管。另外，机械手表、钢笔、助听器等也不宜带入舱内，以免加压后损坏。

(3) 单人纯氧舱严禁穿易产生静电火花的服装（氯纶、腈纶、尼龙、膨体等化学纤维织物）入舱。

(4) 服从医务人员指导，掌握适应高压环境的配合动作，如咽鼓管咽口开张动作及如何有效吸氧等。

(5) 除非紧急情况，一般不宜在饱餐后、酒后及疲劳状态下立即入舱。入舱前解好大、小便。

3. 高压氧治疗的不安全因素如下：

(1) 减压病：系治疗中减压方法不当所致，发生率很低。

(2) 气压伤：系治疗中加压或减压操作不当，致使体内腔窦器官产生不均匀受压所致，包括中耳气压伤、鼻旁窦气压伤、肺气压伤等。

(3) 氧中毒：机体吸入高分压氧或高浓度氧超过一定时限，氧气使机体产生某些功能性或器质性损害，谓之氧中毒。氧中毒可分为神经型（酷似癫痫大发作）、肺型和眼型氧中毒，临床应尽力避免。

4. 高压氧舱发生火灾时的处理程序为：①迅速关闭舱内供气、供氧阀门和电源总开关。②打开排氧阀和应急排气阀，拉起安全阀手柄快速减压。③打开舱门，救出病人，进行应急处理。④打开灭火器，将余火熄灭。⑤通知医院相关科室进行抢救（如发生减压病应设法再加压救治）。⑥立即如实报告上级。⑦保护现场。⑧查清起火事故原因。⑨及时总结并向高压氧医学分会报告，以便在学术界进行通报，吸取教训。

5. 高压氧治疗的禁忌证可分为绝对禁忌证和相对禁忌证，现分述如下：

(1) 绝对禁忌证：①未经处理的气胸、纵隔气肿。②活动性内出血以及出血性疾病。③有氧中毒史。④结核性空洞形成并咯血。

(2) 相对禁忌证：①重症上呼吸道感染。②重度肺气肿、肺大疱以及支气管扩张症。③重度鼻窦炎。④高碳酸血症。⑤二度以上心脏传导阻滞。⑥脑血管瘤、畸形。⑦未经处理的恶性肿瘤。⑧视网膜脱离。⑨病态窦房结综合征。⑩心动过缓（<50 次/min）。⑪化脓性中耳炎（鼓膜未穿孔者）。⑫咽鼓管阻塞。⑬血压过高者。

对于病情危重、存在消化功能障碍、不能经口或不愿经口进食的病人，为保证营养素的摄取、消化、吸收，维持人体的正常代谢，保持组织器官的结构与功能，调控免疫、内分泌等功能，修复组织、促进康复，临床上常根据病人的不同情况采用不同的特殊营养支持方法，包括胃肠内营养和胃肠外营养。本试卷内容包括特殊营养支持及其护理等内容。

§9.15 特殊营养支持与护理试卷

一、选择题

【A 型题】

1. 在无菌条件下配置的要素饮食，冷藏保存的有效期为 （　）
   A. 2 小时　　B. 4 小时　　C. 8 小时　　D. 12 小时　　E. 24 小时

2. 在无菌条件下配置的要素饮食，室温下保存的有效期为 （　）
   A. 2 小时　　B. 4 小时　　C. 8 小时　　D. 12 小时　　E. 24 小时

3. 病人在不允许或不能够进食的情况下，一般应采取 （　）
   A. 肠内营养　　B. 肠外营养　　C. 外科补液　　D. 静脉输液　　E. 胃肠造瘘

4. 下列关于静脉营养高价营养的适应证，下列哪项是错误的 （　）
   A. 十二指肠瘘　　B. 严重的大面积烧伤　　C. 胰十二指肠切除术后并发胰瘘
   D. 大手术后　　E. 严重营养不良

5. 正常人一般每天需要的能量为 （　）
   A. 5535 kJ　　B. 6535 kJ　　C. 7535 kJ　　D. 8535 kJ　　E. 9535 kJ

【X 型题】

6. 胃肠外营养支持的适应证包括 （　）
   A. 消化道广泛炎症性疾病　　B. 胃肠道外瘘及短肠综合征　　C. 大手术围手术期营养
   D. 严重贫血　　E. 胃肠道梗阻

7. 管饲营养支持的可途径包括 （　）
   A. 鼻胃管途径　　B. 鼻十二指肠管途径　　C. 空肠造口管饲　　D. 回肠造瘘管饲
   E. 胃造瘘管饲

8. 以下哪些情况需要行肠外营养 （　）
   A. 急性出血坏死性胰腺炎　　B. 急性重症胆管炎　　C. 甲状腺瘤手术后　　D. 短肠综合征　　E. 十二指肠球部溃疡穿孔

9. 常用的胃肠外营养液包括 （　）

A. 复方氨基酸　　B. 5%~10%葡萄糖　　C. 电解质　　D. 10%~20%的脂肪乳剂

E. 等渗氨基酸

10. 中心静脉营养支持的技术性并发症包括　　　　　　　　　　　　　　　　（　　）

A. 中心静脉穿刺置管造成的感染　　B. 中心静脉穿刺损伤肺致气胸　　C. 中心静脉穿刺损伤血管血胸、纵隔血肿　　D. 外周中心静脉导管（PICC）损伤臂丛神经或胸导管　　E. 空气栓塞

二、填空题

1. 凡肠道功能正常，或存在部分功能者，营养支持时应首选＿＿＿＿＿＿营养。

2. 肠外营养常见的3类并发症是：＿＿＿＿＿＿并发症、＿＿＿＿＿＿并发症、＿＿＿＿＿＿并发症 。

3. 创伤时机体的蛋白质＿＿＿＿＿＿增加，尿氮排出增加，出现＿＿＿＿＿＿氮平衡。

4. 要素膳按功能作用可分为＿＿＿＿＿＿要素膳和＿＿＿＿＿＿要素膳两大类。

5. 胃肠内营养投给方式包括＿＿＿＿＿＿、＿＿＿＿＿＿和＿＿＿＿＿＿3种方式。

三、判断题

1. 非必需氨基酸是指人体代谢中可有可无的氨基酸。　　　　　　　　　　　　（　　）

2. 上臂肱三头肌和肩胛下是测定体脂储备的重要部位。　　　　　　　　　　　（　　）

3. 特殊营养支持如需长期输入25%以上浓度的高渗葡萄糖时，应选用中心静脉营养。（　　）

4. 任何形式的胃肠外营养支持均应包括强化胰岛素治疗。　　　　　　　　　　（　　）

5. 严重创伤后病人处于负氮平衡状态常需给予特殊营养支持。　　　　　　　　（　　）

四、名词解释

1. 肠内营养（EN）

2. 要素膳

3. 肠外营养（PN）

4. 部分肠外营养（PPN）

5. 完全肠外营养（TPN）

五、简答题

1. 试述肠内营养的适应证。

2. 简述肠内营养的并发症。

3. 试述肠内营养护理的要点。

4. 简述肠外营养的适应证。

5. 简述肠外营养的禁忌证。

6. 简述肠外营养的并发症。

7. 试述肠外高能营养液的常用配方。

8. 试述肠外营养支持的注意事项。

一、选择题

【A 型题】

题序	1	2	3	4	5
答案	E	C	B	D	C

【X 型题】

题序	6	7	8	9	10
答案	ABCE	ABCE	ABDE	ABCDE	ABCDE

二、填空题

1. 肠内

2. 技术性　　代谢性　　感染性

3. 分解　　负

4. 营养支持用　　特殊治疗用

5. 一次性投给　　间断滴注　　营养泵持续输注

三、判断题

题　序	答　案	解　析
1	×	氨基酸是能在人体内相互结合构建蛋白质的分子结构。非必需氨基酸是指能由身体合成的氨基酸，与必须从食物摄取的必需氨基酸不同。使用"非必需"这个词汇并不意味着这些氨基酸不重要，只表明人体自身有生产它们的能力，因此不需要通过外部来源获取。
2	√	皮褶厚度是推断全身脂肪含量、判断皮下脂肪发育情况的一项重要指标。皮褶厚度可用 X 线、超声波、皮褶卡钳等方法测量。测量皮褶厚度的常用部位有上臂肱三头肌部（代表四肢）和肩胛下角部（代表躯体），两者之和大于 51 mm（男性）或大于 70 mm（女性）就可以认为是肥胖。
3	√	由于高渗葡萄糖溶液对静脉刺激性较大，如需长时间滴注 25% 高渗葡萄糖时不宜选用周围静脉，而应选择较粗大的中心静脉以减少对静脉壁的刺激。
4	√	由于任何形式的胃肠外营养支持均需长期较大剂量的静脉输注 25% 的高渗葡萄糖。为防止出现高血糖症，不仅要每天进行血糖监测，而且应同时给予胰岛素强化治疗，并要求将血糖控制在 6.1～8.3 mmol/L 范围内。

题　序	答　案	解　　析
5	√	构成和修补组织细胞是蛋白质的主要生理功能。严重创伤后因大量的组织细胞破坏分解，机体排出氮总量超过摄入量，致使机体处于负氮平衡状态，因此需要给予特殊营养支持，以补充蛋白质。

四、名词解释

1. **肠内营养（EN）**：肠内营养（enteral nutrition，EN）是指因疾病、创伤或手术后出现的胃肠功能障碍以及肠瘘、短肠综合征等，致使饮食不能正常摄取、消化、吸收，从而需要采取口服或经胃肠道内置管并喂以特别的要素饮食，以达到营养治疗的目的。

2. **要素膳**：要素膳（elemental diet）系以人体营养素需要量为标准，经人工配置的、含有人体必需各种营养素的、经复水后可形成溶液或混悬液的营养支持和治疗膳食。要素膳不需消化即可在小肠上端吸收，可供口服或管饲之用。

3. **肠外营养（PN）**：肠外营养（parenteral nutrition，PN）又称静脉营养，是指按照病人的需要，通过周围静脉或中心静脉输入病人所需的全部或部分营养素，包括氨基酸、脂肪、各种维生素、电解质和微量元素等的一种营养支持方法。

4. **部分肠外营养（PPN）**：部分肠外营养（partial parenteral nutrition，PPN）又称低热量肠外营养，根据病人经肠营养不足的具体需要，经周围静脉补充水解蛋白、氨基酸、葡萄糖及电解质，需要时还可另再经一周围静脉补充脂肪乳剂及维生素，此种方法只能提供部分的营养素需要，一般常用于无严重低蛋白血症或基础营养状况尚可的病人。常用的营养液有复方氨基酸、5%～10%葡萄糖、电解质和10%～20%的脂肪乳剂或单输等渗氨基酸。

5. **完全肠外营养（TPN）**：完全肠外营养（total parenteral nutrition，TPN）是通过胃肠道以外的途径，即周围静脉或中心静脉将含有病人所需的全部营养物质输入病人血液循环。营养液包括的热能、必需和非必需的氨基酸、脂肪酸、维生素、电解质和微量元素等，可为病人提供充分的能量及全面营养物质，达到预防和纠正营养不良、增强病人免疫力和创伤修复能力，达到促进病人早日康复的目的。

五、简答题

1. 肠内营养适应证包括：
(1) 摄入不足，消化功能低下，吸收功能尚可。
(2) 口咽疾病。
(3) 胃肠道瘘、炎性肠道疾病、短肠综合征、胰腺疾病等所致的肠道吸收不良。
(4) 烧伤、严重创伤、严重感染性疾病。
(5) 术前肠道准备，术前纠正营养不良。

2. 肠内营养并发症包括：
(1) 机械性并发症：如鼻咽部和食管黏膜损伤、喂饲管阻塞等。
(2) 感染性并发症：如吸入性肺炎、腹腔感染等。
(3) 胃肠性并发症：如腹泻、恶心、呕吐、便秘、倾倒综合征等。
(4) 代谢性并发症：如低血糖、高血糖、电解质紊乱等。

3. 肠内营养护理要点如下：

(1) 配置要素饮食浓度应由稀到浓，一般成人为 10％～24％；剂量应由少到多，从每天 500～1000 mL 开始，逐渐加量；投给速度要适当，口服或鼻饲开始每小时 50 mL，逐渐增至 100 mL；要素饮食应保持适当温度，鼻饲滴入以 38 ℃、空肠造瘘管滴入以 41 ℃为最佳温度。

(2) 在要素饮食投给过程中经常巡视病人，如出现恶心、呕吐、腹胀、腹泻等症状，应及时查明原因，按需要调整速度、温度，必要时可暂停供给要素饮食。

(3) 应用要素饮食期间需定期记录体重，并观察尿量、大便次数及性状，检查血糖、尿糖、血尿素氮、电解质、肝功能等，并做好营养评估。

(4) 临床护士要加强与医师和营养师的联系，及时调整饮食，处理不良反应或并发症。

(5) 做好喂养管的护理，要素饮食滴注前后都需用温开水或生理盐水冲净管腔，以防食物积滞管腔而腐败变质。

4. 凡病人不能进食、不该进食或进食量严重不足，均可应用肠外营养（PN），常见的适应证如下：

(1) 胃肠道外瘘、胰腺外瘘或大部分胰腺切除术后、全肠或小肠大部分切除后营养障碍。

(2) 严重烧伤、创伤、感染病人。

(3) 营养不良病人的术前准备。

(4) 婴儿先天性肠道闭锁、胃肠道梗阻、顽固性小儿腹泻、炎性肠病、肾衰竭、肝衰竭等。

(5) 恶性肿瘤接受化疗后以及大手术后较长时期不能正常进食者。

5. 肠外营养禁忌证包括：

(1) 胃肠道功能正常，能获得足够的营养。

(2) 估计应用时间不超过 5 天者，不宜采用深静脉输注途径提供胃肠外营养。

(3) 病人伴有严重水电解质紊乱、酸碱失衡、出凝血功能紊乱或休克时应暂缓使用，待内环境稳定后再考虑胃肠外营养。

6. 肠外营养并发症包括：

(1) 机械性并发症：在中心静脉置管时，可因病人体位不当、穿刺方向不正确等引起气胸、皮下气肿、血肿甚至神经损伤。若穿破静脉及胸膜，可发生血胸或液胸。输注过程中，若大量空气进入输注管道可发生空气栓塞，甚至死亡。

(2) 感染性并发症：若置管时无菌操作不严格、营养液污染以及导管长期留置，可引起穿刺部位感染、导管性脓毒症等感染性并发症。长期肠外营养也可发生肠源性感染。

(3) 代谢性并发症：营养液输注内容、速度、浓度不当或突然停用均可引起糖代谢紊乱、肝功能损害。

7. 肠外高能营养液的配方如下：高能营养液的基础是高渗葡萄糖、脂肪乳剂与氨基酸（AA），前两者供给热能，后者供给蛋白质。常用的胃肠外高能营养常用配方有以下 3 种。

(1) 20％葡萄糖液 2500 mL＋9.02％AA 液 1000 mL。

(2) 50％葡萄糖液 500 mL＋8.5％AA 液 1000 mL＋10％脂肪乳剂 500 mL。

(3) 20％葡萄糖液 1000 mL＋7％AA 液 1000 mL＋10％脂肪乳剂 1000 mL。

8. 肠外营养支持注意事项如下：

(1) 全胃肠外营养液的输入一般不宜过快，应保持恒定，并注意有无异性蛋白输入引起过敏反应。

(2) 在严格无菌操作条件下，将全胃肠外营养液的高渗葡萄糖、氨基酸与脂肪乳剂等混合装入营养大袋内经静脉滴入。也可用双滴管，将氨基酸溶液与高渗葡萄糖等同时滴入双滴管中，混合后再进入静脉。输液装置中，由进气管进入的空气，应经 75％乙醇溶液过滤消毒。

（3）输液完毕，可用 3.84% 枸橼酸溶液 2～3 mL 注入静脉输注导管内，用无菌"堵针器"堵塞针栓，然后用无菌纱布包裹、固定。次日输液时，去除"堵针器"，接上双滴管装置，继续进行 PN 操作。

（4）全胃肠外营养输液导管不宜做抽血、输血、输血浆、输血小板等用，并应防止回血，避免堵塞导管。

（5）病人如发热应寻找病因，若怀疑为静脉导管引起或找不到其他病因，均应拔除导管，并将末端剪去一段，送细菌培养及药敏试验，同时全身应用抗生素。

（6）输液过程中，每 2～3 天测定血电解质 1 次，必要时每天测定。如有条件，应测定每天氮平衡状况。最初几天应每 6 小时测尿糖，每天测血糖 1 次；以后每天测尿糖 1 次，定期复查肝、肾功能。

（7）注意观察有无高渗性非酮性昏迷症状，如血糖＞11.2 mmol/L 或尿糖超过（＋＋＋），应增加胰岛素用量，并减慢滴速。

（8）长期全肠外营养支持的病人，应据情适时补充全血或血浆。

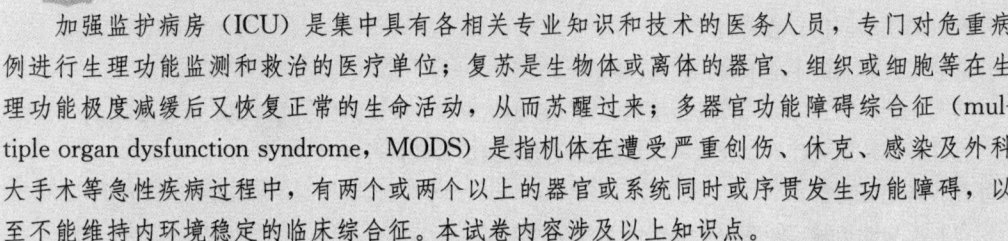

加强监护病房（ICU）是集中具有各相关专业知识和技术的医务人员，专门对危重病例进行生理功能监测和救治的医疗单位；复苏是生物体或离体的器官、组织或细胞等在生理功能极度减缓后又恢复正常的生命活动，从而苏醒过来；多器官功能障碍综合征（multiple organ dysfunction syndrome，MODS）是指机体在遭受严重创伤、休克、感染及外科大手术等急性疾病过程中，有两个或两个以上的器官或系统同时或序贯发生功能障碍，以至不能维持内环境稳定的临床综合征。本试卷内容涉及以上知识点。

§9.16　加强监护病房（ICU）、复苏与多器官功能障碍综合征护理试卷

一、填空题

1. ICU 床位数一般为医院总床位的_____%。

2. 应激性溃疡常继发于_____和_____。

3. 少尿型急性肾衰竭病程分为两个不同的时期，即_____和_____。

4. 心肺脑复苏分为_____、_____和_____ 3 个阶段。

5. 临床上将多器官功能障碍综合征（MODS）分为_____和_____两种类型。

6. 心脏按压有效时可以触及_____和_____的搏动。

7. 有效的人工呼吸，应该保持病人的_____和_____接近正常。

8. 目前治疗心室颤动的唯一有效方法是_____。

9. 腹膜透析液的主要成分是_____，通常透析液葡萄糖的浓度为____%～____%。

10. 急性肝衰竭治疗的唯一有效方法是_____。

11. 心肺脑初级复苏的主要任务和步骤是_____、_____和_____。

12. 低氧血症是指 PaO_2 低于_____mmHg。

13. 急性肾衰竭（ARF）临床上分为少尿型和非少尿型。非少尿型急性肾衰竭 24 小时尿量为_____mL 以上。

14. 急性呼吸窘迫综合征（ARDS）临床表现以进行性呼吸困难和_____为特征。

二、名词解释

1. ICU
2. 急性肾衰竭
3. 应激性溃疡
4. 急性呼吸窘迫综合征（ARDS）
5. 低温疗法

三、简答题

1. 简述 ICU 的主要工作内容。
2. 试述对收治 ICU 的病人进行病情评估的方法。
3. 试述重症监测治疗的护理要点。
4. 试述冠心病加强监护病房（CCU）的管理要点。
5. 试述 ICU 护士应具备的条件。
6. 试述冠心病加强监护病房（CCU）的适应证。
7. 试述危重病人的护理要点。
8. 简述临床常见的意识障碍及其特点。
9. 简述瞳孔的观察要点及其临床意义。
10. 何谓多器官功能障碍综合征（MODS）？
11. 试述少尿型急性肾衰竭（ARF）少尿期的临床表现。
12. 试述急性肝衰竭（AHF）的发病基础。
13. 简述心肺脑复苏的基本概念。
14. 简述初期复苏的含义和主要措施。
15. 简述后期复苏的含义和主要措施。

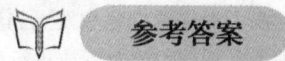 参考答案

一、填空题

1. 3%～6

2. 危重病人　　大手术后病人

3. 少尿期　　　多尿期

4. 初期复苏　　后期复苏　　复苏后治疗

5. 速发型　　　迟发型

6. 颈动脉　　股动脉

7. PaO_2　　　$PaCO_2$

8. 电除颤

9. 葡萄糖　　　1.5　　4.5

10. 肝移植

11. 保持呼吸道通畅　　进行有效的人工呼吸　　建立有效的人工循环

12. 60

13. 800

14. 顽固性低氧血症

二、名词解释

1. ICU：加强监护病房（intensive care unit，ICU）是集中各有关专业的知识和技术，集中先进的监测和治疗设备，对重症病人的生理功能进行严密监测和及时有效治疗的专门单位。

2. 急性肾衰竭：急性肾衰竭（acute renal failure，ARF）是指由各种原因引起的肾功能损害，在短时间（几小时至几天）内出现血中氮质代谢产物积聚，水、电解质代谢和酸碱平衡失调及全身并发症，是一种严重的临床综合病征。肾功能受损的突出临床表现是尿量明显减少，病人24小时尿量常少于400 mL（少尿），甚至无尿（<100 mL/d）。

3. 应激性溃疡：是继发于创伤、烧伤、休克和其他严重的全身病变，如心肌梗死等的一种胃、十二指肠黏膜病变，病变过程可出现黏膜急性炎症、糜烂或溃疡，主要表现为消化道大出血或穿孔。此病可单独发生，也可作为MODS其中的一种病变。

4. 急性呼吸窘迫综合征（ARDS）：急性呼吸窘迫综合征（acute respiratory distress syndrome，ARDS）是指因肺实质发生急性弥漫性损伤而导致的急性缺氧性呼吸衰竭，临床表现以进行性呼吸困难和顽固性低氧血症为特征。

5. 低温疗法：低温可明显地降低脑组织耗氧量，减轻脑水肿，提高脑细胞对缺氧的耐受力，并能有效地降低颅内压力，改善脑细胞的通透性和控制脑缺血，及缺氧后引起的中枢性高热反应，减慢和中止脑细胞病变的发展。降温时，应迅速将体温降到35 ℃～33 ℃（重点在头部），并维持到病人神志开始恢复或好转为止。

三、简答题

1. ICU的主要工作内容是对重症病人的生理功能进行严密监测，收集临床资料；对临床资料进行综合分析以做出正确诊断；及时发现和预测重症病人的病情变化和发展趋势；针对病情采取积极有效的治疗措施，防止严重病情的发展，改善和促进器官功能的恢复，或进行生命支持治疗，以便争取时间治疗原发病。经过适当治疗后，应及时对病情进行分析和判断，衡量治疗效果及其预后。ICU的具体工作内容主要包括：①循环系统监测与支持。②呼吸系统监测与支持。③肾功能监测与保护。④水、电解质代谢和酸碱平衡的调控。⑤营养支持。

2. 对病情严重程度的评估及其转归的预测难度很大，目前尚无统一的办法，以下几种评估方法可供参考：

（1）病情四级分类：Ⅰ级病例为无需经常观察病情，无需做有创性监测者。Ⅱ级病例指病人的生理功能尚未稳定，为防止意外需要严密监测者。Ⅲ级指病人生理功能虽基本稳定，但随时可能发生突发性危险，需进行有创性监测者。Ⅳ级为病情严重必须进行复杂的监测和特殊治疗者。Ⅲ～Ⅳ级病例应收入 ICU 治疗。

（2）治疗干预评分系统：是根据病人所需采取的监测、治疗、护理和诊断性措施进行评分的方法。措施越多，评分越高，积分在 40 分以上者属高危病人。

（3）急性生理及慢性健康评估系统：是目前广泛采用的评估方法。该评分法由急性生理改变和慢性健康状况两部分组成，积分越高病情越重，预后也越差。评分＞24 者死亡率在 90％以上，小于 10 者的死亡率几乎为 0。

3. 重症监测治疗的护理要点如下：

（1）呼吸系统监测：①持续监测血氧饱和度，定时做血气分析，以了解体内缺氧及酸碱平衡情况，指导治疗。②保持呼吸道通畅，合理供给氧气，定时拍背、吸痰。必要时进行体位引流。缺氧病人应先加大流量充分给氧后再行吸痰，痰黏稠时，可用 α-糜蛋白酶＋庆大霉素，或 2％碳酸氢钠 1～2 mL 气管滴入或行超声雾化吸入，使痰液稀释易于排出。吸痰管一用一换，预防感染。使用呼吸机的病人，应根据血气分析结果调节各种参数，以维持正常呼吸。③行气管切开者定期行气管内套管消毒，气管内套管每天消毒 3 次，套管周围皮肤用 75％乙醇消毒，每天 3 次。定时更换切口处纱布垫，保持切口清洁。④每天消毒更换氧气湿化瓶及输氧管道，同时更换湿化瓶内液体。⑤定时测听双肺呼吸音，以了解肺部情况。⑥呼吸衰竭或自主呼吸停止时，应立即采用机械通气，辅助呼吸或控制呼吸。

（2）循环系统监测：①随时观察生命体征变化及周围循环情况，并记录。②严密监测心电图变化、血流动力学各项指标及电解质、酶的情况，以了解心脏功能和循环情况。③积极纠正各种心律失常，尤其是室性心律失常，防止阿斯综合征的发生。④准确记录 24 小时出入水量，根据病情和药物的性能，调节好输液速度，防止急性左心衰及血容量不足等。

（3）中枢神经系统监测：注意观察病人的意识、瞳孔及神经反射，及时发现脑水肿、颅内压增高及脑疝的前驱症状，密切观察全身感觉及肢体活动情况。

（4）肾功能监测：观察病人每小时尿量、颜色、相对密度。尿、血中肌酐、尿素氮、电解质的含量和变化，如遇大量血红蛋白、肌红蛋白破坏入血时，要碱化稀释尿液，防止急性肾衰竭，必要时做肾透析治疗。

（5）各种体内插管的护理：①心导管，如动、静脉切开管、血滤管等每天消毒，每天清洁创面 1 次，并更换消毒敷料。②各类胸、腹、胃、膀胱等引流瓶及引流袋每天更换消毒。③每天更换胸腔负压瓶内液体，保持胸内负压。④每天更换静脉输液管。⑤严密观察病情，详细做好护理记录。例如，记录病情变化及处理措施；记录临床及实验室检查结果；记录常规治疗、用药及护理；各班交班应写护理小结，突出病情变化及护理重点。⑥做好床旁交班。交接班重点为：病人生命体征变化；特殊治疗、特殊用药、用物及医师处理意见；各类精密仪器的使用情况；各类管道是否通畅及引流液体颜色、量；皮肤有无受压、红肿、破溃等。

4. 设立冠心病加强监护病房（CCU）的目的是通过对病人的心电图及血流动力学等方面的不间断监测，及时发现心律失常和心功能不全，从而采取有效措施，防止心搏骤停和提高心力衰竭治疗效果。特别适用于急性心肌梗死，严重、反复发作心绞痛，严重心律失常，反复发作的心力衰竭，以及药物或电复律需要密切观察的病人。CCU 的管理要点如下：

（1）CCU须建立完整的工作制度，如岗位责任制度、交接班制度、仪器检查使用保管制度、消毒隔离制度及探视陪人制度等。

（2）室内设备：心电监护仪、除颤器、人工呼吸机、起搏器、输液泵、心电图机、床旁X线机、氧气、静脉切开包、抢救药品、抢救物品等。

（3）CCU室温应保持在20 ℃～22 ℃。室内要安静，光线要柔和，并定期进行空气消毒，平时注意通风，控制探视人员，预防交叉感染。

（4）做好基础护理及饮食护理，保证病人充分休息和睡眠。及时做血气、电解质及酶学检查，以了解体内电解质和酸碱平衡情况，以及心肌损伤程度。预防急性左心衰和心脏骤停的发生。

（5）各班应认真交接病情及各种仪器的灵敏度和准确性。特别是报警装置，如发现失灵，应立即检修。

（6）通过心电监护仪密切观察病人的心率和心律等，必要时做心电图以供分析和对照。定时记录心率、心律、血压、呼吸、体温和各种病情变化。

（7）进行血流动力学监测时，应及时测定和记录各项指标，如肺毛细血管楔压、心排血量和外周阻力等，为医师诊治提供依据。

（8）各种仪器要定期进行检查。物品用后归还原处，并保证完好，以备急用。

5. ICU护士应具备的条件包括：有良好的素质和奉献精神，进行过专业技术训练，了解和掌握疾病的生理病理变化，有扎实的理论基础知识，熟练掌握各种先进监测技术及抢救技术，熟悉常用抢救药物，有较强的临床技能和敏锐的观察、分析、应变能力，善于独立思考，有一定的英文基础。

6. CCU的适应证有急性心肌梗死、严重反复发作心绞痛、严重心律失常、反复发作心力衰竭以及药物或电复律需要密切观察的病人。

7. 危重病人的护理要点如下：

（1）严密观察病情：根据需要每15～30分钟观察并记录1次，内容主要有生命体征、意识、瞳孔的变化等。

（2）保持呼吸道通畅：鼓励病人进行有效的深呼吸或轻拍背部，以助痰液咳出，昏迷病人应头偏向一侧，用吸引器吸出痰液，定时进行雾化吸入预防肺不张、坠积性肺炎等并发症。

（3）保证病人安全：对昏迷、谵妄病人应注意安全，需要用床挡或保护用具。对于牙关紧闭者，可用张口器、舌钳保护舌不被咬伤。

（4）加强基础护理：应加强对口腔、皮肤、眼睛的护理。①眼睛的保护：为了防止角膜干燥、溃疡及结膜炎发生，可涂抗生素眼药膏或盖凡士林油纱布。②口腔护理：为避免口腔炎症、口腔溃疡、腮腺炎、中耳炎、口臭的发生，每天2～3次口腔护理，以保证口腔卫生。③皮肤护理：加强皮肤护理，做到"六个勤"，即勤观察、勤翻身、勤擦洗、勤按摩、勤更换、勤整理。④肢体被动活动：病情允许，每天2～3次为病人做肢体屈伸、旋、展的运动。

（5）补充营养及水分：为保证危重病人营养及水分的摄入，维持体液平衡应设法增进病人的饮食，不能进食者，可采用鼻饲法或完全胃肠外营养。

（6）维持二便通畅：如有尿潴留可用无菌法导尿，防止泌尿系统感染。如有便秘应帮助解除。

（7）保持各种导管通畅：应妥善固定，安全放置，防止出现扭曲、阻塞、受压、脱落等现象。有些导管不得有逆流，以防感染。

（8）保持病人的最佳心理状态：危重病人会出现各种各样的心理问题，如恐惧、焦虑、悲伤、消极、多疑、绝望等。因此，必须采取有效护理措施，保证病人的较好心理状态。

8. 临床常见的意识障碍及其特点有：

（1）嗜睡：病人处于持续睡眠状态，但能被言语或刺激唤醒，醒后能正确、简单而缓慢地回答问题，但反应迟钝，刺激停止又很快入睡，是轻度意识障碍。

（2）意识障碍：表现定向力障碍，语言、思维不连续，可有错觉、幻觉、躁动不安、谵妄或精神错乱。

（3）昏睡：病人处于熟睡状态，不易唤醒，接近不省人事状态，强烈刺激可唤醒。但答非所问，且很快又入睡。

（4）昏迷：是病危的信号，是最重的一种意识障碍，其程度可分为浅昏迷、深昏迷。

（5）谵妄状态：在意识清晰度降低的同时，常出现大量的错觉、幻觉，有的内容具有恐怖性，病人常产生紧张、恐惧情绪反应，出现不协调性精神运动性兴奋。思维不连贯，理解困难，有时出现片断妄想。病人的定向力全部或部分丧失，多数病人表现自我定向力保存而周围环境定向丧失。谵妄状态往往夜间加重，昼轻夜重。

9. 观察瞳孔的意义和要点如下：当病人患有颅内疾病，处于药物中毒、昏迷等状态时，其病情变化的一个重要指征就是瞳孔的变化。观察瞳孔时，主要注意两侧瞳孔的形状、对称性、边缘、大小及对光反应的情况。

（1）瞳孔的形状、大小和对称性：正常情况下，瞳孔呈圆形，位置居中，边缘整齐，两侧等大等圆。在自然光线下，瞳孔的直径一般为 2～5 mm，调节反射两侧相等，如果瞳孔直径小于 1 mm 称为针尖样瞳孔。①瞳孔缩小：单侧瞳孔缩小常可提示同侧小脑幕裂孔疝早期。双侧瞳孔缩小，见于有机磷农药、氯丙嗪、吗啡等中毒。②瞳孔散大：瞳孔直径大于 5 mm 称为瞳孔散大。一侧瞳孔扩大、固定，常提示同侧颅内血肿或脑肿瘤等颅内病变所致的小脑幕裂孔疝的发生。双侧瞳孔散大，常见于颅内压增高、颅脑损伤、颠茄类药物中毒及濒死状态。

（2）对光反应：正常情况下，瞳孔对光反应灵敏，在光亮处瞳孔收缩，昏暗处瞳孔扩大。如果瞳孔大小不随光线刺激的变化而变化时，称瞳孔对光反应消失，一般见于危险或深昏迷病人。

10. 多器官功能障碍综合征（multiple organ dysfunction syndrome, MODS）是指急性疾病过程中两个或两个以上的器官或系统同时或序贯发生功能障碍。过去称为多器官功能衰竭或多系统器官衰竭，认为是严重感染的后果。随着对发病机制的研究进展，现在已经认识到，MODS 的发病基础是全身炎症反应综合征（systemic inflammatory response syndrome, SIRS），也可由非感染性疾病诱发，如果得到及时合理的治疗，仍有逆转的可能。MODS 临床上常见的器官功能障碍包括急性肾衰竭（acute renal failure, ARF），急性呼吸窘迫综合征（acute respiratory distress syndrome, ARDS），应激性溃疡（stress ulcer）和急性肝衰竭（acute hepatic failure, AHF）。

11. 少尿型急性肾衰竭少尿期是整个病程的主要阶段，一般为 7～14 天，最长可达 1 个月以上。少尿期越长，病程越重。

（1）水电解质代谢和酸碱平衡紊乱：主要表现为水中毒、高钾血症、高镁血症、高磷血症、低钠血症、低氯血症和酸中毒。

（2）蛋白质代谢产物积聚：蛋白质的代谢产物不能经肾排泄，含氮物质积聚于血中，称为氮质血症。氮质血症时，血内其他毒性物质如酚、胍等亦增加，终形成尿毒症。临床表现为恶心、呕吐、头痛、烦躁、倦怠无力、意识模糊，甚至昏迷。

（3）全身并发症：由于 ARF 所致的一系列病理生理改变以及尿毒症毒素在体内的蓄积，可以引起全身各系统的中毒症状。MODS 可导致高血压、心力衰竭、肺水肿、脑水肿、心律失常、心肌病变、尿毒症肺炎及脑病，以及 DIC 等并发症。

12. 急性肝衰竭（AHF）可在急慢性肝病、肝肿瘤、肝外伤、肝脏大手术后，以及中毒症和其他系统器官衰竭等疾病的过程中发生，如不及时救治，预后较差。本病发病基础如下：

(1) 病毒性肝炎：各型肝炎均可发生 AHF，我国以乙型病毒性肝炎最常见。急性发病时，肝细胞可大量坏死，肝功能严重受损。

(2) 化学物质中毒：常见的是药物的毒性损害。肝毒性物质如四氯化碳、黄磷等也可导致 AHF。误食毒菌也可造成 AHF。

(3) 外科疾病：肝巨大恶性肿瘤、严重肝外伤、大型肝脏手术等，均可能发生 AHF。

(4) 其他：脓毒症、妊娠期急性脂肪肝等也可引起 AHF。

13. 早年所谓的"复苏"，主要是指心肺复苏。但是复苏成败的关键不仅是自主呼吸和心跳的恢复，更重要的是中枢神经系统功能的恢复。因此维持脑组织的灌流是复苏的重点。近年来人们已将"心肺复苏"扩展为"心肺脑复苏"。

14. 初期复苏即心肺复苏，是呼吸、循环骤停时的现场急救措施，主要任务是迅速有效地恢复生命器官的血液灌流和供氧。初期复苏的任务和步骤可归纳为 ABC：A（airway）指保持呼吸道顺畅，B（breathing）指进行有效的人工呼吸，C（circulation）指建立有效的人工循环。人工呼吸和心脏按压是初期复苏时的主要措施。

15. 后期复苏是初期复苏的继续，是借助于器械和设备、先进的复苏技术和知识以争取最佳疗效的复苏阶段。后期复苏的内容包括：继续初期复苏；借助专用设备和专门技术建立和维持有效的肺泡通气和循环功能；监测心电图，识别和治疗心律失常；建立和维持静脉输液，调整体液、电解质代谢和酸碱平衡失衡；采取一切必要措施（药物、电除颤等）维持病人的循环功能稳定。接诊时应首先检查病人的自主呼吸和循环是否已经恢复，否则应继续进行心肺复苏。然后进行必要的生理功能监测。根据监测结果进行更具有针对性的处理，包括药物治疗、电除颤、输液、输血以及其他特殊治疗。

§ 10

预防医学知识试卷

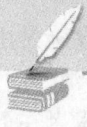

　　手卫生是洗手、卫生手消毒和外科手消毒的总称。手卫生主要是针对医护人员在工作中存在的交叉感染的风险而采取的措施，是医院感染控制的重要手段。通过手卫生，可以有效的降低医院感染。本试卷内容涉及实施手卫生的设备、实施流程和注意事项等。

§10.1　手卫生试卷

一、选择题

【A 型题】

1. 控制医院感染最简单、最有效、最方便、最经济的方法是　　　　　　　　（　　）

　　A. 环境消毒　　　B. 合理使用抗生素　　　C. 洗手　　　D. 隔离传染病病人　　　E. 加强医院感染知识教育

2. 正确、有效的洗手可清除手部各种暂居菌达　　　　　　　　　　　　　　（　　）

　　A. 50％以上　　　B. 60％以上　　　C. 70％以上　　　D. 80％以上　　　E. 90％以上

3. 外科手消毒的冲洗手消毒方法中要求手消毒剂认真揉搓的时间是　　　　　（　　）

　　A. 2～3 分钟　　　B. 2～5 分钟　　　C. 3～6 分钟　　　D. 2～6 分钟　　　E. ＞6 分钟

4. 加强对医务人员手卫生工作指导的目的是为了提高医务人员的　　　　　　（　　）

　　A. 无菌观念　　　B. 消毒意识　　　C. 手卫生依从性　　　D. 手卫生习惯　　　E. 卫生知识水平

5. 卫生手消毒后监测的细菌数应达到　　　　　　　　　　　　　　　　　　（　　）

　　A. ≤ 10 cfu/cm^2　　　B. ≤ 5 cfu/cm^2　　　C. ≤ 15 cfu/cm^2　　　D. ≤ 8 cfu/cm^2

　　E. ≤20 cfu/cm^2

6. 严格实施正确的卫生洗手后，可减少医院感染　　　　　　　　　　　　　（　　）

　　A. 5％～10％　　　B. 10％～15％　　　C. 15％～20％　　　D. 20％～30％　　　E. 40％以上

7. 最佳干燥双手方法是　　　　　　　　　　　　　　　　　　　　　　　　（　　）

　　A. 烘干机　　　B. 毛巾　　　C. 布巾　　　D. 干手纸巾　　　E. 自然干燥

8. 外科手消毒后监测的细菌数应达到　　　　　　　　　　　　　　　　　　（　　）

　　A. ≤10 cfu/cm^2　　　B. ≤5 cfu/cm^2　　　C. ≤15 cfu/cm^2　　　D. ≤8 cfu/cm^2

　　E. ≤ 20 cfu/cm^2

9. 与医院感染密切相关且常通过手传播的微生物是　　　　　　　　　　　　（　　）

　　A. 暂居菌　　　B. 常驻菌　　　C. 疟原虫　　　D. 支原体　　　E. 乙型肝炎病毒

10. 下述哪一项不属于外科手消毒的实施步骤 （　　）
    A. 洗手　　B. 冲净　　C. 氨水浸泡　　D. 干手　　E. 消毒

【X 型题】

11. 手消毒剂是用于手部皮肤消毒，以减少手部皮肤细菌的消毒剂，包括 （　　）
    A. 乙醇　　B. 红汞　　C. 异丙醇　　D. 氯己定　　E. 碘伏

12. 手卫生设施是用于洗手与手消毒的设施，包括 （　　）
    A. 洗手池　　B. 水龙头和流动水　　C. 清洁剂　　D. 干手用品　　E. 手消毒剂

13. 外科手术者在下述哪些情况下应重新进行外科手消毒 （　　）
    A. 手术时间超过 6 小时　　B. 不同病人手术之间　　C. 手套破损　　D. 怀疑手被污
    染　　E. 手被污染

14. 卫生洗手的目的是 （　　）
    A. 清除致病性微生物　　B. 减少抗生素的使用　　C. 预防医院感染　　D. 培养卫生
    习惯　　E. 避免污染无菌物品和清洁物品

15. 医务人员在下列哪些情况下必须进行卫生洗手 （　　）
    A. 实施侵入性操作前　　B. 诊断、护理、治疗免疫力低下的病人或新生儿前
    C. 接触血液、体液和分泌物后　　D. 接触被致病性微生物污染的物品后　　E. 护理
    传染病病人后

二、填空题

1. 手卫生是医务人员_____、_____和_____的总称。

2. 七步洗手法洗手时，每个操作步骤的时间应不少于_____秒，洗手总时间不得少于_____分钟。

3. 世界卫生组织（WHO）推荐的标准洗手法是_____洗手法，并规定每年_____月_____日为世界洗手日。

4. 速干手消毒剂是含有_____和_____成分的手消毒剂，包括_____、_____和_____。

5. 外科手消毒法包括_____消毒法和_____消毒法。

三、判断题

1. 卫生手消毒的操作时间应不少于 3 分钟。 （　　）
2. 卫生手消毒的范围应包括双手、前臂和上臂远端 1/3 部分。 （　　）
3. 当手套破损或手被污染时，或进行连台手术时应重新进行外科手消毒。 （　　）
4. 接触病人黏膜、破损皮肤或伤口之前可以不洗手，接触之后必须洗手。 （　　）
5. 外科手消毒应遵循先洗手、后消毒的原则。 （　　）

四、名词解释

1. 洗手

2. 卫生手消毒

3. 外科手消毒

4. 常居菌

5. 暂居菌

五、简答题

1. 简述《医务人员手卫生规范》的主要内容和适用人群。

2. 试述七步洗手法的操作步骤。

3. 试述医务人员在哪些情况下应进行洗手。

4. 简述卫生手消毒的适用范围。

5. 简述外科手消毒的注意事项。

参考答案

一、选择题

【A 型题】

题序	1	2	3	4	5	6	7	8	9	10
答案	C	E	D	C	A	D	D	B	A	C

【X 型题】

题序	11	12	13	14	15
答案	ACDE	ABCDE	BCDE	ACE	ABCDE

二、填空题

1. 洗手　　卫生手消毒　　外科手消毒

2. 15　　2

3. 七步　　10　　15

4. 醇类　　护肤　　水剂　　凝胶　　泡沫型

5. 冲洗　　免冲洗

三、判断题

题序	答案	解析
1	×	卫生手消毒的操作时间应不少于 5 分钟。
2	×	卫生手消毒的范围应包括双手、前臂，但不包括上臂远端 1/3 部分。

题 序	答 案	解 析
3	√	当手套破损或手被污染时，或进行连台手术时应重新进行外科手消毒。
4	×	手术者接触病人黏膜、破损皮肤或伤口之前必须洗手，因为手术中一旦手套破裂，手术者手上的微生物将可能通过上述途径感染给病人。
5	√	外科手消毒应遵循先洗手、后消毒的原则。

四、名词解释

1. 洗手：是医务人员用肥皂（皂液）和流动水洗手去除手部皮肤污垢、碎屑和部分致病菌的过程。

2. 卫生手消毒：是医务人员用速干手消毒剂揉搓双手，以减少手部暂居菌的过程。

3. 外科手消毒：是外科手术前医务人员用肥皂（皂液）和流动水洗手，再用手消毒剂清除和杀灭手部暂居菌和减少常居菌的过程。

4. 常居菌：是能从大部分人体皮肤上分离出来的微生物，是皮肤上持久的固有寄居菌，不易被机械的摩擦清除。

5. 暂居菌：是寄居在皮肤表层，常规洗手容易被清除的微生物。直接接触病人或被污染的物体表面时可获得，可随时通过手传播，与医院感染密切相关。

五、简答题

1. 《医务人员手卫生规范》由原卫生部制定颁布，是国家卫生行业标准，根据《中华人民共和国传染病防治法》和《医院感染管理办法》制定，规定了医务人员手卫生的管理与基本要求、手卫生设施、洗手与卫生手消毒、外科手消毒、手卫生效果的监测等，自 2009 年 12 月 1 日起施行。

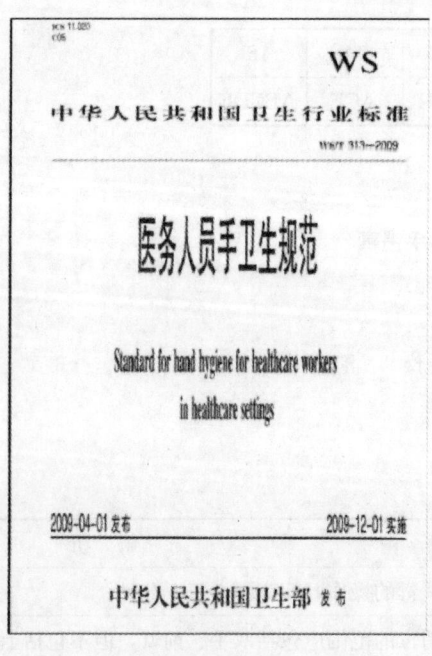

2. 七步洗手法操作步骤如下。

第一步：洗手掌。流水湿润双手，涂抹洗手液（或肥皂），掌心相对，手指并拢相互揉搓。

第二步：洗背侧指缝。手心对手背沿指缝相互揉搓，双手交换进行。

第三步：洗掌侧指缝。掌心相对，双手交叉沿指缝相互揉搓。

第四步：洗拇指。一手握另一手大拇指旋转揉搓，双手交换进行。

第五步：洗指背。弯曲各手指关节，半握拳把指背放在另一手掌心旋转揉搓，双手交换进行。

第六步：洗指尖。弯曲各手指关节，把指尖合拢在另一手掌心旋转揉搓，双手交换进行。

第七步：洗手腕、手臂。揉搓手腕、手臂，双手交换进行。

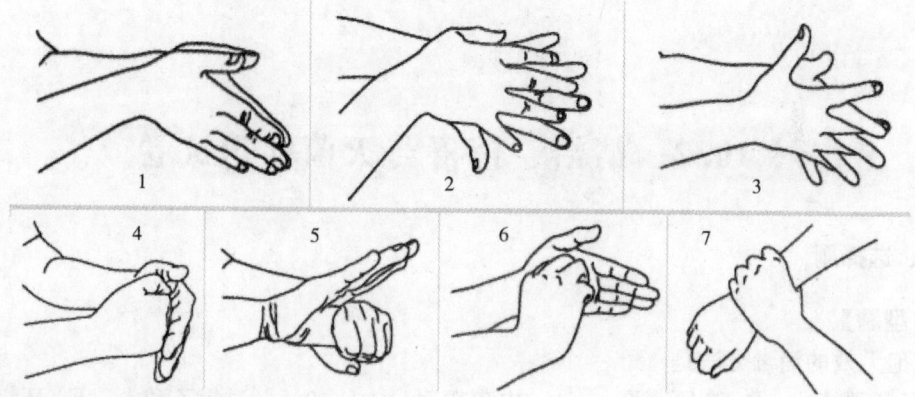

3. 医务人员在下述情况下应进行七步洗手：

  （1）直接接触病人前后。

  （2）执行无菌技术操作前后。

  （3）穿脱隔离衣前后。

  （4）接触清洁或无菌物品前。

  （5）接触病人黏膜、破损皮肤后。

  （6）接触污物后。

  （7）接触病人血液、体液、分泌物、排泄物后。

  （8）进食或下班前。

4. 医务人员接触污染物品或感染病人后，手常被大量细菌污染，仅一般洗手尚不能达到预防交叉感染的要求，必须在洗手后再进行卫生手消毒。

  （1）接触病人的血液、体液和分泌物后。

  （2）接触被传染性致病微生物污染的物品后。

  （3）直接为传染病病人进行检查、治疗、护理后。

  （4）处理传染病人污物之后。

5. 外科手消毒注意事项如下：

  （1）外科手消毒应遵循先洗手、后消毒的原则。

  （2）在整个手消毒过程中始终保持双手位于胸前并高于肘部；涂抹消毒剂并揉搓、流水冲洗、无菌巾擦干等都应从手部开始，然后逐步移行至前臂、上臂中下 1/3 部位。

  （3）揉搓用品如海绵、手刷等，应放在指定的容器中；揉搓用品应每人使用后消毒或者一次性使用。

  （4）手臂皮肤破损或有化脓性感染者不宜进行外科洗手。

清洁指用物理方法清除物体表面的污垢、尘埃和有机物，消毒指用物理或化学方法清除或杀灭除芽孢外的所有病原微生物，使其数量减少达到无害化，灭菌指用物理或化学方法杀灭所有微生物，包括致病的和非致病的，以及细菌的芽孢。本试卷内容涉及上述概念的各种具体内容。

§10.2　清洁、消毒与灭菌知识试卷

一、选择题

【A型题】

1. 对芽孢无效的消毒方法是　　　　　　　　　　　　　　　　　（　　）
   A. 75%酒精　　B. 高压蒸汽　　C. 电离辐射　　D. 0.5%过氧乙酸　　E. 环氧乙烷

2. 临床最常用和最可靠的灭菌方法是　　　　　　　　　　　　　　（　　）
   A. 日光暴晒法　　B. 焚烧法　　C. 煮沸消毒灭菌法　　D. 压力蒸汽灭菌法　　E. 紫外线消毒灭菌法

3. 下列消毒剂中属中效消毒剂的是　　　　　　　　　　　　　　（　　）
   A. 戊二醛　　B. 过氧乙酸　　C. 氯己定　　D. 臭氧　　E. 碘伏

4. 目前最常用的低温灭菌方法是　　　　　　　　　　　　　　　（　　）
   A. 环氧乙烷灭菌法　　B. 戊二醛浸泡灭菌法　　C. 辐射灭菌法　　D. 过氧乙酸浸泡灭菌法　　E. 微波灭菌法

5. 属于低水平消毒剂的是　　　　　　　　　　　　　　　　　（　　）
   A. 戊二醛　　B. 过氧乙酸　　C. 碘伏　　D. 洗必泰　　E. 异丙醇

【X型题】

6. 高效消毒剂包括　　　　　　　　　　　　　　　　　　　　（　　）
   A. 75%酒精　　B. 0.2%过氧乙酸　　C. 0.2%新洁尔灭　　D. 环氧乙烷　　E. 2%戊二醛

7. 中等水平消毒剂包括　　　　　　　　　　　　　　　　　　（　　）
   A. 75%酒精　　B. 2%碘酊　　C. 40%甲醛　　D. 漂白粉　　E. 0.2%新洁尔灭

8. 化学消毒灭菌的方法包括　　　　　　　　　　　　　　　　　（　　）
   A. 浸泡法　　B. 刷洗法　　C. 擦拭法　　D. 冲洗法　　E. 熏蒸法

9. 关于消毒因子对人体的危害，下述哪些是正确的　　　　　　　（　　）
   A. 过氧化氢对人体有害　　B. 紫外线直接照射可伤害人体皮肤和角膜　　C. 液体消毒

剂可致人体过敏　　　D. 环氧乙烷对人体有毒　　　E. 戊二醛对人体有害

10. 下列消毒剂中哪些能达到灭菌水平　　　　　　　　　　　　　　　　　（　　　）

　　　A. 甲醛　　B. 戊二醛　　C. 龙胆紫　　D. 环氧乙烷　　E. 过氧化氢

二、填空题

1. 能够作为灭菌剂的化合物主要有_____、_____和_____等。

2. 消毒剂可分为_____、_____和_____三大类。

3. 压力蒸气灭菌效果监测方法有_____、_____、_____3 种。压力蒸气生物监测指示菌为_____。

4. 细菌繁殖体易被消毒剂消灭，一般革兰氏_____细菌对消毒剂较敏感，革兰氏_____杆菌则常有较强的抵抗力。繁殖体的消毒方法以_____消毒为主。

5. 化学消毒灭菌的方法包括_____、_____、_____。

三、判断题

1. 碘伏属高效消毒剂，可以杀灭细菌芽孢。　　　　　　　　　　　　　　（　　　）

2. 乙醇属中效消毒剂，可杀灭细菌繁殖体及真菌，但不能杀灭细菌芽孢。　　（　　　）

3. 真菌对干燥、日光、紫外线以及多数化学药物耐力较弱，但耐热。　　　（　　　）

4. 化学消毒剂使菌体蛋白凝固变性，破坏其生理功能，从而起到消毒灭菌作用。　（　　　）

5. 过氧乙酸和双氧水均属过氧化物消毒剂，都具有强大的杀菌能力。　　　（　　　）

四、名词解释

1. 消毒

2. 消毒剂

3. 灭菌

4. 标准预防

5. 细菌芽孢

6. 环氧乙烷气体灭菌法

五、简答题

1. 简述影响消毒灭菌效果的因素。

2. 简述消毒灭菌的方法。

3. 简述高压蒸汽灭菌的应用范围。

4. 简述高压蒸汽灭菌时监测指示胶带的使用方法。

5. 简述紫外线消毒原理。

6. 简述紫外线消毒方法。

7. 简述化学消毒剂的应用范围。

8. 简述化学消毒灭菌剂的使用原则。

9. 举例说明化学消毒剂浓度稀释配制计算方法。

10. 简述空气过滤除菌的原理和临床应用。

参考答案

一、选择题

【A 型题】

题序	1	2	3	4	5
答案	A	D	E	A	D

【X 型题】

题序	6	7	8	9	10
答案	BDE	ABD	ACE	BCDE	ABDE

二、填空题

1. 戊二醛　　环氧乙酸　　环氧乙烷
2. 高效消毒剂　　中效消毒剂　　低效消毒剂
3. 工艺监测　　化学监测　　生物监测　　嗜热脂肪杆菌芽孢
4. 阳性　　阴性　　热力
5. 浸泡法　　擦拭法　　熏蒸法

三、判断题

题　序	答　案	解　析
1	×	聚维酮碘（碘伏）具有广谱杀菌作用，可杀灭细菌繁殖体、真菌、原虫和部分病毒。在医疗上用作杀菌消毒剂，可用于皮肤、黏膜的消毒，也可处理烫伤、治疗滴虫性阴道炎、霉菌性阴道炎、皮肤真菌感染等。也可用于手术前和其他皮肤的消毒、各种注射部位皮肤消毒、器械浸泡消毒以及阴道手术前消毒等。
2	√	乙醇属中效消毒剂，可杀灭细菌繁殖体及真菌，但不能杀灭细菌芽孢。乙醇的用途很广，可用乙醇制造醋酸、饮料、香精、染料、燃料等。医疗上也常用体积分数为70%～75%的乙醇作消毒剂等，在国防化工、医疗卫生、食品工业、工农业生产中都有广泛的用途。

题 序	答 案	解 析
3	×	真菌是不耐热的，140 ℃时大部分真菌会在短时间内死亡，但在低温条件下真菌可以长期存活。紫外线和 X 射线均不能杀灭真菌，但甲醛、苯酚、碘酊和过氧乙酸等化学消毒剂均能迅速杀灭真菌。真菌感染时物品消毒只需要煮沸消毒，或浸泡在甲醛、苯酚、过氧乙酸等化学消毒剂里就能彻底消灭真菌。皮肤黏膜的真菌要外用抗真菌药，包括抗真菌溶液、擦剂以及粉剂、药膏都有杀灭真菌的作用。如果是比较严重的真菌感染，在外用药的基础上、消毒物品的基础上，还要口服抗真菌药。总之，真菌的消灭方法，针对物品以及人体有所不同。
4	√	化学消毒剂的杀菌机制主要包括：①使菌体蛋白质变性或凝固。通过与菌体蛋白结合或使蛋白质脱水，导致细菌因蛋白质变性或凝固而死亡。如酚类、醇类、重金属盐类、酸碱类、醛类。②干扰细菌的酶系统。通过改变或破坏细菌体内酶活性基团功能，使酶活性丧失，导致细菌代谢发生障碍而死亡。如某些氧化剂、重金属盐类。③损伤细菌的细胞膜或病毒包膜。
5	×	过氧化物类消毒剂具有强氧化性，各种微生物对其十分敏感，可将所有微生物杀灭。这类消毒剂包括过氧化氢、过氧乙酸、二氧化氯和臭氧等。它们的优点是消毒后在物品上不留残余毒性。

四、名词解释

1. 消毒：是用物理或化学的方法杀灭或清除传播媒介上的病原微生物，使之达到消除传播作用的处理过程。根据有无已知的传染源可分预防性消毒和疫源性消毒；根据消毒的时间可分为随时消毒和终末消毒。

2. 消毒剂：是指用于杀灭传播媒介上病原微生物，使其达到无害化要求的制剂，它不同于抗生素，其在防病中的主要作用是将病原微生物消灭于人体之外，切断传染病的传播途径，达到控制传染病的目的。人们也常称消毒剂为"化学消毒剂"。

3. 灭菌：是用物理或化学的方法杀灭或清除传播媒介上所有微生物，使之达到无菌水平。经过灭菌的物品称"无菌物品"。用于需进入人体内部，包括进入血液、组织、体腔的医用器材，如手术器械、注射用具、一切置入体腔的诊疗器械均需达到灭菌水平。

4. 标准预防：是针对医院所有病人和医务人员的一组预防感染的措施，其前提是基于病人的血液、体液、分泌物可能含有艾滋病、乙型病毒性肝炎、梅毒等多种感染因子，并可经破损皮肤和黏膜侵入人体造成感染。

5. 细菌芽孢：芽孢是细菌的休眠体，对消毒因子耐力最强，是否能消灭芽孢是衡量各种消毒灭菌手段的最重要的指标。

6. 环氧乙烷气体灭菌法：环氧乙烷是一种广谱气体杀菌剂，能杀灭细菌繁殖体、真菌、病毒及芽孢，是继甲醛之后最有效的第二代杀菌剂。该灭菌法是将环氧乙烷气体和待消毒物品置于密闭容器内，在标准的浓度、湿度和时间条件下进行灭菌，主要用于贵重设备的灭菌处理。

五、简答题

1. 影响消毒、灭菌效果的因素包括微生物的种类、数量，消毒灭菌的温度和湿度，以及消毒灭菌的方法和消毒灭菌药物的种类和浓度。

2. 常用的消毒灭菌方法基本分为三大类，即物理消毒法、化学消毒法和生物消毒法，生物消毒法在医学界较少应用。

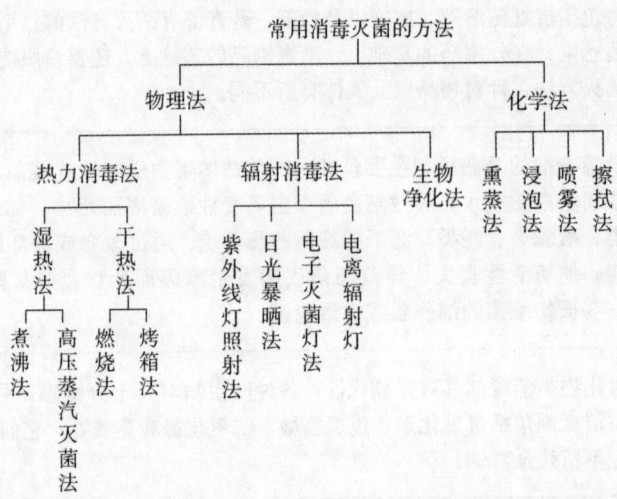

3. 高压蒸汽灭菌法适用于耐高温高压且不怕潮湿的物品，如医用敷料、手术器械、药品、细菌培养基等。医院常用的各类无菌包，如胸腔穿刺包、导尿包、清创手术包、无菌操作包等也都是采用该法灭菌。

4. 高压蒸汽灭菌时通常使用监测指示胶带判断灭菌效果，胶带上印有斜形白色指示线条图案，是一种贴在待灭菌的无菌包外的特制变色胶纸。其粘贴面可牢固地封闭敷料包、金属盒或玻璃物品。在 121 ℃下经 20 分钟或在 130 ℃下经 4 分钟，胶带 100％变色，条纹图案即显为黑色，说明已达到抑菌效果。

5. 紫外线消毒原理如下：在一定剂量的紫外线直接照射下，可引起细胞成分，特别是核酸、原浆蛋白和酶发生变化，导致微生物死亡。由于紫外线穿透力较弱，很难使有遮盖的物体达到消毒的目的。

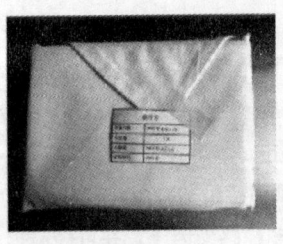
消毒前

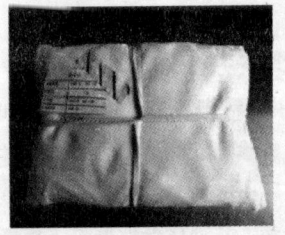
消毒后

6. 紫外线消毒方法如下：用于物品消毒时，如选用 30 W 紫外线灯管，有效照射距离为 25～60 cm，时间为 20～30 分钟（物品要摊开或挂起，扩大照射面）；用于空气消毒时，室内每 10 m² 安装 30 W 紫外线灯管 1 支，有效距离不超过 2 m，照射时间为 30～60 分钟，照射时关闭门窗，停止人员走动。

7. 化学消毒剂应用范围如下：凡不适于物理消毒灭菌而能够耐潮湿的物品，如锐利的金属、刀、剪、缝针和光学仪器（胃镜、膀胱镜等）及皮肤、黏膜，以及病人的分泌物、排泄物、病室空气等均可采用化学消毒灭菌法。

8. 化学消毒灭菌剂的使用原则如下：

　(1) 根据物品的性能及病原体的特性，选择合适的消毒剂。

　(2) 严格掌握消毒剂的有效浓度、消毒时间和使用方法。

　(3) 需消毒的物品应洗净擦干，然后将物品浸没于溶液里。

　(4) 消毒剂应定期更换。挥发剂应加盖并定期测定比重，及时调整浓度。

　(5) 浸泡过的物品，使用前需用无菌等渗盐水冲洗，以免消毒剂刺激人体组织。

9. 化学消毒剂浓度稀释配制的计算方法如下：

　(1) 计算公式：$C_1 \times V_1 = C_2 \times V_2$

　其中 C_1：稀释前溶液浓度；C_2：稀释后溶液浓度；V_1：稀释前溶液体积；V_2：稀释后溶液体积。

　(2) 举例：试计算配制 0.1% 苯扎溴铵溶液 3000 mL，需用多少 5% 苯扎溴铵溶液。

　代入上述计算公式：$5\% \times x = 0.1\% \times 3000$

　$x = 60$ mL　　（即需用 5% 苯扎溴铵 60 mL）

10. 空气过滤除菌是医院空气净化措施中采取的现代化设备和技术，就是使空气通过孔隙小于 0.2 μm 的高效过滤器，利用物理阻留、静电吸附等原理除去介质中的微生物。近些年，空气过滤除菌技术已用于建立生物洁净手术室和生物洁净治疗室，为器官移植、骨髓移植、白血病治疗、早产儿护理等创造了良好条件。

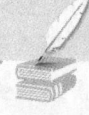

　　隔离技术是指在医疗护理操作中，防止一切病原微生物侵入人体，防止清洁物品和清洁区被污染的操作技术。本试卷内容涉及隔离的分类、隔离单元、隔离装具的使用及多种传染病的临床隔离技术。

§10.3　医学隔离技术试卷

一、选择题

【A 型题】

1. 严密隔离适用于　　　　　　　　　　　　　　　　　　　　　（　　）

　A. 霍乱　　B. 流感　　　C. 乙肝　　　D. 菌痢　　　E. 伤寒

2. 甲型病毒性肝炎主要隔离方式为　　　　　　　　　　　　　　（　　）

　A. 严密隔离　　B. 呼吸道隔离　　　C. 肠道隔离　　　D. 血、体液隔离　　　E. 昆虫隔离

3. 乙型病毒性肝炎主要隔离方式为　　　　　　　　　　　　　　（　　）

　A. 严密隔离　　B. 呼吸道隔离　　　C. 肠道隔离　　　D. 血、体液隔离　　　E. 昆虫隔离

4. 霍乱主要隔离方式为 （ ）
   A. 严密隔离　　B. 呼吸道隔离　　C. 肠道隔离　　D. 血、体液隔离　　E. 昆虫隔离

5. 肺结核主要隔离方式为 （ ）
   A. 严密隔离　　B. 呼吸道隔离　　C. 肠道隔离　　D. 血液、体液隔离　　E. 昆虫隔离

6. 流行性乙型脑炎主要隔离方式为 （ ）
   A. 严密隔离　　B. 呼吸道隔离　　C. 肠道隔离　　D. 血、体液隔离　　E. 昆虫隔离

7. 对超级细菌感染的病人应实行 （ ）
   A. 血液、体液隔离　　B. 单独隔离　　C. 严密隔离　　D. 消化道隔离　　E. 呼吸道隔离

8. 我国关于隔离技术的法规是哪一部 （ ）
   A.《医务人员手卫生规范》　　B.《医院消毒卫生标准》　　C.《医院隔离技术规范》
   D.《综合医院建筑设计规范》　　E.《传染病医院建筑设计规范》

9. 隔离病室应有隔离标志，其中黄色代表哪一种隔离 （ ）
   A. 空气隔离　　B. 飞沫隔离　　C. 接触隔离　　D. 昆虫隔离　　E. 血液隔离

10. 隔离用手套的使用原则中下列哪项不正确 （ ）
    A. 接触不同病人之间更换手套　　B. 操作时发现手套破损及时更换　　C. 操作完后脱去手套并进行洗手或手消毒　　D. 接触艾滋病人时必须带手套　　E. 一次性手套不可重复使用

【X型题】

11. 传染病蔓延的基本条件包括 （ ）
    A. 卫生环境差　　B. 传染源　　C. 易感人群　　D. 缺乏卫生知识　　E. 传播途径

12. 隔离的目的包括 （ ）
    A. 保护易感人群　　B. 预防医院感染　　C. 杀灭病原菌　　D. 消除易感人群
    E. 防止传染病蔓延

13. 隔离区的设置应注意的事项包括 （ ）
    A. 远离食堂　　B. 远离水源　　C. 工作人员和病人经不同途径进出　　D. 远离公共场所　　E. 隔离区应设消毒设备

14. 属于潜在污染区的包括 （ ）
    A. 办公室　　B. 治疗室　　C. 护士站　　D. 更衣室　　E. 隔离区内走廊

15. 医护人员的自身防护包括 （ ）
    A. 接触隔离病人的血液、体液、分泌物、排泄物等物质时，应戴手套　　B. 离开隔离病室前，接触污染物品后应摘除手套，洗手和/或手消毒　　C. 手上有伤口时应戴双层手套　　D. 进入隔离病室，从事可能污染工作服的操作时，应穿隔离衣　　E. 隔离衣每天更换或使用一次性隔离衣

二、填空题

1. 按隔离目的分类，隔离可分为_____、_____两大类。

2. 按传染途径分类，隔离可分为_____、_____、_____等3类。

3. 传染性隔离可分为_____、_____、_____、_____、_____、_____、_____、_____8类。

4. 隔离单元应划分为_____区、_____区和_____区。

5. 隔离单位（隔离病室）分为_____、_____、_____。

三、判断题

1. 病床隔离的病人之间可以相互来往和接触。（　　）

2. 医院隔离区工作的医务人员应每天监测体温2次，体温超过37.5 ℃时应及时就诊。（　　）

3. 医务人员接触多个同类传染病病人时，防护服可连续应用。（　　）

4. 有乙型病毒性肝炎、丙型病毒性肝炎、AIDS等存在血源性疾病传播危险的病人禁止使用血液透析器。（　　）

5. 飞沫传播是3 m以内的近距离传播。（　　）

四、名词解释

1. 医学隔离

2. 保护性隔离

3. 隔离单位

4. 超级细菌

5. MRSA 感染

五、简答题

1. 简述医学隔离的原则和注意事项。

2. 简述使用隔离衣的注意事项。

3. 简述防护装具的适用范围。

4. 试述血液-体液隔离的适用范围和隔离措施。

5. 列表简述传染病污染物品消毒方法。

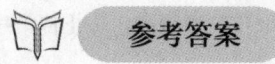 参考答案

一、选择题

【A 型题】

题序	1	2	3	4	5	6	7	8	9	10
答案	A	C	D	A	B	E	B	C	A	D

题序	11	12	13	14	15
答案	BCE	ABE	ABCDE	ABCE	ABCDE

二、填空题

1. 传染性隔离　　保护性隔离
2. 接触隔离　　空气隔离　　飞沫隔离
3. 严密隔离　　呼吸道隔离　　消化道隔离　　接触隔离　　昆虫隔离　　保护性隔离　　血液体液隔离
4. 清洁　　半污染　　污染
5. 以病种为单位的隔离病室　　以病床为单位的隔离病室　　单独隔离病室

三、判断题

题　序	答　案	解　析
1	×	一般情况下，飞沫传播只有与传染源近距离接触才可能实现，而距离传染源 1 m 以外是相对安全的。因为，没有外部条件（如风力）的帮助，飞沫喷射到 2 m 以外的可能性几乎没有。因此，病床隔离的病人之间距离应在 1 m 以内。
2	√	本题所述内容与现行卫生政策法规是一致的。
3	√	本题所述内容与现行卫生政策法规是一致的。
4	√	目前，最具威胁的医院内感染是血源性传播疾病。血源性传播疾病是指可通过血液、体液途径传播的传染性疾病，包括乙型病毒性肝炎、丙型病毒性肝炎、艾滋病（AIDS）、梅毒、疟疾、成人 T 细胞白血病等 20 多种疾病。这类病可以通过使用血液透析器将疾病传染给他人，造成医院感染。
5	×	一般情况下，飞沫传播只有与传染源近距离接触才可能实现，而距离传染源 1 m 以外是相对安全的。因为，没有外部条件（如风力）的帮助，飞沫喷射到两米以外的可能性几乎没有。

四、名词解释

1. 医学隔离：是将传染病病人或带菌者和高度易感人群安置在指定地点和特殊环境中，暂时避免和周围人群接触，以预防疾病的传播。对前者采取传染源隔离，防止传染病病原体向外传播；对后者采取保护性隔离，保护高度易感人群免受感染。

2. 保护性隔离：又称反向隔离。适用于抵抗力低下或易感染的病人，如大面积烧伤病人、早产婴儿、白血病病人及脏器移植病人等所采取的保护性措施，是避免由他人（包括医护人员）将病室外的致病菌带进病室内而采用的隔离方法。要求病人住单间病室，家具及地面每天用甲酚皂溶液（来苏水）擦拭或用 0.2% 漂白粉澄清液喷洒消毒，接触病人前须洗手、戴口罩帽子、换鞋并穿清洁隔离衣，患有呼吸道疾病者或咽部带菌者应避免接触病人，病室每天紫外线照射消毒 2 小时。

3. 隔离单位：隔离单位即隔离病室，或以病人为单位，或以病种为单位进行设置。隔离病室门外及病床尾应设有隔离标志，门口置消毒液浸湿的脚垫、手消毒的用物、避污纸，并设挂衣架及隔离衣。

4. 超级细菌：超级细菌（superbug）不是特指某一种细菌，而是泛指那些对多种抗生素具有耐药性的细菌，它的准确称呼应该是"多重耐药性细菌"。这类细菌对抗生素有强大的抵抗作用，能逃避被杀灭的危险。目前引起特别关注的超级细菌主要有：耐甲氧西林金黄色葡萄球菌（MRSA）、耐多药肺炎链球菌（MDRSP）、万古霉素肠球菌（VRE）、多重耐药性结核分枝杆菌（MDR-TB）、多重耐药鲍曼不动杆菌（MRAB）以及最新发现的携带有 NDM-1 基因的大肠埃希菌和肺炎克雷伯菌等等。由于大部分抗生素对其不起作用，超级细菌对人类健康已造成极大的危害。

5. MRSA 感染：MRSA 是耐甲氧西林金黄色葡萄球菌的英文缩写名。MRSA 感染多发生于免疫功能低下者如大面积烧伤、大手术后病人及老年病人，MRSA 极易导致感染的流行和暴发。MRSA 传播主要通过医护人员的手，在病人、医护人员、病人间播散，另外，衣物、敷料等物品可携带 MRSA，促进 MRSA 在院内的流行，病人一旦感染或携带 MRSA，该菌可存在于病人身上达数月之久。肺炎是 MRSA 临床最为常见的感染之一。

五、简答题

1. 医学隔离的原则与注意事项如下：
（1）病房和病室门口前悬挂隔离标志，门口放用消毒液浸湿的脚垫，门外设立隔离衣悬挂架，备消毒液、清水各一盆及手刷、毛巾、避污纸等。
（2）工作人员应按规定进入隔离室时需戴口罩、帽子，穿隔离衣，且只能在规定范围内活动。
（3）穿隔离衣前必须将所需物品备齐，各种护理操作应有计划并集中执行，以减少穿脱隔离衣的次数和刷手的频率。
（4）病人接触过的物品或落地的物品应视为污物，消毒后方可给他人使用；病人的衣物、信件、钱币等经熏蒸消毒后才能交家人带回；病人的排泄物、分泌物、呕吐物须经消毒处理后方可排放。
（5）病室应每天进行空气消毒，可用紫外线照射或消毒液喷雾。每天晨间护理后，用消毒液擦拭床及床旁桌椅。
（6）了解病人的心理情况，尽量解除病人因隔离而产生的恐惧、孤独、自卑等心理反应。
（7）传染性分泌物 3 次培养结果均为阴性或已渡过隔离期，方可解除隔离。
（8）对病人出院、转科或死亡后，应对其所住病室、用物、医疗器械等进行终末消毒处理。

2. 使用隔离衣的注意事项如下：
（1）已使用过的隔离衣的正面是污染区，衣里及衣领是清洁区。穿脱时应避免污染区与清洁区互相碰触，以保持清洁区不受污染。
（2）已穿过的隔离衣如挂在污染区，应将污染面折叠在外；若挂在清洁区，则清洁面在外。
（3）隔离衣只能在隔离区域内使用，接触不同病种的传染病人不能共用隔离衣。
（4）隔离衣应每天更换，如有溅湿或清洁面受污染时，应立即更换。
（5）依照不同隔离分区正确挂放。

3. 防护装具的适用范围如下：
（1）医务人员在接触甲类或按甲类传染病管理的传染病病人时，须穿防护服。
（2）近些年来，多种新发的烈性传染病如中东呼吸综合征、人感染高致病性禽流感、严重急性呼吸综合征（传染性非典型肺炎）、新型冠状病毒肺炎等不断出现，并均具有极强的传染性和极高的病死率，而且其传播途径往往不被认知，故参与防治上述传染病的医护人员必须使用医用防护服。
（3）在接触传染途径不明的烈性传染病人及疑似病人时，医务人员应使用医用防护服。

（4）在接触疫区内的病、死禽等传染源及其体液、分泌物、排泄物时均应采取相应的防护措施，必要时应穿防护服。

（5）接触X线和其他辐射源的人员应使用防辐射医用防护服。

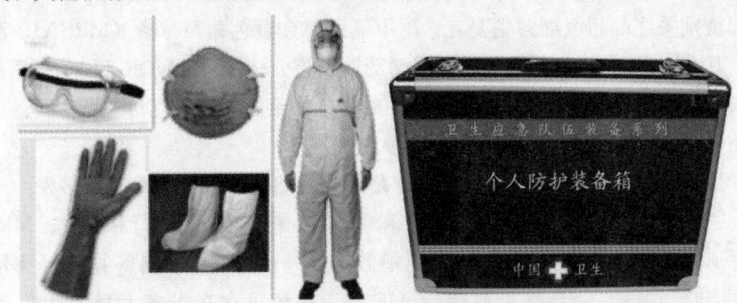

4. 血液-体液隔离是对病原体经血液或体液传播所致的传染病进行的隔离方法，适用于乙型病毒性肝炎、艾滋病、梅毒、疟疾等病人的隔离。具体隔离措施如下：

（1）患同种疾病的病人要置一室，但出血不能控制的病人应单人隔离。

（2）接触血液-体液污染物时，须戴手套。工作时尽量避免损伤皮肤。

（3）其他人员受到病人的血液-体液污染，和不宜用其他方法消毒的物品受浸染时，立即用5.25%次氯酸钠擦拭消毒。

（4）用过的一次性注射器、针头、输液器须经严格的消毒处理，才能送供应室处理，或装入耐刺容器内作特殊标记后送出集中销毁。

5. 传染病污染物品消毒方法见下表：

类　别	消毒方法
病室房间	熏蒸
病室地面、墙壁、家具	消毒剂喷洒、擦拭
医疗用的金属、橡胶、搪瓷、玻璃类物品	消毒剂浸泡，煮沸及压力蒸汽灭菌等
血压计、听诊器、手电筒	甲醛熏蒸、环氧乙烷气体灭菌，消毒剂擦拭
体温计	1%过氧乙酸浸泡30分钟，连续2次，也可用20%聚维酮碘溶液浸泡30分钟
餐具、茶具、药杯	消毒剂浸泡，煮沸，微波消毒，环氧乙烷气体灭菌
信件、书报、票证	甲醛熏蒸，环氧乙烷气体灭菌
布类、衣服	消毒剂浸泡，环氧乙烷气体灭菌，煮沸消毒，压力蒸汽灭菌
枕芯、被褥、毛纺织品	日光曝晒6小时以上，环氧乙烷气体灭菌
排泄物、分泌物	排泄物用漂白粉消毒，痰盛于蜡纸盒内焚烧
剩余食物	煮沸30分钟后倒掉
垃圾	焚烧

§ 11

康复护理学
知 识 试 卷

世界卫生组织（WHO）对康复的定义：综合协调地应用各种措施，最大限度地恢复和发展病、伤、残者的身体、心理、社会、职业、娱乐、教育和周围环境相适应方面的潜能，以减少病、伤、残者的身、心、社会功能障碍，使其重返社会，以提高生活质量。本试卷内容就是围绕上述康复的定义编写的，内容涉及康复护理的目的、对象、护理措施、护理方法，以及康复护理专业的技术等内容。康复护理是康复医学的重要组成部分。

一、选择题

【A 型题】

1. 康复医学是一门 （　　）
   A. 研究残疾人和病人的行为学　　B. 研究残疾人和病人的社会心理学　　C. 是一门语言矫治学　　D. 是一门有关促进病、伤、残者恢复身体、精神和社会生活功能为目标的学科　　E. 是一门有关促进残疾人恢复的特殊教育学

2. 康复的对象是 （　　）
   A. 截瘫、偏瘫病人　　B. 智力低下、语言障碍的病人　　C. 各种功能障碍的病人
   D. 心肺功能障碍的病人　　E. 脊髓灰质炎、精神病病人

3. 下列哪项不是康复护理的主要内容 （　　）
   A. 改善功能障碍的护理　　B. 功能训练的护理　　C. 心理护理　　D. "替代护理"
   E. 专业技术护理

【B 型题】

问题 4～5

　　A. 加强压疮、泌尿道感染的防治护理

　　B. 加强肺部感染、胃肠道出血的防治护理

　　C. 预防心力衰竭、肾衰竭的护理

　　D. 预防喉头水肿及四肢肌萎缩的护理

　　E. 预防肢体神经废用的护理

4. 截瘫病人主要应 （　　）

5. 中风病人主要应 （　　）

问题 6～7

　　A. 神经痛

　　B. 小儿骨骺部病变

　　C. 冠心病

D. 关节僵直

E. 带有心脏起搏器者

6. 超声治疗法的禁忌证为 （　　）

7. 超短波疗法的禁忌证为 （　　）

【X型题】

8. 常用的康复治疗方法有 （　　）

A. 物理疗法　　B. 作业疗法　　C. 言语疗法　　D. 心理辅导　　E. 药物治疗

9. 恶性肿瘤康复治疗的主要目的是 （　　）

A. 增进食欲　　B. 延长存活时间　　C. 消除心理障碍　　D. 改善功能

E. 提高生活质量

二、填空题

1. 残障人士大致分为：＿＿＿＿、＿＿＿＿、＿＿＿＿、＿＿＿＿、＿＿＿＿。

2. 据世界卫生组织统计，当前全世界残疾人占总人口的＿＿＿＿左右。

3. 残疾预防的分级中，一级预防的目的是减少各种＿＿＿＿的发生，二级预防的目的是限制或逆转由病损造成的＿＿＿＿，三级预防的目的是防止残疾转化为＿＿＿＿。

4. 下肢功能评定以＿＿＿＿评定、＿＿＿＿为主要内容。

5. 康复护理中的基础护理有：临床护理，如口腔护理、皮肤护理、大小便护理等，还包括＿＿＿＿、＿＿＿＿。

6. 采用"替代护理"的方法，病人是＿＿＿＿接受护理人员＿＿＿＿、＿＿＿＿、＿＿＿＿等生活护理。

7. 现代医学体系有预防、保健、＿＿＿＿与＿＿＿＿，它们都是必要组成部分，而且是相互联系的统一整体。

8. 康复护理的对象是＿＿＿＿、＿＿＿＿和＿＿＿＿。

9. 结核、恶性肿瘤病人在应用足够量的＿＿＿＿或＿＿＿＿情况下，可以进行高频电疗。

三、判断题

1. 康复护理方法有"替代护理"和"自我护理"，但应以用"替代护理"方法为主。（　　）

2. 康复护理技术应包括基础护理技术和康复护理专业技术。康复护士只有康复护理的知识是不够的，还必须学习运动疗法、作业疗法、心理疗法等方面的知识。（　　）

3. 康复护理程序包括收集资料，建立病案，制订计划、实施计划、评价再计划。（　　）

4. 预防并发症的康复护理技术只包括体位处理、呼吸功能训练、排尿及排大便能力的训练，以及预防发生压疮、呼吸道感染、泌尿道感染，不包括关节活动功能的训练和预防关节挛缩畸形及肌萎缩的训练。（　　）

5. 女性病人月经期不是超短波的禁忌证。（　　）

四、名词解释

1. 康复医学
2. 共济失调
3. 脑卒中
4. 物理疗法
5. 构音障碍

五、简答题

1. 试述康复医学的定义。
2. 试述康复护理的原则和特点。
3. 试述康复预防的主要内容。
4. 试述红外线疗法的适应证。
5. 试述康复治疗的常用手段。

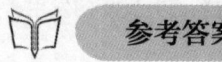 参考答案

一、选择题

【A 型题】

题序	1	2	3
答案	D	C	D

【B 型题】

题序	4	5	6	7
答案	A	B	B	E

【X 型题】

题序	8	9
答案	ABCD	BCDE

二、填空题

1. 肢残　智残　听残　视残　精神残疾
2. 10%
3. 病损　残疾　残障
4. 步行能力　步态分析

5. 基本技术　　病房管理
6. 被动地　　喂饭　　洗漱　　移动
7. 医疗　　康复
8. 残疾者　　慢性病者　　有功能障碍者
9. 抗结核药　　抗肿瘤药

三、判断题

题　序	答　案	解　析
1	×	康复护理方法区别于其他临床护理，主要是变替代护理为自我护理及其护理援助。
2	√	康复护理技术应包括基础护理技术和康复护理专业技术。康复护士只有康复护理的知识是不够的，还必须学习运动疗法、作业疗法、心理疗法等方面的知识。
3	√	康复护理程序包括收集资料，建立病案，制订计划、实施计划、评价再计划。
4	×	对预防并发症康复护理技术的正确理解是：病人卧床时期的康复治疗并非消极地进行被动训练，而是应积极以预防继发性损害为主，并逐步帮助诱导达到主动活动，争取早日下床进行训练。一方面要预防压疮、肌肉萎缩、关节挛缩、关节疼痛和心肺、泌尿系统及胃肠道并发症的发生；另一方面，也是为即将要开始的主动功能训练做准备。
5	×	超短波治疗的禁忌证包括有出血倾向者、低血压、心力衰竭、活动性结核、恶性肿瘤、装起搏器及心瓣膜置换者。

四、名词解释

1. 康复医学：是一门新兴的学科，这一概念出现于 20 世纪中期。它是一门以消除和减轻人的功能障碍、弥补和重建人的功能缺失、设法改善和提高人的各方面的功能的医学学科，也就是功能障碍的预防、诊断、康复评估、治疗、训练和处理的医学学科。体育医疗、运动训练是现代康复医学的重要内容和手段。
2. 共济失调：是指协调功能障碍，病人运动时表现为笨拙、不平衡和不准确。
3. 脑卒中：是由于各种原因引起的迅速出现局限性或弥漫性脑功能缺失征象的脑血管性临床事件。
4. 物理疗法：是应用自然界及人工制造的各种物理因素如力、电、光、声、磁、热等预防和治疗伤病的一种疗法。
5. 构音障碍：是由于中枢、周围神经损伤而导致的言语肌控制紊乱所引起的一种语言障碍。

五、简答题

1. 康复医学是一门促进病、伤、残病人康复的医学学科。具体说，康复医学是研究有关功能障碍的预防、诊断和评估、治疗、训练及处理，促进病、伤、残病人全面康复的一门医学。
2. 一般护理以"替代护理"为主，康复护理则更侧重于"自我护理"和"协同护理"。根据不同疾病、功能障碍程度，在康复护理评估后，即在病情允许的条件下，通过耐心的引导、鼓励、帮助和训练残疾病人，充分发挥其潜能，使他们部分或全部地照顾自己，同时鼓励家属参与，以适应新的生活，为重返社会创造条件。

3. 康复预防的主要内容如下：康复预防是康复医学首要任务。康复预防是在了解致残原因的基础上，积极采取各种有效措施、途径，防止、控制或延迟残疾的发生。残疾预防分为 3 个级别。

（1）一级预防：指预防可能导致残疾的各种损伤和疾病，避免发生原发性残疾的过程。残疾预防的主要目的是减少残损的发生率，通过有效预防，可降低残疾发生率的 70%。

（2）二级预防：指疾病或损伤发生后，采取积极主动的措施限制或逆转由损伤造成的残疾，可以降低残疾发生率的 10%～20%。如早期疾病筛查、定期健康体检、早期医疗干预等。

（3）三级预防：指残疾已经发生，采取各种积极措施防止残疾恶化的过程，以减少残疾障碍给个人、家庭和社会造成的影响。如各种康复治疗、安装假肢、训练等。

4. 红外线疗法适用于软组织损伤、慢性关节炎、神经炎、神经痛、炎症浸润吸收期、冻疮、静脉注射后硬结等。

5. 康复治疗的常用手段包括物理疗法、作业疗法、语言治疗、心理治疗、康复护理、康复工程、传统康复疗法和社会工作等。

§12

护士临床"三基"训练综合试卷

§12.1 护士临床"三基"训练综合试卷（一）

一、**选择题**（每题1分，共40分）

【A型题】

1. 急性心肌梗死最突出的症状是　　　　　　　　　　　　　　　　　　　（　　）
   A. 休克　　B. 心前区疼痛　　C. 心律失常　　D. 充血性心力衰竭　　E. 胃肠道症状

2. 采集血气分析标本的方法，下列哪项不正确　　　　　　　　　　　　　（　　）
   A. 选用2 mL干燥注射器　　B. 先抽少许经过稀释的肝素充盈针筒　　C. 在严格无菌操作下抽动脉血2 mL左右　　D. 拔出针头后立即送检　　E. 抽血后立即用软木塞封闭针头

3. 关于器官移植病房的消毒，下列哪项是错误的　　　　　　　　　　　　（　　）
   A. 每8小时用0.5％过氧乙酸擦拭　　B. 每天用电子消毒器照射3次　　C. 每次电子消毒器照射2小时　　D. 病人所用的被服需高压灭菌　　E. 保持室内干燥

4. 代谢性酸中毒的临床表现为　　　　　　　　　　　　　　　　　　　　（　　）
   A. 呼吸快而浅　　B. 呼吸慢而浅　　C. 尿液呈碱性　　D. 钾离子进入细胞内　　E. 呼吸深而快

5. 取用无菌溶液时，先倒出少量溶液的目的是　　　　　　　　　　　　　（　　）
   A. 检查瓶口有无裂缝　　B. 冲洗瓶口　　C. 查看溶液的颜色　　D. 检查溶液有无沉淀　　E. 冲洗无菌容器

6. 上尿路结石主要症状是　　　　　　　　　　　　　　　　　　　　　　（　　）
   A. 肾绞痛呈放射状　　B. 尿频、尿痛　　C. 疼痛、血尿　　D. 尿频、血尿　　E. 血尿并发热

7. 局部浸润麻醉选用普鲁卡因时，其常用浓度为　　　　　　　　　　　　（　　）
   A. 0.5％　　B. 1％　　C. 1.5％　　D. 2％　　E. 2.5％

8. 完全胃肠外营养是　　　　　　　　　　　　　　　　　　　　　　　　（　　）
   A. 通过静脉输入全部营养　　B. 从胃管内补充营养的不足　　C. 少量口服　　D. 补充要素膳　　E. 添加匀浆液

9. 补益药何时服最好　　　　　　　　　　　　　　　　　　　　　　　　（　　）
   A. 饭后服　　B. 睡前服　　C. 饭前服　　D. 上午服　　E. 下午服

10. 沙眼的防治为　　　　　　　　　　　　　　　　　　　　　　　　　　（　　）
    A. 一人一巾，局部滴15％磺胺醋酰钠眼药水　　B. 滴药使瞳孔缩小，减少疼痛　　C. 局部短暂滴药　　D. 不能行滤泡压榨术　　E. 沙眼病人所有用具一律分开使用

11. 骨盆骨折最常见并发症为　　　　　　　　　　　　　　　　　　　　　（　　）

A. 尿道损伤　　B. 膀胱破裂　　C. 血管损伤　　D. 直肠损伤　　E. 脾脏破裂

E. 输尿管损伤

12. 免疫活性细胞是指　　　　　　　　　　　　　　　　　　　　　　（　　）

A. T 细胞、K 细胞　　B. T 细胞、B 细胞　　C. B 细胞、K 细胞　　D. T 细胞、单核
细胞　　E. B 细胞、巨噬细胞

13. 血液凝固的发生是由于　　　　　　　　　　　　　　　　　　　　（　　）

A. 因子Ⅷ激活　　B. 血小板聚集与红细胞叠连　　C. 纤维蛋白溶解　　D. 纤维蛋白
的激活　　E. 纤维蛋白原变为纤维蛋白

14. 床上擦浴适宜的水温应除外　　　　　　　　　　　　　　　　　　（　　）

A. 32 ℃～34 ℃　　B. 36 ℃～40 ℃　　C. 41 ℃～45 ℃　　D. 47 ℃～50 ℃

E. 55 ℃～60 ℃

15. 关于灌肠的注意事项，下列哪项不正确　　　　　　　　　　　　　（　　）

A. 为病人解除便秘时，液体应保留 5～10 分钟　　B. 为病人降温时，液体的温度宜为
4 ℃　　C. 保留灌肠宜保留 1 小时以上　　D. 大量不保留灌肠的压力宜为 40～60 cm

E. 肝性脑病病人不能用肥皂水灌肠

16. 心肺复苏 A、B、C 治疗法中的 A 是指　　　　　　　　　　　　　（　　）

A. 胸外心脏按压　　B. 开放呼吸道　　C. 人工呼吸　　D. 止血　　E. 转运病人

17. 一病人吸氧的流量为 4 L/min，其吸氧的浓度是　　　　　　　　　（　　）

A. 40％　　B. 37％　　C. 33％　　D. 27％　　E. 25％

18. 禁忌使用鼻饲法的病人是

A. 口腔手术后　　B. 破伤风病人　　C. 昏迷病人　　D. 人工冬眠病人　　E. 食管
静脉曲张出血者

19. 需要同时服用下列药物时，应最后服用的是　　　　　　　　　　　（　　）

A. 维生素 C　　B. 维生素 B_1　　C. 止咳糖浆　　D. 头孢拉定　　E. 复方阿司匹林

20. 下列哪种药不属于器官移植常用的免疫抑制药　　　　　　　　　　（　　）

A. 乳酸林格液　　B. 环孢素　　C. 肾上腺皮质激素　　D. 抗淋巴细胞球蛋白

E. 环磷酰胺

【B 型题】

问题 21～23

A. 收缩压

B. 舒张压

C. 脉压

D. 中心静脉压

E. 毛细血管血压

21. 心输出量的大小主要影响　　　　　　　　　　　　　　　　　　　（　　）

22. 大动脉弹性大小主要影响　　　　　　　　　　　　　　　　　　　（　　）

23. 外周阻力大小主要影响 （　）

问题 24～27

A. 持续监测血氧饱和度

B. 持续监测心电图变化

C. 严密观察瞳孔、意识及反射

D. 严密观察用药后反应

E. 仔细观察尿量、颜色

24. 肾功能监测 （　）

25. 心功能监测 （　）

26. 呼吸功能监测 （　）

27. 神经系统监测 （　）

问题 28～30

A. 肱动脉损伤

B. 桡动脉损伤

C. 尺神经损伤

D. 股骨转子骨折

E. 旋骨内、外动脉损伤

28. 股骨颈骨折、股骨头坏死是由于 （　）

29. 肱骨中、下 1/3 处骨折常引起 （　）

30. 肱骨髁上骨折最常引起 （　）

【C 型题】

问题 31～33

A. 红细胞渗透脆性试验增高

B. 红细胞渗透脆性试验降低

C. 两者均有

D. 两者均无

31. 自身免疫性溶血性贫血 （　）

32. 阵发性睡眠性血红蛋白尿 （　）

33. 缺铁性贫血 （　）

问题 34～35

A. 可抽血、输液

B. 可输血、输液

C. 两者均可

D. 两者均否

34. 深静脉留置管 （　）

35. 血液透析病人内瘘管 （　）

449

36. 下列哪项属于乙类传染病 （　　）

    A. 鼠疫　　　B. 流行性出血热　　　C. 麻疹　　　D. 流行性腮腺炎　　　E. 梅毒

37. 器官移植病人的饮食应 （　　）

    A. 高蛋白　　　B. 高维生素　　　C. 高钙　　　D. 高糖类　　　E. 高脂肪

38. 下列哪些病人不宜选用直肠测温 （　　）

    A. 腹泻病人　　　B. 直肠癌手术后　　　C. 昏迷病人　　　D. 婴幼儿　　　E. 清洁灌肠后 10 分钟

39. 高钾血症可见于 （　　）

    A. 急性肾衰竭　　　B. 慢性肾衰竭　　　C. Addison 病　　　D. 糖尿病　　　E. 经胃肠摄钾 过多

40. 细菌合成的产物有 （　　）

    A. 热原质　　　B. 毒素　　　C. 抗生素　　　D. 色素　　　E. 维生素

二、填空题（每空 1 分，共 15 分）

1. 风湿性心脏病是指急性风湿性心脏炎所遗留的心脏瓣膜病变，临床上以_____最为 常见。

2. 脑膜刺激征主要表现为_____、_____、_____。

3. 为病人进行床上洗发时，应注意随时观察病情的变化，如果发现_____、_____、 _____有异常时应停止操作。

4. 小儿手术时，手术室温度应维持在_____之间。

5. 有机磷农药中毒的特效解毒药包括_____和_____两类。

6. 复发性口腔溃疡病人有剧烈的_____疼痛。

7. 食管的第三狭窄位于食管裂孔处，相当于第_____胸椎平面，距中切牙约_____cm。

8. 由于病因和致病条件的认识发生了改变，使医学模式已从过去的_____医学模式转变 为_____医学模式。

三、判断题（每题 1 分，共 10 分；正确的在括号内标"√"，错误的标"×"）

1. 心绞痛是主动脉供血不足，心肌暂时缺血、缺氧所引起的临床症候群。 （　　）

2. 中心静脉压测压的导管不能进行静脉输液，但可作静脉推药。 （　　）

3. 脑室引流管不通畅时，应及时以生理盐水冲洗管腔。 （　　）

4. 开放性气胸之急救处理，首先要使开放性气胸变为闭合性气胸，正确的做法是用大块凡 士林纱布及敷料在深呼吸末闭合伤口，外用绷带包扎，务使不漏气。 （　　）

5. 男性，22 岁。开水烫伤双足，局部肿胀明显，有大小不等水疱，创面红润，潮湿，诉创 面剧痛。该病人可诊断为开水烫伤 7%（浅Ⅱ度）。 （　　）

6. 运动系统由骨和骨骼肌组成，骨在运动中起杠杆作用，骨骼肌则是运动的动力。 （　　）

7. 单克隆抗体是指从一株单细胞克隆所产生的、针对复合抗原分子上某一种抗原决定簇的特异性抗体。 （　　）

8. 二级预防又称临床前预防，即在临床前期做好早发现、早诊断、早治疗，使疾病及早治愈或不致加重。 （　　）

9. 癫痫间歇期应停服抗癫痫药。 （　　）

10. 输血潜在并发症溶血反应的主要相关因素是输入异型血。 （　　）

四、名词解释（每题 2 分，共 10 分）

1. 慢性支气管炎
2. 放射介入
3. 无菌技术
4. 心输出量
5. 呼吸困难

五、问答题（每题 5 分，共 25 分）

1. 试述肝硬化产生腹水的主要原因。
2. 试述血液透析概念。
3. 试述测量脉搏的注意事项。
4. 试述小儿头皮静脉穿刺时常选用的静脉及各静脉有何解剖特点。
5. 试述细菌性食物中毒的种类。引起食物中毒的细菌有哪些？如何进行诊断？

参考答案

一、选择题

【A 型题】

题序	1	2	3	4	5	6	7	8	9	10	11	12	13	14	15	16	17	18	19	20
答案	B	D	C	E	B	C	A	A	C	A	A	B	E	E	B	B	B	E	C	A

【B 型题】

题序	21	22	23	24	25	26	27	28	29	30
答案	A	C	B	E	B	A	C	E	C	A

【C 型题】

题序	31	32	33	34	35
答案	A	D	B	B	D

题序	36	37	38	39	40
答案	BCE	ABD	ABE	ABCD	ABCDE

二、填空题

1. 单纯性二尖瓣狭窄
2. 颈项强直　　克氏征阳性　　布氏征阳性
3. 面色　　脉搏　　呼吸
4. 24 ℃～26 ℃
5. 阿托品　　胆碱酯酶复活剂
6. 自发性
7. 10　　40
8. 生物　　生物-心理-社会

三、判断题

1. ×　　2. ×　　3. ×　　4. √　　5. √　　6. ×　　7. √　　8. √　　9. ×　　10. √

四、名词解释

1. 慢性支气管炎：是指气管、支气管黏膜及其周围组织的慢性非特异性炎症。表现为咳嗽、咳痰或伴喘息，每年发病持续 3 个月，连续 2 年或以上，并排除其他心肺疾患。

2. 放射介入：是指采用医学影像设备、技术和 Seldinger 方法进行经皮穿刺插管，选择性达到所需检查或治疗部位，以达到临床诊断或治疗目的的一种诊疗技术。

3. 无菌技术：是指在医疗、护理操作中，防止一切微生物侵入人体和防止无菌物品，无菌区域被污染的操作技术。

4. 心输出量：又称心排血量。一侧心室每分钟搏出的血量称为每分输出量。通常说的心输出量是指每分输出量。

5. 呼吸困难：是一个常见的症状及体征，病人主观上感到空气不足，客观上表现为呼吸费力，可出现发绀、鼻翼扇动、端坐呼吸，辅助呼吸肌参与呼吸活动，造成呼吸频率、深度、节律的异常。

五、问答题

1. 肝硬化产生腹水的主要原因是：①正常门静脉压力为 90～120 mmHg（12～16 kPa），肝硬化时可达 300～600 mmHg（40～80 kPa）。肝硬化时可致门静脉高压，它导致腹腔脏器毛细血管床静水压增高，使血液中的水分、电解质及少量蛋白质自门脉系统漏入腹腔，形成腹水。②肝硬化致内分泌失调，醛固酮和抗利尿激素增高，水、钠潴留，尿量减少，对腹水形成亦起了促进作用。③肝功能减退，清蛋白合成减少，造成血浆蛋白减少，引起血浆胶体渗透压下降，促使血浆外渗入腹腔。血浆清蛋白<30 g/L 时，即可出现腹水。④肝淋巴液生成过多。

2. 血液透析是指血液与透析液在透析器（人工肾）内以半透膜接触，利用对流与弥散清除体内溶质及过多水分或向体内补给溶质的方法。

3. 测量脉搏的注意事项包括：①测量脉搏前应使病人保持安静，如有剧烈活动，应先休息 20 分钟后再测。②不可用拇指诊脉，因拇指小动脉搏动易与病人的脉搏相混淆。③如发现有脉搏短绌时，应由两人同时测脉率和心率 1 分钟。

4. 小儿头皮静脉穿刺时常选用的静脉有颞浅静脉、耳后静脉、前额静脉等。其解剖特点如下。①颞浅静脉：位于两侧颞部、收集颅顶头皮的血液，汇入面后静脉。②耳后静脉：起自颅顶后部的静脉丛，向下汇入颈外静脉，在耳郭后方与同名动脉伴行。③前额静脉：在冠状缝处起于静脉丛，向上沿额骨表面垂直下降汇入面前静脉，头皮静脉穿刺应沿静脉向心方向刺入。

5. 细菌性食物中毒可分为感染型和毒素型。感染型食物中毒的细菌有沙门菌、变形杆菌、副溶血性弧菌；毒素型食物中毒的细菌有产肠毒素的金黄色葡萄球菌和肉毒杆菌细菌性食物中毒。

根据以下几点诊断食物中毒：①发病有群体性。②发病与进食有关。③有急性胃肠炎症状。④从剩余的食物中、病人的呕吐物或粪便中分离出同一细菌。

§12.2　护士临床"三基"训练综合试卷（二）

一、选择题（每题 1 分，共 40 分）

【A 型题】

1. 安装起搏器后出现下列哪组症状需马上到医院就诊　　　　　　（　　）
   A. 睡眠不佳　　B. 感觉无力　　C. 胸痛、呃逆、发热、呼吸困难　　D. 小便次数稍增加　　E. 自感记忆减退

2. 对器官移植病人的出院指导，下列哪项最重要　　　　　　　　（　　）
   A. 定期复查　　B. 饮食宜富含营养易消化　　C. 长期坚持按时服用免疫抑制药
   D. 注意适当休息　　E. 注意保暖防感冒

3. 关于食管的狭窄，下列哪项是正确的　　　　　　　　　　　　（　　）
   A. 第一狭窄部相当于第 7 颈椎的下缘　　B. 第二狭窄部距中切牙 20 cm　　C. 第二狭窄部相当于胸骨角平面　　D. 第三狭窄部相当于第 11 胸椎平面　　E. 第三狭窄部距中切牙 45 cm

4. 心脏病病人用力排便可引起的严重意外是　　　　　　　　　　（　　）
   A. 肛裂　　B. 心搏骤停　　C. 直肠静脉曲张　　D. 便血　　E. 心房颤动

5. 初级卫生保健又称　　　　　　　　　　　　　　　　　　　　（　　）
   A. 基层卫生保健　　B. 低级卫生保健　　C. 农村卫生保健　　D. 一级卫生保健
   E. 综合卫生保健

6. 口臭病人应选择的漱口液是　　　　　　　　　　　　　　　　（　　）
   A. 1%～4% 碳酸氢钠溶液　　B. 1%～3% 过氧化氢溶液　　C. 0.1% 醋酸溶液
   D. 2%～3% 硼酸溶液　　E. 0.02% 呋喃西林溶液

7. 成人通过胃管鼻饲喂食时，其胃管插入的深度为 （ ）

A. 15～25 cm　　B. 25～35 cm　　C. 35～45 cm　　D. 45～55 cm　　E. 55～63 cm

8. 急性心肌梗死常见的死亡原因是 （ ）

A. 心源性休克　　B. 心力衰竭　　C. 严重心律失常　　D. 电解质代谢失调

E. 发热

9. 病人意识不清，伴有躁动不安、错觉、幻觉或胡言乱语等精神症状，属于 （ ）

A. 昏迷　　B. 谵妄　　C. 妄想　　D. 昏睡　　E. 晕厥

10. 精神病病人的特殊法不包括下列哪项 （ ）

A. 心理治疗　　B. 药物治疗　　C. 休克疗法　　D. 激素治疗　　E. 康复训练

11. 颅内压增高病人头痛的特点应除外 （ ）

A. 持续性　　B. 阵发性加剧　　C. 低头时加重　　D. 清晨较轻　　E. 咳嗽或喷嚏时加重

12. 下列哪项违反手术进行中的无菌原则 （ ）

A. 洗手护士腰以下、背部和肩部以上都应视为有菌区　　B. 下坠超过手术台边以下的器械不能用　　C. 器械不能从手术者背后传送　　D. 手套接触非无菌区后应用乙醇消毒　　E. 前臂或肘部碰触有菌地方应更换无菌手术衣或加套无菌袖套

13. 休克代偿期的临床表现为 （ ）

A. 血压稍升高，脉搏无变化，脉压缩小　　B. 血压稍低，脉快，脉压正常　　C. 血压稍低，脉快，脉压缩小　　D. 收缩压正常或稍高，脉稍快，脉压缩小　　E. 血压稍升高，脉细速，脉压缩小

14. 肾损伤病人绝对卧床时间为 （ ）

A. 2 周　　B. 尿液转清后　　C. 1 个月　　D. 2 个月　　E. 尿液转清后继续休息 2 周

15. 男，5 岁，烧伤总面积为 30%（Ⅱ度）。其烧伤严重程度为 （ ）

A. 轻度　　B. 中度　　C. 重度　　D. 特重度　　E. 深度

16. 尿毒症伴高血钾时，最有效的治疗方法是 （ ）

A. 输入碳酸氢钠溶液　　B. 输入钙剂　　C. 输入高渗葡萄糖加胰岛素　　D. 血液透析　　E. 口服钠型阳离子交换树脂

17. 破伤风病人最常见的死因是 （ ）

A. 强烈痉挛引起的骨折　　B. 水、电解质代谢失调　　C. 急性肾衰竭　　D. 心力衰竭　　E. 窒息

18. 烧伤休克补液治疗，第 1 个 8 小时输入 24 小时补液计划总量的 （ ）

A. 1/4　　B. 1/3　　C. 1/2　　D. 2/3　　E. 2/5

19. 蛋白质的生理功能不包括 （ ）

A. 构成和修复组织　　B. 供给热能　　C. 调节代谢　　D. 阻止癌细胞分裂

E. 维持胶体渗透压

20. 要素膳是 （ ）

A. 低蛋白膳食　　B. 化学配制膳　　C. 需经胃肠道消化　　D. 低脂肪膳食

E. 低盐膳食

【B型题】

问题 21～23

A. 每天更换

B. 每用 1 次更换

C. 每班更换

D. 每周更换

E. 每 3 天更换

21. 吸痰管　　　　　　　　　　　　　　　　　　　　　　（　　）

22. 输液、输氧管道　　　　　　　　　　　　　　　　　　（　　）

23. 气管内导管　　　　　　　　　　　　　　　　　　　　（　　）

问题 24～25

A. 有效期 4 小时

B. 有效期 2 小时

C. 有效期 12 小时

D. 有效期 24 小时

E. 有效期 7 天

24. 无菌盘铺好后　　　　　　　　　　　　　　　　　　　（　　）

25. 无菌溶液开瓶后未被污染　　　　　　　　　　　　　　（　　）

问题 26～27

A. 髂后上棘后 1～2 cm

B. 胸前左侧第 5 肋锁骨中线外心浊音界内 2 cm

C. 锁骨中线第 2 肋间

D. 肩胛下角线第 7～第 9 肋间

E. 第 3～第 4 腰椎棘突间隙

26. 气胸时排除胸腔积气的穿刺点选择　　　　　　　　　　（　　）

27. 胸腔积液时的穿刺点选择　　　　　　　　　　　　　　（　　）

问题 28～30

A. 乳酪状脓液

B. 黄绿色稠厚脓液

C. 稀薄带血性脓液

D. 胆汁样脓液

E. 白色或金黄色无臭脓液

28. 溶血性链球菌　　　　　　　　　　　　　　　　　　　（　　）

29. 葡萄球菌　　　　　　　　　　　　　　　　　　　　　（　　）

30. 淋球菌 （　　）

【C 型题】

问题 31～33

A. 交感神经支配

B. 副交感神经支配

C. 两者均有

D. 两者均无

31. 心脏 （　　）

32. 瞳孔 （　　）

33. 汗腺 （　　）

问题 34～35

A. 间歇性无痛性全程肉眼血尿

B. 血尿伴尿频、尿急和尿痛

C. 尿频、排尿困难

D. 下腹部包块

34. 膀胱肿瘤 （　　）

35. 前列腺增生 （　　）

【X 型题】

36. 完全胃肠外营养输入人体的途径有 （　　）

A. 周围静脉　　B. 深静脉　　C. 中心静脉　　D. 锁骨下动脉　　E. 颈内静脉

37. 急性肾衰竭少尿期代谢紊乱常表现为 （　　）

A. 氮质血症　　B. 代谢性酸中毒　　C. 水中毒　　D. 高钠血症　　E. 高钾血症

38. 不宜进行热水坐浴的是 （　　）

A. 月经期　　B. 产后 10 天内　　C. 妇科手术前　　D. 急性盆腔炎　　E. 会阴部充血水肿

39. 精神病病人的特殊护理为 （　　）

A. 防自杀与出走　　B. 日常生活护理　　C. 饮食护理　　D. 睡眠护理　　E. 防暴力行为

40. 常发生于幼儿的皮肤病有 （　　）

A. 红斑狼疮　　B. 脓疱病　　C. 鹅口疮　　D. 天疱疮　　E. 足癣

二、填空题（每空 1 分，15 分）

1. 设立冠心病监护室，其目的是通过对病人的心电监护及血流动力学等方面的不间断监测，及时发现_____和_____，防止_____，提高_____的治疗效果。

2. 甲型病毒性肝炎主要通过_____途径传播，乙型病毒性肝炎主要通过_____传播。

3. 休克病人宜采用_____卧位；腹部手术后如病人病情稳定，宜采用_____卧位。

4. 急性传染病的发生、发展和转归，通常分为潜伏期、_____、_____、_____
4 个阶段。

5. 腹膜炎的主要体征是腹部_____、_____和_____。

6. 低盐膳食每天食盐_____g。无盐膳食是指_____。

三、判断题（每题 1 分，共 10 分；正确的在括号内标"√"，错误的标"×"）

1. 进行血液透析治疗时，其观察的主要内容是血流量、透析负压及静脉压数据。（　　）

2. 纵隔不是单个器官，而是两肺之间许多器官结构以及结缔组织的总称。（　　）

3. 硫化氢中毒主要经呼吸道进入人体，皮肤亦可吸收。（　　）

4. 为病人进行超声雾化时，在水槽中加温水或热水，可缩短雾化器的预热时间。（　　）

5. 代谢性酸中毒临床表现为呼吸慢而浅，同时伴有低钾血症。（　　）

6. 急性尿潴留产生的原因一定是机械性梗阻。（　　）

7. 老年人血压随年龄增长而增加，收缩压基线＝90＋年龄（ mmHg）。（　　）

8. 单纯疱疹是由单纯疱疹病毒引起，人类单纯疱疹病毒 1 型主要引起生殖器部位的皮肤黏膜以及新生儿的感染。（　　）

9. 维生素 A 缺乏病的临床特征为皮肤干燥，并出现非炎症性棘状毛囊性丘疹。（　　）

10. 中医学把人体看成一个以脏腑经络为核心的有机整体，把人和自然界一切事物都看成是阴阳对立统一的两个方面。（　　）

四、名词解释（每题 2 分，共 10 分）

1. 器官移植
2. 败血症
3. 压疮
4. 肠外营养
5. 固位性药疹

五、问答题（每题 5 分，共 25 分）

1. 试述 ICU 护士应具备的条件。
2. 试述有机磷农药中毒时可用解磷定解救的原因。
3. 试述无菌技术的基本原则。
4. 试述骨折病人急救原则。
5. 外科感染分几类？常见哪些疾病？

一、选择题

【A 型题】

题序	1	2	3	4	5	6	7	8	9	10	11	12	13	14	15	16	17	18	19	20
答案	C	C	C	B	A	B	D	C	B	C	D	D	D	E	D	D	E	C	D	B

【B 型题】

题序	21	22	23	24	25	26	27	28	29	30
答案	B	A	C	A	D	C	D	C	E	A

【C 型题】

题序	31	32	33	34	35
答案	C	C	A	A	C

【X 型题】

题序	36	37	38	39	40
答案	ABCE	ABCE	ABD	ABCDE	BC

二、填空题

1. 心律失常　　心功能不全　　心搏骤停　　心力衰竭
2. 粪—口　　血液
3. 中凹卧位　　半坐卧位
4. 前驱期　　症状明显期　　恢复期
5. 压痛　　反跳痛　　肌紧张
6. 2～3　　禁用食盐及含盐食物

三、判断题

1. ×　　2. √　　3. √　　4. ×　　5. ×　　6. ×　　7. √　　8. ×　　9. √　　10. √

四、名词解释

1. 器官移植：是指采用手术方法将器官移植到自己体内或另一个体内。
2. 败血症：病菌进入血液，并在其中大量生长繁殖，造成机体严重损伤，引起明显的全身中毒症状。
3. 压疮：压疮最早称为褥疮，是人体局部组织长期受压，造成局部血液循环障碍和持续缺血、缺氧及营养不良而致软组织溃烂和坏死，是临床常见的并发症，因此预防压疮的产生是护理工作中的重要任务。

绝大多数压疮是可以预防的，通过精心科学的护理，将压疮的发生率降到最低限度，是护理工作者的重要职责。

4. 肠外营养：肠外营养（parenteral nutrition，PN）又称静脉营养，是指按照病人的需要，通过周围静脉或中心静脉输入病人所需的全部或部分营养素，包括氨基酸、脂肪、各种维生素、电解质和微量元素等的一种营养支持方法。

5. 固位性药疹：是由磺胺类药、解热镇痛药、巴比妥等多种药物引起的皮疹，消退后留灰黑色色素斑，经久不退，再次服药常于原处再次出疹并扩大。

五、问答题

1. ICU护士应具备的条件包括：有良好的素质和奉献精神，进行过专业技术训练，了解和掌握疾病的生理病理变化，有扎实的理论基础知识，熟练掌握各种先进监测技术及抢救技术，熟悉常用抢救药物，有较强的临床技能和敏锐的观察、分析、应变能力，善于独立思考，有一定的英文基础。

2. 有机磷农药中毒时用解磷定解救的原因是：有机磷农药是胆碱酯酶抑制药，中毒时乙酰胆碱不被分解而大量蓄积，产生全身中毒症状。常用解磷定等药解救。因为解磷定是胆碱酯酶复活剂，能将中毒酶的磷酰基解脱下来，使胆碱酯酶重新恢复活性，发挥水解乙酰胆碱的作用。此外解磷定也能直接与体内游离的有机磷酸酯类结合，使之成为无毒的化合物排出体外。

3. 无菌技术的基本原则如下：①保持环境清洁，无菌操作前30分钟通风，停止清扫地面，减少人群流动，以降低室内空气中的尘埃。②工作人员修剪指甲，洗手，戴好帽子、口罩。必要时穿无菌衣，戴无菌手套。③无菌物品和非无菌物品应分别放置。保存期一般以7天为宜，过期或包布受潮均应重新灭菌。④取无菌物时工作人员面向无菌区域，用无菌钳取无菌物品，手臂须保持在腰部水平以上，注意不可跨越无菌区域。无菌物品一经取出，即使未使用，也不可放回无菌容器内。⑤操作时，不可面对无菌区讲话、咳嗽、打喷嚏。怀疑无菌物品被污染即不可再用。⑥一套无菌物品，只能供一位病人使用，防止交叉感染。

4. 骨折病人急救的原则是：①抢救生命。②包扎伤口。③妥善固定。④迅速转移。

5. 外科感染通常分为两大类：①非特异性感染，又称化脓性感染或一般感染，如疖、痈、丹毒、急性乳腺炎、急性阑尾炎等。②特异性感染，如结核、破伤风、气性坏疽等。

§12.3 护士临床"三基"训练综合试卷（三）

一、选择题（每题1分，共40分）

【A型题】

1. 铺备用床时下述哪项不必要 （　）

　　A. 评估同室病友有无进餐、治疗或换药　　B. 按便于操作的原则折叠好各类用物

　　C. 按使用先后摆放好各单　　D. 核对床号、姓名　　E. 扫净床上渣屑

2. 过敏性紫癜与血小板减少性紫癜的主要区别是 （　）

A. 毛细血管脆性试验阳性　　　B. 紫癜呈对称分布　　　C. 血小板正常　　　D. 下肢皮肤有紫癜　　　E. 有过敏史

3. 某病人补液 1000 mL，50 滴/min，从上午 8 时 20 分开始，估计何时可滴完　　（　　）

A. 上午 11 时　　B. 中午 12 时 20 分　　C. 下午 1 时 20 分　　D. 下午 2 时　　E. 下午 2 时 20 分

4. 测定 24 小时尿蛋白定量，尿标本中应加入防腐剂　　　　　　　　　　　　（　　）

A. 甲苯　　B. 浓盐酸　　C. 甲醛　　D. 碳酸　　E. 高锰酸钾

5. 健康成人体液约占体重的　　　　　　　　　　　　　　　　　　　　　　（　　）

A. 80%　　B. 70%　　C. 60%　　D. 50%　　E. 40%

6. B 型血者红细胞膜外表面有　　　　　　　　　　　　　　　　　　　　　（　　）

A. E 抗原　　B. D 抗原　　C. A 抗原　　D. B 抗原　　E. C 抗原

7. 杀灭物体上病原微生物（不包括细菌的芽胞）的方法称为　　　　　　　　（　　）

A. 无菌操作　　B. 消毒　　C. 灭菌　　D. 无菌　　E. 防腐

8. 低钾血症是指血清钾浓度低于　　　　　　　　　　　　　　　　　　　　（　　）

A. 1.5 mmol/L　　B. 2.5 mmol/L　　C. 3.5 mmol/L　　D. 4.5 mmol/L　　E. 5.5 mmol/L

9. 糖尿病最常见的神经病变是　　　　　　　　　　　　　　　　　　　　　（　　）

A. 周围神经病变　　B. 神经根病变　　C. 自主神经病变　　D. 脊髓病变　　E. 脑神经病变

10. 少尿是指 24 小时尿量少于　　　　　　　　　　　　　　　　　　　　　（　　）

A. 2000 mL　　B. 1000 mL　　C. 800 mL　　D. 400 mL　　E. 100 mL

11. 上消化道大出血伴休克时的首要护理措施为　　　　　　　　　　　　　　（　　）

A. 准备急救用品和药物　　B. 建立静脉输液途径　　C. 去枕平卧头偏一侧　　D. 迅速配血备用　　E. 按医嘱应用止血药

12. 护理白血病病人最重要的是　　　　　　　　　　　　　　　　　　　　　（　　）

A. 注意出血　　B. 高热处理　　C. 预防感染　　D. 观察病情变化　　E. 记录药物反应

13. 尿毒症最常见的病因是　　　　　　　　　　　　　　　　　　　　　　　（　　）

A. 原发性高血压　　B. 慢性肾小球肾炎　　C. 慢性肾盂肾炎　　D. 肾动脉硬化　　E. 红斑狼疮性肾炎

14. 决定中心静脉压高低的因素是　　　　　　　　　　　　　　　　　　　　（　　）

A. 血管容量和循环血量　　B. 心脏射血能力和静脉回心血量　　C. 动脉血压和静脉血压　　D. 心脏射血能力和外周阻力　　E. 外周静脉压和静脉血流阻力

15. 杀灭物体上所有的微生物的方法称为　　　　　　　　　　　　　　　　　（　　）

A. 防腐　　B. 无菌　　C. 消毒　　D. 无菌操作　　E. 灭菌

16. 病原菌不入血，只有其产生的毒素进入血液而引起全身中毒症状，称为　　（　　）

A. 病毒血症　　B. 脓毒血症　　C. 败血症　　D. 毒血症　　E. 菌血症

17. 预防破伤风最有效最可靠的方法是　　　　　　　　　　　　　　（　　）
　　A. 彻底清创　　B. 应用青霉素　　C. 注射 TAT　　D. 注射人体破伤风免疫球蛋白
　　E. 注射破伤风类毒素

18. 青霉素过敏性休克属　　　　　　　　　　　　　　　　　　　　（　　）
　　A. Ⅰ型超敏反应　　B. Ⅱ型超敏反应　　C. Ⅲ型超敏反应　　D. Ⅳ型超敏反应
　　E. Ⅴ型超敏反应

19. 孕妇最易并发哪种贫血　　　　　　　　　　　　　　　　　　　（　　）
　　A. 恶性贫血　　B. 缺铁性贫血　　C. 再生障碍性贫血　　D. 溶血性贫血　　E. 巨
　　幼细胞贫血

20. 我国现存医学文献中最早的一部典籍是　　　　　　　　　　　　（　　）
　　A.《伤寒杂病论》　　B.《黄帝内经》　　C.《本草纲目》　　D.《温病条辨》
　　E.《类经》

【B 型题】

问题 21～23
　　A. 1～2 L/min
　　B. 2～4 L/min
　　C. 4～6 L/min
　　D. 6～8 L/min
　　E. 8～10 L/min

21. 轻度缺氧吸氧的流量为　　　　　　　　　　　　　　　　　　　（　　）

22. 重度缺氧吸氧的流量为　　　　　　　　　　　　　　　　　　　（　　）

23. 氧气雾化吸入时氧气流量为　　　　　　　　　　　　　　　　　（　　）

问题 24～25
　　A. 高渗性脱水
　　B. 低渗性脱水
　　C. 等渗性脱水
　　D. 全身性水肿
　　E. 水中毒

24. 最容易导致周围循环衰竭的是　　　　　　　　　　　　　　　　（　　）

25. 急性肾衰竭少尿期摄入水分过多可发生　　　　　　　　　　　　（　　）

问题 26～28
　　A. 糖尿病
　　B. 呆小症
　　C. 侏儒症
　　D. 巨人症

E. 肢端肥大症

26. 幼年期生长激素不足可导致 （　　）
27. 胰岛素分泌不足可引起 （　　）
28. 幼年期甲状腺功能减退症可导致 （　　）

问题 29～30
A. 钠型阳离子交换树脂
B. 氢氧化铝凝胶
C. 叶酸制剂
D. 碳酸氢钠
E. 螺内酯
下列疾病应选用

29. 慢性肾功能不全高钾血症 （　　）
30. 慢性肾功能不全代谢性酸中毒 （　　）

【C 型题】
问题 31～32
A. 间歇性无痛性全程肉眼血尿
B. 尿频、排尿困难
C. 两者均有
D. 两者均无

31. 膀胱肿瘤 （　　）
32. 前列腺增生 （　　）

问题 33～35
A. 注入有抗凝剂瓶内
B. 注入液状石蜡标本瓶内
C. 两者均可
D. 两者均否

33. 做血气分析的血标本 （　　）
34. 做血沉检查的血标本 （　　）
35. 做肝功能检查的血标本 （　　）

【X 型题】
36. 血浆蛋白的主要功能包括 （　　）
A. 对酸碱有缓冲作用　　B. 维持血浆胶体渗透压　　C. 免疫作用　　D. 参与多种物质的运输　　E. 凝血与抗凝血作用
37. DIC 病人发生出血的机制包括 （　　）
A. 大量血小板被消耗　　B. 纤溶系统被抑制　　C. 各种凝血因子大量消耗　　D. 维生素 K 严重缺乏　　E. 大量 FDP 产生，它有抗凝作用

38. 放射介入治疗前准备包括 （　　）

A. 治疗前 4～6 小时禁水　　B. 做好碘过敏试验　　C. 穿刺处备皮　　D. 术前做好出、凝血时间测定　　E. 停用具显影效果的药物

39. 截瘫病人常见并发症包括 （　　）

A. 压疮　　B. 坠积性肺炎　　C. 泌尿系感染　　D. 心力衰竭　　E. 足下垂

40. 氧中毒病人主要损伤 （　　）

A. 泌尿系统　　B. 消化系统　　C. 呼吸系统　　D. 造血系统　　E. 中枢神经系统

二、填空题（每空 1 分，共 15 分）

1. 结核菌素试验是应用结核菌素进行皮试来测定机体对_____是否有免疫力的一种试验，其原理是_____型超敏反应在局部的表现。

2. 代谢性酸中毒的血气特点是：SB、AB、BB 均_____，BE_____，_____代偿性降低。

3. 肘正中静脉短而粗，通常于肘窝处连接_____静脉和_____静脉，临床上常用它穿刺抽血或进行静脉注射。

4. 低蛋白饮食是指每天蛋白质摄入量控制在_____。

5. 装置胸膜腔闭式引流管时，短管到瓶塞，长管则应深入液面下_____cm。

6. 营养治疗方式有_____、_____、_____。

7. 同时注射两种以上药物时，配药前应特别注意_____。

8. 肺水肿病人给予高流量氧吸入主要目的是提高肺泡内_____，增加氧的弥散，改善_____。

三、判断题（每题 1 分，共 10 分；正确的在括号内标"√"，错误的标"×"）

1. 小儿头皮静脉穿刺应沿静脉离心方向刺入。 （　　）

2. 上肢骨包括锁骨、肩胛骨、肱骨、桡骨、尺骨和 8 块腕骨、5 块掌骨和 14 块指骨。 （　　）

3. 乙型病毒性肝炎主要通过血行传播，其次为消化道传播和密切接触传播。 （　　）

4. 疾病的一级预防又称病因预防。 （　　）

5. 脑膜炎球菌的抵抗力很弱，对干燥、寒冷、热等极为敏感，55 ℃ 5 分钟内即被破坏。 （　　）

6. 糖尿病病人食用糖尿病饮食感到饥饿时，可吃水果等。 （　　）

7. 休克代偿阶段的临床表现有精神兴奋、烦躁不安、面色苍白、皮肤湿冷、脉搏细速；收缩压正常，脉压变小，尿量减少。 （　　）

8. 肾衰竭分为急性和慢性衰竭。 （　　）

9. 温水擦浴一般用低于体温 2 ℃ 的温水擦浴。 （　　）

10. 股静脉穿刺点位于腹股沟股动脉的内侧 0.5 cm 处。 （　　）

四、名词解释（每题 2 分，共 10 分）

1. 有效通气量
2. 抗体
3. 脑死亡
4. 胸腹联合伤
5. 内环境

五、问答题（每题 5 分，共 25 分）

1. 何谓缺氧？有哪些类型？简述各类型缺氧的血气特点。
2. 试述沙眼的防治。
3. 试述引起甲状腺危象的主要原因、主要表现及护理要点。
4. 试述烧伤创面护理的基本原则。
5. 试述洗胃的适应证和禁忌证。

参考答案

一、选择题

【A 型题】

题序	1	2	3	4	5	6	7	8	9	10	11	12	13	14	15	16	17	18	19	20
答案	D	C	C	A	C	D	B	C	A	D	B	C	B	B	E	D	E	A	B	B

【B 型题】

题序	21	22	23	24	25	26	27	28	29	30
答案	A	C	D	B	E	C	A	B	A	D

【C 型题】

题序	31	32	33	34	35
答案	A	B	A	A	D

【X 型题】

题序	36	37	38	39	40
答案	ABCDE	ACE	ABCDE	ABC	CE

二、填空题

1. 结核分枝杆菌　　Ⅳ
2. 降低　　正值增大　　$PaCO_2$
3. 贵要　　头
4. 20～40 g
5. 3～4
6. 经口营养　　管饲营养　　完全肠外营养
7. 配伍禁忌
8. 氧分压　　低氧血症

三、判断题

1. ×　2. √　3. √　4. √　5. √　6. ×　7. √　8. √　9. ×　10. √

四、名词解释

1. 有效通气量：平静呼吸时，每分钟进入肺泡参与气体交换的气量称为肺泡通气量（即有效通气量）。

2. 抗体：是一类能与抗原特异性结合的免疫球蛋白。人血清中的抗体多种多样，B淋巴细胞可产生的抗体种类很多，可与众多不同抗原发生特异性结合。抗体按其反应形式分为凝集素、沉降素、抗毒素、溶解素、调理素、中和抗体、补体结合抗体等。按抗体产生的来源分为正常抗体（天然抗体，如血型ABO型中的抗A和抗B的抗体）和免疫抗体（如抗微生物的抗体）。按反应抗原的来源分为异种抗体，异嗜性抗体，同种抗体和自身抗体。按抗原反应的凝集状态分为完全抗体IgM和不完全抗体IgG等。抗体在医疗实践中应用甚为广泛。如用于疾病的预防、诊断和治疗方面都有一定的作用。临床上用丙种球蛋白预防病毒性肝炎、麻疹、风疹等，国际上用抗Rh免疫球蛋白预防因Rh血型不合引起的溶血症。诊断上如类风湿因子用于类风湿关节炎，抗核抗体（ANA）、抗DNA抗体用于系统性红斑狼疮，抗精子抗体用于原发性不孕症的诊断等；治疗上如毒素中毒用抗毒治疗以及免疫缺陷病的治疗等。

3. 脑死亡：是包括脑干在内的全脑功能不可逆转的丧失，此时脑电活动停止、脑电波消失，脑电图呈一直线。

4. 胸腹联合伤：闭合性或开放性胸部、腹部损伤，无论膈肌是否穿破，都可能同时伤及脏器，这类多发性损伤，称为胸腹联合伤。

5. 内环境：包括生理环境和心理环境。①生理环境：为了维持健康状态，基体各系统之间不断的相互作用，并与外环境进行物质、能量和信息交换。②心理环境：疾病对人的心理活动一般会产生负面影响，同时一些心理因素也是多种疾病（如高血压、溃疡病等）的致病诱因，并对病人疾病的进程、配合治疗的程度和疗效、预后等诸多方面均会产生影响。

五、问答题

1. 当组织得不到充足的氧，或不能充分利用氧时，组织的代谢、功能甚至形态结构都可发生异常变化，此病理过程称为缺氧。缺氧可分为低张性缺氧、血液性缺氧、循环性缺氧和组织性缺氧4类。各类缺氧的血气特点如下表。

类　型	动脉血氧分压	动脉血氧饱和度	血氧容量	动脉血氧含量	动脉脉氧含量差
低张性缺氧	↓	↓	正常	↓	↓或正常
血液性缺氧	正常	正常	↓或正常	↓或正常	↓
循环性缺氧	正常	正常	正常	正常	↑
组织性缺氧	正常	正常	正常	正常	↓

2. 沙眼的防治要点为：①大力开展卫生宣传教育，把沙眼的危害性及防治方法向群众广泛宣传。②搞好个人及集体卫生，控制沙眼传播途径的各个环节，提倡一人一巾，沙眼病人的洗脸用具与健康人分开使用。③局部滴药必须持久。④对滤泡及乳头较重的病人可采用滤泡压榨术或乳头摩擦法。

3. 引起甲状腺危象的主要原因、临床表现和护理要点如下：

(1) 主要原因：①术前准备不足，甲状腺功能亢进症状未能很好控制。②手术的应激反应使儿茶酚胺大量释放。③手术操作时，大量甲状腺激素进入血流。

(2) 临床表现：①突起高热，常超过 39 ℃，有时可达 40 ℃以上。②烦躁不安、恐惧、谵妄甚至昏迷。③心率常在 140 次/min 以上，严重者可达 240 次/min，可伴心房颤动或心房扑动。④呼吸急促，大汗淋漓，常有恶心、呕吐、腹泻、脱水及水盐代谢紊乱。重者可致休克。⑤可出现心力衰竭及肺水肿等。

(3) 护理要点：术后护理要密切注意病人生命体征，一旦出现危象，应立即给予有效物理降温，给氧，静脉输液。在密切监测心脏情况的同时，根据医嘱用 10%碘化钠 5～10 mL 加入 10%葡萄糖注射液 500 mL 中静脉滴注。氢化可的松 200～400 mg/d，分次静脉滴注。普萘洛尔 5 mg 加入葡萄糖注射液 100 mL 静脉滴注，同时要加用镇静药。

4. 烧伤创面无论采用暴露、半暴露或包扎疗法均需注意：①根据病情及烧伤部位正确选择和使用翻身床或小儿人字形床。②一般 2～4 小时翻身 1 次，防止创面受压过久而加深创面。③注意调节室温及相对湿度。室温要求冬天 30 ℃～32 ℃，夏天28 ℃～30 ℃，相对湿度 40%～50%。④勤换垫，保持床单清洁干燥。做好消毒隔离，大面积烧伤病人实行保护性隔离。

5. 洗胃的适应证和禁忌证如下：

(1) 适应证：①非腐蚀性毒物中毒的病人，如有机磷、安眠药、重金属类与生物碱等。②食物中毒的病人。③特殊胃肠道手术前病人。

(2) 禁忌证：①强腐蚀性毒物（如强酸、强碱）中毒。②肝硬化伴食管胃底静脉曲张、胸主动脉瘤、近期内有消化道出血及胃穿孔病人。③上消化道溃疡、癌症病人不宜洗胃。

§12.4　护士临床"三基"训练综合试卷（四）

一、选择题（每题 1 分，共 40 分）

【A 型题】

1. 暂空床的目的是　　　　　　　　　　　　　　　　　　　　　　　　　（　　）

A. 保持病室整洁，准备病人住院　　B. 便于接收和管理麻醉后未清醒病人　　C. 保持床单位整洁，病人舒适　　D. 供暂时离床活动的病人或新入院的病人使用　　E. 保护被褥不被污染

2. 测体温时病人不慎咬破玻璃水银体温计后首先应　　　　　　　　　　（　　）

A. 立即服大量蛋白水或牛奶　　B. 立即服大量蛋清　　C. 立即服泻药　　D. 立即服大量的韭菜　　E. 及时清除口腔内玻璃碎屑

3. 用于限制病人坐起的约束方法是　　　　　　　　　　　　　　　　　（　　）

A. 加床栏　　B. 约束腕部　　C. 约束踝部　　D. 固定双膝　　E. 固定肩部

4. 对需要进行床上擦浴的病人进行心理状态评估应重点评估　　　　　　（　　）

A. 对疾病的态度　　B. 住院后的心理反应　　C. 对床上擦浴的心理顾虑和心理反应　　D. 住院后的情绪状态　　E. 对床上擦浴是否感到紧张、恐惧

5. 下述哪项属于上人工呼吸机的禁忌证　　　　　　　　　　　　　　　（　　）

A. 急性呼吸衰竭呼吸停止者　　B. 慢性重症呼吸衰竭经治疗无效者　　C. 大量胸腔积液者　　D. 肺通气明显不足者　　E. 急性呼吸衰竭呼吸微弱经积极治疗无改善者

6. 三大营养物质在体内氧化时所释放的能量用来维持体温的能量占总量的　　（　　）

A. 30%　　B. 40%　　C. 50%　　D. 60%　　E. 70%

7. 由护士书写的文件不包括　　　　　　　　　　　　　　　　　　　　（　　）

A. 体温单　　B. 医嘱记录单　　C. 医嘱本　　D. 病室交班报告　　E. 护理记录单

8. 轻度口腔感染病人应选择的漱口液是　　　　　　　　　　　　　　　（　　）

A. 1%～4%碳酸氢钠溶液　　B. 1%～3%过氧化氢溶液　　C. 0.1%醋酸溶液　　D. 2%～3%硼酸溶液　　E. 复方硼砂溶液

9. 立即执行的医嘱，在处方开出后多少时间内执行　　　　　　　　　　（　　）

A. 15 分钟　　B. 5 分钟内　　C. 30 分钟内　　D. 60 分钟内　　E. 12 小时内

10. 最常见的咯血原因是　　　　　　　　　　　　　　　　　　　　　（　　）

A. 支气管扩张　　B. 慢性支气管炎　　C. 肺结核　　D. 支气管肺癌　　E. 风湿性心脏病二尖瓣狭窄

11. 为脉搏短绌病人测量脉搏的方法正确的是　　　　　　　　　　　　（　　）

A. 1 人测脉率，1 人测心率，各测 1 分钟　　B. 1 人测心率，1 人测脉率，2 人同时开始测 1 分钟　　C. 2 人均测心率和脉率，可互相核对　　D. 先测心率，再测脉率，可 1 人完成　　E. 2 人不同时间，反复测量，分别记录

12. 病人淋浴时水温不可过高，以免产生　　　　　　　　　　　　　　（　　）

A. 眩晕　　B. 虚脱　　C. 昏迷　　D. 疲劳　　E. 休克

13. 消化道出血应用三腔气囊管压迫止血，放气的时间是术后　　　　　（　　）

A. 12 小时　　B. 24 小时　　C. 48 小时　　D. 72 小时　　E. 96 小时

14. 无菌操作中取无菌溶液时不必　　　　　　　　　　　　　　　　　（　　）

A. 核对瓶签上溶液名称、浓度、有效期　　B. 检查瓶盖有无松动　　C. 检查瓶口有

无裂缝 　　D. 检查无菌溶液有无沉淀、混浊或变色 　　E. 注意有无配伍禁忌

15. 肝性脑病病人禁用的饮食是 （　　）
　　A. 低蛋白饮食 　　B. 低脂肪饮食 　　C. 高蛋白饮食 　　D. 高维生素饮食 　　E. 高
热量饮食

16. 药效发挥最快的给药途径是 （　　）
　　A. 肌内注射 　　B. 皮下注射 　　C. 吸入法 　　D. 静脉注射 　　E. 口服给药

17. 鉴别糖尿病酮症酸中毒和高渗性非酮症糖尿病昏迷的主要症状为 （　　）
　　A. 神志改变 　　B. 多饮多尿症状明显 　　C. 局限性抽搐 　　D. 血压偏低 　　E. 食
欲减退

18. 确定一种传染病的隔离期是根据该病人 （　　）
　　A. 传染性大小 　　B. 病情严重程度 　　C. 病程的长短 　　D. 潜伏期长短 　　E. 病
人的体质强弱

19. 下列哪种症状不是骨折特有的表现 （　　）
　　A. 畸形 　　B. 反常活动 　　C. 疼痛与压痛 　　D. 功能障碍 　　E. 精神障碍

20. 盆腔手术前留置导尿管的主要目的是 （　　）
　　A. 解除尿潴留 　　B. 防止尿失禁 　　C. 保持外阴清洁干燥 　　D. 避免术中误伤膀胱
　　E. 促进膀胱功能

【B 型题】

问题 21～23
　　A. 0.1%～0.2% 肥皂水
　　B. "1、2、3" 溶液
　　C. 10% 水合氯醛
　　D. 2% 黄连素溶液
　　E. 生理盐水

21. 肝性脑病病人灌肠禁用 （　　）

22. 充血性心力衰竭病人灌肠禁用 （　　）

23. 腹部手术前清洁肠道灌肠可用 （　　）

问题 24～27
　　A. 陶土色大便
　　B. 脓血便
　　C. 米泔样便
　　D. 柏油样便
　　E. 果酱样便

24. 阿米巴痢疾 （　　）

25. 细菌性痢疾 （　　）

26. 上消化道出血 （　　）

27. 霍乱 （　　）

　　问题 28～30

　　A. 煎煮中药时第一煎于沸后文火煮 30 分钟，第二煎于沸后文火煮 25 分钟

　　B. 煎煮中药时第一煎于沸后文火煮 40 分钟，第二煎于沸后文火煮 20 分钟

　　C. 煎煮中药时第一煎于沸后文火煮 20 分钟，第二煎于沸后文火煮 15 分钟

　　D. 煎煮中药时第一煎于沸后文火煮 60 分钟，第二煎于沸后文火煮 50 分钟

　　E. 煎煮中药时第一煎于沸后文火煮 80 分钟，第二煎于沸后文火煮 30 分钟

28. 一般药 （　　）

29. 解表药 （　　）

30. 滋补药 （　　）

【C 型题】

　　问题 31～33

　　A. 意识障碍

　　B. 幻觉

　　C. 两者均是

　　D. 两者均否

31. 昏迷主要表现为 （　　）

32. 谵妄主要表现为 （　　）

33. 神经症主要表现为 （　　）

　　问题 34～35

　　A. 血浆胶体渗透压

　　B. 血浆晶体渗透压

　　C. 两者均是

　　D. 两者均否

34. 血浆总渗透压是指 （　　）

35. 具有维持血管内外液体交换作用的因素是 （　　）

【X 型题】

36. 幽门梗阻病人洗胃的时间是 （　　）

　　A. 饭后即刻　　B. 饭后 1 小时内　　C. 空腹　　D. 饭后 2 小时　　E. 饭后 4～6 小时

37. 常用的抗过敏药有 （　　）

　　A. 盐酸肾上腺素　　B. 盐酸异丙嗪　　C. 异丙肾上腺素　　D. 地塞米松　　E. 解磷定

38. 烧伤休克期补液的调节，观察的指标是 （　　）

　　A. 尿量　　B. 心率　　C. 血压　　D. 末梢循环　　E. 中心静脉压

39. 内囊出血"三偏"征为 （　　）

A. 对侧偏麻　　B. 同侧偏麻　　C. 双眼同向性偏盲　　D. 同侧偏瘫　　E. 对侧偏瘫

40. 股静脉穿刺常用于　　　　　　　　　　　　　　　　　　　　　　　　　（　　）

A. 急救加压静脉输液　　B. 急救加压静脉输血　　C. 婴幼儿采集血标本　　D. 衰竭病人其他静脉采血困难者　　E. 静脉套管针留置输液者

二、填空题（每空 1 分，共 15 分）

1. 连续输入库存血 1000 mL 以上时，必须按医嘱静脉注射 10% 葡萄糖酸钙或氯化钙_____mL，以补充钙离子，防止_____和_____中毒。

2. 成人胃管插入的长度为_____cm。

3. 使用干燥无菌持物钳和容器时，应每_____小时更换 1 次。

4. 高压氧治疗的病人治疗前应做好安全检查，指导病人不得带_____物品入舱，禁穿_____、_____、膨体纱等易产生静电的服装、鞋、袜。

5. 为伤寒病人灌肠时压力要低，液面不得高于肛门_____cm。

6. 青霉素皮试结果可疑或阳性者，需作_____对照，确为阳性者，应做好_____，并通知医师及病人。

7. 糖尿病最易发生的并发症是_____。

8. 呼吸系统疾病的五大常见症状是咳嗽、咳痰、咯血_____、_____。

9. 肌无力危象首选药物为_____。

三、判断题（每题 1 分，共 10 分；正确的在括号内标"√"，错误的标"×"）

1. 被动体位是由于疾病的影响，被迫采取某种姿势，以减轻痛苦。（　　）

2. 为女病人导尿时，如误入阴道应拔出消毒导尿管后再插。（　　）

3. 急性肺水肿是由于在短时间内输入了大量液体，引起了循环血量急剧增加，心脏负担过重所致。（　　）

4. 目前常用的介入方法有栓塞法、血管成形法、区域性灌注法 3 种。（　　）

5. 利用热疗法缓解疼痛的机制是温热能使神经末梢的敏感性降低。（　　）

6. 应用煮沸消毒法时，在水中加入 1%～2% 亚硝酸钠可提高沸点增强杀菌作用。（　　）

7. 对一级护理的病人，护士应每 15～30 分钟观察 1 次。（　　）

8. 凡手术、分娩、转科、重整的医嘱，均应在最后一次医嘱下画两条蓝线，以示前面的医嘱一律作废。（　　）

9. 严重粉碎性骨折时，有骨缺损及周围软组织损伤，同时骨外膜血液供应受到破坏，使骨折愈合困难。（　　）

10. 癔症性痉挛多在白天或暗示下发作，发作时有神经系统病理征。（　　）

四、名词解释（每题 2 分，共 10 分）

1. 徒手心肺复苏术

2. 潮式呼吸

3. 护理评估

4. 近距离放射治疗

5. 九分法

五、问答题（每题 5 分，共 25 分）

1. 试述超声雾化疗法的注意事项。

2. 对需要鼻饲的病人，插胃管前应注意评估哪些内容？

3. 试述促进高热病人舒适的护理措施。

4. 试述急性心肌梗死的主要护理措施。

5. 试述大量不保留灌肠的目的。

参考答案

一、选择题

【A 型题】

题序	1	2	3	4	5	6	7	8	9	10	11	12	13	14	15	16	17	18	19	20
答案	D	E	E	C	C	C	C	E	A	C	B	A	A	E	C	D	C	D	E	D

【B 型题】

题序	21	22	23	24	25	26	27	28	29	30
答案	A	E	A	E	B	D	C	A	C	D

【C 型题】

题序	31	32	33	34	35
答案	A	C	D	C	A

【X 型题】

题序	36	37	38	39	40
答案	CE	ABD	ABCDE	ACE	ABCD

二、填空题

1. 10   出血倾向   枸橼酸钠中毒

2. 45～55

3. 4

4. 易燃易爆   尼龙   腈纶

5. 30

6. 生理盐水　　标记

7. 感染

8. 胸痛　　呼吸困难

9. 新斯的明

三、判断题

1. ×　　2. ×　　3. √　　4. √　　5. ×　　6. ×　　7. √　　8. ×　　9. √　　10. ×

四、名词解释

1. 徒手心肺复苏术：是利用人工的方法使病人迅速建立起有效的循环和呼吸，恢复全身的血氧供应，防止加重脑缺氧，促进脑功能恢复。

2. 潮式呼吸：又称陈-施呼吸，是一种呼吸由浅慢逐渐变深变快，然后又由深快转为浅慢，再经过一段呼吸暂停（5～30秒）后，又开始重复以上的周期性变化，其形态就如潮水涨落。

3. 护理评估：是一个系统地、连续地收集、组织、核实和记录护理对象有关健康资料的过程。

4. 近距离放射治疗：又称组织间隙放射治疗和腔内放射治疗，是将放射源直接放入病变组织或人体的天然管道内如舌、鼻咽、食管、子宫颈等部位进行照射。

5. 九分法：按体表面积9％的倍数来估计体表解剖分区面积的一种方法。

五、问答题

1. 超声雾化吸入疗法的注意事项包括：①使用前先检查超声雾化器各部分有无松动、脱落等异常情况，机器与雾化罐编号要一致。注意仪器的保养与维修。②水槽底部的晶体换能器和雾化罐底部的透声膜薄而质脆，易破碎，应轻按，不能用力过猛。③水槽内无足够的冷水及雾化罐内无液体的情况下，不能开机。水槽和雾化罐中切忌加温水和热水，以免损坏仪器。④若连续使用，中间应间隔半小时。

2. 对鼻饲病人插胃管前应注意评估以下内容：①病人全身情况，包括目前病情，有无咀嚼、吞咽困难；食欲和进食的方式，意识状态，活动能力，营养状态，鼻饲的原因。②局部情况，包括检查鼻孔是否通畅，鼻腔黏膜有无红肿、破损，有无义齿、缺齿以及有无食管疾患等情况。③心理状态，评估病人有无焦虑、悲伤或忧郁反应，对鼻饲的认识与合作程度。④健康知识，评估病人对饮食与营养及插胃管知识的了解程度。

3. 高热病人促进其舒适的措施包括：①休息，可减少能量的消耗，有利于机体的恢复。②口腔护理。③皮肤护理。

4. 急性心肌梗死的主要护理措施为：①绝对卧床休息1周，护士或家属协助一切日常活动，尽量减少病人的体力活动；保持大便通畅，切勿用力排便。②保持环境安静，减少探视，防止不良刺激，解除焦虑。③严密监测心电图、血压和呼吸的变化5～7天，发现心律失常特别是室性早搏和心室颤动，要立即报告。发生心搏骤停，应争分夺秒进行心肺复苏，并迅速报告医师。④尽快有效地控制胸痛，保持情绪稳定。⑤记录24小时出入水量，防止血容量过多诱发心力衰竭，过少发生脱水，造成血液黏滞度增高或低血容量性休克。⑥给予高浓度氧吸入，改善心、脑、肾等重要器官的缺氧症状。⑦注意保暖及做好皮肤护理。

5. 大量不保留灌肠的目的有：①解除便秘。②清洁肠道，为手术、检查和分娩做准备。③稀释和清除肠道内有害物质。④为高热病人降温。

§12.5 护士临床"三基"训练综合试卷（五）

一、选择题（每题1分，共40分）

【A型题】

1. 下列关于股动脉的描述哪项是正确的　　　　　　　　　　　　　　　　（　　）
   A. 续于髂外动脉　　B. 外侧有股静脉伴行　　　C. 内侧有股神经伴行　　　D. 近端浅表有肌肉覆盖　　E. 是髂内动脉的直接延续

2. 50 kg 正常成人的血液总量有　　　　　　　　　　　　　　　　　　　（　　）
   A. 2000～2500 mL　　　B. 2500～3000 mL　　　C. 3000～3500 mL　　　D. 3500～4000 mL
   E. 4000～5000 mL

3. 常用的血氧监测指标，以下哪项不正确　　　　　　　　　　　　　　　（　　）
   A. 氧分压（PO_2）　　　B. 氧容量（$CO_2\max$）　　　C. 氧离解曲线　　　D. 氧含量
   E. 氧饱和度（SO_2）

4. 床上擦浴时应将室温调节在　　　　　　　　　　　　　　　　　　　　（　　）
   A. 18 ℃±2 ℃　　B. 20 ℃±2 ℃　　　C. 22 ℃±2 ℃　　　D. 26 ℃±2 ℃　　　E. 28 ℃±2 ℃

5. 属门静脉属支的是　　　　　　　　　　　　　　　　　　　　　　　　（　　）
   A. 直肠下静脉　　B. 肠系膜下静脉　　　C. 卵巢静脉　　　D. 肾静脉　　　E. 肝静脉

6. 进行青霉素皮肤试验前应重点评估的内容是　　　　　　　　　　　　　（　　）
   A. 用药史和过敏史　　B. 意识状态与合作能力　　　C. 目前诊断与病情　　　D. 注射局部有无红肿硬结　　E. 目前心理状态与家庭经济状况

7. 为病人插胃管时，出现呛咳、发绀，护士应　　　　　　　　　　　　　（　　）
   A. 嘱病人深呼吸　　B. 立即拔出胃管、重插　　　C. 嘱病人做吞咽动作　　　D. 稍停片刻，让病人休息一会再插　　E. 向病人解释，请病人坚持一下

8. 卵巢分泌的激素是　　　　　　　　　　　　　　　　　　　　　　　　（　　）
   A. 雌激素、孕激素、雄激素　　B. 雌激素、孕激素　　　C. 雌激素、孕激素、促黄体素
   D. 雌激素、孕激素、促卵泡激素　　　E. 雌激素、孕激素、催乳素

9. 使用超声雾化器时，水槽中的水温不应超过　　　　　　　　　　　　　（　　）
   A. 40 ℃　　B. 50 ℃　　C. 60 ℃　　　D. 70 ℃　　　E. 80 ℃

10. 消毒是指　　　　　　　　　　　　　　　　　　　　　　　　　　　（　　）
    A. 抑制微生物生长繁殖　　B. 杀死含芽孢的细菌　　　C. 使物体上无活菌存在
    D. 杀死物体上的病原微生物（不含芽孢菌）　　　E. 杀灭物体上所有的微生物

11. 张力性气胸急救首先是 （　）

　　A. 手术治疗　　B. 抗生素治疗　　C. 排气减压　　D. 胸带固定　　E. 镇静止痛

12. 能通过胎盘的免疫球蛋白是 （　）

　　A. IgD　　B. SIgA　　C. IgE　　D. IgM　　E. IgG

13. 抢救溺水时，病人的体位是 （　）

　　A. 平卧位　　B. 头高脚低位　　C. 半卧位　　D. 俯卧位　　E. 侧卧位

14. 关于干扰素的描述，错误的是 （　）

　　A. 其作用发生早于抗体　　B. 产生后对邻近的细胞可发生作用　　C. 不能由病毒寄生的宿主细胞产生　　D. 可由病毒及其他干扰素诱生剂诱生　　E. 是一组具有高活性的多功能糖蛋白

15. 测量血压，被测者坐位或仰卧位时，肱动脉应分别平 （　）

　　A. 第3肋软骨，腋中线　　B. 第4肋软骨，腋中线　　C. 第5肋软骨，腋前线

　　D. 第6肋软骨，腋后线　　E. 第6肋软骨，腋前线

16. 对体温过低的老年病人，下列护理措施哪项不妥 （　）

　　A. 提高室温　　B. 保暖　　C. 饮热饮料　　D. 持续监测体温变化　　E. 增加病人活动量

17. 下列哪项不是处理放射治疗时鼻出血病人的方法 （　）

　　A. 2‰麻黄碱滴鼻　　B. 切忌颈外静脉结扎　　C. 配血、备血　　D. 前鼻腔填塞

　　E. 后鼻孔填塞

18. 青霉素引起的过敏性休克属 （　）

　　A. 混合型超敏反应　　B. Ⅳ型超敏反应　　C. Ⅲ型超敏反应　　D. Ⅱ型超敏反应

　　E. Ⅰ型超敏反应

19. 下列哪项不是近距离后装治疗宫颈癌病人的护理措施 （　）

　　A. 1：1000苯扎溴铵冲洗阴道　　B. 有疼痛者不宜立即处理　　C. 清洁会阴部

　　D. 宫颈癌出血者，用无菌纱布填塞　　E. 留观1~2小时，观察不良反应

20. 药物产生不良反应的剂量是 （　）

　　A. 中毒量　　B. LD$_{50}$　　C. 无效剂量　　D. 极量　　E. 治疗量

【B型题】

问题21~22

　　A. 休克

　　B. 内脏损伤

　　C. 脊髓损伤

　　D. 骨筋膜室综合征

　　E. 压疮

21. 脊柱骨折、脱位的严重并发症 （　）

22. 截瘫和严重外伤常见的晚期并发症 （　）

问题 23～25

    A. 每搏量

    B. 心率

    C. 外周阻力

    D. 大动脉弹性

    E. 循环血量/血管容量比例

23. 一般情况下，主要影响脉压高低的是 （   ）

24. 一般情况下，主要影响舒张压高低的是 （   ）

25. 一般情况下，主要影响收缩压高低的是 （   ）

问题 26～28

    A. 抗利尿激素

    B. 促黑素细胞激素

    C. 醛固酮

    D. 肾上腺素

    E. 雌激素

26. 腺垂体分泌的激素是 （   ）

27. 肾上腺皮质分泌的激素是 （   ）

28. 肾上腺髓质分泌的激素是 （   ）

问题 29～30

    A. 烧伤面积×体重×1.8 mL+(60～80)mL/kg

    B. 烧伤面积×体重×2 mL+100 mL/kg

    C. 烧伤面积×体重×2 mL+(60～80)mL/kg

    D. 烧伤面积×体重×1.5 mL+1000 mL/kg

    E. 烧伤面积×体重×1.5 mL+2000 mL

29. 成人烧伤后第1个24小时补液量 （   ）

30. 儿童烧伤后第1个24小时补液量 （   ）

【C 型题】

问题 31～32

    A. 治疗支气管哮喘

    B. 治疗心源性哮喘

    C. 两者均可

    D. 两者均否

31. 氨茶碱可用于 （   ）

32. 吗啡可用于 （   ）

问题 33～35

A. 高压氧治疗

B. 注射 TAT

C. 两者均是

D. 两者均否

33. 溺水后脑功能障碍 （　　）

34. 战伤 （　　）

35. 中暑 （　　）

【X 型题】

36. 属消化腺的是 （　　）

A. 甲状腺　　B. 腮腺　　C. 前列腺　　D. 胸腺　　E. 下颌下腺

37. 对芽孢有效的化学消毒剂 （　　）

A. 过氧乙酸　　B. 环氧乙烷　　C. 碘伏　　D. 碘酊　　E. 乙醇

38. 胸外心脏按压的有效指征为 （　　）

A. 自主呼吸恢复　　B. 口唇转红　　C. 上肢收缩压维持在 45 mmHg 以上　　D. 瞳孔散大　　E. 出现躁动

39. 腺垂体分泌的激素有 （　　）

A. 催乳素　　B. 促黑素细胞激素　　C. 促卵泡激素　　D. 促黄体素　　E. 抗利尿激素

40. 糖尿病饮食治疗的原则包括 （　　）

A. 按理想体重计算总热能　　B. 体重超过理想体重 20% 者应减少总热能　　C. 饮食分配应根据病人习惯，最好少吃多餐　　D. 饮食固定后则不要更改　　E. 能吃多少就吃多少

二、填空题（每空 1 分，共 15 分）

1. 部分母乳哺养包括_____和_____两种方法。

2. 小儿头皮静脉穿刺通常选用_____静脉、_____静脉以及_____静脉等。

3. 敌百虫中毒时不能用_____溶液洗胃，因为敌百虫遇_____药物会分解为毒性更强的敌敌畏。

4. 气胸病人胸腔穿刺部位常选择锁骨中线第 2 肋间或腋中线_____肋间。

5. 临床上以水肿、高血压、血尿和蛋白尿为主要表现者，应考虑为_____。

6. 胸外科手术后，安置胸膜腔闭式引流管的目的是_____以及_____。

7. 择期手术麻醉前成人禁食_____小时，禁饮_____小时；小儿禁食_____小时。

8. 颅中窝骨折病人常出现_____耳漏。

三、判断题（每题 1 分，共 10 分；正确的在括号内标"√"，错误的标"×"）

1. 阿司匹林的解热作用主要是影响散热过程，作用于大脑皮质的体温调节中枢，表现为血

管扩张和出汗增加等。　　　　　　　　　　　　　　　　　　　（　　）

2. 暗光刺激、看远物、交感神经兴奋等因素可使瞳孔缩小。　　　（　　）

3. WHO 提出的健康的定义是："健康不仅是没有疾病和病痛，而且是个体在身体上和社会活动上、精神上完全保持健全的状态。"　　　　　　　　　　　　　（　　）

4. 从无菌容器中取出物品，若未使用，可放回无菌容器中，以避免浪费。　（　　）

5. 正常女性较男性体温略高，但在月经期和妊娠期体温下降。　　　（　　）

6. 青霉素过敏性休克的临床表现中常以呼吸道症状或皮肤瘙痒最早出现，应注意倾听病人的主诉。　　　　　　　　　　　　　　　　　　　　　（　　）

7. 放射治疗前拔牙者，需拔牙后 1 周才能放射治疗。　　　　　　　（　　）

8. 流行性出血热的传播媒介是螨。　　　　　　　　　　　　　　　（　　）

9. 肝性脑病病人可给予高蛋白饮食，以补充营养。　　　　　　　　（　　）

10. 急症手术尤其是急腹症手术，需常规灌肠。　　　　　　　　　　（　　）

四、名词解释（每题 2 分，共 10 分）

1. 炎症
2. 药物半衰期
3. 心搏骤停
4. 隐性黄疸
5. DIC

五、问答题（每题 5 分，共 25 分）

1. 何谓病毒？试述其主要特性。
2. 试述输血前的准备。
3. 试述职业病的共同特点及其主要诊断依据。
4. 试述大咯血的处理原则。
5. 试述烧伤现场急救原则。

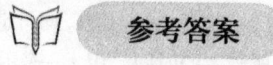 参考答案

一、选择题

【A 型题】

题序	1	2	3	4	5	6	7	8	9	10	11	12	13	14	15	16	17	18	19	20
答案	A	D	C	C	B	A	B	A	C	D	C	E	D	C	B	E	B	E	B	E

题序	21	22	23	24	25	26	27	28	29	30
答案	C	E	D	C	A	B	C	D	E	A

【C型题】

题序	31	32	33	34	35
答案	C	B	A	B	D

【X型题】

题序	36	37	38	39	40
答案	BE	ABD	ABE	ABCD	ABC

二、填空题

1. 补授法　　代授法
2. 颞浅　　耳后　　前额
3. 碳酸氢钠　　碱性溶液
4. 4～5
5. 急性肾小球肾炎
6. 排出胸膜腔内积液和气体　　促进肺复张
7. 12　　4　　8
8. 脑脊液

三、判断题

1. ×　　2. ×　　3. √　　4. ×　　5. ×　　6. √　　7. ×　　8. √　　9. ×　　10. ×

四、名词解释

1. 炎症：是机体对于刺激的一种防御反应，可由多种病因所致，表现为红、肿、热、痛和功能障碍。炎症是以防御为主的天然的局部反应，如果没有炎症反应，细菌感染就无法控制，损伤永远也不能愈合，对机体可以造成严重的危害；但是炎症又是多种疾病的发病基础，可导致全身多种炎症性疾病，严重者可危及生命，如严重的超敏反应、脑炎、心肌炎、流感等，均可造成对人体的严重后果。

2. 药物半衰期：是指血浆药物浓度下降一半所需要的时间，用 $t_{1/2}$ 表示。不少药物根据血浆半衰期确定给药次数，如磺胺类药 SMZ 和 SIZ 的血浆半衰期分别为10～12小时和5～7小时，故前者每天给药2次，后者每天给药4次。

3. 心搏骤停：心脏突然停止跳动，有效泵血功能消失，引起全身严重缺血、缺氧。

4. 隐性黄疸：是指病人血清胆红素虽已超过正常范围但仍在 34.4 $\mu mol/L$ 以下，巩膜和皮肤尚无可见的黄染。

5. DIC：即弥散性血管内凝血，是一种发生在很多疾病基础上，由病因素激活凝血系统，导致全身微血栓形成，凝血因子被大量消耗并激发纤溶亢进，引起全身出血的综合征。

五、问答题

1. 病毒是一类体积微小，结构简单的非细胞型微生物，是微生物中最小的一种。其主要特性包括：①体积微小，必须在电镜下才能观察到。②结构简单，由蛋白质外壳和核酸（只含 RNA 或 DNA）组成。③缺乏酶系统，只能在相应的活细胞内增殖。④以复制的方式增殖。⑤对抗生素类药物不敏感，目前无特效药物防治。

2. 输血前的准备如下。①备血：根据医嘱抽血标本进行血型鉴定和交叉配血试验。②取血：凭取血单到血库取血，取血时与血库人员共同做好三查八对。三查，即查血的有效期、血液质量和输血装置是否完好；八对，即对姓名、床号、住院号、血瓶（袋）号、血型、交叉配血结果，血液种类和剂量。③取血后：避免剧烈震荡而引起溶血；不能将血液加温。④输血前须与另一护士再次核对，确定无误后方可输血。

3. 职业病的共同特点为：①病因明确。②病因大多数可进行定量检测，接触有害因素的水平与发病率及病损程度有明确的剂量-反应关系。③从事同一职业的人群有一定数量的病例发生。④早发现、早诊断、早治疗，愈后良好。
    其主要诊断依据为：①详细的职业接触史。②生产环境的劳动卫生调查。③临床表现符合某一职业病原菌特征。④实验室检查或特殊检查。

4. 大咯血的处理原则为：①消除紧张情绪，必要时可用小量镇静药。宜取侧卧位，便于将血咯出，保持呼吸道通畅。若有窒息，应立即取头低脚高 45°的俯卧位，并轻拍背部，迅速排出在呼吸道和口咽部的血块，可用较粗的鼻导管进行机器吸引，或借助支气管镜夹取血块。②高浓度（<50%）氧疗。③垂体后叶素静脉注射或静脉滴注，速度需缓慢。④咯血过多要输血。反复大咯血，药物治疗不易控制，根据病情和病变范围作肺段或肺叶切除治疗。⑤咯血停止后可给温或凉的流质饮食。卧床休息、避免咳嗽，保持大便通畅。

5. 烧伤急救原则如下：
    (1) 脱离致伤源。
    (2) 维护呼吸道通畅。
    (3) 保护受伤部位。
    (4) 其他救治措施：①大面积严重烧伤早期应避免长途转送，休克期最好就地输液抗休克，保证呼吸道通畅，留置导尿管，观察尿量。②高度口渴、烦躁不安者，表示休克严重，应加快输液，只可少量口服浓盐水或烧伤饮料。不宜单纯喝白开水，以防发生水中毒。③安慰和鼓励受伤者，使其情绪稳定。剧痛者可酌情使用地西泮（安定）、哌替啶（度冷丁）等镇痛药，但要避免抑制呼吸中枢。

§12.6 护士临床"三基"训练综合试卷（六）

一、选择题（每题 1 分，共 40 分）

【A 型题】

1. 为昏迷病人每次吸痰时间为 （　）

A. <5秒　　B. <15秒　　C. <1分钟　　D. <30秒　　E. 1～2分钟

2. 毛细血管采血法常用于　　　　　　　　　　　　　　　　　　　　　　　　（　　）

A. 血常规检查　　B. 血培养　　C. 血中电解质检查　　D. 肝肾功能检查　　E. 血糖测定

3. 角膜反射消失见于　　　　　　　　　　　　　　　　　　　　　　　　　　（　　）

A. 昏睡　　B. 嗜睡　　C. 谵妄　　D. 妄想　　E. 深昏迷

4. 抢救大咯血窒息时，病人的体位应取　　　　　　　　　　　　　　　　　　（　　）

A. 仰卧位　　B. 俯卧位　　C. 俯卧头低足高位　　D.平卧位　　E. 头高位

5. 大量饮清水后导致抗利尿激素分泌减少的主要原因是　　　　　　　　　　　（　　）

A. 有效循环血量减少　　B. 血浆胶体渗透压降低　　C. 血浆胶体渗透压升高

D. 血浆晶体渗透压降低　　E. 血浆晶体渗透压升高

6. 脑血栓形成最常见的病因是　　　　　　　　　　　　　　　　　　　　　　（　　）

A. 动脉粥样硬化　　B. 血管外伤　　C. 先天性脑动脉狭窄　　D. 脑动脉炎　　E. 真性红细胞增多症

7. 结核菌素试验的原理是　　　　　　　　　　　　　　　　　　　　　　　　（　　）

A. Ⅰ型超敏反应在局部的表现　　B. Ⅱ型超敏反应在局部的表现　　C. Ⅲ型超敏反应在局部的表现　　D. Ⅳ型超敏反应在局部的表现　　E. 混合型超敏反应在局部的表现

8. 炎性水肿产生的主要机制是　　　　　　　　　　　　　　　　　　　　　　（　　）

A. 淋巴管阻塞引起淋巴回流障碍　　B. 组织间液流体静压增高　　C. 微血管壁通透性增高　　D. 组织间液胶体渗透压升高　　E. 病灶血管内血浆胶体渗透压降低

9. 休克病人的神志意识变化可反映　　　　　　　　　　　　　　　　　　　　（　　）

A. 血容量变化情况　　B. 外周阻力变化情况　　C. 心排血量变化情况　　D. 脑部血液灌流情况　　E. 组织缺氧程度

10. 对截瘫病人的护理不包括　　　　　　　　　　　　　　　　　　　　　　（　　）

A. 保持肢体功能位置　　B. 保护角膜　　C. 防止泌尿系感染　　D. 勤翻身防止压疮形成　　E. 保持大小便通畅

11. 属于自身免疫性疾病的是　　　　　　　　　　　　　　　　　　　　　　（　　）

A. 癫痫　　B. 脑栓塞　　C. 重症肌无力　　D. 精神分裂症　　E. 脑出血

12. 心力衰竭概念的最重要的内容是　　　　　　　　　　　　　　　　　　　（　　）

A. 心排血量不能满足机体需要　　B. 心排血量相对降低　　C. 心排血量绝对降低

D. 心肌舒张功能障碍　　E. 心肌收缩功能障碍

13. 高渗性脱水病人常有　　　　　　　　　　　　　　　　　　　　　　　　（　　）

A. 皮肤弹性下降　　B. 明显脱水征　　C. 周围循环衰竭　　D. 低血容量性休克

E. 口渴、尿少

14. 急性乳房炎多发生于　　　　　　　　　　　　　　　　　　　　　　　　（　　）

A. 产后哺乳期的经产妇　　B. 产后哺乳期的初产妇　　C. 任何哺乳期的妇女

D. 青年妇女　　E. 乳房较大的产妇

15. 下列哪种疾病最易引起无痛性血尿　　　　　　　　　　　　（　　）

　　A. 肾结核　　B. 肾结石　　C. 肾癌　　D. 肾母细胞瘤　　E. 肾脓肿

16. 处理危重骨折病人时，应首先掌握的原则是　　　　　　　　（　　）

　　A. 抢救生命　　B. 妥善处理伤口，并简单有效固定　　C. 迅速安全转移伤员

　　D. 输液并输血　　E. 立即将骨折端嵌入进行复位

17. 适于采用包扎疗法的烧伤创面是　　　　　　　　　　　　　（　　）

　　A. 面颈部浅度烧伤　　B. 会阴部烧伤　　C. 四肢浅Ⅱ度及深Ⅱ度烧伤　　D. 四肢高压电接触伤　　E. Ⅲ度烧伤

18. 口腔真菌感染漱口液选择　　　　　　　　　　　　　　　　（　　）

　　A. 1％～2％甲紫　　B. 1％～3％碳酸氢钠溶液　　C. 0.1％利凡诺溶液

　　D. 0.02％呋喃西林　　E. 复方硼砂溶液

19. 床单位的设备不包括　　　　　　　　　　　　　　　　　　（　　）

　　A. 床　　B. 床上用品　　C. 床旁桌　　D. 椅子　　E. 输液架

20. 昏迷病人用热水袋时要求水温不超过 50 ℃的原因　　　　　（　　）

　　A. 机体对热敏感度增加　　B. 局部感觉迟钝　　C. 皮肤抵抗力下降　　D. 血管对热反应过敏　　E. 可加深病人昏迷程度

【B 型题】

问题 21～22

　　A. 低效型呼吸形态

　　B. 躯体移动障碍

　　C. 排便异常

　　D. 尿崩症

　　E. 压疮

21. 急性炎症性脱髓鞘性多发性神经病最主要的护理问题是　　　（　　）

22. 脊髓压迫综合征不可能出现　　　　　　　　　　　　　　　（　　）

问题 23～25

　　A. 甲苯

　　B. 甲醛

　　C. 草酸

　　D. 稀盐酸

　　E. 浓盐酸

23. 留 24 小时尿作 17 -羟类固醇检查，尿标本中应加　　　　　（　　）

24. 留 12 小时尿作尿爱迪计数，尿标本中应加　　　　　　　　（　　）

25. 留 24 小时尿作蛋白定量时，尿标本中应加　　　　　　　　（　　）

问题 26～27

481

A. 尸冷

B. 尸斑

C. 尸僵

D. 尸体腐败

E. 尸僵缓解

26. 死亡后最先发生的尸体现象是 （　　）

27. 死亡后 2～4 小时可出现 （　　）

问题 28～30

A. 佝偻病

B. 夜盲症

C. 脚气病

D. 癞皮病

E. 坏血病

28. 硫胺素缺乏可导致 （　　）

29. 维生素 D 缺乏可导致 （　　）

30. 维生素 C 缺乏可导致 （　　）

【C 型题】

问题 31～33

A. 动脉血氧分压降低

B. 动脉血二氧化碳分压升高

C. 两者均有

D. 两者均无

31. Ⅰ型呼吸功能衰竭病人 （　　）

32. Ⅱ型呼吸功能衰竭病人 （　　）

33. 通气功能障碍引起的呼吸衰竭病人 （　　）

问题 34～35

A. 出血倾向

B. 循环负荷过重

C. 两者均有

D. 两者均无

34. 大量输库存血可导致 （　　）

35. 短时间内大量输液可导致 （　　）

【X 型题】·

36. 颅内压监测常见的并发症是 （　　）

A. 颅内感染　　B. 导管折叠、破损　　C. 颅内出血　　D. 导管脱出　　E. 脑疝

37. 气管切开病人的护理措施包括 （　　）

A. 气管切口局部定时换药　　B. 吸痰导管每次更换　　　C. 痰液黏稠者可配合雾化吸

入　　D. 吸痰管吸口腔分泌物后再吸气管内痰液　　E. 必要时翻身、拍背

38. 下列不属深感觉的是　　　　　　　　　　　　　　　　　　　　　　（　　）

A. 运动觉　　B. 痛觉　　C. 重量觉　　D. 实体觉　　E. 温度觉

39. 应用青霉素过程中需要重做过敏试验的是　　　　　　　　　　　　　（　　）

A. 曾使用青霉素停药 12 小时　　B. 曾使用青霉素停药 24 小后　　C. 曾使用青霉素

停药 3 天后　　D. 使用过程中改用不同生产批号的制剂　　E. 使用过程中出现皮肤瘙

痒等症状

40. 尿毒症可有　　　　　　　　　　　　　　　　　　　　　　　　　　（　　）

A. 低钙　　B. 高磷　　C. 高钾　　D. 低钠　　E. 低血糖

二、填空题（每空 1 分，共 15 分）

1. 中枢神经系统包括_____和_____。

2. 恶性肿瘤的扩散方式包括_____、_____、_____以及_____ 4 种。

3. 无菌巾包打开后未用完无污染，可继续使用的有效期为_____。

4. 静脉输液时应根据病人病情调节输液速度，成人一般_____滴/min，小儿_____滴/min。

5. 病人死亡后，应在体温单_____℃用_____笔纵写死亡_____。

6. 急性肾炎是由于某些微生物引起机体免疫反应而导致_____。

7. 白血病的临床表现有发热、出血、_____和_____四大特征。

三、判断题（每题 1 分，共 10 分；正确在括号内标"√"，错误的标"×"）

1. 尿崩症常发生于脑干手术后。　　　　　　　　　　　　　　　　　　（　　）

2. 人工自动免疫是用人工方法将含有特异性抗体的免疫血清或淋巴因子等免疫物质注入人
   体内，使之获得免疫的方法。　　　　　　　　　　　　　　　　　　　（　　）

3. 一旦发现石膏综合征迹象，必须尽早采取措施，立即剖解过紧石膏；发生急性胃扩张
   时，应持续胃肠减压和洗胃。　　　　　　　　　　　　　　　　　　　（　　）

4. 采集咽拭子标本进行真菌培养时，须在口腔溃疡面上采集分泌物。　　（　　）

5. 心包穿刺抽液时第 1 次抽液不超过 500 mL。　　　　　　　　　　　　（　　）

6. 半坐卧位时抬高床头 30°～45°角，同时膝部抬高 15°～30°角的目的是防止下滑。（　　）

7. 肝性脑病前兆是出现意识模糊、扑翼样震颤及脑电图异常。　　　　　（　　）

8. 治疗巨幼细胞贫血最常用又有效的药物是硫酸亚铁。　　　　　　　　（　　）

9. 传染病房的隔离衣、口罩、帽子应每天更换 1 次。　　　　　　　　　（　　）

10. 平静呼吸时，每分钟进入肺泡参与气体交换的气体量称为每分钟肺通气量。（　　）

四、名词解释（每题 2 分，共 10 分）

1. 脑死亡

2. 气胸

3. 乙醇拭浴

4. 潜伏性感染

5. 表面麻醉

五、问答题（每题 5 分，共 25 分）

1. 何谓呼吸衰竭？试述引起呼吸衰竭常见的原因。
2. 试述蛛网膜下腔出血的护理措施。
3. 试述休克病人观察的要点。
4. 简述创伤急救的原则。
5. 试述输血潜在并发症超敏反应的相关因素及处理措施。

参考答案

一、选择题

【A 型题】

题序	1	2	3	4	5	6	7	8	9	10	11	12	13	14	15	16	17	18	19	20
答案	B	A	E	C	D	A	D	C	E	B	C	A	E	B	C	A	C	B	E	B

【B 型题】

题序	21	22	23	24	25	26	27	28	29	30
答案	A	D	E	B	A	A	B	C	A	E

【C 型题】

题序	31	32	33	34	35
答案	A	C	C	C	B

【X 型题】

题序	36	37	38	39	40
答案	ABCD	ABCE	BCDE	CD	ABCD

二、填空题

1. 脑　　脊髓

2. 直接浸润　　淋巴转移　　血行转移　　种植

3. 24 小时

4. 40～60　　20～40

484

5. 40～42　　红　　时间

6. 两侧肾脏弥漫性炎症反应

7. 贫血　　器官浸润

三、判断题

1. ×　　2. ×　　3. √　　4. √　　5. ×　　6. √　　7. √　　8. ×　　9. √　　10. ×

四、名词解释

1. 脑死亡：是包括脑干在内的全脑功能不可逆转的丧失，此时脑电活动停止、脑电波消失，脑电图呈一直线。

2. 气胸：胸膜腔内积气称为气胸。

3. 乙醇拭浴：是利用乙醇的挥发作用及其刺激皮肤血管扩张的作用，通过蒸发而增加机体散热，达到降温目的的一种方法。

4. 潜伏性感染：病原体进入人体后潜伏于机体的隐蔽部分，无大量繁殖，也不排出体外，不能被机体的免疫系统识别杀灭，在一定条件下可引起感染。

5. 表面麻醉：将穿透力强的局部麻醉药施用于黏膜表面，使其透过黏膜而阻滞黏膜下神经末梢，使黏膜产生麻醉现象。

五、问答题

1. 呼吸衰竭是指由于外呼吸功能严重障碍，以致在静息时动脉血氧分压低于正常范围，伴有或不伴有二氧化碳分压增高的病理过程。其原因如下：

(1) 肺通气功能障碍：①限制性通气不足。②阻塞性通气不足。

(2) 气体交换障碍：①气体弥散障碍。②肺泡通气与血液比例失调。

2. 蛛网膜下腔出血的护理措施有：①急性期绝对卧床 4 周以上，保持病室安静、遮光。②保持大小便通畅，避免用力大便而发生再出血。③严密观察意识、瞳孔、生命体征变化，如发生再出血先兆应及时处理。④意识障碍者按昏迷病人护理常规护理。

3. 休克病人观察的要点如下：①意识和表情，反映脑组织灌流的情况。②皮肤色泽、温度、湿度，反映体表灌流的情况。③尿量，反映肾脏同时也可反映其他组织器官血液灌流的情况。④血压及脉压差。⑤脉搏，休克时脉率加快，脉快而细弱表示休克加重。⑥呼吸增速、变浅、不规则。呼吸增至 30 次/min 以上或降至 8 次/min 以下，均表示病情加重。

4. 创伤急救的原则为：

(1) 抢救生命第一，确保伤员安全。

(2) 预防和及时治疗并发症。

5. 输血潜在并发症超敏反应的相关因素及护理措施有：

(1) 相关因素：①病人过敏体质，输入的血液中的异体蛋白同过敏机体的蛋白质结合，形成完全抗原而过敏。②献血员在献血前用过可致敏的药物或食物，使输入的血液中含致敏物质。

(2) 护理措施：①发生超敏反应时，轻者减慢输血速度，继续观察；重者立即停止输血。②出现呼吸困难时给予氧气吸入；喉头水肿严重者，配合气管内插管或气管切开术；如出现过敏性休克，即协助抗休克治疗。③根据医嘱给予 0.1% 的盐酸肾上腺素 0.5～1 mL 皮下注射；或用抗过敏药或激素如异丙嗪、地塞米松等。

§12.7　护士临床"三基"训练综合试卷（七）

一、选择题（每题 1 分，共 40 分）

【A 型题】

1. 臀大肌深面　　　　　　　　　　　　　　　　　　　　　　　　（　　）

　　A. 无重要神经血管　　　B. 坐骨大孔有股神经穿出　　　C. 坐骨小孔有坐骨神经穿出

　　D. 外下 1/4 象限有闭孔神经　　　E. 外上 1/4 象限无重要神经血管

2. 输卵管结扎术常在哪个部位进行　　　　　　　　　　　　　　　（　　）

　　A. 输卵管子宫部　　　B. 输卵管峡部　　　C. 输卵管壶腹　　　D. 输卵管漏斗　　　E. 输卵管任意部位

3. 当血清胆红素浓度高于下列哪项指标时，临床上即可见明显的黄疸　（　　）

　　A. 1.7 μmol/L　　　B. 3.4 μmol/L　　　C. 34.4 μmol/L　　　D. 17.1 μmol/L

　　E. 30.4 μmol/L

4. 给病人施行导尿术前，对病人的评估不包括　　　　　　　　　　（　　）

　　A. 意识状态　　　B. 膀胱充盈程度　　　C. 合作程度　　　D. 进食习惯　　　E. 健康知识

5. 观察意识障碍所采取的方法，错误的是　　　　　　　　　　　　（　　）

　　A. 呼唤病人的姓名　　　B. 词句性谈话　　　C. 针刺皮肤　　　D. 压眶上神经　　　E. 检查视乳头水肿情况

6. 护理记录的书写要求不正确的是　　　　　　　　　　　　　　　（　　）

　　A. 记录必须及时、准确　　　B. 内容简明扼要　　　C. 医学术语应用确切　　　D. 字迹清楚不得涂改　　　E. 眉栏、页码可不填写

7. 下列资料中哪项属于主观资料　　　　　　　　　　　　　　　　（　　）

　　A. 体温 38 ℃　　　B. 面色发绀　　　C. 心动过速　　　D. 腹部胀痛　　　E. 呼吸困难

8. 下列哪一项不属于护士的角色　　　　　　　　　　　　　　　　（　　）

　　A. 直接提供护理者　　　B. 教师的角色　　　C. 科研的角色　　　D. 管理协调者　　　E. 提供治疗方案的角色

9. 对于膀胱高度充盈的病人，第一次放尿不应超过　　　　　　　　（　　）

　　A. 300 mL　　　B. 500 mL　　　C. 800 mL　　　D. 1000 mL　　　E. 1500 mL

10. 一病人青霉素皮试为阴性，静脉滴注青霉素溶液约 10 分钟后出现胸闷、气促、面色苍白、血压下降。下列哪项护理措施是错误的　　　　　　　　　（　　）

　　A. 停止滴注青霉素，立即皮下注射 0.1% 的盐酸肾上腺素　　　B. 病人平卧就地抢救

　　C. 给予氧气吸入　　　D. 遵医嘱给予升压药　　　E. 立即将病人搬入抢救室进行抢救

11. 换药的基本操作中，错误的是 （   ）

   A. 揭出胶布和外层敷料用手不用镊子   B. 里层敷料和创面有粘连时应用无菌盐水湿润后再揭   C. 双手持镊操作中，一把镊子被污染时，可用另一把镊子继续换药操作

   D. 乙醇棉球只能消毒创面周围皮肤   E. 盐水棉球轻轻拭去伤口内分泌物和脓液

12. 大量不保留灌肠的目的不包括 （   ）

   A. 解除便秘   B. 清洁肠道   C. 为高热病人降温   D. 稀释和清除肠道内有害物质   E. 灌注肠道杀菌剂

13. 下列预防压疮的措施不妥的是 （   ）

   A. 避免局部长期受压   B. 避免潮湿、摩擦及排泄物的刺激   C. 增进局部血液循环   D. 勤换衣服、床单   E. 增加营养的摄入

14. 评估左心功能不全、肺循环淤血者的基本表现是 （   ）

   A. 嗜睡、乏力   B. 咳嗽、咳痰   C. 咯血   D. 心悸   E. 呼吸困难

15. 下列哪类病人应首先进行处理 （   ）

   A. 休克   B. 尿道断裂   C. 开放性气胸   D. 头皮撕脱伤   E. 开放性骨折

16. 急性心肌梗死的诊断，错误的是 （   ）

   A. 无诱因的心前区剧痛   B. AST 升高   C. 中年以上突发休克，频繁恶心、呕吐、上腹痛   D. 起病即有发热   E. 心率增快

17. 肾盂肾炎最常见的感染途径是 （   ）

   A. 外伤   B. 邻近器官炎症的蔓延   C. 上行感染   D. 血行感染   E. 淋巴管蔓延

18. 腹腔内空腔脏器破裂的临床表现，下列哪项不正确 （   ）

   A. 创伤性休克   B. 急性腹膜炎   C. 急性肠梗阻   D. 急性内出血   E. 膈下游离气体

19. 康复期护理比慢性病期护理更为强调 （   ）

   A. 恢复心理平衡   B. 提高抗病能力   C. 增强自我护理能力   D. 加强功能锻炼   E. 创造重返社会条件

20. 糖尿病病人的饮食治疗要求中，下列哪项正确 （   ）

   A. 不控制总热量   B. 限制糖类进食量   C. 糖类提供总热量的 50％～60％

   D. 蛋白质、脂肪各占 20％～25％   E. 少量多餐

【B 型题】

问题 21～22

A. 1：2000～1：3000 高锰酸钾溶液或生理盐水反复洗胃

B. 醋酸

C. 2％碳酸氢钠或 1：5000 高锰酸钾溶液或清水洗胃

D. 4％碳酸氢钠

E. 30％硫酸镁

21. 口服对硫磷（1605）农药中毒洗胃选用 （　　）

22. 口服巴比妥类中毒选用 （　　）

问题 23～24

　　A. 禁食 12 小时，禁饮 4 小时

　　B. 至少禁食 8 小时

　　C. 禁食 10 小时，禁饮 4 小时

　　D. 禁食 6 小时，禁饮 4 小时

　　E. 禁食、禁饮 12 小时

23. 成人择期手术一般麻醉前应 （　　）

24. 小儿择期手术一般麻醉前应 （　　）

问题 25～27

　　A. 3 分钟

　　B. 7～10 分钟

　　C. 20 分钟

　　D. 30 分钟

　　E. 1 小时

25. 测量腋温时，应将体温计紧夹的时间为 （　　）

26. 测量体温的适宜时间应在病人坐浴或灌肠后 （　　）

27. 测量体温的适宜时间应在病人沐浴后 （　　）

问题 28～30

　　A. 夜间咳嗽明显

　　B. 咳嗽无痰或痰量甚少（干咳）

　　C. 黄绿色痰

　　D. 鸡鸣样咳嗽

　　E. 带金属音的咳嗽

28. 左心衰、肺结核 （　　）

29. 急性喉炎 （　　）

30. 百日咳 （　　）

【C 型题】

问题 31～32

　　A. 阵发性夜间呼吸困难

　　B. 周围性发绀

　　C. 两者均是

　　D. 两者均否

31. 左心功能不全的表现 （　　）

32. 右心功能不全的表现 （　　）

问题 33~35

    A. 浓盐酸

    B. 甲苯

    C. 两者均可

    D. 两者均否

33. 测定 24 小时尿中 17-羟皮质类固醇，防腐剂应用   （   ）

34. 收集尿作细胞计数，防腐剂应用   （   ）

35. 收集尿作蛋白质定量，作防腐剂可用   （   ）

【X 型题】

36. 艾滋病传播的途径包括   （   ）

    A. 血液传播   B. 体液传播   C. 性接触传播   D. 消化道传播   E. 母婴传播

37. 有关乙醇拭浴，下列哪些描述正确   （   ）

    A. 乙醇温度应接近体温   B. 拭浴方式以拍拭方式进行，不用摩擦方式   C. 当拭浴至腋窝、腹股沟、腘窝、足底等血管丰富处时，应适当延长时间   D. 禁拭后颈、胸前区、腹部等处   E. 拭浴后 30 分钟测量体温

38. 放射治疗中，皮肤护理措施包括   （   ）

    A. 维持放射野内皮肤清洁、干燥   B. 放射野内皮肤有脱屑应轻轻拭去，以防细菌生长   C. 不用刺激性药物及化妆品   D. 维持局部清洁，可每天用肥皂水清洗   E. 局部皮肤防止衣物摩擦及搔抓

39. 急性胰腺炎的临床表现有   （   ）

    A. 腹痛、腹胀   B. 腹泻、肠鸣音亢进   C. 恶心、呕吐   D. 发热   E. 黄疸

40. 胸外心脏按压时应注意   （   ）

    A. 按压区应在胸骨体中、下 1/3 交界处   B. 按压时两臂不得弯曲，肘关节伸直，双肩位于双手的正上方   C. 1 人单独操作时，可先行口对口人工呼吸 2 次，再作胸外心脏按压 15 次   D. 2 人操作时，口对口人工呼吸与胸外心脏按压频率的比例为 1：5   E. 按压力度要适当，以胸骨下陷 3~4 cm 为度

二、填空题（每空 1 分，15 分）

1. 正常成年男性尿道长_____cm，3 个狭窄分别位于尿道内口、尿道外口和_____；2 个弯曲分别为耻骨下弯和耻骨前弯。若将阴茎_____，耻骨前弯消失。

2. 颅内压增高"三主征"的典型表现包括_____、_____以及_____。

3. 溶血标本可使红细胞的沉降率_____。

4. 煎中药容器以_____、_____为好，忌用_____，以免发生化学反应。

5. 护理程序的步骤包括评估、_____、_____、_____、_____。

6. 低盐膳食限钠量在 2 g/d 以下，全天烹调用食盐量成人不超过_____g。

三、判断题（每题1分，共10分；正确的在括号内标"√"，错误的标"×"）

1. 红细胞膜外有A抗原的血型为A型，其血清中有抗B抗体。　　　（　　）
2. 脑神经、脊神经和内脏神经均属于周围神经系统。　　　　　　（　　）
3. 口腔真菌感染时，宜选用0.02％呋喃西林溶液为漱口液。　　　（　　）
4. 青霉素G钾（钠）用生理盐水溶解后，放置过久会使抗菌效能降低，超敏反应增加。

　　　　　　　　　　　　　　　　　　　　　　　　　　　　（　　）
5. 宫颈炎的主要临床表现为接触性出血。　　　　　　　　　　　（　　）
6. 置入胸膜腔引流管引流液体的部位，一般选在腋中线和腋后线之间的第6～第8肋间。

　　　　　　　　　　　　　　　　　　　　　　　　　　　　（　　）
7. 吸痰时，每次吸痰时间<15秒，一次未吸尽，隔3～5分钟再吸。（　　）
8. 护士整理出院病历时发现护理记录不完整，应及时进行补记或重抄。（　　）
9. 胆道手术后3～5天后可考虑行T型管缓慢低压冲洗。　　　　　（　　）
10. 无菌持物钳或镊放置于盛有消毒液的容器中时，消毒液应浸没钳轴关节以上2～3 cm
    或镊的1/2。　　　　　　　　　　　　　　　　　　　　　　（　　）

四、名词解释（每题2分，共10分）

1. 灭菌
2. 呼吸衰竭
3. 医院内感染
4. 压疮
5. 药物不良反应

五、问答题（每题5分，共25分）

1. 何谓多器官功能障碍综合征（MODS）？
2. 试述危重病人护理记录的内容。
3. 试述低脂、低胆固醇膳食的要点。
4. 如何预防和处理腹部手术后尿潴留？
5. 试述母乳喂养的好处。

参考答案

一、选择题

【A 型题】

题序	1	2	3	4	5	6	7	8	9	10	11	12	13	14	15	16	17	18	19	20
答案	E	B	C	D	E	E	D	E	D	E	C	E	D	E	C	D	C	B	D	E

【B 型题】

题序	21	22	23	24	25	26	27	28	29	30
答案	C	A	A	B	B	D	D	A	B	D

【C 型题】

题序	31	32	33	34	35
答案	A	B	A	D	B

【X 型题】

题序	36	37	38	39	40
答案	ABCE	ABDE	ACE	ACDE	ABCDE

二、填空题

1. 16～20　　尿道膜部　　　上提
2. 头痛　　呕吐　　　视盘水肿
3. 增高
4. 沙锅　　搪瓷器皿　　　铁器
5. 诊断　　计划　　　实施　　　评价
6. 2～3

三、判断题

1. √　　2. √　　3. ×　　4. √　　5. ×　　6. √　　7. √　　8. ×　　9. ×　　10. √

四、名词解释

1. 灭菌：是指杀灭物体上所有微生物（包括病原体和非病原体、繁殖体和芽孢）的方法。

2. 呼吸衰竭：是指由于外呼吸功能严重障碍，以致在静息时动脉血氧分压低于正常范围，伴有或不伴有二氧化碳分压增高的病理过程。

3. 医院内感染：又称医院内获得性感染，即指入院时既不存在亦不处于潜伏期，而是在医院内发生的感

491

染，包括医院获得而出院后发病的感染。

4. 压疮：压疮最早称为褥疮，是人体局部组织长期受压，造成局部血液循环障碍和持续缺血、缺氧及营养不良而致软组织溃烂和坏死，是临床常见的并发症，因此预防压疮的产生是护理工作中的重要任务。绝大多数压疮是可以预防的，通过精心科学的护理，将压疮的发生率降到最低限度，是护理工作者的重要职责。

5. 药物不良反应：凡不符合用药目的并为病人带来不适或痛苦的反应统称为药物不良反应。在临床上多种多样，不同的药物会引起不同的不良反应，常见的反应有胃肠道反应、眼花、头晕、头痛，还可以出现皮肤药疹、过敏性休克等。

五、问答题

1. 多器官功能障碍综合征（multiple organ dysfunction syndrome，MODS）是指机体在遭受严重创伤、休克、感染及外科大手术等急性疾病过程中，有两个或两个以上的器官或系统同时或序贯发生功能障碍，以至不能维持内环境稳定的临床综合征。过去称为多器官功能衰竭或多系统器官衰竭，认为是严重感染的后果。随着对发病机制的研究进展，现在已经认识到，MODS 的发病基础是全身炎症反应综合征（SIRS），也可由非感染性疾病诱发，如果得到及时合理的治疗，仍有逆转的可能。MODS 临床上常见的器官功能障碍包括急性肾衰竭（ARF）、急性呼吸窘迫综合征（ARDS）、应激性溃疡和急性肝衰竭（AHF）。

2. 危重病人护理记录是指护士根据医嘱和病情，对危重病人在住院期间护理过程的客观记录。其内容包括姓名、科别、住院病历号、床号、页码、记录日期和时间、生命体征、出入水量、病情观察、护理措施及效果等。

3. 低脂、低胆固醇膳食适用于高胆固醇血症、冠心病及有冠心病危险因素的病人。其饮食要点为：每天膳食所含胆固醇在 300 mg 以下，脂肪所提供的热量占总热量的 20％～25％，或每天脂肪进量不超过 50 g。禁用或少用全脂乳、动物内脏、脑、蛋黄、鱼子、肥肉、动物油等。

4. 预防和处理腹部手术后尿潴留措施包括：①腹部手术后常规包扎腹带，切口疼痛应有效止痛。②术后尽量拔除导尿管，鼓励病人自行排尿，最好在术后 6 小时以内。③密切观察和及时评估尿潴留情况。④发生尿潴留时，可行膀胱区热敷、按摩及各种神经反射诱导，如听流水声等。⑤针刺足三里、关元、阴陵泉等穴位。⑥用上法仍不能解除尿潴留者，可在严格无菌操作下施行导尿。

5. 母乳喂养的好处如下：①母乳所含的各种营养物质最适合婴儿的消化吸收，有利于生长发育。②母乳含有丰富的抗感染物质，能保护婴儿少得病。③有抗过敏作用，母乳不易引起过敏。④经济、卫生、温度适中、方便，随时可按需哺乳。⑤母乳喂养能抑制排卵，产后哺乳期闭经，起到避孕作用。⑥伴随吸吮产生缩宫素，促使宫缩，减少产后出血，促使子宫复旧。⑦婴儿与母亲皮肤接触频繁，受照料，有利于促进母婴感情。⑧可减少婴儿猝死综合征发生和坏死肠炎的危险。

§12.8 护士临床"三基"训练综合试卷（八）

一、**选择题**（每题 1 分，共 40 分）

【A 型题】

1. 红骨髓不存在于 　　　　　　　　　　　　（　）
   A. 胸骨内　　B. 椎骨内　　C. 肩胛骨内　　D. 成人胫骨内　　E. 髂骨内

2. 大量饮水后尿量增多，主要是由于 　　　　　　（　）
   A. 肾小球滤过率增高　　B. 抗利尿激素分泌减少　　C. 血浆胶体渗透压降低
   D. 囊内压降低　　E. 醛固酮分泌减少

3. 机体散热的途径不包括 　　　　　　　　　　（　）
   A. 辐射　　B. 传导　　C. 对流　　D. 交换　　E. 蒸发

4. 股动脉 　　　　　　　　　　　　　　　　（　）
   A. 在股三角内由髂外动脉发出　　B. 行于股神经外侧　　C. 行于股静脉内侧
   D. 行于股静脉外侧　　E. 行于股深动脉内侧

5. 中心静脉压增高或降低，其临床意义提示 　　　（　）
   A. 心功能不全　　B. 心律失常　　C. 血压变化　　D. 有效循环的变化　　E. 右心
   衰竭

6. 护理的 4 个基本概念不包括哪一项 　　　　　（　）
   A. 人　　B. 整体　　C. 环境　　D. 健康　　E. 护理

7. 长期备用医嘱的缩写是 　　　　　　　　　　（　）
   A. sos　　B. prn　　C. tid　　D. qd　　E. st

8. 急性肾衰竭常见于 　　　　　　　　　　　　（　）
   A. 大量激素应用　　B. 严重颅脑外伤　　C. 大面积烧伤　　D. 急性阑尾炎　　E. 肾
   挫伤

9. 下列哪项不属于口腔护理的目的 　　　　　　（　）
   A. 保持口腔清洁、湿润　　B. 预防口腔感染　　C. 观察口腔黏膜及舌苔，注意特殊口
   腔气味　　D. 保持呼吸道通畅　　E. 防止口臭，清除口垢，促进食欲

10. 代谢性酸中毒最突出的症状是 　　　　　　　（　）
    A. 头痛、头晕　　B. 嗜睡甚至昏迷　　C. 呼吸深快甚至有酮味　　D. 心率加快、血
    压偏低　　E. 尿少或无尿、呈酸性

11. 一氧化碳中毒最早累及的器官是 　　　　　　（　）
    A. 中枢神经系统　　B. 心脏　　C. 消化系统　　D. 泌尿系统　　E. 呼吸系统

12. 大量不保留灌肠时，肛管从肛门插入的正确深度为 （　　）

    A. 5～7 cm   B. 7～15 cm   D. 15 cm   D. 15～20 cm   E. 20～30 cm

13. 急性肺水肿时，病人的体位应取 （　　）

    A. 去枕平卧位   B. 头低脚高位   C. 俯卧位   D. 半坐卧位   E. 平卧位且头偏向一侧

14. 收集 24 小时尿作儿茶酚胺定量分析，应每 100 mL 尿加入浓盐酸 （　　）

    A. 0.5 mL   B. 1 mL   C. 1.5 mL   D. 2 mL   E. 3 mL

15. 由瓶内倒取无菌溶液时，标签应 （　　）

    A. 清楚   B. 向下   C. 贴紧掌心   D. 醒目   E. 避开掌心

16. 胸外心脏按压部位的正确描述是 （　　）

    A. 胸骨柄   B. 胸骨体   C. 胸骨上 1/3 与下 2/3 交界处   D. 胸骨下 1/3 与上 2/3 交界处   E. 胸骨中 1/3 与下 1/3 交界处

17. 做下列各种皮试时，应注入的剂量不准确的是 （　　）

    A. 青霉素为 20～50 U   B. 链霉素为 250 U   C. 破伤风抗毒素为 15 U   D. 普鲁卡因为 2.5 mg   D. 细胞色素 C 为 0.075 mg

18. 下列不符合环境卫生学标准的是 （　　）

    A. 层流手术室物体表面细菌数 ≤5 cfu/cm²   B. 普通手术室空气细菌数 ≤200 cfu/cm²

    C. 婴儿室的物体表面细菌数 ≤5 cfu/cm²   D. 婴儿室空气细菌数 ≤500 cfu/cm²

    E. 重症监护室医护人员手 ≤5 cfu/cm²

19. 胃大部切除术后 24 小时内应特别注意 （　　）

    A. 切口情况   B. 体温变化   C. 腹痛情况   D. 出血情况   E. 肛门排气、排便情况

20. 有下列哪种情况者暂不宜上避孕环 （　　）

    A. 月经后 3～7 天   B. 平产 3 个月后   C. 剖宫产后 6 个月   D. 引产后立即

    E. 人工流产后立即

【B 型题】

问题 21～23

    A. 早晨 7～8 时一次给药

    B. 晚上 7～8 时一次给药

    C. 饭后 2～3 小时内给药

    D. 饭后半小时内给药

    E. 空腹服用

21. 对消化道有刺激的药物应在 （　　）

22. 糖皮质激素宜在 （　　）

23. 头孢菌素类宜 （　　）

    问题 24～26

A. 高压氧治疗

B. 高浓度给氧

C. 面罩给氧

D. 持续低流量给氧

E. 呼吸末期正压给氧

24. 左心衰合并肺水肿　　　　　　　　　　　　　　　（　　）

25. 一氧化碳中毒昏迷　　　　　　　　　　　　　　　（　　）

26. 成人呼吸窘迫综合征　　　　　　　　　　　　　　（　　）

问题 27～28

A. 桡动脉

B. 大隐静脉

C. 颞浅动脉

D. 颈外静脉

E. 肘正中静脉

27. 胸锁乳突肌表面为　　　　　　　　　　　　　　　（　　）

28. 桡骨下端前面为　　　　　　　　　　　　　　　　（　　）

问题 29～30

A. 去甲肾上腺素

B. 异丙肾上腺素

C. 盐酸肾上腺素

D. 盐酸异丙嗪

E. 氢化可的松

29. 抢救青霉素过敏性休克的首选药物是　　　　　　　（　　）

30. 抗过敏首选药物是　　　　　　　　　　　　　　　（　　）

【C 型题】

问题 31～32

A. 高蛋白膳食

B. 低盐膳食

C. 两者均可

D. 两者均否

31. 无肾衰竭的肾脏病病人宜选择　　　　　　　　　　（　　）

32. 妊娠中毒症病人宜选择　　　　　　　　　　　　　（　　）

问题 33～35

A. 呼吸困难

B. 三凹征

C. 两者均有

D. 两者均无

33. 气管肿瘤 （ ）

34. 支气管哮喘 （ ）

35. 慢性阻塞性肺气肿 （ ）

【X型题】

36. 乙型病毒性肝炎的传播途径有 （ ）

A. 消化道传播 B. 血液和体液传播 C. 母婴传播 D. 性接触传播 E. 呼吸道传播

37. 雾化吸入的目的包括 （ ）

A. 治疗呼吸道感染，消除炎症和水肿 B. 改善通气，解除支气管痉挛 C. 稀释痰液，帮助祛痰 D. 治疗声带息肉 E. 某些手术前预防呼吸道感染

38. 若病人不慎咬破体温计误吞水银时，可立即采取下列哪些解救措施 （ ）

A. 口服大量蛋白水 B. 口服大量温开水 C. 口服大量粗纤维食物 D. 口服大量牛奶 E. 口服大量生理盐水

39. 癌症的治疗措施包括 （ ）

A. 手术治疗 B. 放射治疗 C. 化学治疗 D. 生物治疗 E. 中药治疗

40. 胸外心脏按压的有效指征包括 （ ）

A. 瞳孔缩小，并出现对光反射 B. 末梢循环改善，口唇、颜面、指端等由苍白或发绀变为红润，肢体变温 C. 能扪及大动脉的搏动、血压收缩压维持在60 mmHg以上 D. 自主呼吸恢复 E. 昏迷变浅，出现反射、躁动等

二、填空题（每空1分，共15分）

1. 血液中二氧化碳浓度增高可使呼吸_____，肺通气量增加。

2. 血清钾浓度低于_____mmol/L 称为低钾血症，血清钾浓度高于_____mmol/L 称为高钾血症。

3. 对颅内压增高病人应观察_____、_____及_____的变化。

4. 煎煮汤药一般在未沸前用_____火，沸后用_____火，以免水分迅速蒸发，影响药物有效成分的浸出。

5. 氧气筒内的氧气不可用尽，压力表上指针降至_____时，即不可再用。

6. 医用氧气筒距离火炉至少_____m，距离暖气至少_____m。

7. 保留灌肠时，左手用手纸分开臀部，显露肛门，右手持血管钳夹住肛管前端轻轻插入_____cm，松开血管钳，缓慢注入药液，注洗器液面距肛门不超过_____cm。药液宜_____分钟内灌完。

8. 胃溃疡病人疼痛部位多位于_____。

三、判断题（每题1分，共10分；正确的在括号内标"√"，错误的标"×"）

1. 超敏反应时用钙剂治疗，是因为钙能降低毛细血管和细胞膜的通透性。 （ ）

2. 钾的代谢特点之一是钾摄入多则排泄多，摄入少则排出少。（　　）

3. 脑出血病人突发高热，提示病情恶化，预后不良。（　　）

4. 不论有无症状的菌尿症发生在入院 48 小时后均属医院内感染。（　　）

5. 按我国高血压标准规定，凡舒张压持续＞90 mmHg，不论收缩压如何均列为高血压。（　　）

6. 病毒对抗生素类药物不敏感，因此病毒性疾病目前尚无特效药物治疗。（　　）

7. 需长期静脉给药者，为保护静脉，应有秩序地先下后上、由远端至近端地选择血管进行注射。（　　）

8. 口服铁剂宜饭后服，茶水送服，促进食物中铁的吸收。（　　）

9. 半流质膳食适用于发热、胃肠消化功能减退、咀嚼困难、外科手术后病人食用。（　　）

10. 红霉素、阿莫西林、头孢菌素类等药物因对消化道有刺激，应在饭后服用。（　　）

四、名词解释（每题 2 分，共 10 分）

1. 败血症

2. 肺水肿

3. 标准预防

4. 导尿术

5. 心搏骤停

五、问答题（每题 5 分，共 25 分）

1. 试述癌性疼痛三阶梯疗法的药物选择。

2. 测定基础代谢率时需控制哪些条件？

3. 何谓高血压危象？试述产生该危象的主要原因。

4. 试述乙醇拭浴的注意事项。

5. 试述麻醉后苏醒期间护理的主要措施。

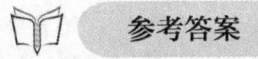 参考答案

一、选择题

【A 型题】

题序	1	2	3	4	5	6	7	8	9	10	11	12	13	14	15	16	17	18	19	20
答案	D	B	D	D	A	B	B	C	D	C	A	B	D	B	C	E	D	D	D	D

题序	21	22	23	24	25	26	27	28	29	30
答案	C	A	E	B	A	E	D	A	C	D

【C 型题】

题序	31	32	33	34	35
答案	C	B	C	A	A

【X 型题】

题序	36	37	38	39	40
答案	ABCD	ABCE	ACD	ABCDE	ABCDE

二、填空题

1. 加深、加快

2. 3.5　　5.5

3. 意识　　瞳孔　　生命体征

4. 武　　文

5. 5 kg/cm²

6. 5　　1

7. 15　　30　　15~20

8. 剑突下正中或偏左

三、判断题

1. √　　2. ×　　3. √　　4. ×　　5. √　　6. √　　7. √　　8. ×　　9. √　　10. ×

四、名词解释

1. 败血症：是指病菌进入血流，并在其中大量生长繁殖，造成机体严重损伤，引起明显的全身中毒症状。

2. 肺水肿：过量的液体积聚和/或溢入肺泡腔内称为肺水肿。其常并发于急性左心衰。

3. 标准预防：是假定病人的血液、体液、分泌物、排泄物均具有传染性，必须进行隔离，不论是否被明显的血迹污染或是否接触非完整的皮肤，只要预料有可能接触上述血液、体液等，必须采取防护措施。

4. 导尿术：是在严格无菌操作下，用导尿管经尿道插入膀胱引出尿液的方法。

5. 心搏骤停：是指心脏突然停止跳动，有效泵血功能消失，引起全身严重缺血、缺氧。若不及时抢救可导致死亡。

五、问答题

1. 癌性疼痛三阶梯疗法的药物选择如下：

（1）第一阶梯：轻度疼痛时，选用非阿片类镇痛药，代表药物是阿司匹林。也可选用胃肠道反应较轻的布洛芬和对乙酰氨基酚等。

（2）第二阶梯：在轻、中度疼痛时，单用非阿片类镇痛药不能控制疼痛，应加用弱阿片类药以提高镇痛效果。代表药物为可待因。

（3）第三阶梯：选用强阿片类药，代表药物是吗啡。其选用应根据疼痛的强度（如中、重度癌性疼痛者）而不是根据癌症的预后或生命的时限。常用缓释或控释剂型。

（4）辅助用药：在癌性疼痛治疗中，常采取联合用药的方法，即加用一些辅助药以减少主药的用量和不良反应。辅助药有：①弱安定药，如地西泮和艾司唑仑等。②强安定药，如氯丙嗪和氟哌啶醇等。③抗忧郁药，如阿米替林。

2. 基础代谢率是指人在安静状态下不受肌肉活动、环境温度、食物及精神紧张等因素影响时的能量代谢率。测定基础代谢率时必须控制以下条件：①清晨未进餐前测。②测前不做费力的活动，安静平卧半小时以上。③室温控制在 20 ℃～22 ℃。

3. 高血压危象是指在原发性或继发性高血压疾病过程中，周围小动脉发生暂时性强烈痉挛，引起以收缩压升高为主的血压急骤升高，出现一系列临床表现的危急状态。其原因多为交感神经活性亢进、循环血中儿茶酚胺过多。收缩压可高达 260 mmHg，舒张压 120 mmHg 以上。

4. 乙醇拭浴应注意：①乙醇温度应接近体温，避免过冷的刺激使大脑皮质更加兴奋，进一步促使横膈肌的收缩，致使体温继续上升。②拭浴时以拍打方式进行，不用摩擦方式，因摩擦生热。在拭腋窝、腹股沟、腘窝等血管丰富处，应适当延长时间，以利散热。③禁拭后项、胸前区、腹部及足底等处。④拭浴过程中，密切观察病人情况。如出现寒战、面色苍白等，应立即停止，并及时与医师联系。⑤拭浴后 30 分钟测量体温并记录，如体温降至 39 ℃以下，应取下头部冰袋。

5. 麻醉后苏醒期间的主要护理措施如下。①保持呼吸道通畅：对于未苏醒的病人应取侧卧位或去枕平卧位，设法保持呼吸道通畅，必要时可置口咽导气管。密切观察呼吸的频率、幅度。②维持循环系统的稳定，监测循环系统的变化，如观察血压、脉搏、尿量、皮肤颜色、静脉输液速度及心电图的变化。③疼痛的处理：评估疼痛的强度，遵医嘱给予镇痛药或协助病人应用自控镇痛装置。④注意病人的体温变化，根据病人的情况增减被服。⑤观察伤口敷料是否干燥，有无渗血，若渗血评估血量。对于未留置导尿管者，注意膀胱的充盈程度，设法使病人自行排尿，否则导尿。⑥预防压疮：对于长时间未苏醒或苏醒后病人不能翻身者，应给予更换体位。

§12.9 护士临床"三基"训练综合试卷（九）

一、选择题（每题 1 分，共 40 分）

【A 型题】

1. 下列哪一动脉为最常用的摸脉点 （ ）
   A. 颞浅动脉　　B. 肱动脉　　C. 桡动脉　　D. 股动脉　　E. 足背动脉

2. 某人的血清中存在两种不同的抗体即抗 A 和抗 B，此人的血型为 （ ）
   A. A 型　　B. B 型　　C. O 型　　D. AB 型　　E. Rh 型

3. 心电图上 T 波代表 （ ）
   A. 心房复极波　　B. 心室除极波　　C. 心房、心室除极复极波　　D. 心室复极波

E. 心室除极复极波

4. 大量不保留灌肠时，灌肠筒液面高出肛门的适宜距离是 （　　）

    A. 7～10 cm   B. 15～20 cm   C. 20～30 cm   D. 30～40 cm   E. 40～60 cm

5. 关于临时备用医嘱，下列哪项不妥 （　　）

    A. 日间备用医嘱仅限于日间有效，医嘱当天下午 7 时后失效   B. 医嘱有效时间在 24 小时以内   C. 医嘱有效时间在 12 小时以内   D. 夜间备用医嘱仅限于夜间有效 E. 临时备用医嘱未用，需由护士在该医嘱后写明 "未用" 两字而注销该医嘱

6. 关于酸碱平衡，不正确的是 （　　）

    A. pH 值高于 7.45 称为碱中毒   B. pH 值低于 7.35 称为酸中毒   C. 正常人血浆的 pH 值维持在 7.35～7.45   D. 正常人血浆呈碱性   E. 正常人血浆呈中性

7. 护士的基本职责不包括哪一项 （　　）

    A. 促进健康   B. 保持健康   C. 预防疾病   D. 恢复健康   E. 减轻病痛

8. 关于护理措施的描述，哪项是不正确的 （　　）

    A. 独立性护理措施   B. 依赖性护理措施   C. 合作性护理措施   D. 包括对病人进行健康教育   E. 有医嘱才能实施护理措施

9. 发生医院内尿路感染最常见的诱因是 （　　）

    A. 长期卧床   B. 留置导尿管   C. 膀胱内注药   D. 膀胱冲洗   E. 膀胱镜检查

10. 某病人食管癌术前 3 天，需做雾化吸入预防呼吸道感染。其首选药物是 （　　）

    A. 地塞米松   B. 庆大霉素   C. 氨茶碱   D. 糜蛋白酶   E. 乙酰半胱氨酸

11. 休克早期血压及脉搏的变化是 （　　）

    A. 收缩压下降，舒张压下降，脉搏细速   B. 收缩压正常，舒张压下降，脉搏细速 C. 收缩压正常，舒张压升高，脉搏缓慢   D. 收缩压正常，舒张压升高，脉搏细速 E. 收缩压升高，舒张压正常，脉搏细速

12. 应用破伤风抗毒素的目的是 （　　）

    A. 杀死破伤风梭菌   B. 中和血液中游离毒素   C. 抑制破伤风梭菌生长   D. 中和与神经结合的毒素   E. 清除毒素来源

13. 角膜反射检查的正确描述是 （　　）

    A. 用棉签细毛轻触角膜中央部位   B. 正常反射是两侧眼睑迅速闭合   C. 是深反射的一种   D. 浅昏迷时角膜反射消失   E. 角膜反射消失的临床意义同巴氏征阳性

14. 煎煮解表中药时，第一煎应于沸后煮 （　　）

    A. 15 分钟   B. 20 分钟   C. 30 分钟   D. 40 分钟   E. 60 分钟

15. 防止术后肺不张，下列哪项是错误的 （　　）

    A. 术前练习深呼吸   B. 防止术后呕吐物吸入   C. 急性上呼吸道感染病人，应先控制感染   D. 及时用镇咳药控制咳嗽   E. 嗜烟者术前 1 周禁烟

16. 给病人机械通气时，设定吸入氧的浓度通常为 （　　）

    A. 20%～30%   B. 30%～50%   C. 50%～60%   D. 60%～70%

E. 70%～80%

17. 使用热水袋时哪项不妥 （ ）

A. 必须测量水温，切不可直接用开水灌注热水袋　　B. 放置热水袋过程中，应定时检查病人局部皮肤　　C. 对婴幼儿、老年人、麻醉未清醒、末梢循环不良、昏迷等病人，热水袋水温不得超过 50 ℃　　D. 严格执行交接班制度　　E. 热水袋使用完毕，将水倒净，排出全部空气，旋紧塞子备用

18. 妊娠合并心脏病，产科护理原则是 （ ）

A. 产前严密观察生命体征　　B. 产前严密观察宫缩和胎心音　　C. 分娩期第二产程应用缩宫素，以便尽快结束分娩　　D. 产褥期 1～7 天内应在产妇腹部放置沙袋

E. 分娩后禁止母乳喂养

19. 关于测量血压，下列叙述哪项不妥 （ ）

A. 测血压前，应检查血压计的压力表有无裂缝、汞柱是否保持在零点　　B. 袖带过窄可使测得的血压偏低，过宽可使测得的血压偏高　　C. 如发现血压听不清或异常时，应重复测量　　D. 对于需要密切观察血压者，应定时、定体位、定血压计　　E. 对偏瘫病人，应测量健侧手臂

20. 1 型糖尿病的特点是 （ ）

A. 多为幼年和青年发病　　B. 起病较缓慢　　C. 血糖波动较小　　D. 不易发生酮症酸中毒　　E. 一般无须胰岛素治疗

【B 型题】

问题 21～22

A. 1%～3%过氧化氢溶液

B. 1%～4%碳酸氢钠

C. 0.1%醋酸溶液

D. 等渗盐水

E. 2%～3%硼酸溶液

21. 口腔有白假丝酵母菌感染，口腔护理用 （ ）

22. 口腔感染且有口臭，口腔护理用 （ ）

问题 23～25

A. 硫酸亚铁

B. 阿司匹林

C. 胰岛素

D. 肾上腺素

E. 维生素 C

23. 应防止风化的药物是 （ ）

24. 易受热变质的药物是 （ ）

25. 应防吸潮变性的药物是 （ ）

问题 26～28

    A. 贫血重而出血轻

    B. 贫血与出血相一致

    C. 有贫血而无出血

    D. 无贫血而有皮下出血

    E. 以上都不是

26. 原发性血小板减少性紫癜 （　　）

27. 再生障碍性贫血 （　　）

28. 过敏性紫癜 （　　）

问题 29～30

    A. 心动过缓

    B. 房室阻滞

    C. 阵发性心动过速

    D. 窦性心动过速

    E. 心房颤动

29. 脉率＜40 次/min 提示 （　　）

30. 心率＞160 次/min 常见于 （　　）

【C 型题】

问题 31～32

    A. 颅内感染

    B. 蛛网膜下腔出血

    C. 两者均可

    D. 两者均否

31. 能引起脑膜刺激征 （　　）

32. 能引起颅内压增高 （　　）

问题 33～35

    A. 坐浴

    B. 阴道冲洗

    C. 两者均可

    D. 两者均否

33. 产后 2 周，阴道伤口裂开 （　　）

34. 外阴、阴道手术前准备 （　　）

35. 月经期阴道炎 （　　）

【X 型题】

36. 引起性病的病原体有 （　　）

    A. 淋病奈瑟菌　　B. 梅毒螺旋体　　C. 艾滋病病毒　　D. 衣原体　　E. 支原体

37. 喉头梗阻可由下列哪些原因引起　　　　　　　　　　　　　　　　（　　）
    A. 急性喉炎　　B. 喉、气管异物　　C. 喉外伤　　D. 喉部肿瘤　　E. 过敏性疾病
38. 对重症颅脑外伤病人的急救措施应该包括　　　　　　　　　　　　（　　）
    A. 测血压、脉搏、呼吸　　B. 检查神经系统体征　　C. 保持呼吸道通畅　　D. 脱水治疗　　E. 输血、输液、防止休克
39. 溃疡病病人应慎用或忌用的是　　　　　　　　　　　　　　　　　（　　）
    A. 泼尼松　　B. 阿司匹林　　C. 胃蛋白酶　　D. 硫酸亚铁　　E. 丙胺太林
40. 急性肺水肿时，紧急处理的正确措施包括　　　　　　　　　　　　（　　）
    A. 给氧，以间歇或面罩加压给氧效果好　　B. 将病人取半坐卧位，或坐于椅上且双下肢下垂，减少回心血量　　C. 病人呼吸道泡沫多时，可在给氧的湿化瓶内加入25%～35%乙醇，以减轻肺泡表面张力　　D. 遵医嘱镇静，减轻烦躁不安和呼吸困难　　E. 遵医嘱应用利尿强心药

二、填空题（每空1分，共15分）

1. 正常成人体液约占体重的_____%。细胞外液包括组织间隙液和_____。
2. 在施行女病人导尿过程中，用血管钳持气囊导尿管对准尿道口轻轻插入_____cm，见尿液流出后再插入_____cm左右，固定导尿管，引流尿液。
3. 临床上根据病人缺氧的程度给氧，一般情况下氧流量调节小儿为_____L/min，成人为_____L/min，重症缺氧为_____L/min。
4. 因抢救急危重病人，未能及时书写病历时，有关医务人员应当在_____后_____小时内_____补记，并加以_____。
5. 腹膜炎的最主要体征是_____、_____和_____。
6. 成人正常瞳孔直径为_____。

三、判断题（每题1分，共10分；正确的在括号内标"√"，错误的标"×"）

1. 血沉反映红细胞在血浆中悬浮稳定性的大小，血沉加快的根本原因是红细胞本身。（　　）
2. 若病人心绞痛发作较以往频繁，疼痛剧烈、持久，用硝酸甘油疗效差，提示发生急性心肌梗死。（　　）
3. 施行胸外心脏按压的操作者，应肘关节伸直，利用体重和肩臂力量垂直向下冲击式、有节奏地用力。（　　）
4. 基础代谢率是机体最低水平的代谢率。（　　）
5. 无菌持物钳使用后应立即放回容器中，并将钳端闭合，不可触及容器边缘或液面以上的容器内壁。（　　）
6. 鼻饲每次量不超过200 mL，间隔时间不少于2小时。（　　）
7. 维生素A、维生素D、维生素E及维生素B_2宜在进餐时或饭后服用。（　　）

8. 颈椎损伤病人进行颅牵引后，取平卧位，床头不宜抬高。 （   ）

9. 急性肾衰竭病人少尿时，应严格控制入水量，每天进水量为前 1 天出水量加 500 mL。
（   ）

10. 幻觉是对客观事物歪曲的知觉。 （   ）

四、名词解释（每题 1 分，共 10 分）

1. 正常菌群
2. 水肿
3. 无菌技术
4. 要素膳
5. 癌性疼痛阶梯疗法

五、问答题（每题 5 分，共 25 分）

1. 根据病因学分类法，糖尿病可分为哪些类型？
2. 为什么对高热昏迷病人要特别注意口腔护理？
3. 试述接种卡介苗的目的和主要接种对象。
4. 急性胰腺炎有哪些主要的临床表现？
5. 试述大咯血的处理原则。

参考答案

一、选择题

【A 型题】

题序	1	2	3	4	5	6	7	8	9	10	11	12	13	14	15	16	17	18	19	20
答案	C	C	D	E	B	E	B	E	B	B	D	B	B	B	D	B	E	B	B	A

【B 型题】

题序	21	22	23	24	25	26	27	28	29	30
答案	B	A	A	C	B	B	A	D	B	C

【C 型题】

题序	31	32	33	34	35
答案	C	C	C	D	D

题序	36	37	38	39	40
答案	ABCDE	ABCDE	ABCDE	ABCD	ABCDE

二、填空题

1. 60　　血浆
2. 4~6　　3~4
3. 1~2　　2~4　　4~6
4. 抢救结束　　6　　据实　　注明
5. 压痛　　反跳痛　　肌紧张
6. 2.5~5 mm

三、判断题

1. ×　2. √　3. ×　4. ×　5. ×　6. √　7. √　8. ×　9. √　10. ×

四、名词解释

1. 正常菌群：是指寄居于人类皮肤、黏膜以及与外界相通的消化道、泌尿道、阴道等腔道中，存在着不同种类和不同数量的微生物。在正常情况下对人无致病作用的菌群。

2. 水肿：是过多的液体在组织间隙或体腔中积聚。

3. 无菌技术：是指在医疗、护理操作过程中，防止一切微生物侵入人体和防止无菌物品、无菌区域被污染的操作技术。

4. 要素膳：又称化学膳食，它是按照人体的需要由纯氨基酸或水解蛋白、单糖和低聚糖、必需脂肪酸、维生素、无机盐等营养物质配制而成，是一种不需要消化或稍经消化即可直接吸收的无渣膳食。

5. 癌性疼痛阶梯疗法：癌症疼痛剧烈而持续，对个人、家庭和社会均有很大影响。为此，WHO 推荐将癌性疼痛病人根据疼痛程度分为 3 个阶梯，并推荐每个阶梯的治疗药物，此即癌性疼痛三阶梯疗法。

五、问答题

1. 根据病因学分类法，糖尿病可分为以下几种类型：①1 型糖尿病。②2 型糖尿病。③妊娠期糖尿病。④其他特殊类型糖尿病。

2. 对高热昏迷病人要特别注意口腔护理，是因为高热时唾液生成和分泌减少，可出现口腔黏膜干燥、黏膜上皮脱落，有利于细菌生长。如不注意口腔清洁，很容易发生口炎，甚至口腔溃疡。

3. 接种卡介苗的目的是使未受结核分枝杆菌感染者接受一次低毒的结核分枝杆菌感染，使之产生人工自动免疫。主要接种的对象为新生儿、婴幼儿、15 岁以下的儿童及青少年，以及结核菌素试验阴性者。

4. 急性胰腺炎的主要临床表现有腹痛、腹胀、恶心、呕吐、发热和黄疸。

5. 病人发生大咯血时，其处理原则如下：①消除紧张情绪，必要时可用小量镇静药。宜取侧卧位，便于将血咯出，保持呼吸道通畅。若有窒息，应立即取头低脚高 45°的俯卧位，并轻拍背部，迅速排出在呼吸道和口咽部的血块，可用较粗的鼻导管进行机器吸引，或借助支气管镜夹取血块。②高浓度（＜50％）氧疗。③垂体后叶素静脉注射或静脉滴注，速度需缓慢。④咯血过多要输血。反复大咯血，药物治疗不易控制，根据病情和病变范围作肺段或肺叶切除治疗。⑤咯血停止后可给温或凉的流质饮食。卧床休息、避免咳嗽，保持大便通畅。